COVID-19

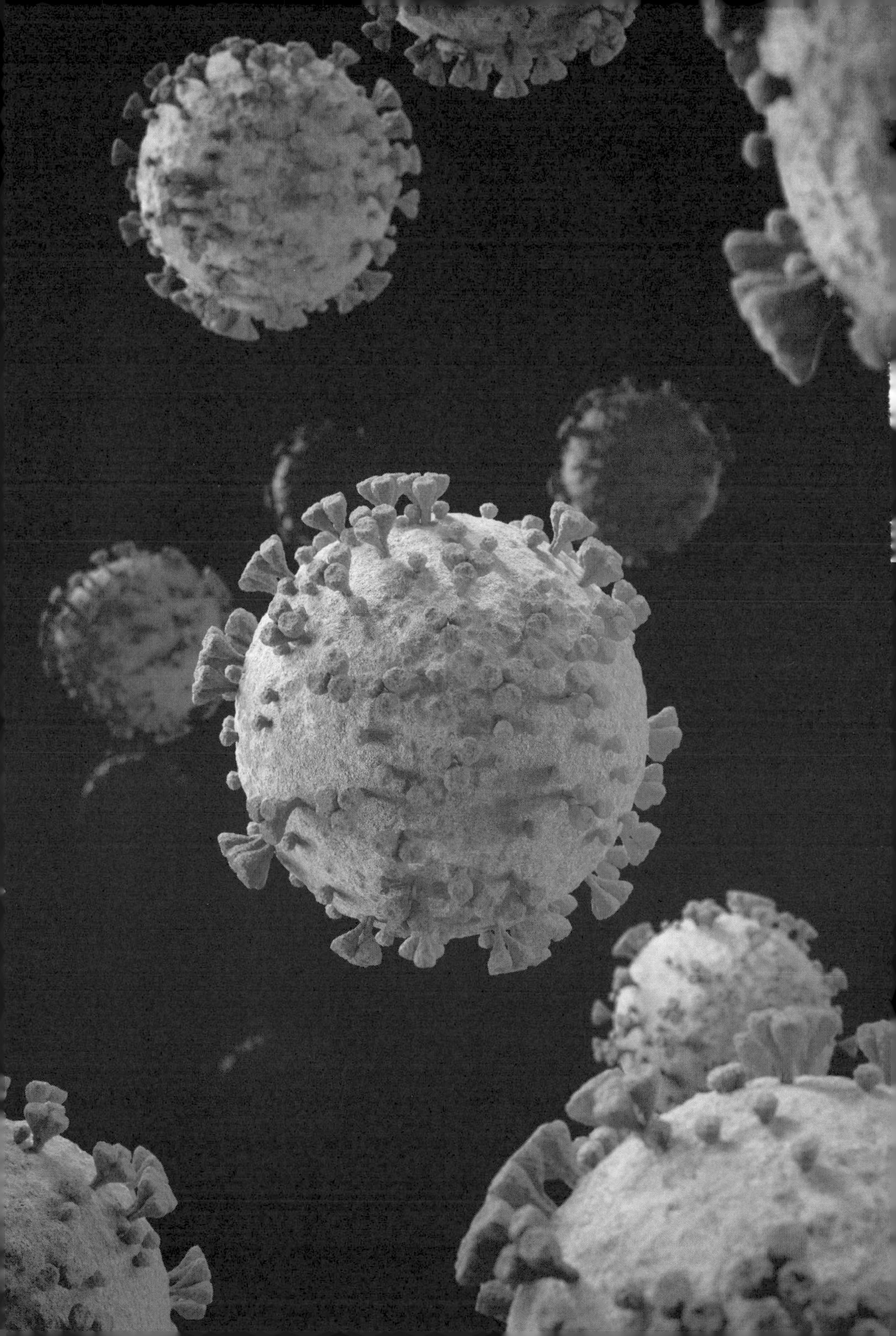

まえがき

戦争体験のないわしが、まさか戦時中の全体主義の空気を身をもって体験するとは思わなかった。

人々は「欲しがりません勝つまでは」と2年もの長期にわたって大人しく自粛しているが、戦時中でも空襲のとき以外は移動の自由はあっただろうし、飲食店も営業していただろう。子供までがマスクを着けさせられ、熱中症で倒れたり、給食時だけは外せるけれど、友だち同士でひと言も会話なしで「黙食」させられるなんて愚劣な教育は戦時中でもなかった。

マスクもワクチンも全体主義である。

日本人は「世間」の目を気にする暗黙のルールに縛られるから、マスクは外せないし、ワクチンも会社や大学や親戚や近所付き合いのなかで、打たなきゃしょうがない羽目に陥る。科学よりも世間なのだ。世間が全体主義を招聘する。コロナウイルスは0・1㎛で、不織布マスクの繊維の穴がそれ以下のはずはない。息ができるのだから、コロナを乗せた飛沫は出入り自由だ。マスクは江戸時代のアマビエの札にすぎない。

それにしても、ｍＲＮＡワクチンは異常だ。普通のワクチンは皮下に接種して、自然免疫から発動させるのに、この得体の知れない新手の遺伝子ワクチンは、筋肉に接種してスパイクタンパク質をつくり、いきなり獲得免疫を発動させる。自然免疫をパスしておいて、筋肉をポンプ代わりに、スパイクタンパク質を血中に侵入させ、血管内で血栓をつくりながら全身を駆け巡らせる。どう考えても異常で、血中へ移行したスパイクタンパク質が肝臓・脾臓・骨髄などの異物認識細胞に取り込まれて獲得免疫反応を誘導する。このような免疫応答は確かに獲得免疫系を刺激するが、自然免疫系への影響が不明なのだ。免疫学の権威でも、これに答えることはできまい。

わしは科学的に納得のいかない異物を体内に入れたくないから、ワクチン接種券をＹｏｕＴｕｂｅの生放送公開中に破るパフォーマンスを披露してやった。ＹｏｕＴｕｂｅでは削除されたが、何がいけないのか説明してくれ。

誰も科学的な根拠を示さず、市中の医者や研究者や学者の見解はすべて「デマ」と決めつけてキャンセルし封殺しているが、これもまた「言論の自由」が許されない戦時中の全体主義と同じである。どちらがデマゴギーの発信者なのか、いつかはっきりさせねばならない。

令和3年9月11日　　小林よしのり

ゴーマニズム宣言 SPECIAL

コロナ論4

【目次】

ブックデザイン
松坂 健［TwoThree］

構成
岸端みな［よしりん企画］

作画
広井英雄・岡田征司・宇都聡一・時浦 兼［よしりん企画］

編集
山﨑 元［扶桑社］

カバー写真
sdecoret（Sébastien Decoret）

帯写真
浅野将司

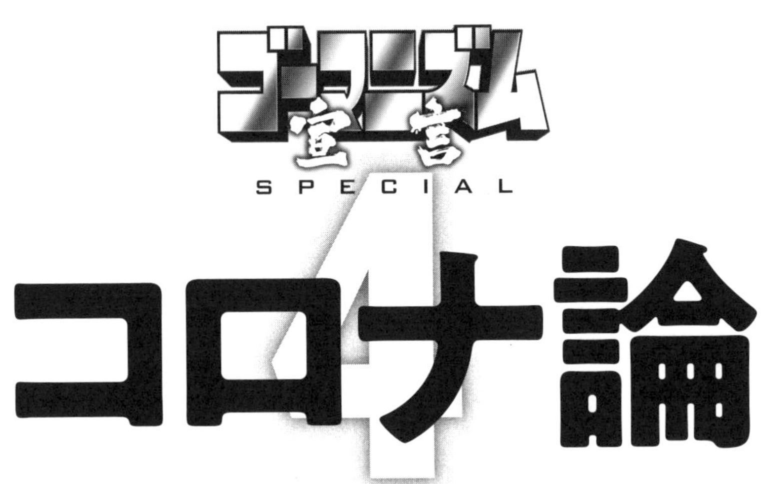
ゴーマニズム宣言
SPECIAL
コロナ論
4

第1章　コロナ君、煽りは犯罪

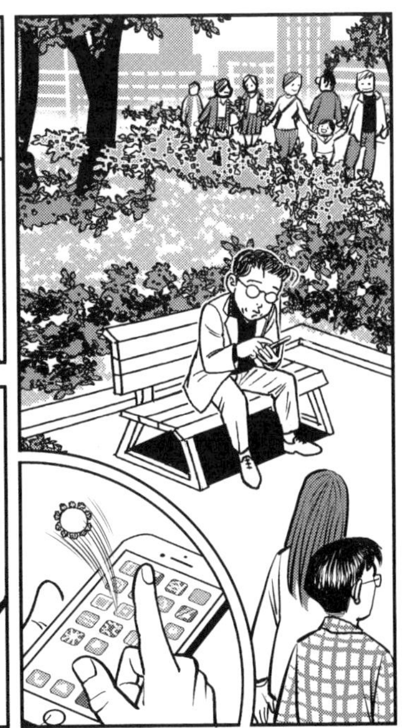

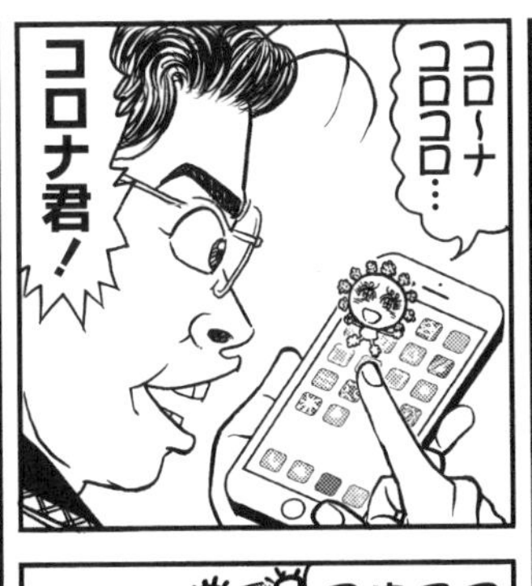
コロ〜ナ
コロコロ…
コロナ君！

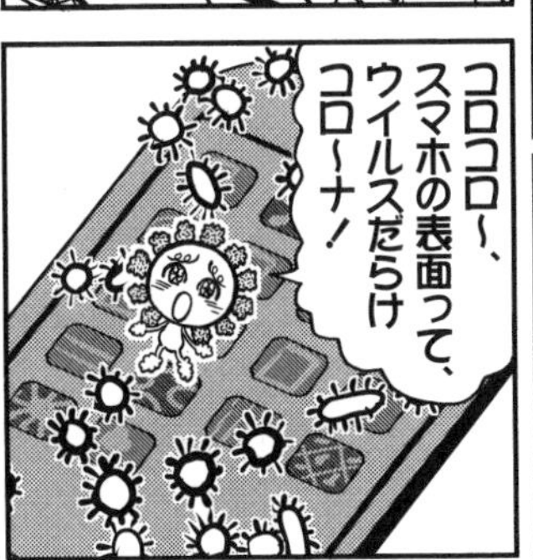
コロコロ〜、
スマホの表面って、
ウイルスだらけ
コロ〜ナ！

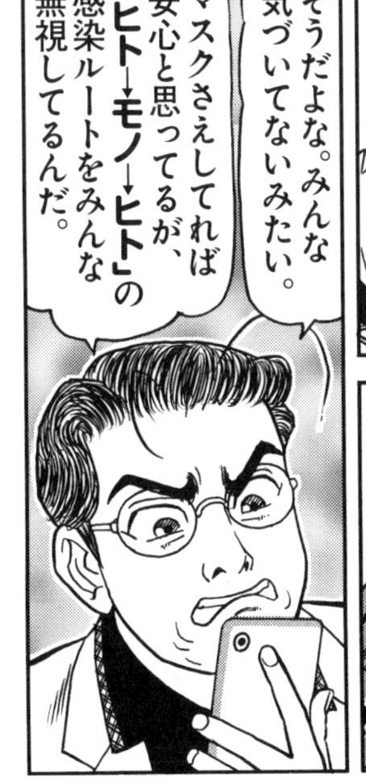
そうだよな。みんな
気づいてないみたい。
マスクさえしてれば
安心と思ってるが、
「ヒト→モノ→ヒト」の
感染ルートをみんな
無視してるんだ。

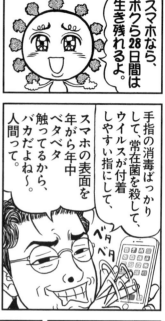

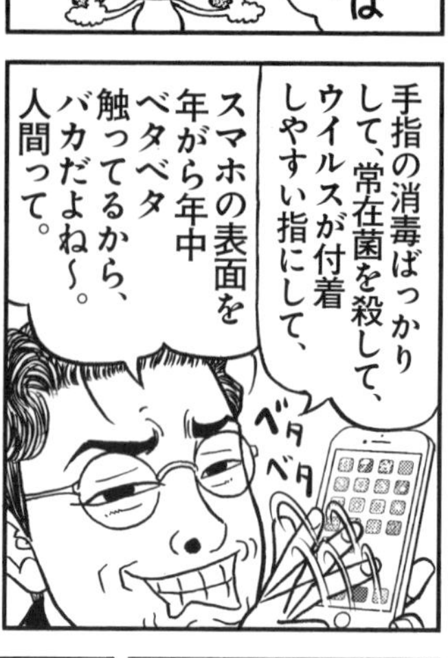
スマホなら、ボクら28日間は生き残れるよ。
手指の消毒ばっかりして、常在菌を殺して、ウイルスが付着しやすい指にして、
スマホの表面を年がら年中ベタベタ触ってるから、バカだよね〜。人間って。
ベタベタ

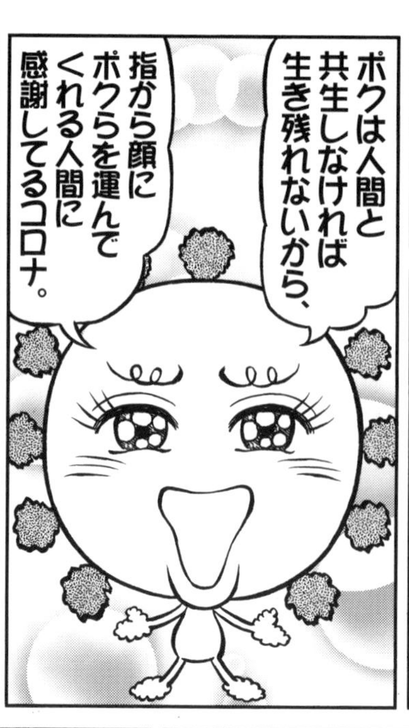
ボクは人間と共生しなければ生き残れないから、
指から顔にボクらを運んでくれる人間に感謝してるコロナ。

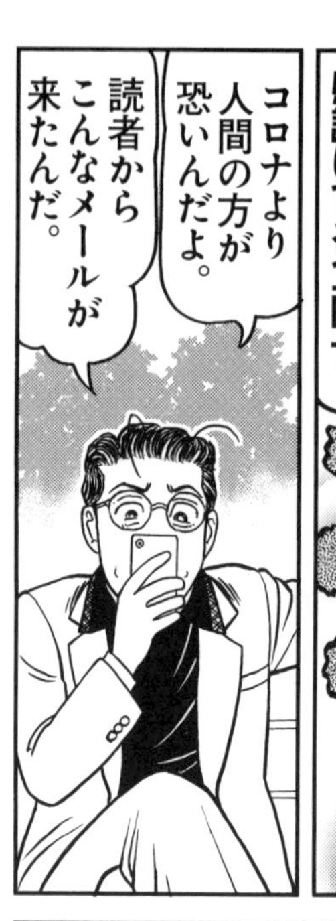
コロナより人間の方が恐いんだよ。
読者からこんなメールが来たんだ。

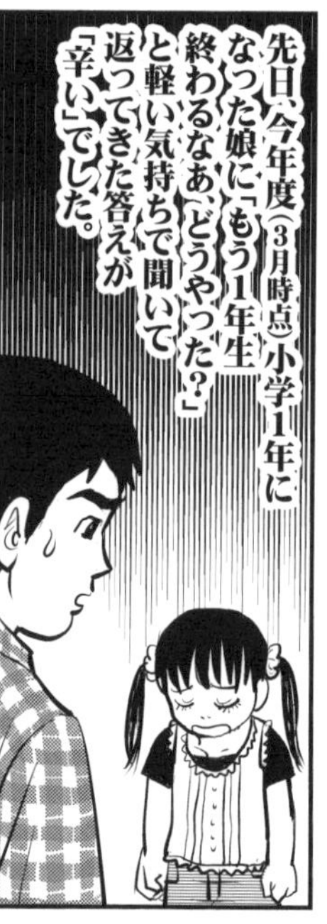
先日、今年度(3月時点)小学1年になった娘に「もう1年生終わるなぁ、どうやった?」と軽い気持ちで聞いて返ってきた答えが「辛い」でした。

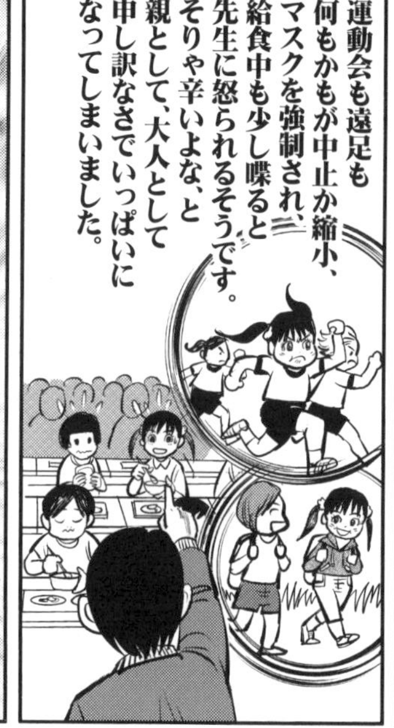
運動会も遠足も何もかもが中止か縮小、マスクを強制され、給食中も少し喋ると先生に怒られるそうです。そりゃ辛いよな、と親として、大人として申し訳なさでいっぱいになってしまいました。

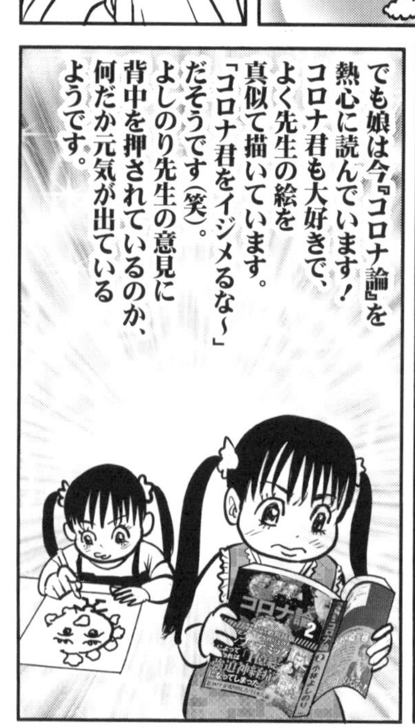
でも娘は今『コロナ論』を熱心に読んでいます！コロナ君も大好きで、よく先生の絵を真似て描いています。「コロナ君をイジメるな〜」だそうです(笑)。よしのり先生の意見に背中を押されているのか、何だか元気が出ているようです。
コロナ論2

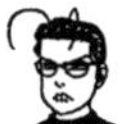

玉川徹が相変わらずデマで脅している。小学校でPCR検査をすれば、陽性反応が1%以上出る、子供も感染していると警告するのだ。馬鹿馬鹿しい。わしは何度も描いているが、子供は大人の10～100倍のウイルスに曝露し、感染もしている。重症化しない理由を読め！

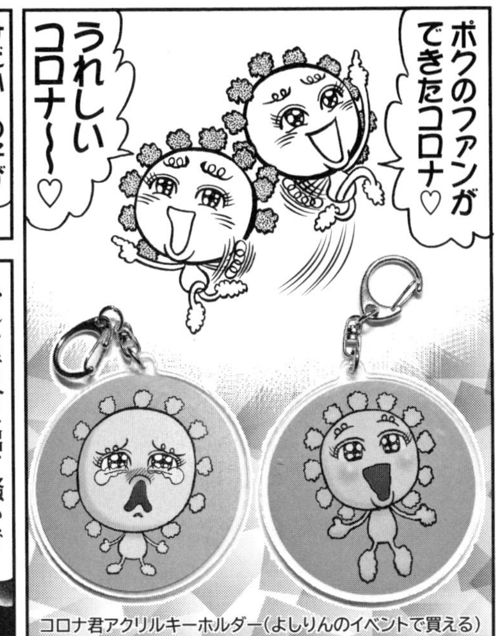

ボクのファンができたコロナ♡
うれしいコロナ～～♡

コロナ君アクリルキーホルダー（よしりんのイベントで買える）

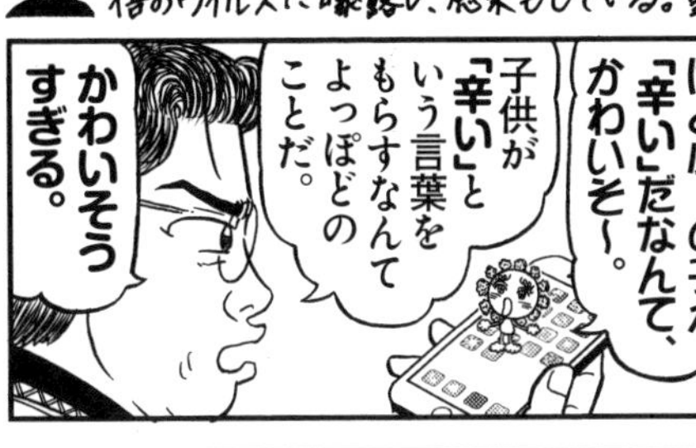

けど小1の子が「辛い」だなんて、かわいそ～。
子供が「辛い」という言葉をもらすなんてよっぽどのことだ。
かわいそうすぎる。

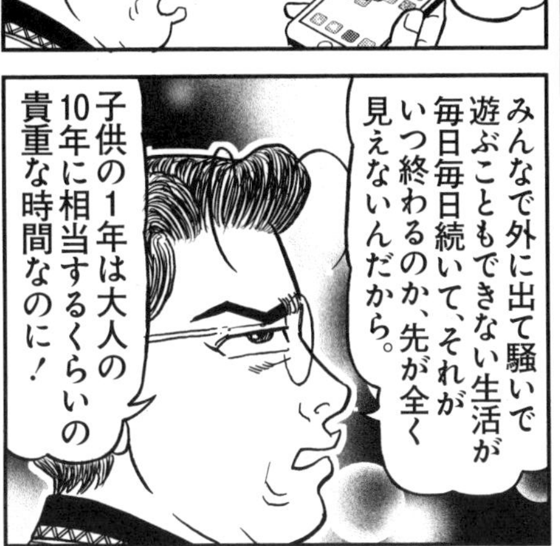

みんなで外に出て騒いで遊ぶこともできない生活が毎日毎日続いて、それがいつ終わるのか、先が全く見えないんだから。
子供の1年は大人の10年に相当するくらいの貴重な時間なのに！

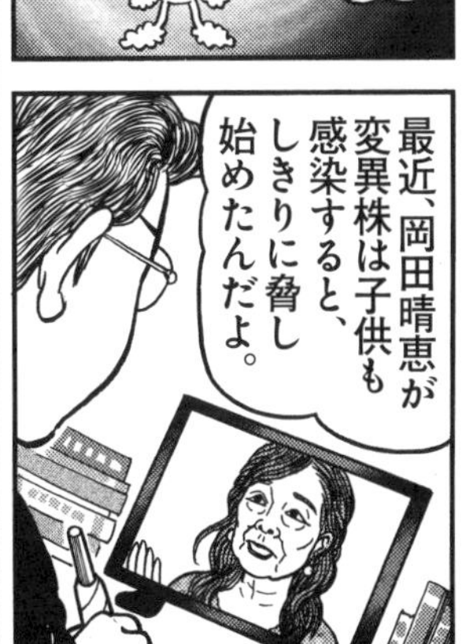

この国の大人は子供を大事にしないねえ。
最近、岡田晴恵が変異株は子供も感染すると、しきりに脅し始めたんだよ。

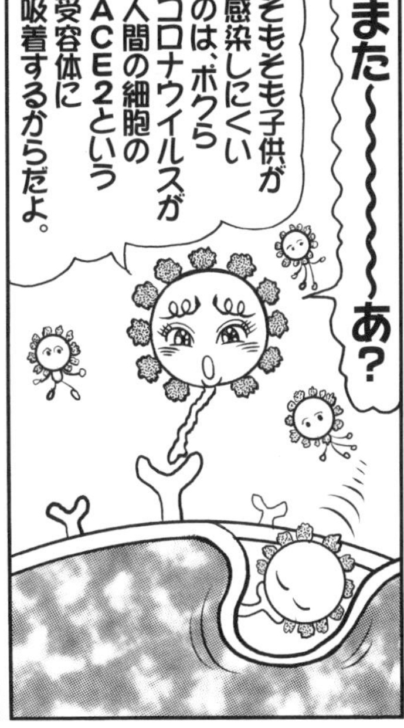

また～～～～～あ？
そもそも子供が感染しにくいのは、ボクらコロナウイルスが人間の細胞のACE2という受容体に吸着するからだよ。

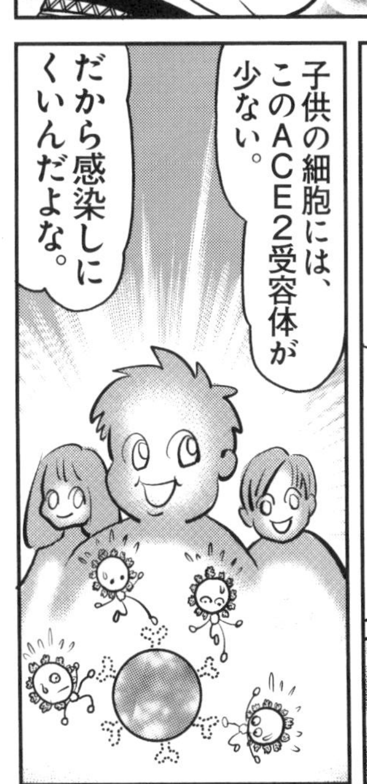

子供の細胞には、このACE2受容体が少ない。
だから感染しにくいんだよな。

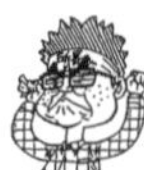
コロナ禍にも匹敵する醜い日本人の集団ヒステリー・小室圭さんバッシング！ ブログマガジン小林よしのりライジングは、小室氏の文書の重要点を読み解き、愚民大衆の潜在意識を暴く！ 誠実に相手を想い、真剣に結婚を望む眞子さまと小室さんを守ろう！

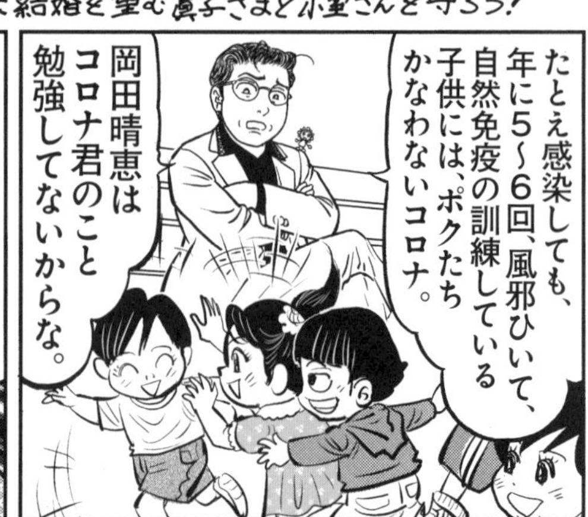

たとえ感染しても、年に5〜6回、風邪ひいて、自然免疫の訓練している子供には、ボクたちかなわないコロナ。
岡田晴恵はコロナ君のこと勉強してないからな。

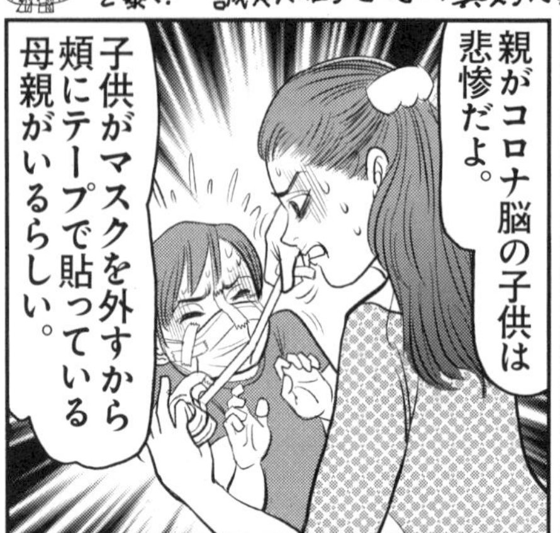

親がコロナ脳の子供は悲惨だよ。
子供がマスクを外すから頬にテープで貼っている母親がいるらしい。

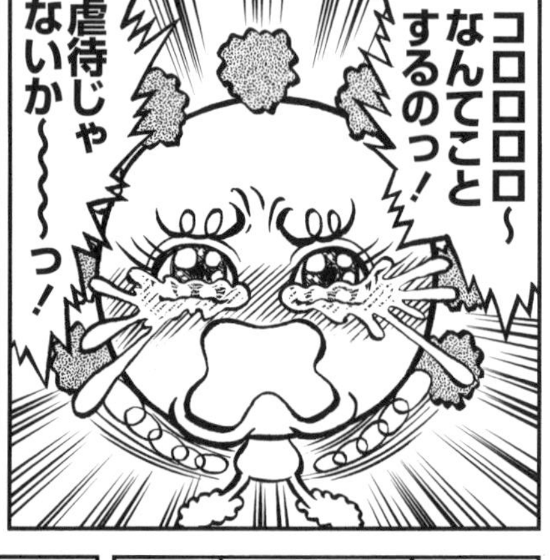

コロロロロ〜なんてことするのっ！
虐待じゃないか〜〜〜っ！

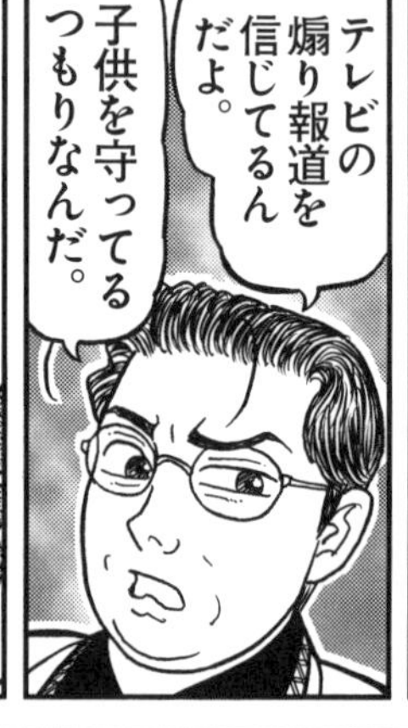

テレビの煽り報道を信じてるんだよ。
子供を守ってるつもりなんだ。

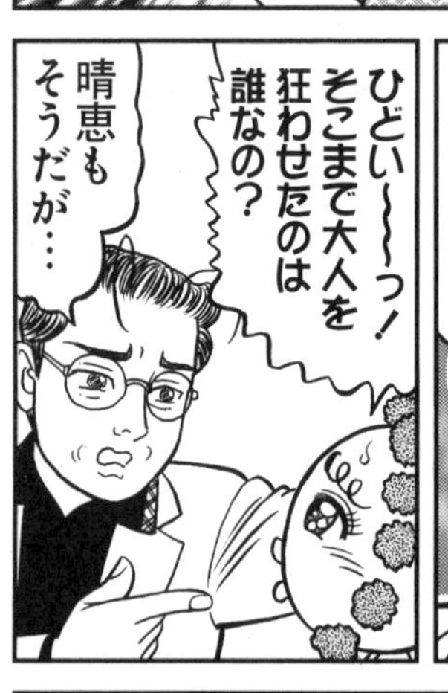

ひどい〜〜っ！そこまで大人を狂わせたのは誰なの？
晴恵もそうだが…

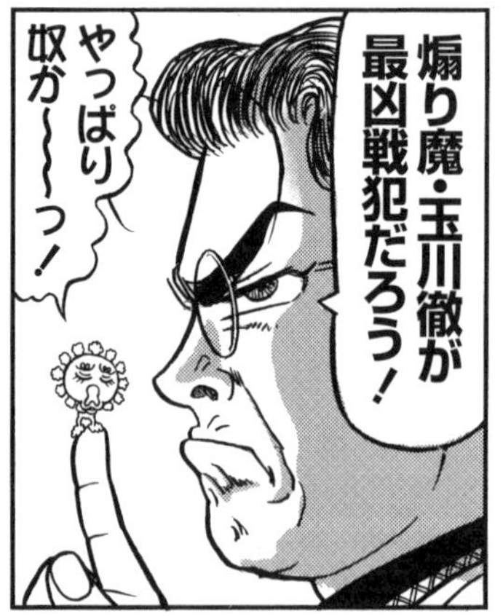

煽り魔・玉川徹が最凶戦犯だろう！
やっぱり奴が〜〜っ！

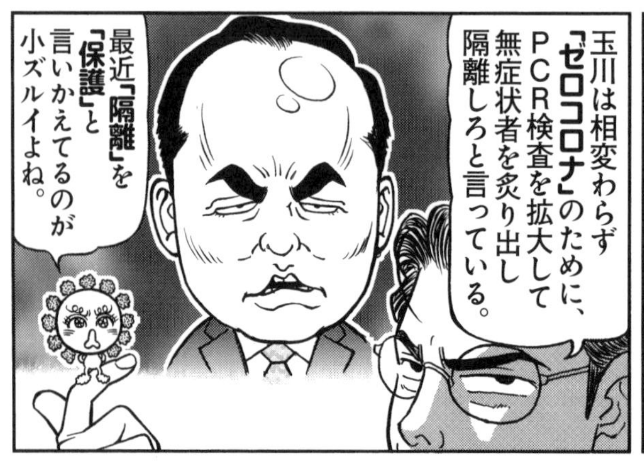

玉川は相変わらず「ゼロコロナ」のために、PCR検査を拡大して無症状者を炙り出し隔離しろと言っている。
最近「隔離」を「保護」と言いかえてるのが小ズルイよね。

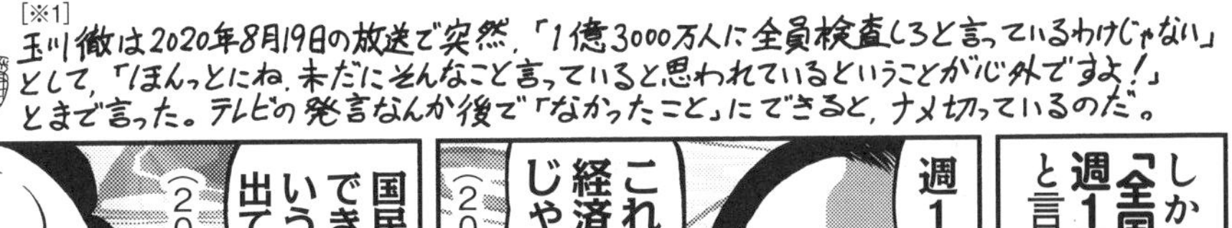
[※1]
玉川徹は2020年8月19日の放送で突然、「1億3000万人に全員検査しろと言っているわけじゃない」として、「ほんっとにね、未だにそんなこと言っていると思われているということが心外ですよ！」とまで言った。テレビの発言なんか後で「なかったこと」にできると、ナメ切っているのだ。

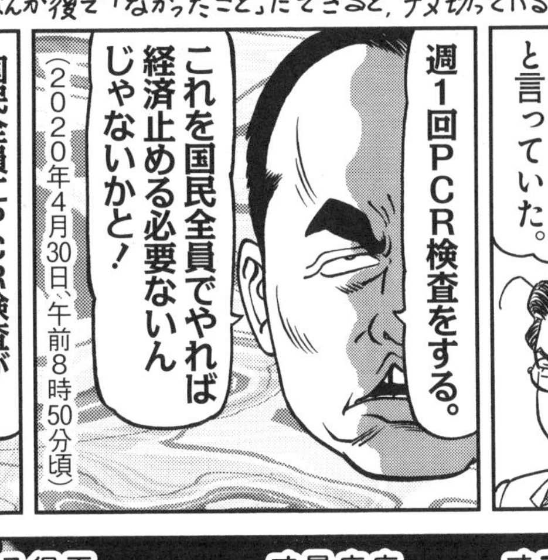
しかも玉川は「全国民・週1回検査」と言っていた。
週1回PCR検査をする。
これを国民全員でやれば経済止める必要ないいんじゃないかと！
（2020年4月30日、午前8時50分頃）

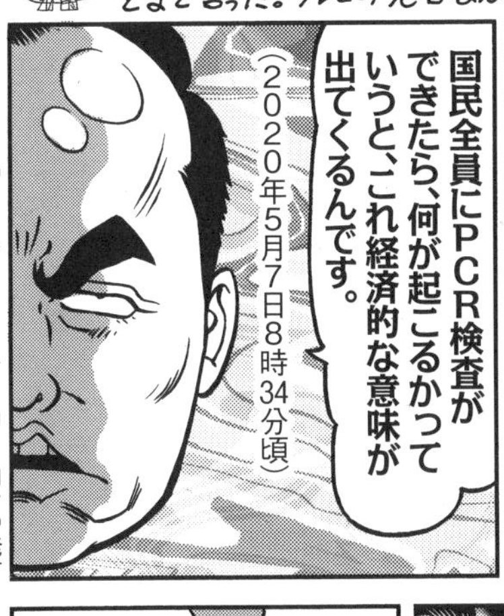
国民全員にPCR検査ができたら、何が起こるかっていうと、これ経済的な意味が出てくるんです。
（2020年5月7日8時34分頃）

テレビ朝日系「羽鳥慎一モーニングショー」内での発言

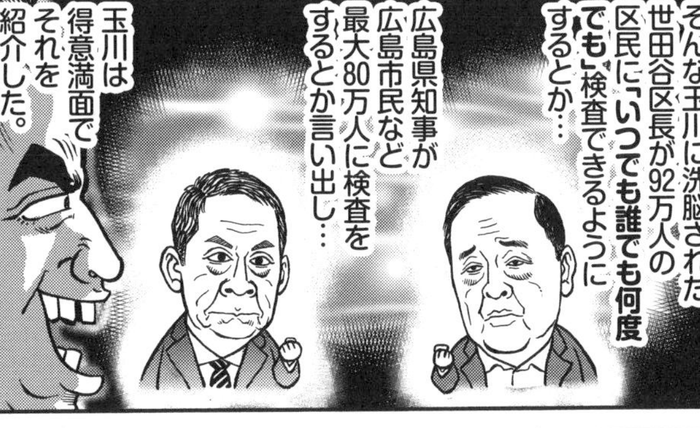
そんな玉川に洗脳された世田谷区長が92万人の区民に「いつでも誰でも何度でも」検査できるようにするとか…
広島県知事が広島市民など最大80万人に検査をするとか言い出し…
玉川は得意満面でそれを紹介した。

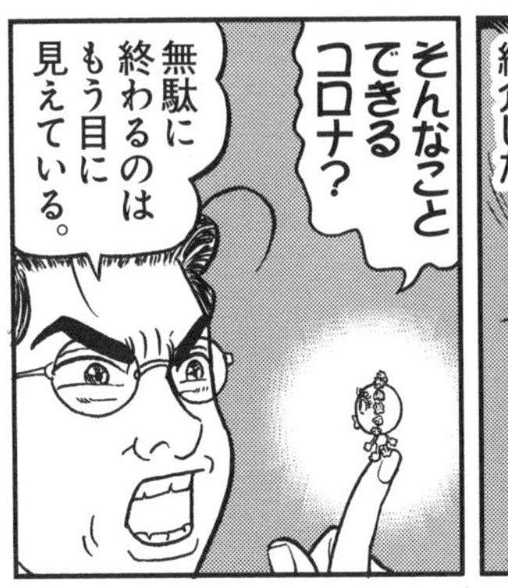
そんなことできるコロナ？
無駄に終わるのはもう目に見えている。

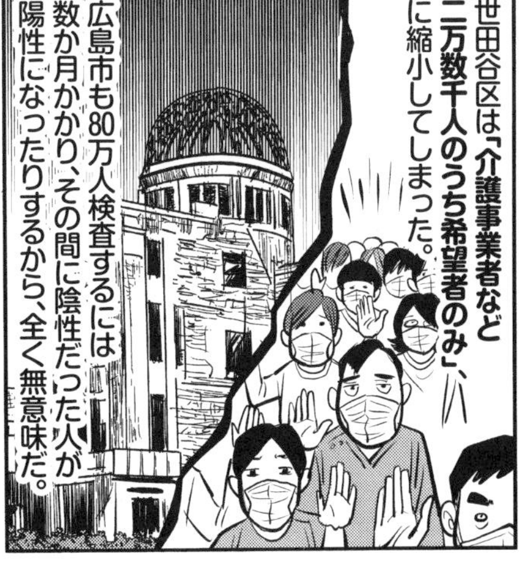
世田谷区は「介護事業者など二万数千人のうち希望者のみ」に縮小してしまった。
広島市も80万人検査するには数か月かかり、その間に陰性だった人が陽性になったりするから、全く無意味だ。

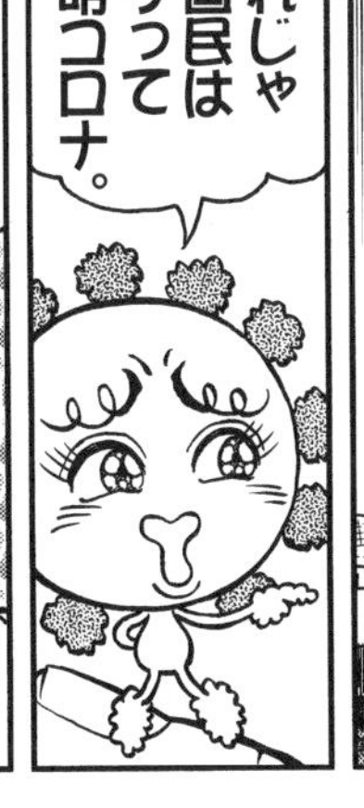
それじゃ全国民はムリって証明コロナ。

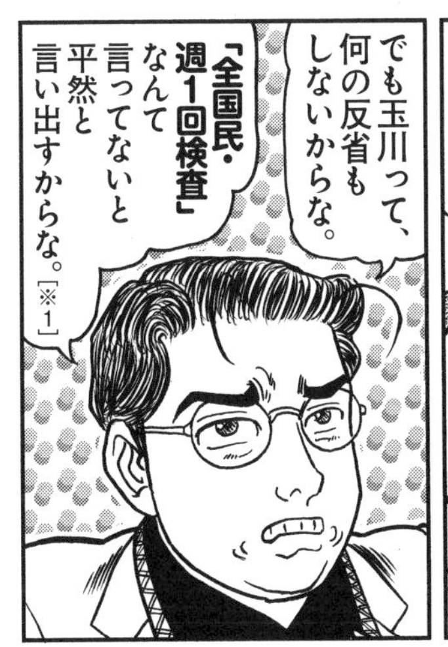
でも玉川って、何の反省もしないからな。
「全国民・週1回検査」なんて言ってないと平然と言い出すからな。［※1］

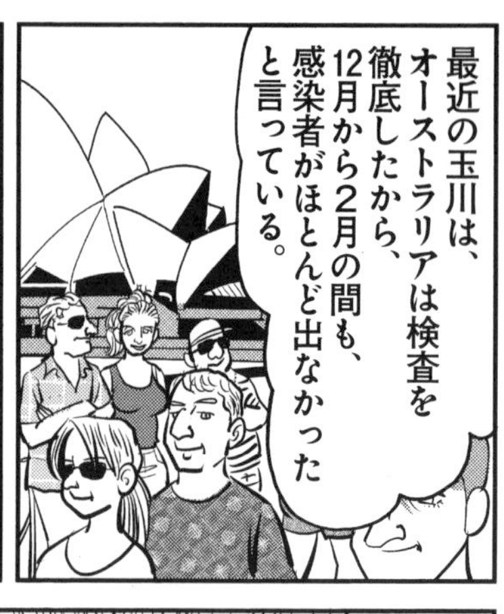

最近の玉川は、
オーストラリアは検査を
徹底したから、
12月から2月の間も、
感染者がほとんど出なかった
と言っている。

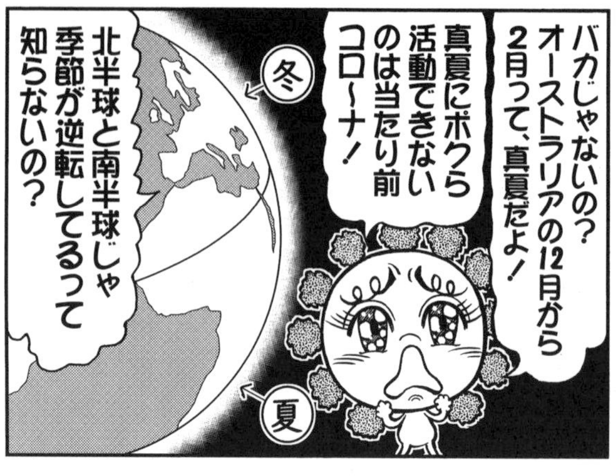

バカじゃないの？
オーストラリアの12月から
2月って、真夏だよ！
真夏にボクら
活動できない
のは当たり前
コロ～ナ！
冬
夏
北半球と南半球じゃ
季節が逆転してるって
知らないの？

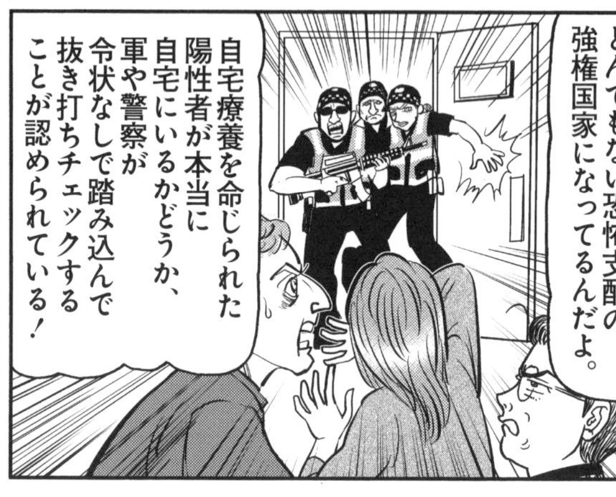

しかもオーストラリアって、
とんでもない恐怖支配の
強権国家になってるんだよ。
自宅療養を命じられた
陽性者が本当に
自宅にいるかどうか、
軍や警察が
令状なしで踏み込んで
抜き打ちチェックする
ことが認められている！

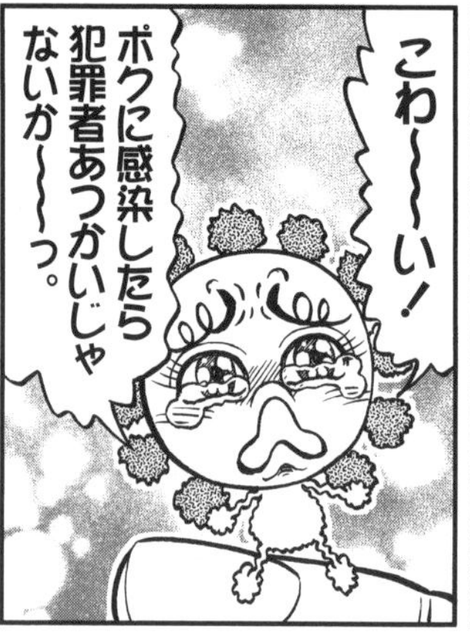

こわ～～～い！
ボクに感染したら
犯罪者あつかいじゃ
ないか～～～っ。

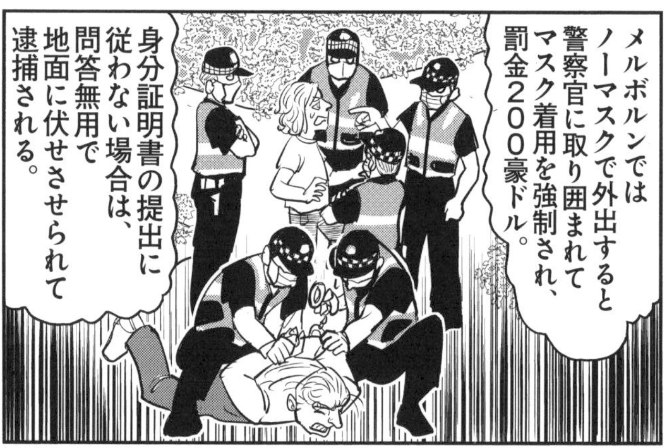

メルボルンでは
ノーマスクで外出すると
警察官に取り囲まれて
マスク着用を強制され、
罰金200豪ドル。
身分証明書の提出に
従わない場合は、
問答無用で
地面に伏せさせられて
逮捕される。

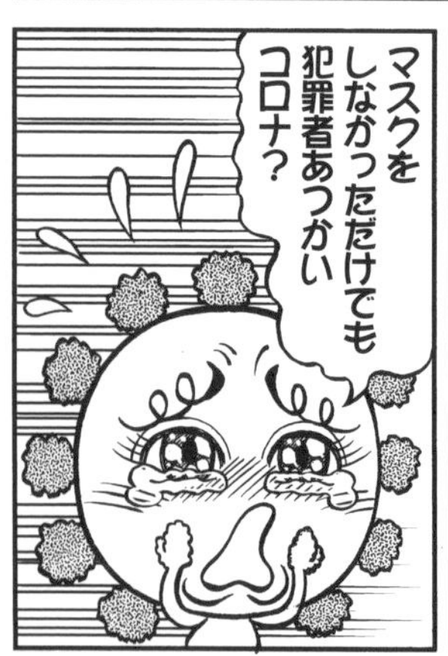

マスクを
しなかっただけでも
犯罪者あつかい
コロナ？

（200豪ドルは約155米ドル・約1万7000円）

大衆の大多数の支持でついに3度目の緊急事態宣言、コロナ脳のまん延は留まるところを知りません。社会を破壊し、困窮する女性や子供を無視し、いつまでこの非日常に酔うつもりでしょうか？ウイルス学者・宮沢孝幸氏との対談本『コロナ脳』(小学館新書)を拡散して一日でも早く終わらせましょう！

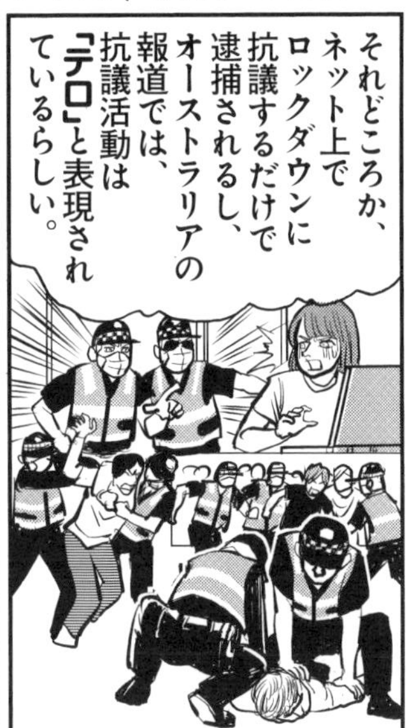

それどころか、ネット上でロックダウンに抗議するだけで逮捕されるし、オーストラリアの報道では、抗議活動は「テロ」と表現されているらしい。

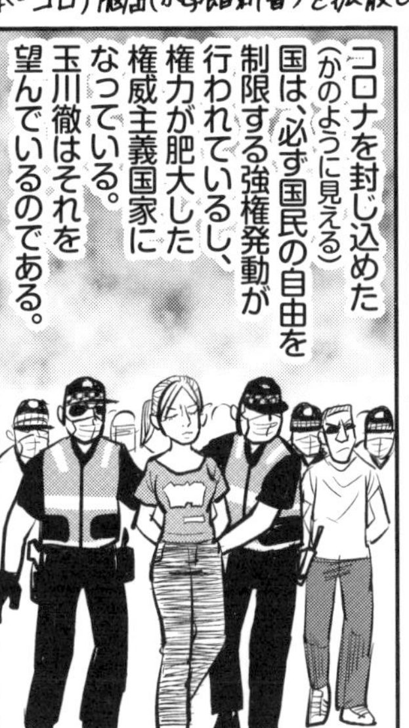

コロナを封じ込めた(かのように見える)国は、必ず国民の自由を制限する強権発動が行われているし、権力が肥大した権威主義国家になっている。玉川徹はそれを望んでいるのである。

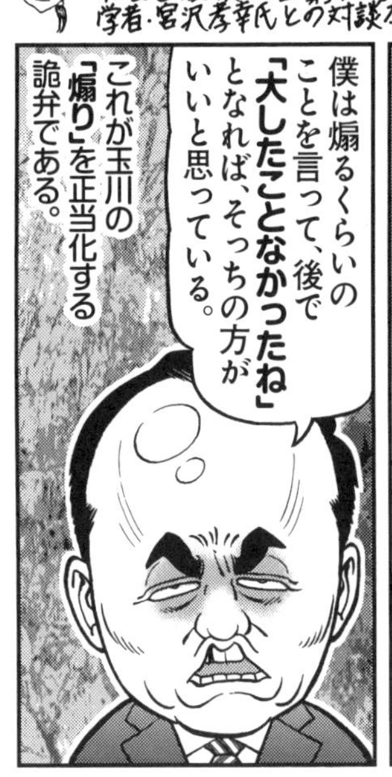

僕は煽るくらいのことを言って、後で「大したことなかったね」となれば、そっちの方がいいと思っている。
これが玉川の「煽り」を正当化する詭弁である。

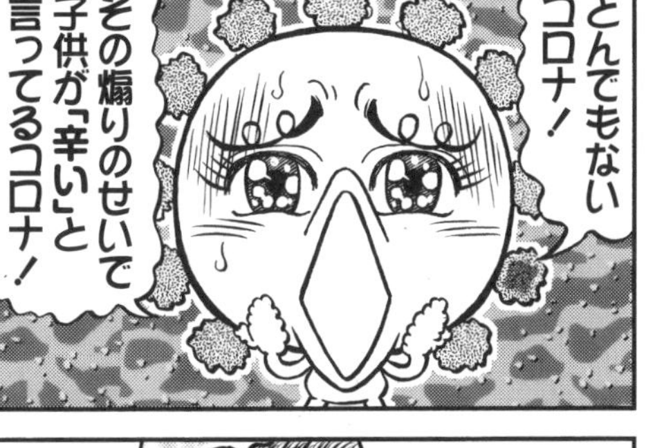

とんでもないコロナ！
その煽りのせいで子供が「辛い」と言ってるコロナ！

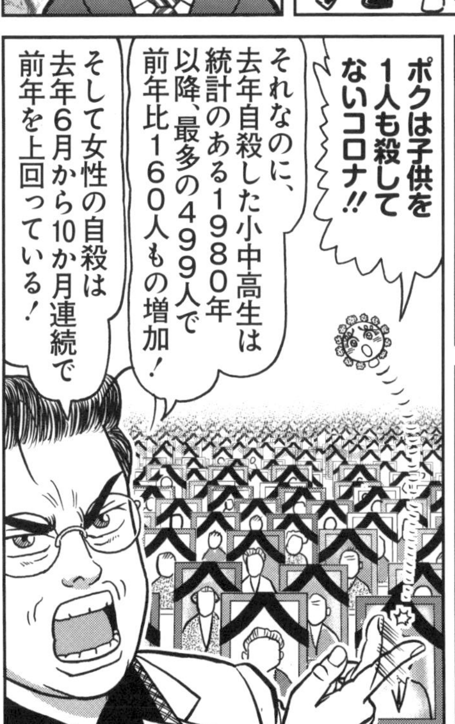

ボクは子供を1人も殺してないコロナ!!
それなのに、去年自殺した小中高生は統計のある1980年以降、最多の499人で前年比160人もの増加！
そして女性の自殺は去年6月から10か月連続で前年を上回っている！

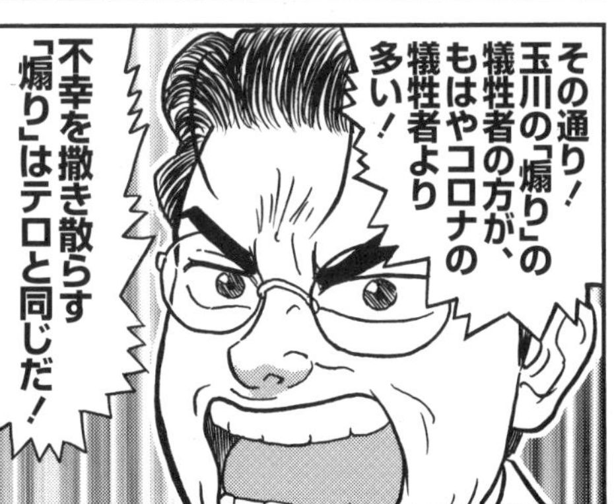

その通り！玉川の「煽り」の犠牲者の方が、もはやコロナの犠牲者より多い！
不幸を撒き散らす「煽り」はテロと同じだ！

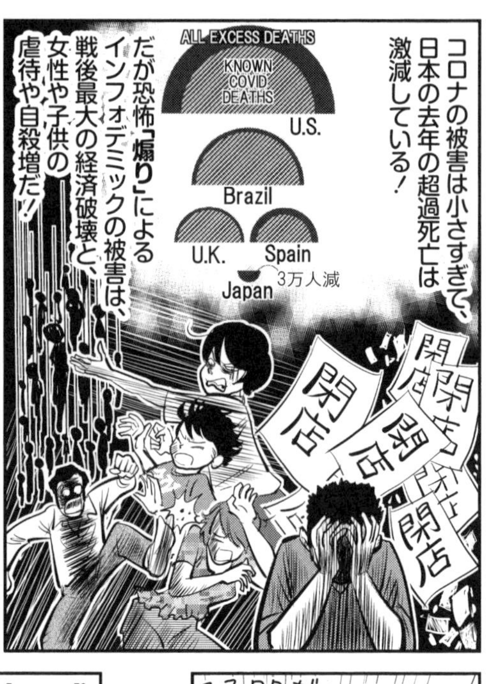
コロナの被害は小さすぎて、日本の去年の超過死亡は激減している！
ALL EXCESS DEATHS
KNOWN COVID DEATHS
U.S.
Brazil
U.K.
Spain
Japan
3万人減
だが恐怖「煽り」によるインフォデミックの被害は、戦後最大の経済破壊と、女性や子供の虐待や自殺増だ！
閉店
閉店
閉店
閉店

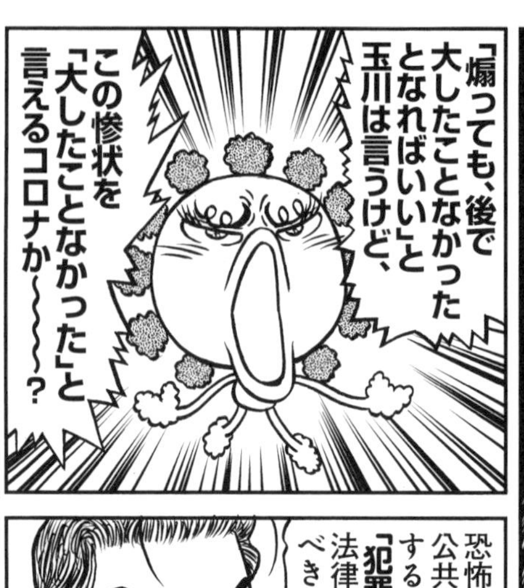
「煽っても、後で大したことなかったとなればいい」と玉川は言うけど、
この惨状を「大したことなかった」と言えるコロナか〜〜〜〜？

恐怖を煽って公共性を破壊する放送は「犯罪」とする法律をつくるべきだな。

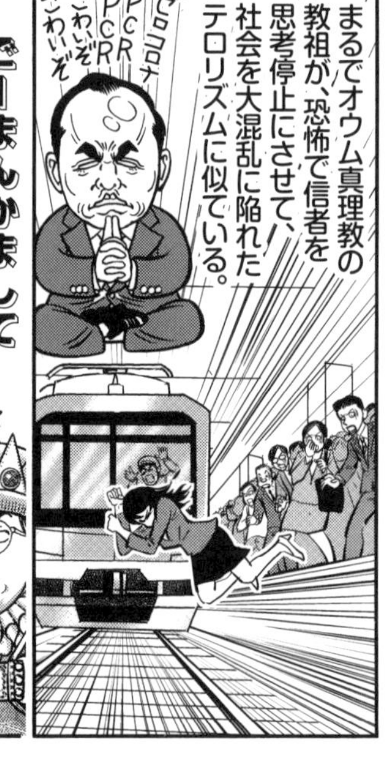
まるでオウム真理教の教祖が、恐怖で信者を思考停止にさせて、社会を大混乱に陥れたテロリズムに似ている。
ゼロコロナ
PCR
PCR
こわいぞ
こわいぞ
ごーまんかましてよかですか？

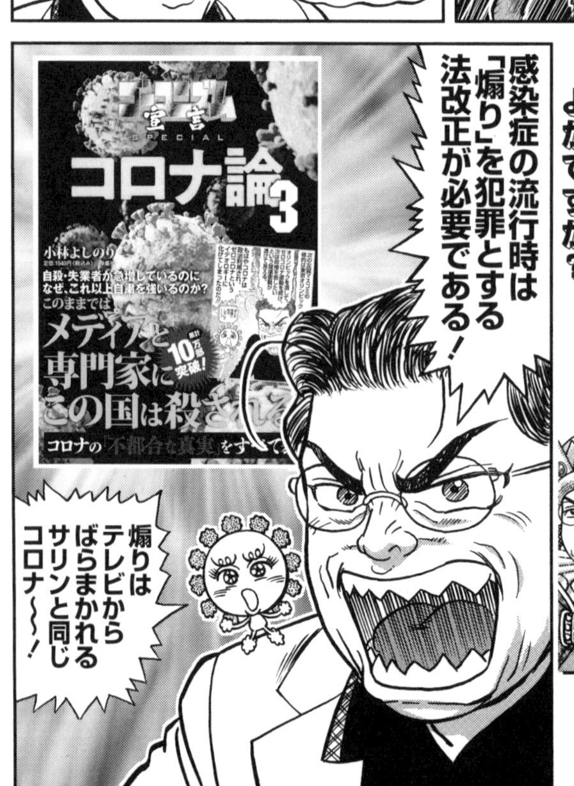
感染症の流行時は「煽り」を犯罪とする法改正が必要である！
宣言
SPECIAL
コロナ論3
小林よしのり
自殺・失業者が急増しているのになぜ、これ以上自粛を強いるのか？
このままでは
メディアと専門家にこの国は殺される
10万部突破！
煽りはテレビからばらまかれるサリンと同じコロナ〜〜！

10代・20代の感染拡大を煽る以前に経済苦に陥った若者や女性を救え!

新型コロナの感染第5波では、これまでほとんど感染することのなかった子供の罹患が増加したと、連日多くのメディアがその危険性を煽り続けた。

厚生労働省によれば、2021年8月12〜18日の1週間に全国で感染が確認された20歳未満は2万2960人。第4波で最多だった5347人(5月13〜19日)の4倍超に達し、全世代に占める20歳未満の感染者数の割合も、約13%から約18%に跳ね上がったという。

原因は、感染の主体が「デルタ株」に置き換わったことだ。従来株に比べ約2倍の感染力を持つとされるデルタ株は、8月中旬までに日本の感染者の実に9割以上を占めるなど、「爆発的」とも称される第5波の拡大を引き起こした。小児や若年層でも重症化する例が報じられるようになり、9月には大阪と東京で10代の男性の死亡が発表された。しかし、大阪の男性には基礎疾患があり、直接の死因が新型コロナだったかは未公表のまま。東京のケースに至っては死因が「事故」で、死後の検査でPCR陽性になったというものだった。やはり、デルタ株でも若年層の重症化は極めて稀であり、死亡者も実際には出ていないと見られるのだ。

若年層の感染者が目立つのは高齢者の感染が減ったから?

東北大学大学院医学系研究科の押谷仁教授(ウイルス学)は、同大研究チームの調査結果を踏まえて、小児の感染増加とデルタ株との関連性をこう評価している(8月21日付『河北新報』)。

「現時点でデルタ株が小児で感染性が高いとの明確な科学的データはない。米国の研究機関などは、全年齢層の増加傾向のなかで小児も増えたと見ている。日本でも小児の感染者がほかの年齢層に比べて顕著に増加したわけではない。成人、特にワクチン接種が進んだ高齢者の感染減で相対的に小児感染者の割合が増え、増加傾向が見られた。(中略)小児が重症化する割合は非常に低いが、小児患者の絶対数が増えれば重症者も一定数の発生が予想される」

実際、押谷教授が指摘するように死者数(死因を問わず)は10歳未満がゼロ、10代は2人、20代でもわずか17人にとどまっている。これは、全世代の累計死者数1万6392人のうち、わずか0・08%にすぎない(9月8日現在)。

これに対して、昨年の小中高生の自殺

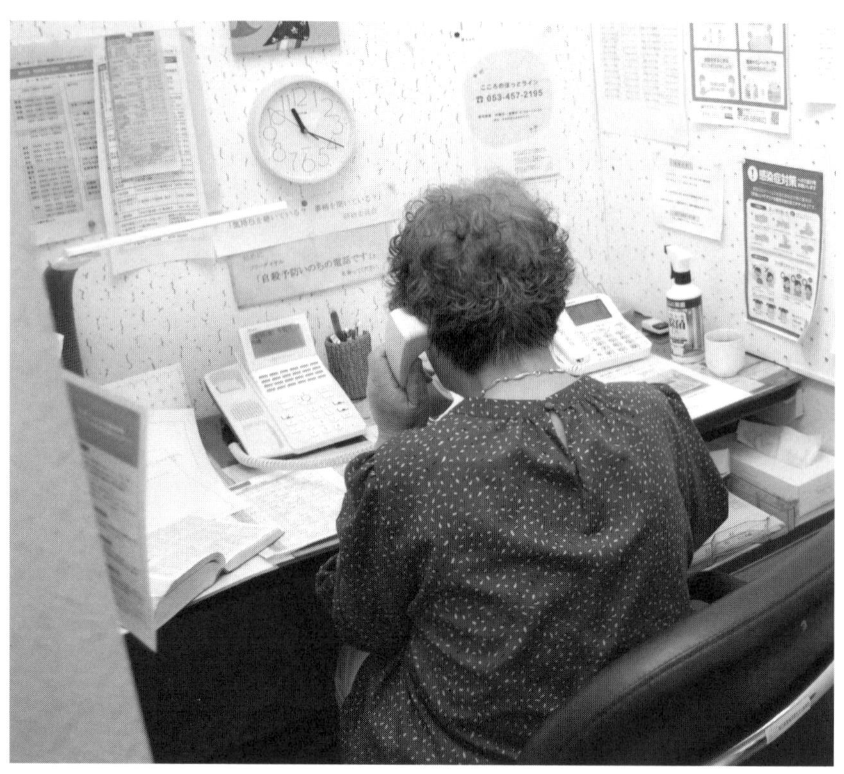

静岡県内にある「いのちの電話」の窓口。約130人のボランティアが登録し、交代で対応している。直接「死」を口にするなど自殺志向のある相談も増えているという　写真／朝日新聞社

者数は499人（厚生労働省と警察庁の集計）と、統計のある1980年以降最多を記録。自殺総数も、コロナ禍が広がった昨年7月以降、減少傾向から一気に大幅な増加に転じた。

女性の自殺も同年10月に前年比1・9倍と急増したことで大きな波紋を呼んだ。全国にある「いのちの電話」の窓口では相談件数が急増する一方で、コロナ禍によるシフト制限で相談員不足が深刻化している。NPO法人「若者メンタルサポート協会」（東京都）はLINEなどを通じて24時間態勢で無料相談を行っているが、行動自粛の長期化で、家にも外にも居場所を失くした若者たちから、多いときで月に3万～4万通の悲痛な声が送られてくるという。

だが、メディアはこうした現実にはほとんど触れず、実態にそぐわない10・20代の感染拡大を煽ることに心血を注いでいた……。コロナ禍は日本のメディアの劣化を白日の下に晒したとも言えるのだ。

おしえて！コロナ君2

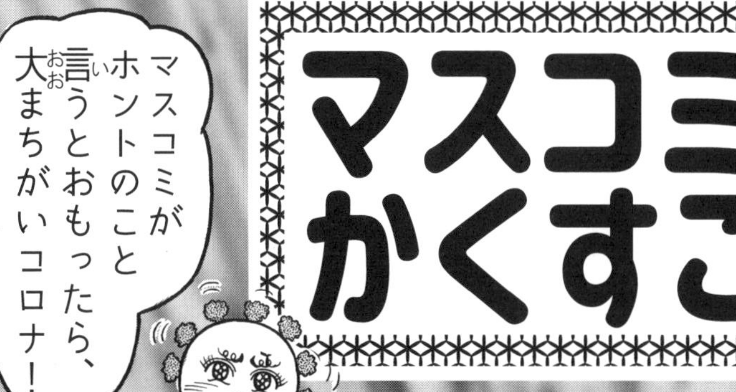
マスコミがかくすこと
マスコミがホントのこと言うとおもったら、大まちがいコロナ！

テレビは視聴率をあげるためなら、新聞・雑誌は部数をのばすためなら、どんなウソだって平気で流すし、

都合のわるいことは、ぜ～んぶかくしちゃう！

今回は、マスコミがかくすことを、ボクがみ～んなおしえるコロナ！

マスコミがかくすこと1

陽性者と感染者はちがう

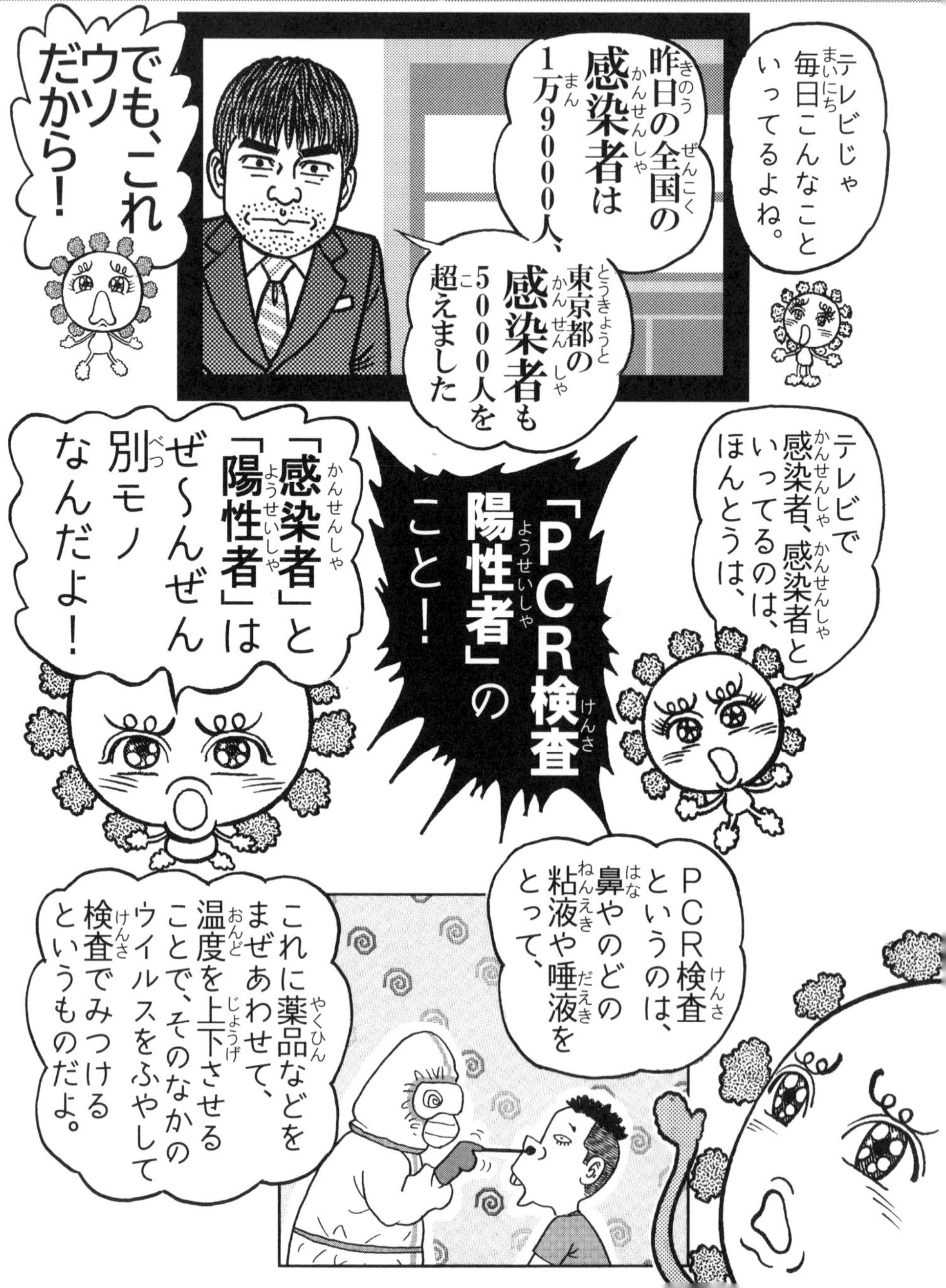

テレビじゃ毎日こんなこといってるよね。

昨日の全国の感染者は1万9000人、

東京都の感染者も5000人を超えました

でも、これウソだから！

テレビで感染者、感染者といってるのは、ほんとうは、

「PCR検査陽性者」のこと！

「感染者」と「陽性者」はぜ～んぜん別モノなんだよ！

PCR検査というのは、鼻やのどの粘液や唾液をとって、

これに薬品などをまぜあわせて、温度を上下させることで、そのなかのウイルスをふやして検査でみつけるというものだよ。

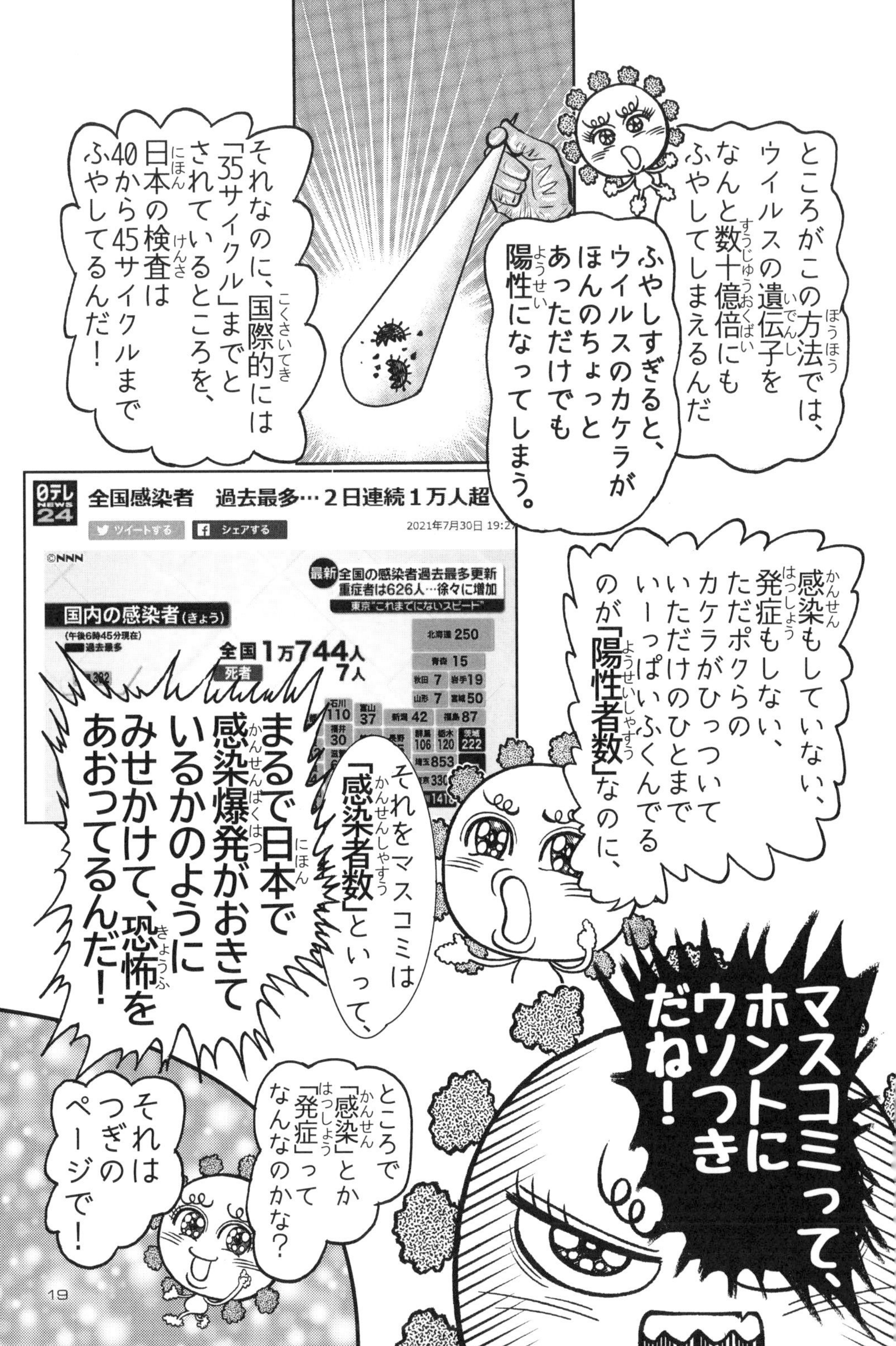
ところがこの方法では、ウィルスの遺伝子をなんと数十億倍にもふやしてしまえるんだ
ふやしすぎると、ウィルスのカケラがほんのちょっとあっただけでも陽性になってしまう。
それなのに、国際的には「35サイクル」までとされているところを、日本の検査は40から45サイクルまでふやしてるんだ！
全国感染者　過去最多…２日連続１万人超
ツイートする
シェアする
2021年7月30日 19:27
©NNN
最新 全国の感染者過去最多更新
重症者は626人…徐々に増加
東京"これまでにないスピード"
国内の感染者（きょう）
（午後6時45分現在）
過去最多
全国1万744人
死者 7人
北海道 250
青森 15
秋田 7
岩手 19
山形 7
宮城 50
石川 110
富山 37
新潟 42
福島 87
福井 30
群馬 106
栃木 120
茨城 222
埼玉 853
感染もしていない、発症もしない、ただボクらのカケラがひっついていただけのひとまでいーっぱいふくんでるのが「陽性者数」なのに、
それをマスコミは「感染者数」といって、
まるで日本で感染爆発がおきているかのようにみせかけて、恐怖をあおってるんだ！
マスコミって、ホントにウソつきだね！
ところで「感染」とか「発症」ってなんなのかな？
それはつぎのページで！

マスコミがかくすこと2

曝露(ばくろ)と感染(かんせん)と無症状(むしょうじょう)と発症(はっしょう)

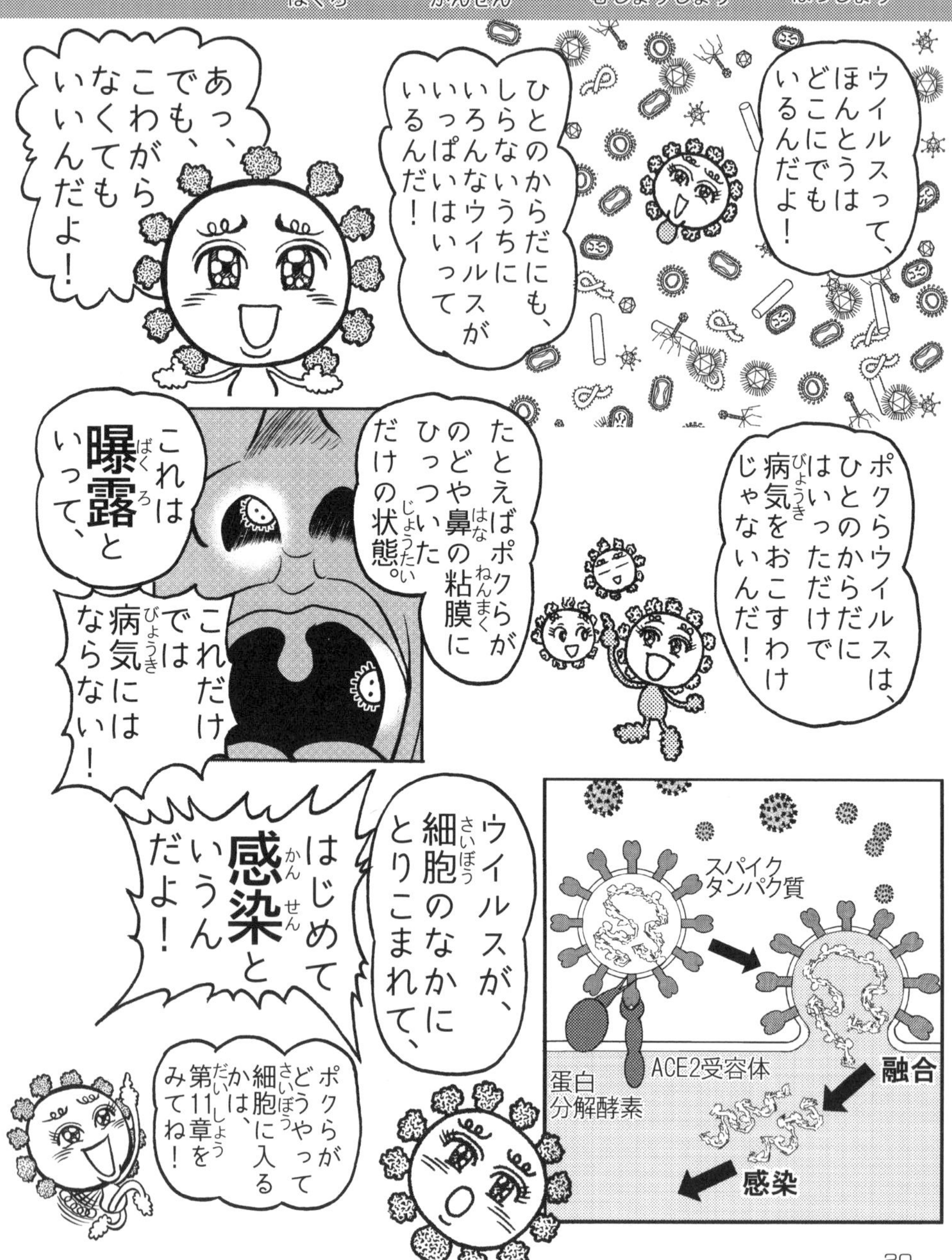

ウイルスって、ほんとうはどこにでもいるんだよ！
ひとのからだにも、しらないうちにいろんなウイルスがいっぱいはいっているんだ！
あっ、でも、こわがらなくてもいいんだよ！
ポクらウイルスは、ひとのからだにはいっただけで病気(びょうき)をおこすわけじゃないんだ！
たとえばポクらがのどや鼻(はな)の粘膜(ねんまく)にひっついただけの状態(じょうたい)。
これは曝露(ばくろ)といって、
これだけでは病気(びょうき)にはならない！
ウイルスが、細胞(さいぼう)のなかにとりこまれて、
はじめて感染(かんせん)というんだよ！
スパイクタンパク質
ACE2受容体
蛋白分解酵素
融合
感染
ポクらがどうやって細胞(さいぼう)に入るかは、第(だい)11章(しょう)をみてね！

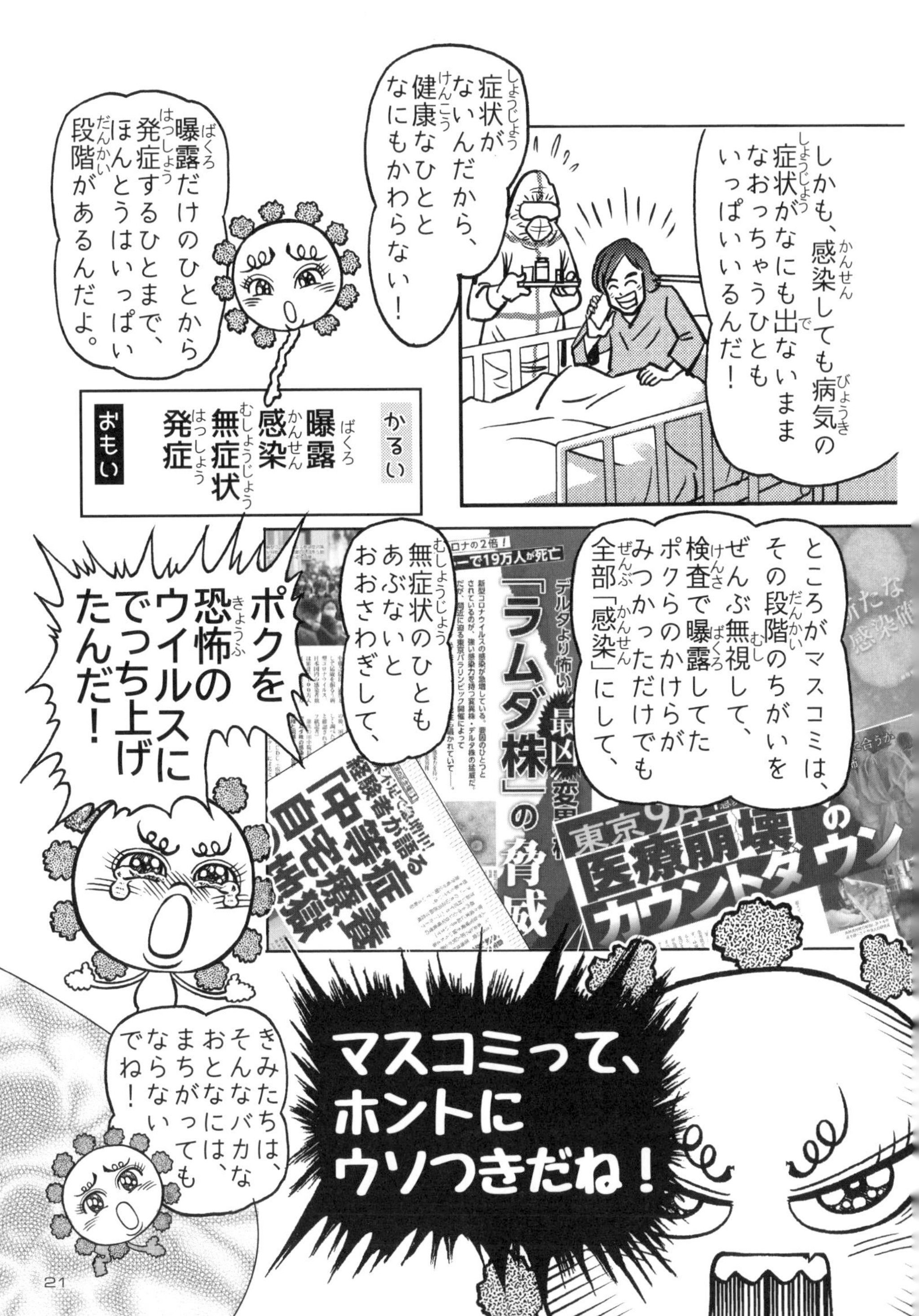
しかも、感染しても病気の症状がなにも出ないままなおっちゃうひともいっぱいいるんだ！
症状がないんだから、健康なひととなにもかわらない！
曝露だけのひとから発症するひとまで、ほんとうはいっぱい段階があるんだよ。
かるい
曝露
感染
無症状
発症
おもい
ところがマスコミは、その段階のちがいをぜんぶ無視して、検査で曝露してたポクらのかけらがみつかっただけでも全部「感染」にして、
無症状のひともあぶないとおおさわぎして、
ポクを恐怖のウイルスにでっち上げたんだ！
デルタより怖い
最凶
「ラムダ株」の脅威
東京
医療崩壊のカウントダウン
経験者が語る
「中等症自宅療養」
マスコミって、ホントにウソつきだね！
きみたちは、そんなバカなおとなには、まちがってもならないでね！

マスコミがかくすこと3
インフルエンザが消えた理由

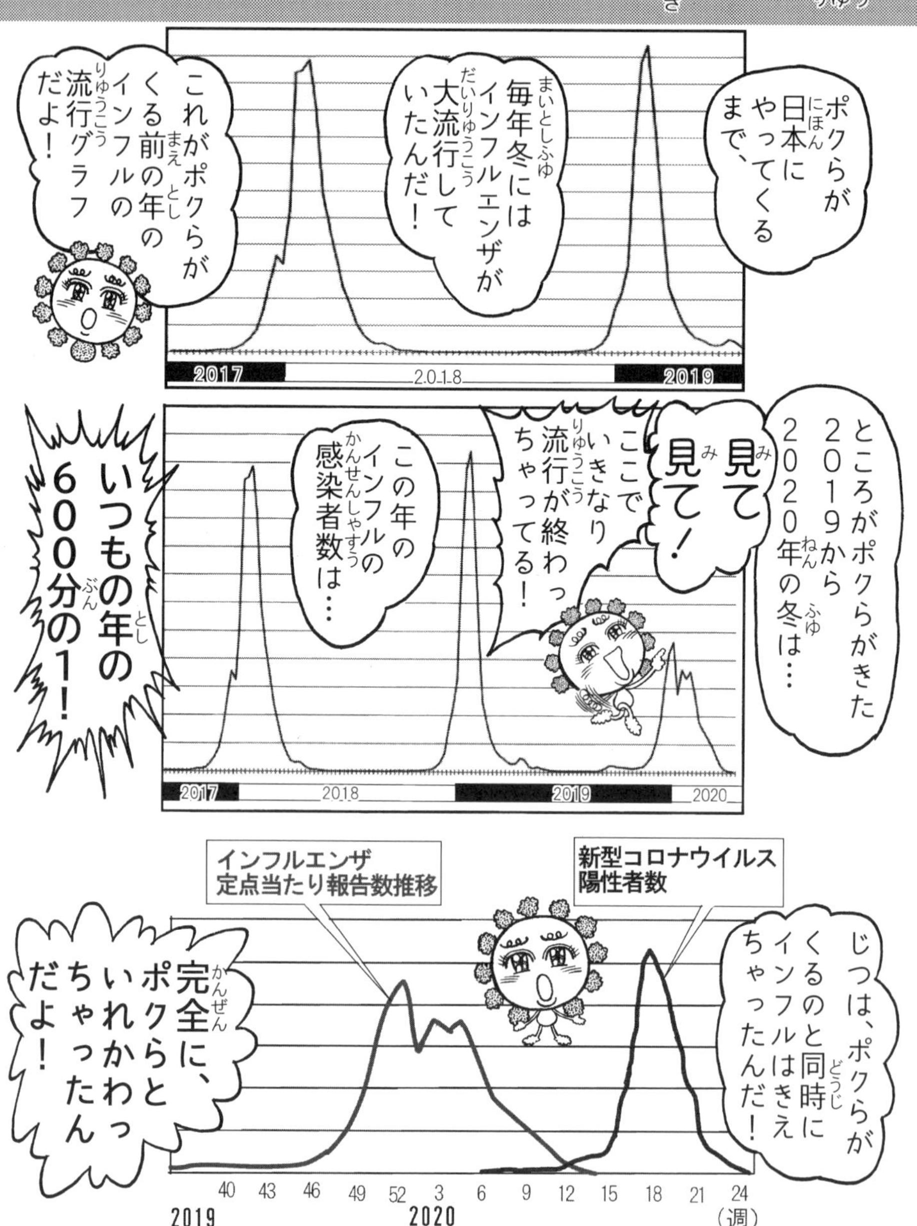
ポクらが日本にやってくるまで、
毎年冬にはインフルエンザが大流行していたんだ!
これがポクらがくる前の年のインフルの流行グラフだよ!
2017
2018
2019
ところがポクらがきた2019から2020年の冬は…
見て見て!
ここでいきなり流行が終わっちゃってる!
この年のインフルの感染者数は…
いつもの年の600分の1!!
2017
2018
2019
2020
インフルエンザ
定点当たり報告数推移
新型コロナウイルス
陽性者数
じつは、ポクらがくるのと同時にインフルはきえちゃったんだ!
完全に、ポクらといれかわっちゃったんだよ!
40 43 46 49 52 3 6 9 12 15 18 21 24
2019
2020
(週)

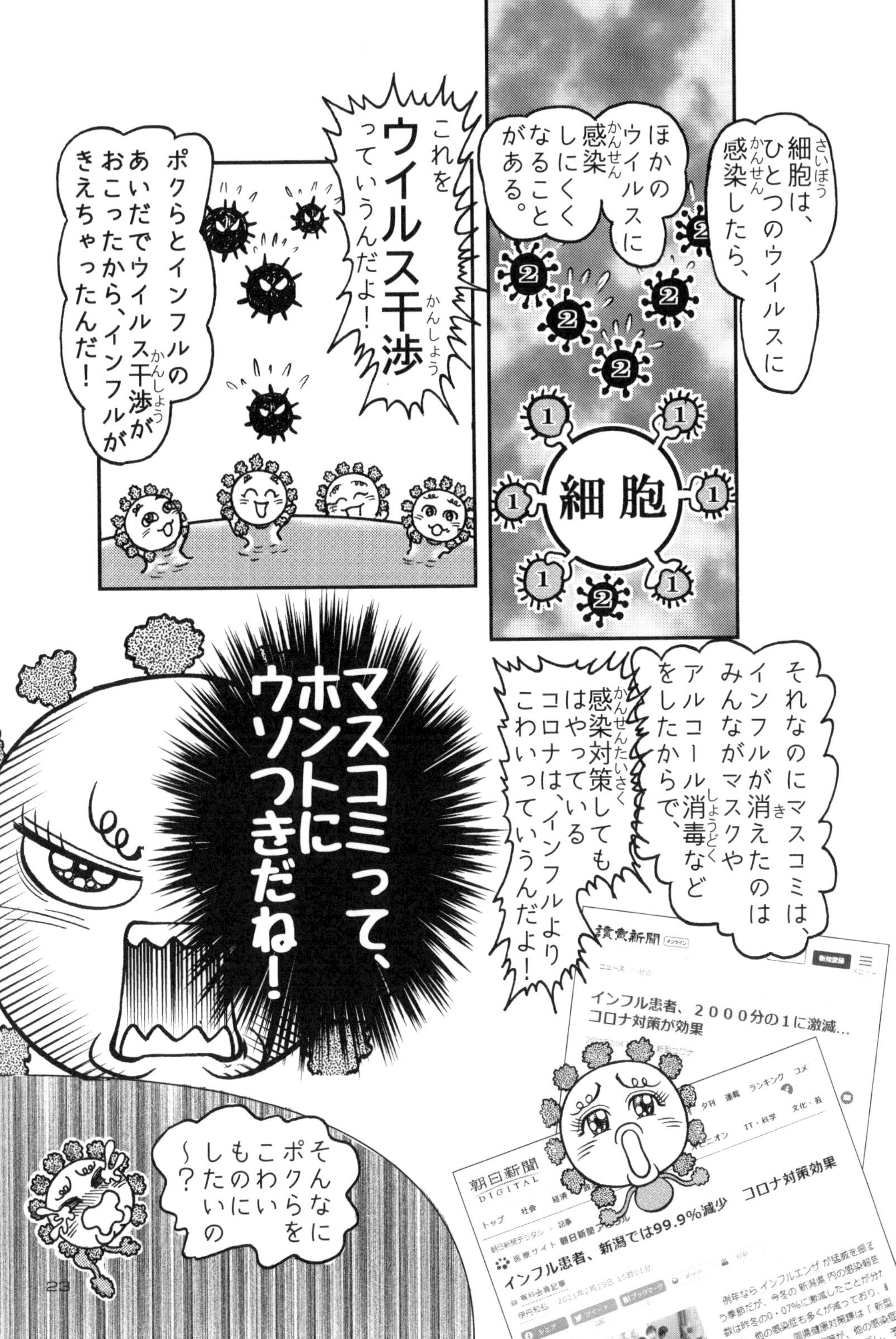
細胞は、ひとつのウイルスに感染したら、
ほかのウイルスに感染しにくくなることがある。
細胞
これをウイルス干渉っていうんだよ！
ボクらとインフルのあいだでウイルス干渉がおこったから、インフルがきえちゃったんだ！
それなのにマスコミは、インフルが消えたのはみんながマスクやアルコール消毒などをしたからで、
感染対策してもはやっているコロナは、インフルよりこわいっていうんだよ！
マスコミって、ホントにウソつきだね！
讀賣新聞
インフル患者、2000分の1に激減…コロナ対策が効果
朝日新聞 DIGITAL
インフル患者、新潟では99.9%減少　コロナ対策効果
そんなにボクらをこわいものにしたいの〜？

マスコミがかくすこと４ **インフルエンザとコロナの比較**

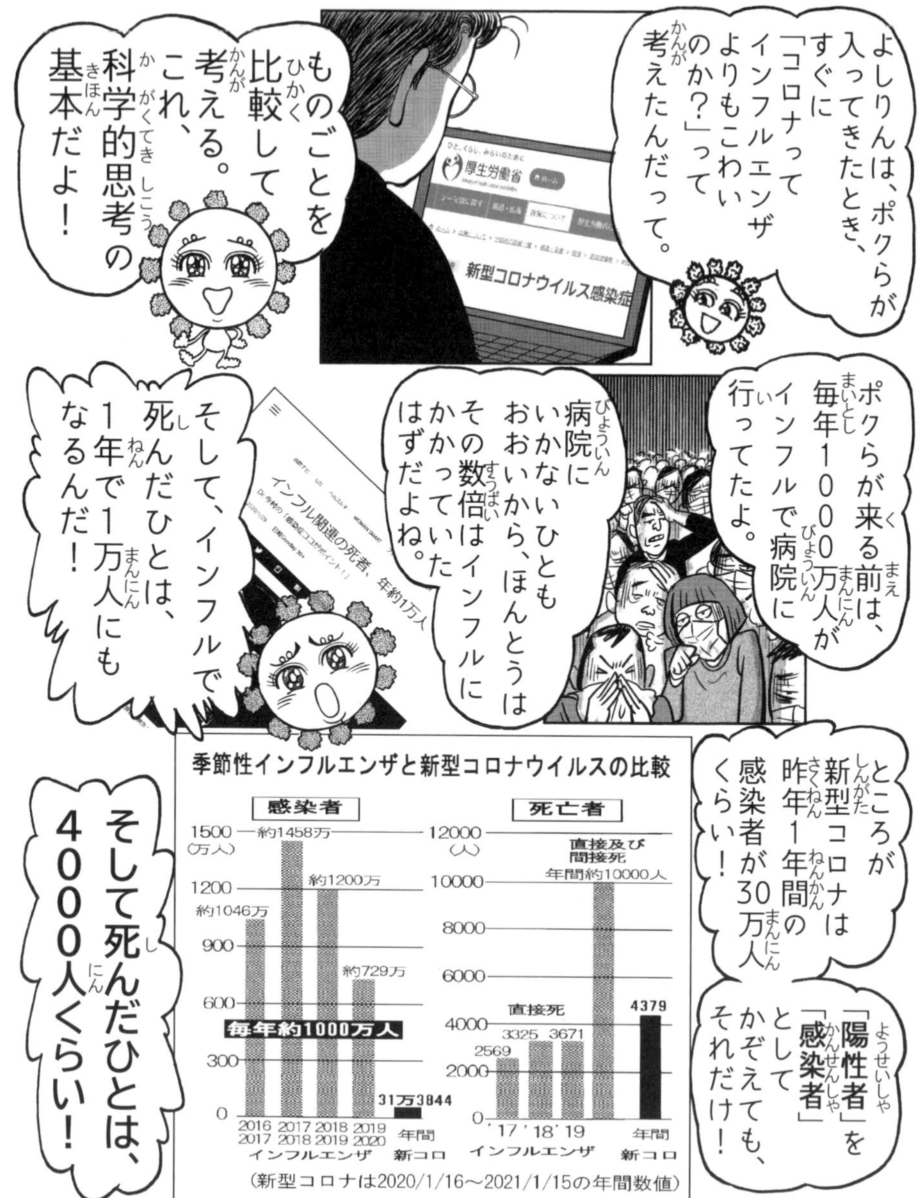
よしりんは、ポクらが入ってきたとき、すぐに「コロナってインフルエンザよりもこわいのか？」って考えたんだって。
ものごとを比較して考える。これ、科学的思考の基本だよ！
厚生労働省
新型コロナウイルス感染症
ポクらが来る前は、毎年1000万人がインフルで病院に行ってたよ。
病院にいかないひともおおいから、ほんとうはその数倍はインフルにかかっていたはずだよね。
そして、インフルで死んだひとは、1年で1万人にもなるんだ！
インフル関連の死者、年約1万人
ところが新型コロナは昨年1年間の感染者が30万人くらい！
「陽性者」を「感染者」としてかぞえても、それだけ！
そして死んだひとは、4000人くらい！
季節性インフルエンザと新型コロナウイルスの比較
感染者
1500（万人）
1200
900
600
300
0
約1458万
約1200万
約1046万
約729万
毎年約1000万人
31万3844
2016 2017
2017 2018
2018 2019
2019 2020
年間
インフルエンザ
新コロ
死亡者
12000（人）
10000
8000
6000
4000
2000
0
直接及び間接死
年間約10000人
直接死
2569
3325
3671
4379
'17 '18 '19
年間
インフルエンザ
新コロ
（新型コロナは2020/1/16～2021/1/15の年間数値）

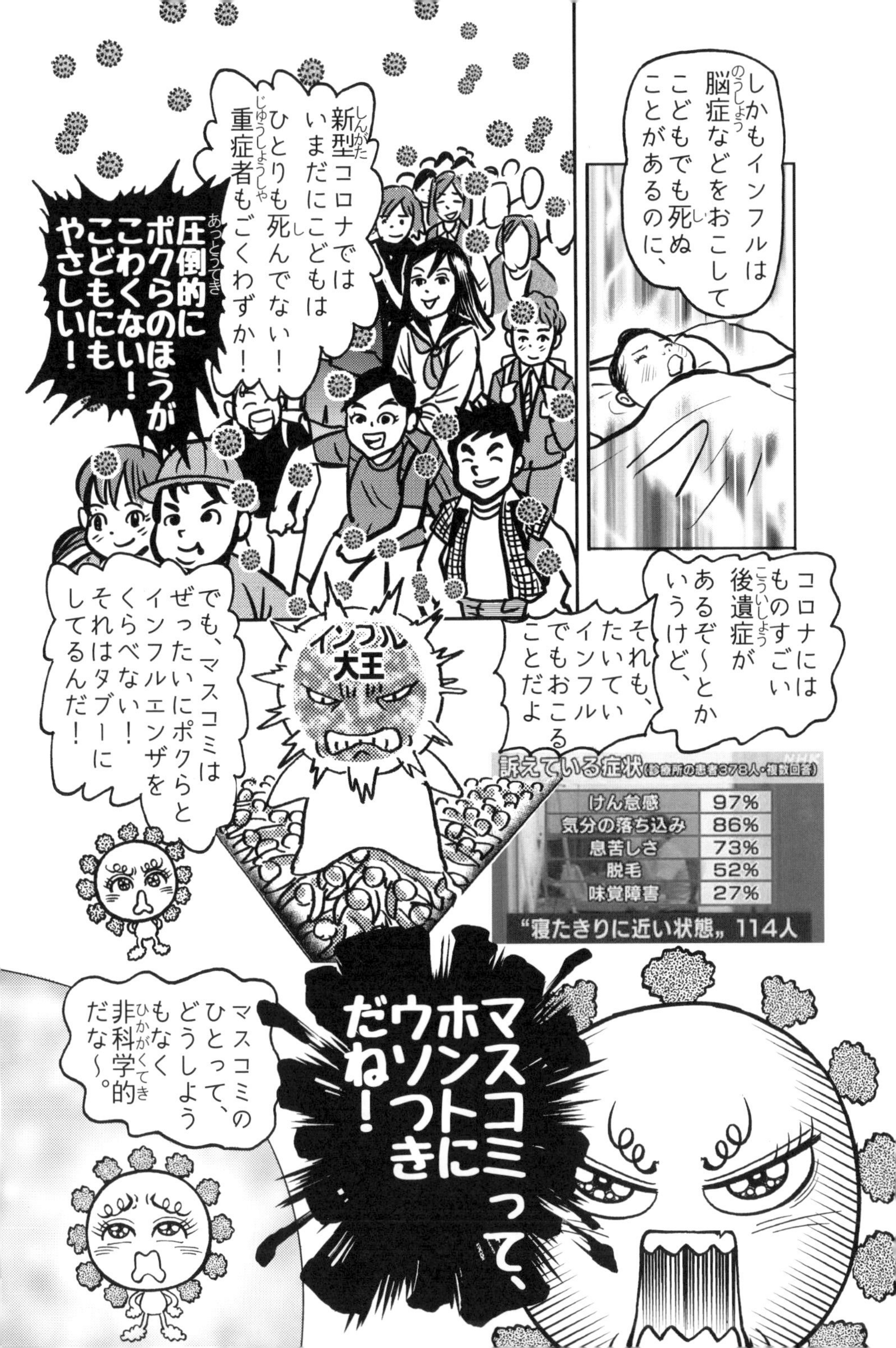
しかもインフルは
脳症などをおこして
こどもでも死ぬ
ことがあるのに、
新型コロナでは
いまだにこどもは
ひとりも死んでない！
重症者もごくわずか！
圧倒的に
ボクらのほうが
こわくない！
こどもにも
やさしい！
コロナにはものすごい
後遺症が
あるぞ～とか
いうけど、
それも、
たいてい
インフル
でもおこる
ことだよ
でも、マスコミは
ぜったいにボクらと
インフルエンザを
くらべない！
それはタブーに
してるんだ！
インフル
大王
訴えている症状
けん怠感 97%
気分の落ち込み 86%
息苦しさ 73%
脱毛 52%
味覚障害 27%
"寝たきりに近い状態" 114人
マスコミのひとって、
どうしよう
もなく
非科学的
だな～。
マスコミって、
ホントに
ウソつき
だね！

マスコミがかくすこと5

コロナ死亡者数の水増し

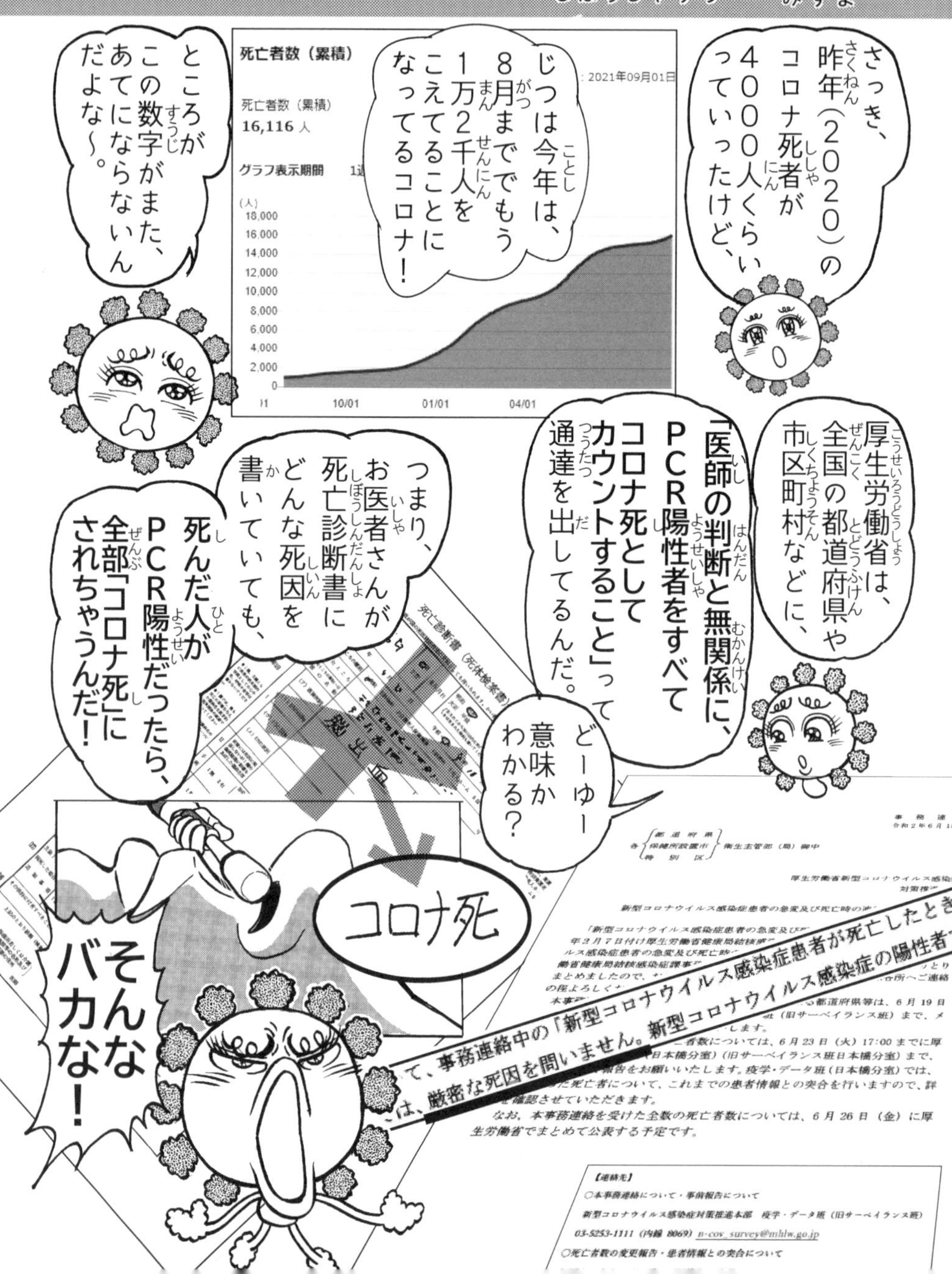

さっき、昨年(2020)のコロナ死者が4000人くらいっていったけど、
じつは今年は、8月まででもう1万2千人をこえてることになってるコロナ!
ところがこの数字がまた、あてにならないんだよな〜。
死亡者数（累積）
: 2021年09月01日
死亡者数（累積）
16,116 人
グラフ表示期間
（人）
18,000
16,000
14,000
12,000
10,000
8,000
6,000
4,000
2,000
0
10/01
01/01
04/01
厚生労働省は、全国の都道府県や市区町村などに、
「医師の判断と無関係に、PCR陽性者をすべてコロナ死としてカウントすること」って通達を出してるんだ。
どーゆー意味かわかる?
つまり、お医者さんが死亡診断書にどんな死因を書いていても、
死んだ人がPCR陽性だったら、全部「コロナ死」にされちゃうんだ!
死亡診断書（死体検案書）
コロナ死
そんなバカな!
て、事務連絡中の「新型コロナウイルス感染症患者が死亡したとき
は、厳密な死因を問いません。新型コロナウイルス感染症の陽性者で
なお、本事務連絡を受けた全数の死亡者数については、6月26日（金）に厚生労働省でまとめて公表する予定です。
【連絡先】
○本事務連絡について・事前報告について
新型コロナウイルス感染症対策推進本部　疫学・データ班（旧サーベイランス班）
03-5253-1111（内線 8069）n-cov_survey@mhlw.go.jp
○死亡者数の変更報告・患者情報との突合について

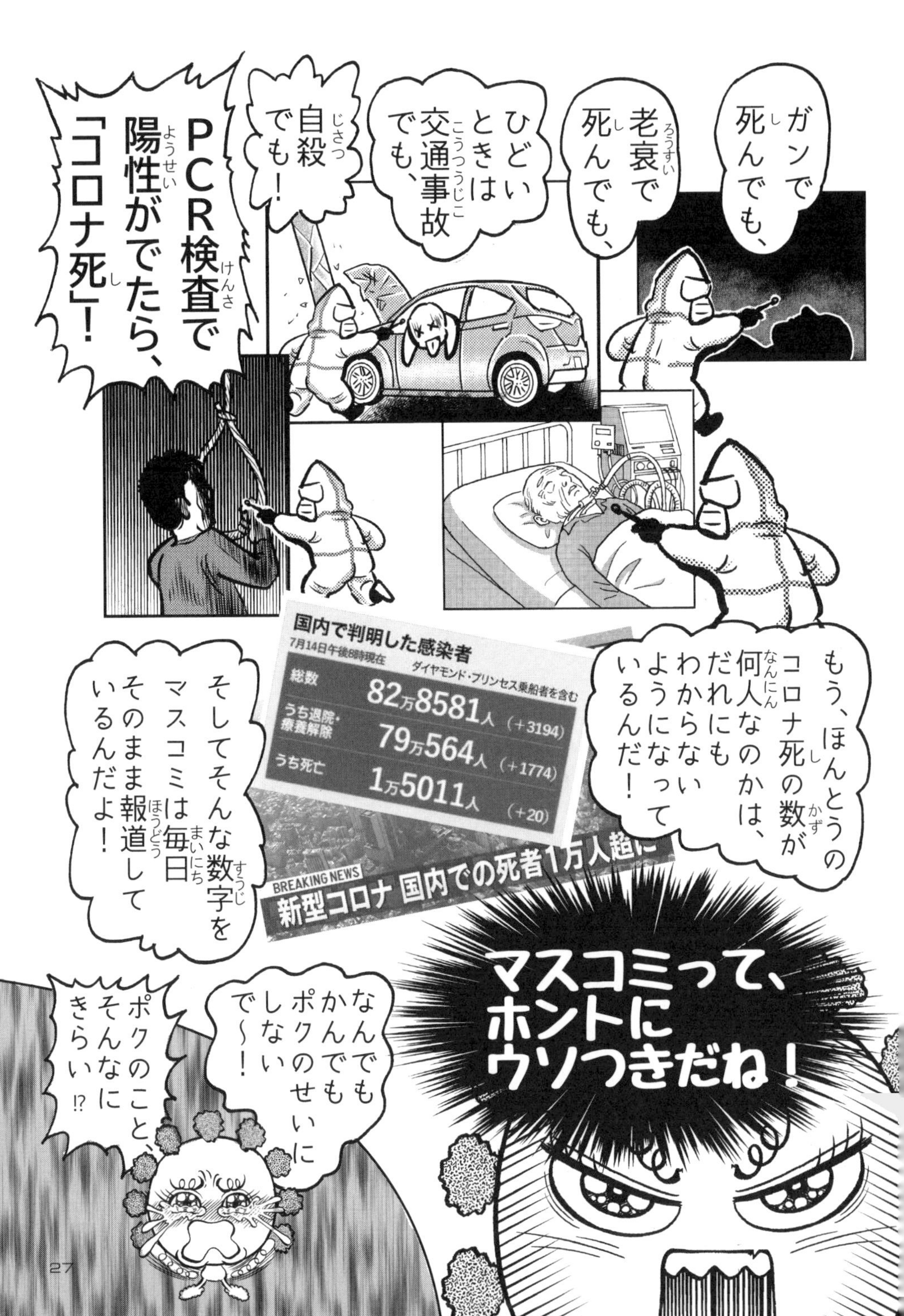

ガンで死んでも、
老衰で死んでも、
ひどいときは交通事故でも、
自殺でも！
PCR検査で陽性がでたら、「コロナ死」！
もう、ほんとうのコロナ死の数が何人なのかは、だれにもわからないようになっているんだ！
国内で判明した感染者
7月14日午後8時現在
ダイヤモンド・プリンセス乗船者を含む
総数 82万8581人
うち退院・療養解除 79万564人 (+3194)
うち死亡 1万5011人 (+1774)
(+20)
BREAKING NEWS
新型コロナ 国内での死者1万人超に
そしてそんな数字をマスコミは毎日そのまま報道しているんだよ！
マスコミって、ホントにウソつきだね！
なんでもかんでもボクのせいにしないで〜！
ボクのこと、そんなにきらい⁉

マスコミがかくすこと6 医療逼迫はなぜなのか？

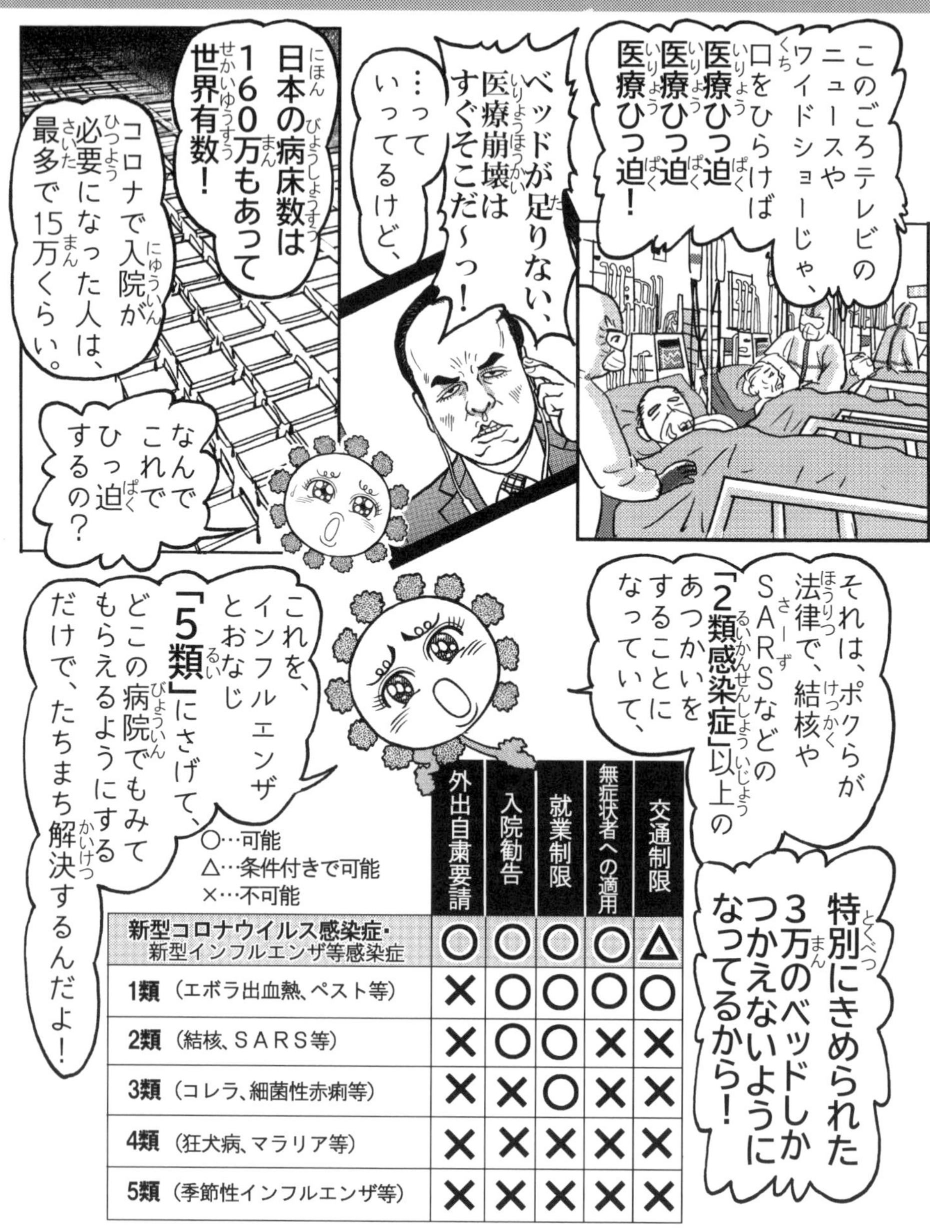

このごろテレビのニュースやワイドショーじゃ、口をひらけば医療ひっ迫医療ひっ迫医療ひっ迫！
ベッドが足りない、医療崩壊はすぐそこだ～っ！
…っていってるけど、
日本の病床数は160万もあって世界有数！
コロナで入院が必要になった人は、最多で15万くらい。
なんでこれでひっ迫するの？
それは、ボクらが法律で、結核やSARSなどの「2類感染症」以上のあつかいをすることになっていて、
特別にきめられた3万のベッドしかつかえないようになってるから！
これを、インフルエンザとおなじ「5類」にさげて、どこの病院でもみてもらえるようにするだけで、たちまち解決するんだよ！

○…可能
△…条件付きで可能
×…不可能

	外出自粛要請	入院勧告	就業制限	無症状者への適用	交通制限
新型コロナウイルス感染症・新型インフルエンザ等感染症	○	○	○	○	△
1類（エボラ出血熱、ペスト等）	×	○	○	○	○
2類（結核、SARS等）	×	○	○	×	×
3類（コレラ、細菌性赤痢等）	×	×	○	×	×
4類（狂犬病、マラリア等）	×	×	×	×	×
5類（季節性インフルエンザ等）	×	×	×	×	×

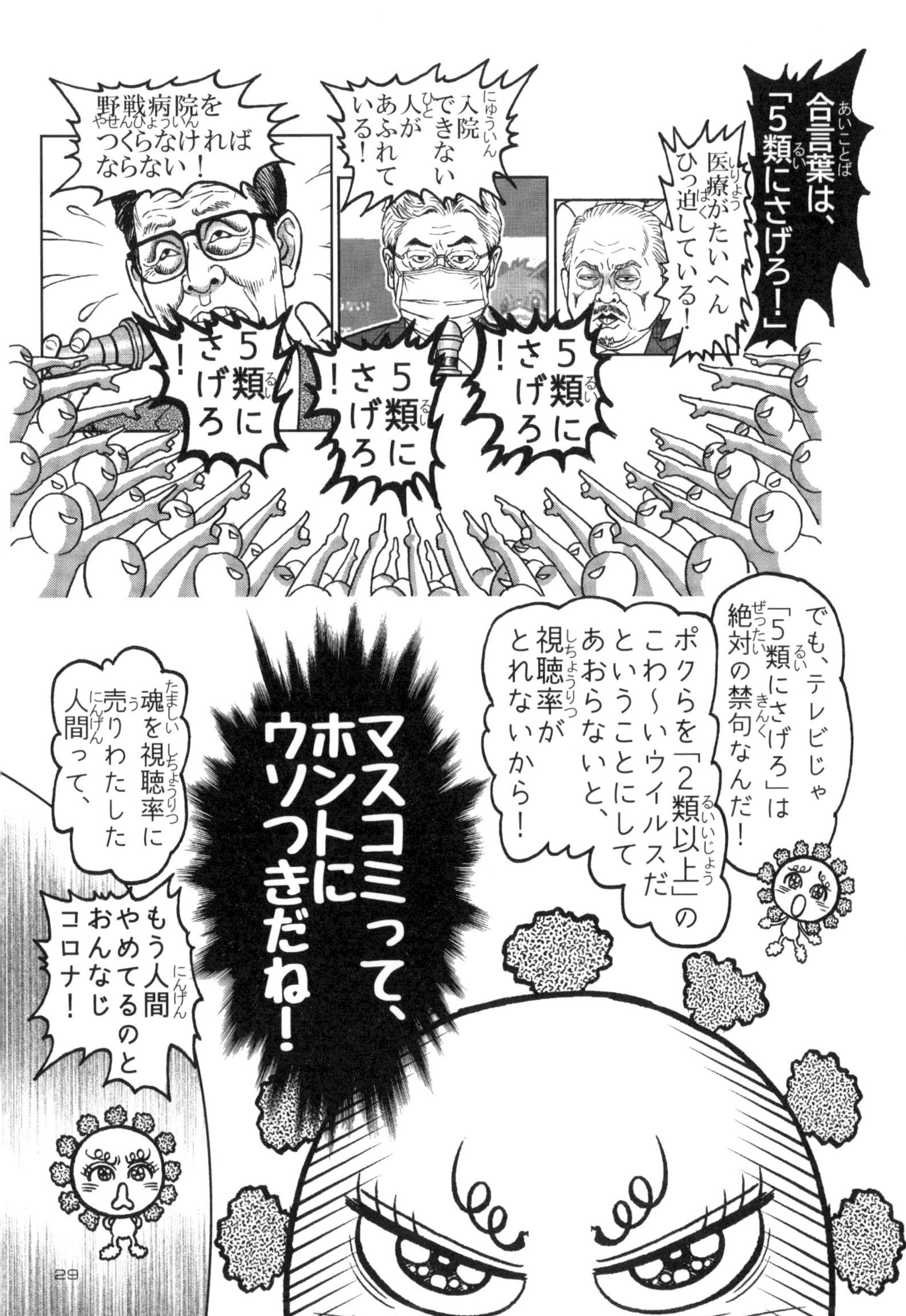
合言葉は、「5類にさげろ!」
医療がたいへんひっ迫している!
入院できない人があふれている!
野戦病院をつくらなければならない!
5類にさげろ!
5類にさげろ!
5類にさげろ!
でも、テレビじゃ「5類にさげろ」は絶対の禁句なんだ!
ボクらを「2類以上」のこわ〜いウイルスだということにしてあおらないと、視聴率がとれないから!
マスコミって、ホントにウソつきだね!
魂を視聴率に売りわたしした人間って、
もう人間やめてるのとおんなじコロナ!

マスコミがかくすこと7

日本人の死因

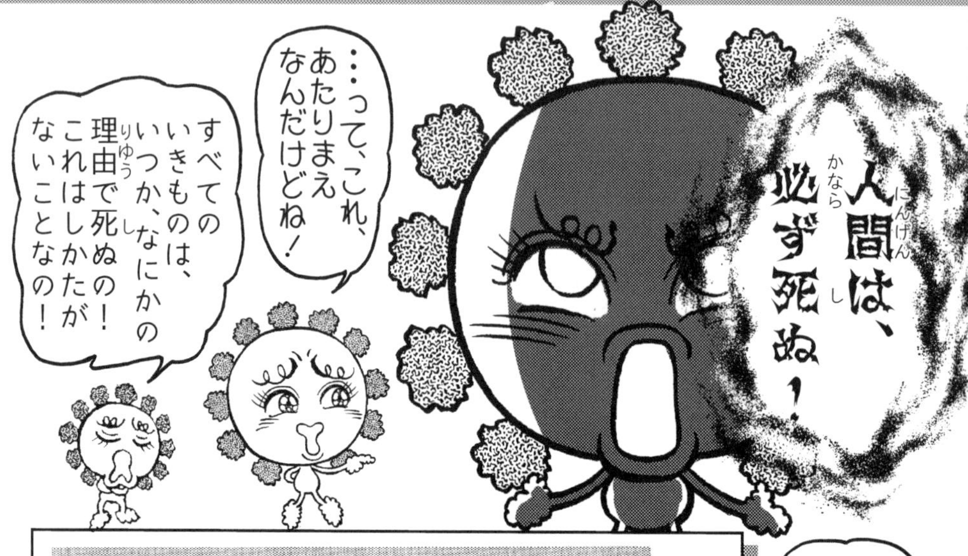

人間は、必ず死ぬ！
…って、これ、あたりまえなんだけどね！
すべてのいきものは、いつか、なにかの理由で死ぬの！これはしかたがないことなの！

日本の死亡理由内訳（2019年）	
癌など	37万6392人
心筋梗塞など	20万7628人
老衰	12万1868人
脳梗塞など	10万6506人
肺炎	9万5498人
自殺	1万9959人
餅を喉に詰まらせるなどの不慮の窒息	8379人
交通事故	4295人
インフルエンザ（直接死）	3571人
（間接死込み）	約10000人
熱中症	1221人
新型コロナウイルス	4379人

（新型コロナは2020. 1. 16-2021. 1. 15の1年間）

日本人は、一年に130万人死んでるんだよ！

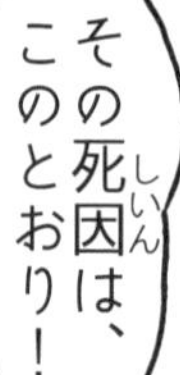

その死因は、このとおり！

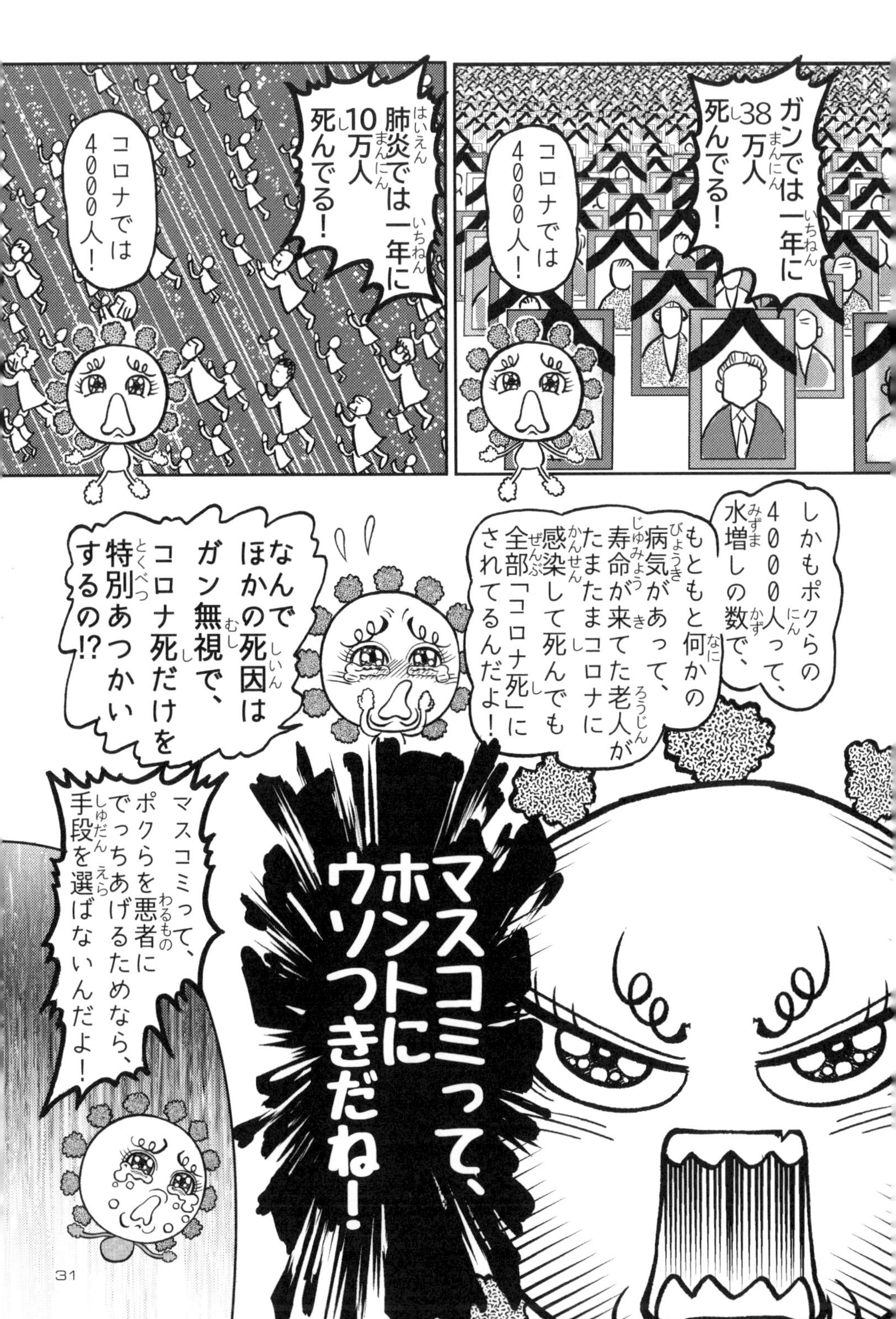

ガンでは一年に38万人死んでる！
コロナでは4000人！
肺炎では一年に10万人死んでる！
コロナでは4000人！
しかもボクらの4000人って、水増しの数で、
もともと何かの病気があって、寿命が来てた老人がたまたまコロナに感染して死んでも全部「コロナ死」にされてるんだよ！
なんでほかの死因はガン無視で、コロナ死だけを特別あつかいするの!?
マスコミって、ホントにウソつきだね！
マスコミって、ボクらを悪者にでっちあげるためなら、手段を選ばないんだよ！

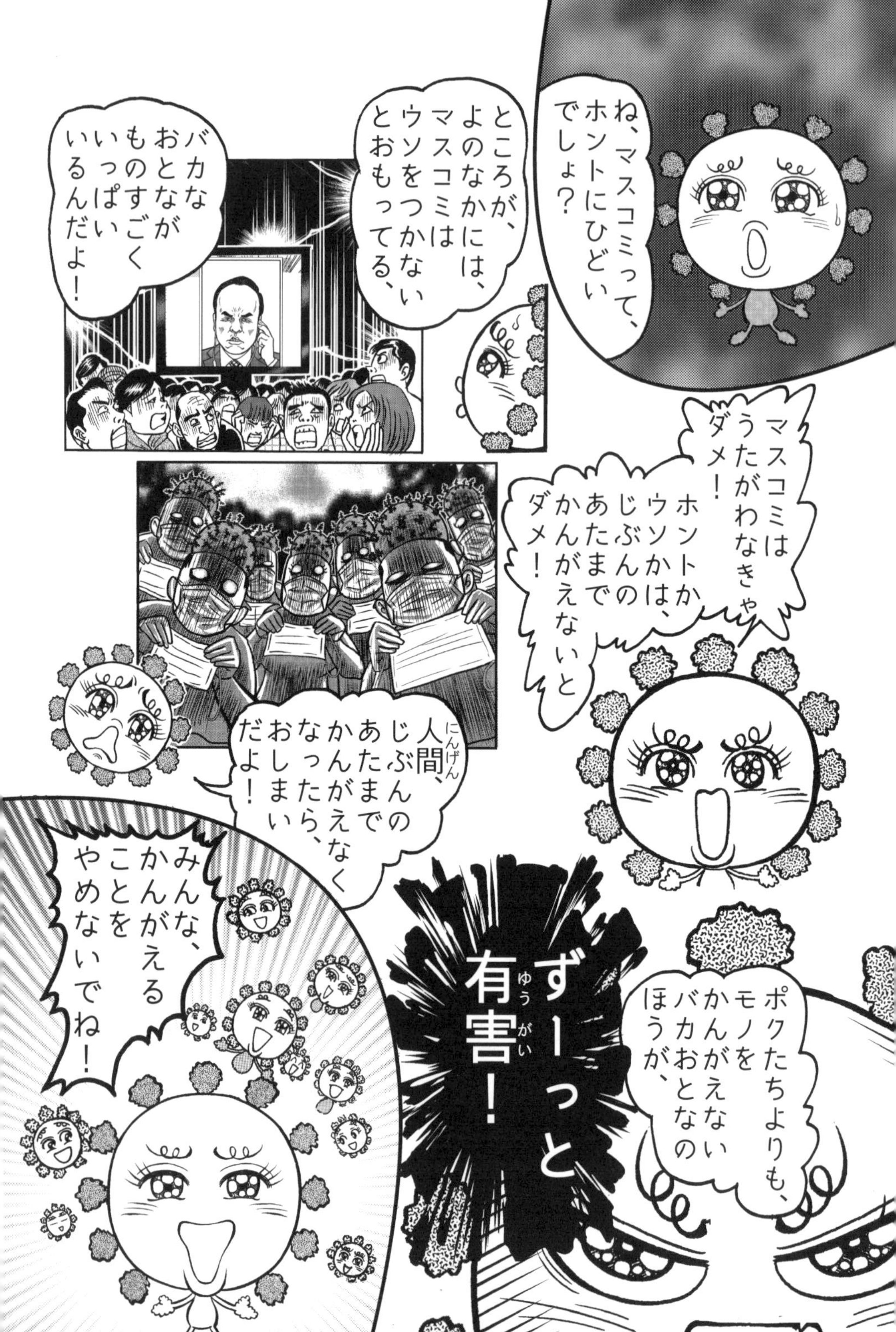
ね、マスコミって、ホントにひどいでしょ？
ところが、よのなかには、マスコミはウソをつかないとおもってる、
バカなおとながものすごくいっぱいいるんだよ！
マスコミはうたがわなきゃダメ！
ホントかウソかは、じぶんのあたまでかんがえないとダメ！
人間(にんげん)、じぶんのあたまでかんがえなくなったら、おしまいだよ！
ボクたちよりも、モノをかんがえないバカおとなのほうが、
ずーっと有害(ゆうがい)！
みんな、かんがえることをやめないでね！

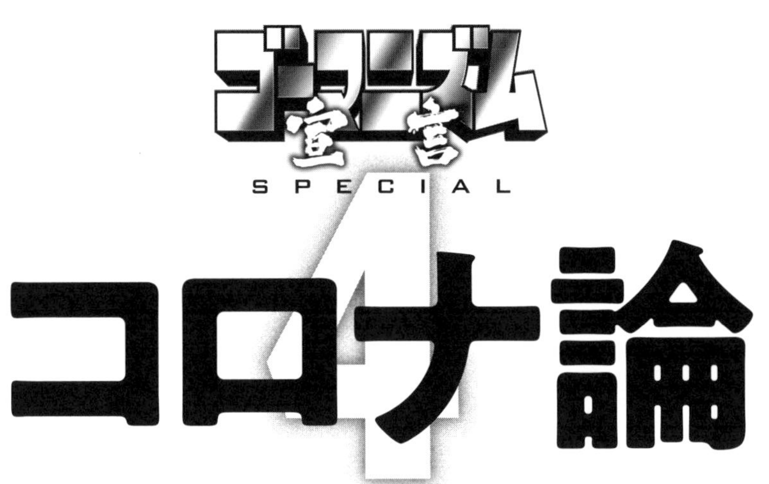
ゴーマニズム宣言
SPECIAL
コロナ論4

第2章｜ワクチンは大丈夫なのか?

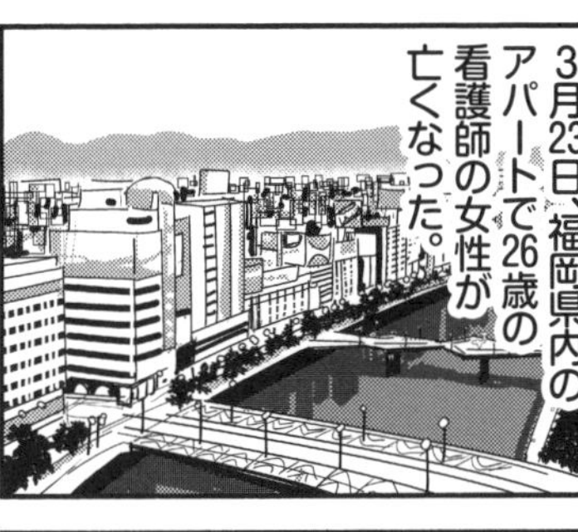
3月23日、福岡県内のアパートで26歳の看護師の女性が亡くなった。

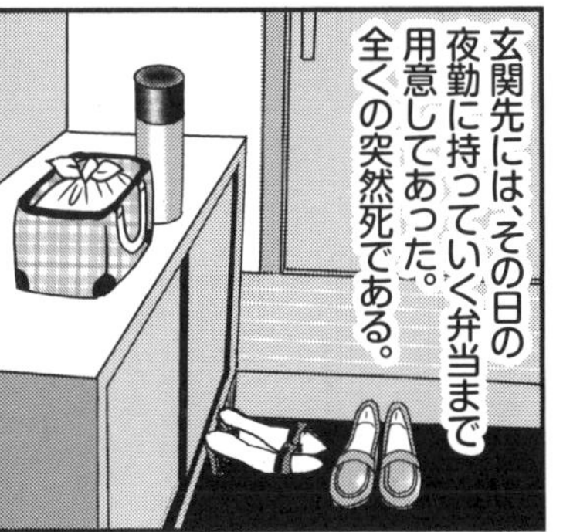
玄関先には、その日の夜勤に持っていく弁当まで用意してあった。全くの突然死である。

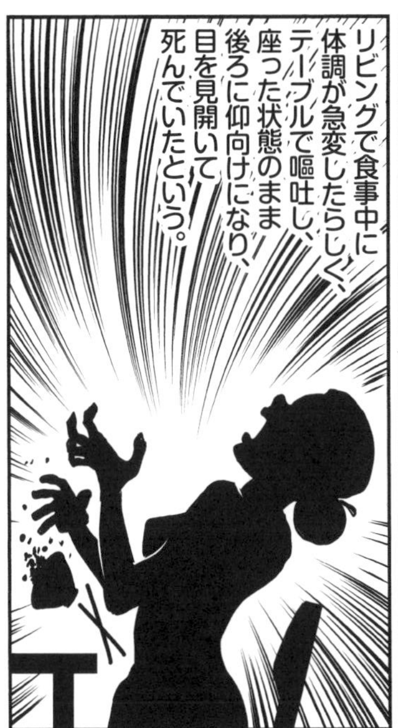
リビングで食事中に体調が急変したらしく、テーブルで嘔吐し、座った状態のまま後ろに仰向けになり、目を見開いて死んでいたという。

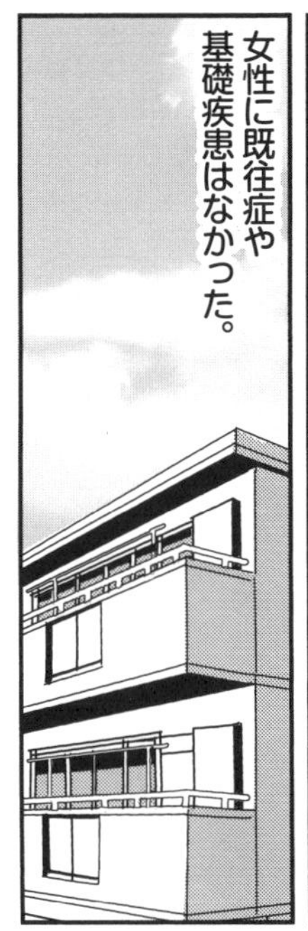
女性に既往症や基礎疾患はなかった。

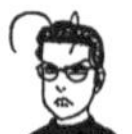

600万人の接種で85人の死者が出たということは、100人くらいすぐ突破する。5000万人に接種した段階で、600人～700人の死者が出ることになる。この人数を「偶然」で済ますことができるか？

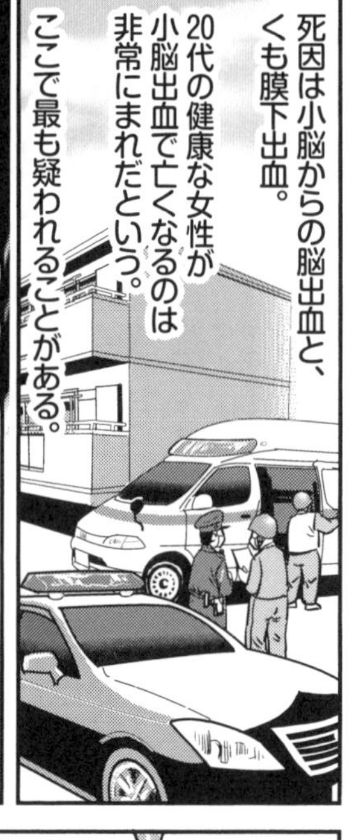

死因は小脳からの脳出血と、くも膜下出血。
20代の健康な女性が小脳出血で亡くなるのは非常にまれだという。
ここで最も疑われることがある。

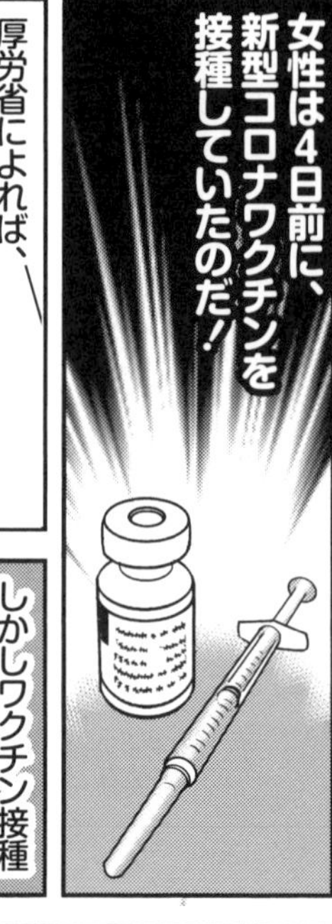

女性は4日前に、新型コロナワクチンを接種していたのだ！

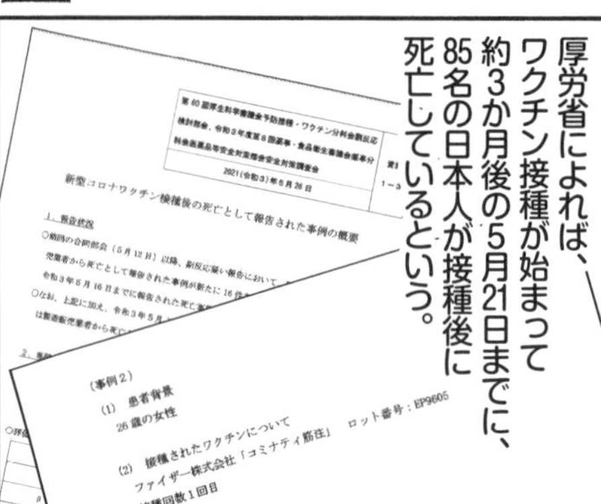

厚労省によれば、ワクチン接種が始まって約3か月後の5月21日までに、85名の日本人が接種後に死亡しているという。

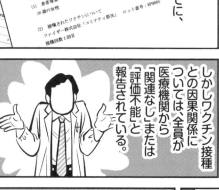

第60回厚生科学審議会予防接種・ワクチン分科会副反応検討部会、令和3年度第6回薬事・食品衛生審議会薬事分科会医薬品等安全対策部会安全対策調査会

2021（令和3）年5月26日

資料1-3

新型コロナワクチン接種後の死亡として報告された事例の概要

1．報告状況

（事例2）

(1)　患者背景

26歳の女性

(2)　接種されたワクチンについて

ファイザー株式会社「コミナティ筋注」　ロット番号：EP9605

接種回数1回目

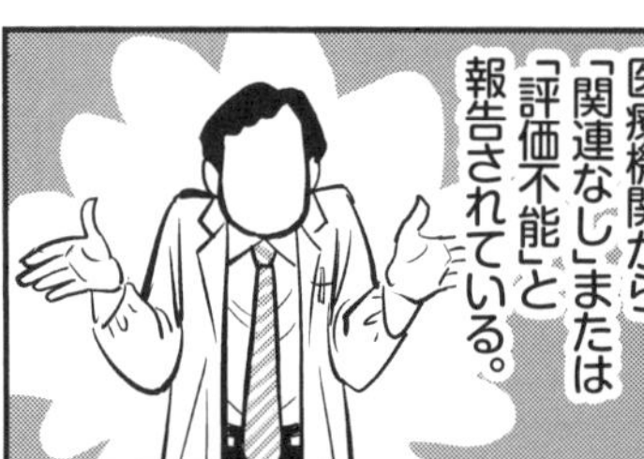

しかしワクチン接種との因果関係については、全員が医療機関から「関連なし」または「評価不能」と報告されている。

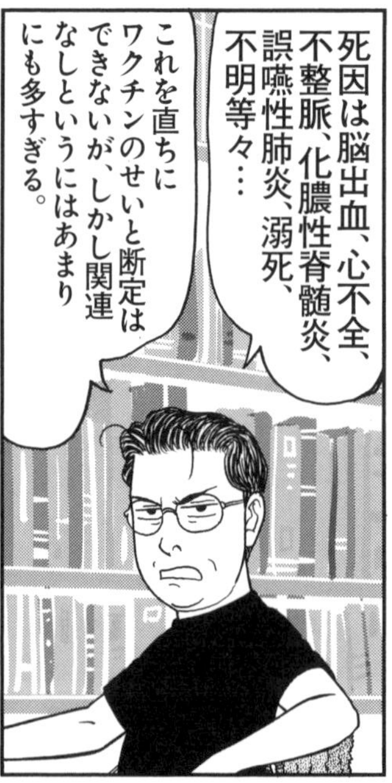

死因は脳出血、心不全、不整脈、化膿性脊髄炎、誤嚥性肺炎、溺死、不明等々…
これを直ちにワクチンのせいと断定はできないが、しかし関連なしというにはあまりにも多すぎる。

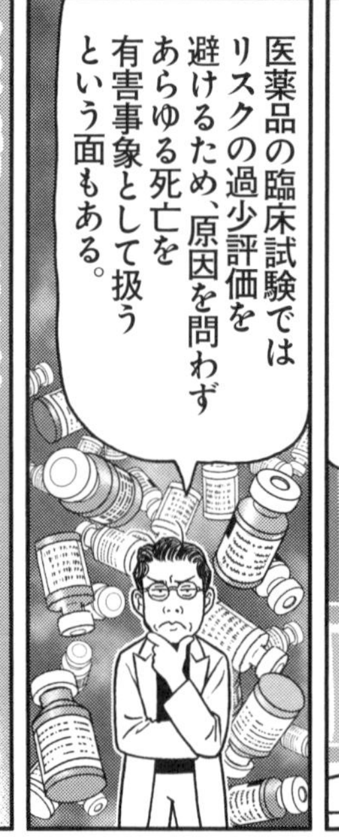

医薬品の臨床試験ではリスクの過少評価を避けるため、原因を問わずあらゆる死亡を有害事象として扱うという面もある。

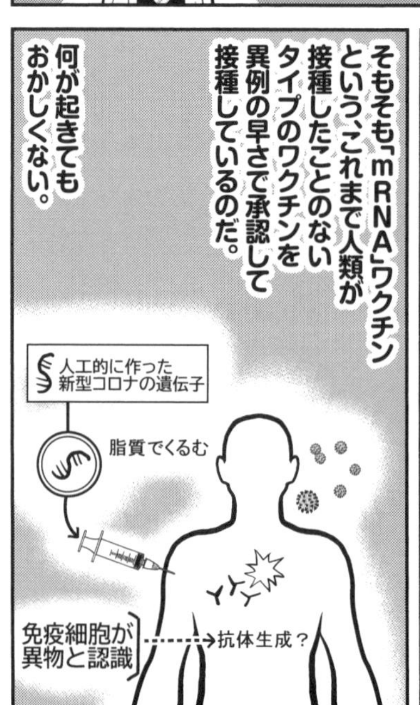

そもそも「mRNA」ワクチンという、これまで人類が接種したことのないタイプのワクチンを異例の早さで承認して接種しているのだ。
何が起きてもおかしくない。
人工的に作った新型コロナの遺伝子
脂質でくるむ
免疫細胞が異物と認識
抗体生成？

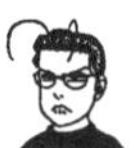

インフルエンザワクチンは、5000万人くらいに接種して、死者は4人くらいである。コロナワクチンの死者数は多過ぎないか？

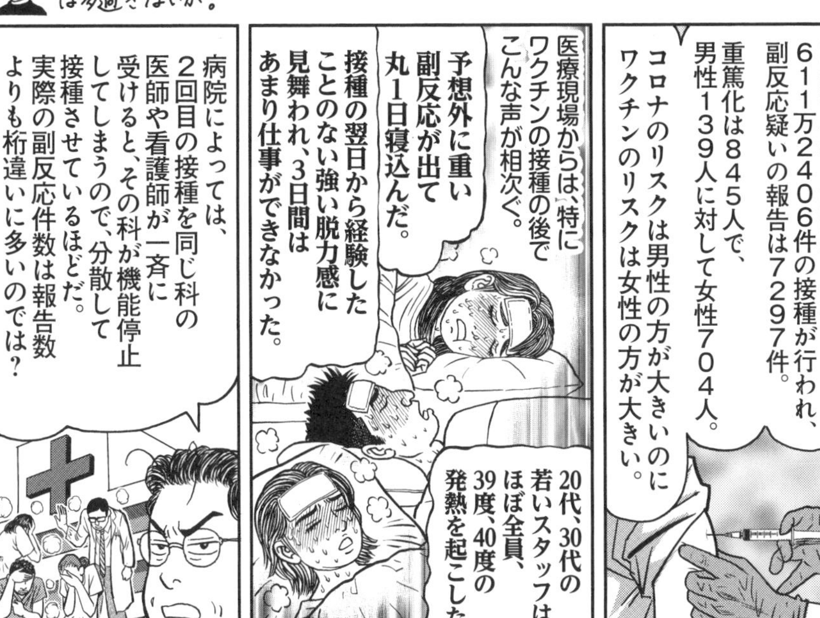
厚労省によれば
5月16日の時点で、
医療従事者と高齢者を対象に
611万2406件の接種が行われ、
副反応疑いの報告は7297件。
重篤化は845人で、
男性139人に対して女性704人。
コロナのリスクは男性の方が大きいのに
ワクチンのリスクは女性の方が大きい。
医療現場からは、特に
ワクチンの接種の後で
こんな声が相次ぐ。
予想外に重い
副反応が出て
丸1日寝込んだ。
接種の翌日から経験した
ことのない強い脱力感に
見舞われ、3日間は
あまり仕事ができなかった。
20代、30代の
若いスタッフは
ほぼ全員、
39度、40度の
発熱を起こした。
病院によっては、
2回目の接種を同じ科の
医師や看護師が一斉に
受けると、その科が機能停止
してしまうので、分散して
接種させているほどだ。
実際の副反応件数は報告数
よりも桁違いに多いのでは？

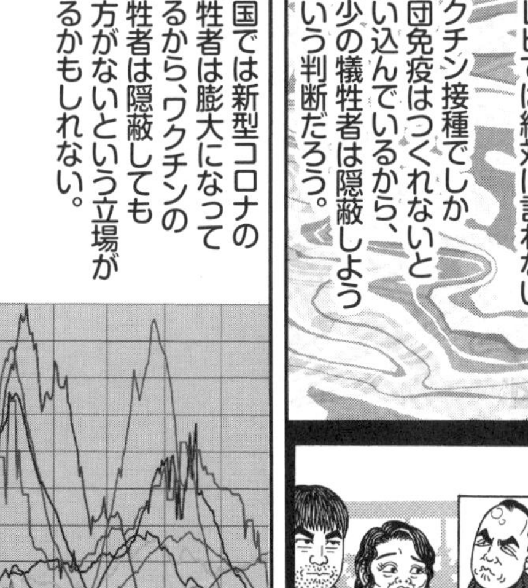
ところが、こういうことは、
テレビでは絶対に言わない。
ワクチン接種でしか
集団免疫はつくれないと
思い込んでいるから、
多少の犠牲者は隠蔽しよう
という判断だろう。
外国では新型コロナの
犠牲者は膨大になって
いるから、ワクチンの
犠牲者は隠蔽しても
仕方がないという立場が
あるかもしれない。
2021/1
2021/2
2021/3
2021/4
2021/5
日本

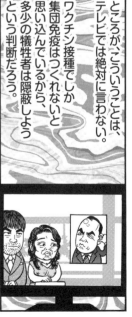

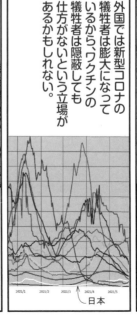

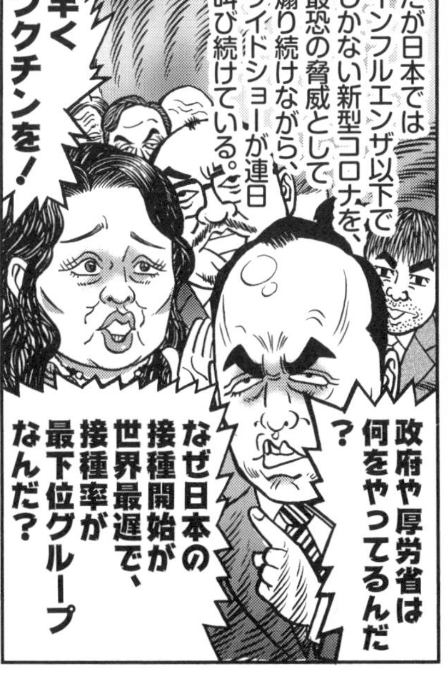
だが日本では
インフルエンザ以下で
しかない新型コロナを、
最恐の脅威として
煽り続けながら、
ワイドショーが連日
叫び続けている。
早く
ワクチンを！
政府や厚労省は
何をやってるんだ
？
なぜ日本の
接種開始が
世界最遅で、
接種率が
最下位グループ
なんだ？

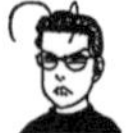

老人は免疫力が弱いが、若い人ほど免疫力が強いので、ワクチンと戦わせると、免疫が暴走する危険性がある。女性はホルモンの影響なのか、コロナワクチンで重症化したり、死亡したりする人数が多い。

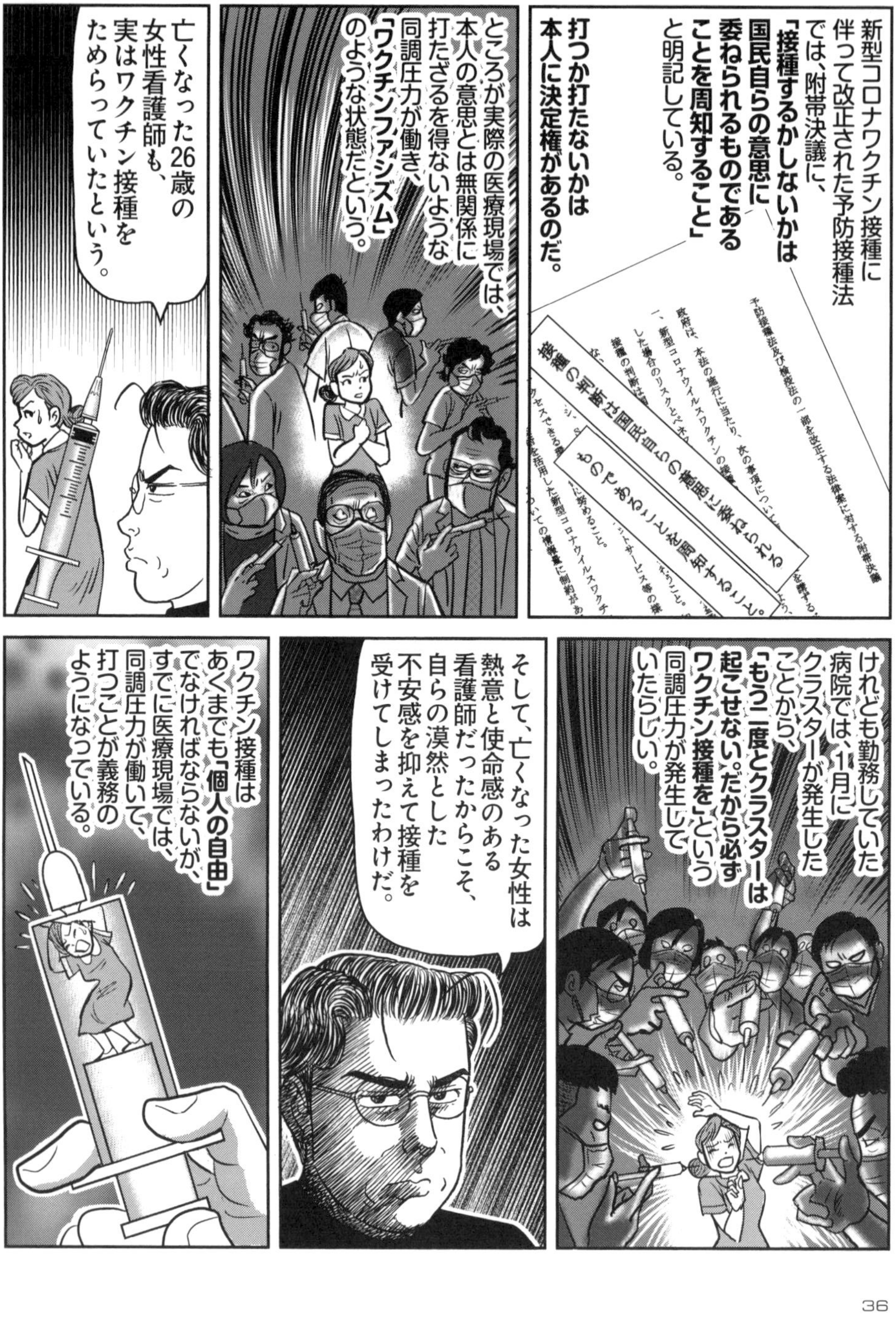

新型コロナワクチン接種に伴って改正された予防接種法では、附帯決議に、**「接種するかしないかは国民自らの意思に委ねられるものであることを周知すること」**と明記している。

打つか打たないかは本人に決定権があるのだ。

予防接種法及び検疫法の一部を改正する法律案に対する附帯決議

政府は、本法の施行に当たり、次の事項について

一、新型コロナウイルスワクチンの接

接種の判断は国民自らの意思に委ねられるものであることを周知すること。

ところが実際の医療現場では、本人の意思とは無関係に打たざるを得ないような同調圧力が働き、**「ワクチンファシズム」**のような状態だという。

亡くなった26歳の女性看護師も、実はワクチン接種をためらっていたという。

けれども勤務していた病院では、1月にクラスターが発生したことから、**「もう二度とクラスターは起こせない。だから必ずワクチン接種を」**という同調圧力が発生していたらしい。

そして、亡くなった女性は熱意と使命感のある看護師だったからこそ、自らの漠然とした不安感を抑えて接種を受けてしまったわけだ。

ワクチン接種はあくまでも**「個人の自由」**でなければならないが、すでに医療現場では、同調圧力が働いて、打つことが義務のようになっている。

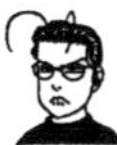

mRNAは逆転写してDNAとなり、ヒトゲノムに組み込まれる可能性がある。それは次世代で人工的な進化を招くかもしれない。低年齢層にコロナワクチン打つのは止めた方がいい。

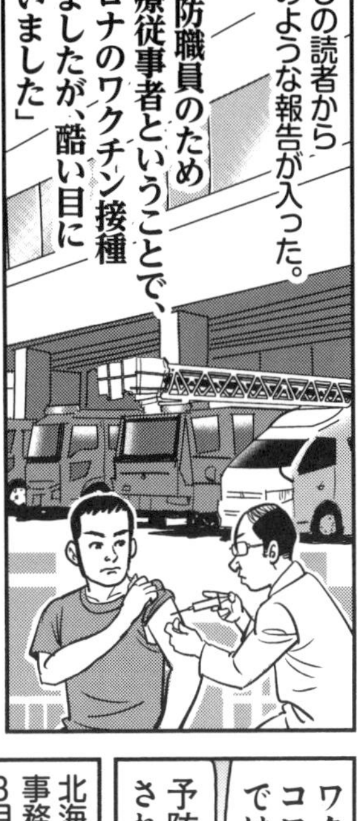

わしの読者から次のような報告が入った。
「消防職員のため医療従事者ということで、コロナのワクチン接種しましたが、酷い目にあいました」

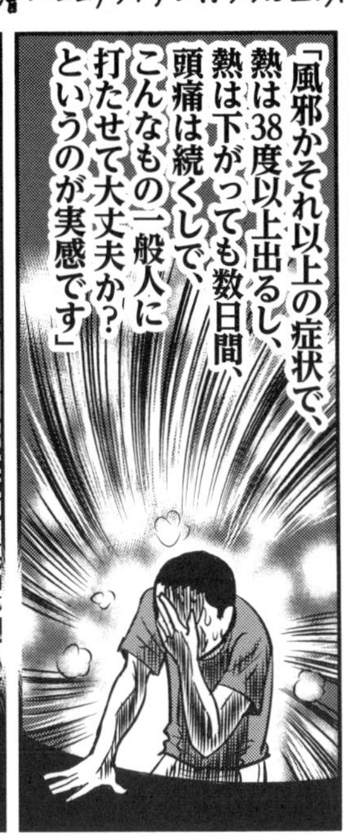

「風邪かそれ以上の症状で、熱は38度以上出るし、熱は下がっても数日間、頭痛は続くしで、こんなもの一般人に打たせて大丈夫か？というのが実感です」

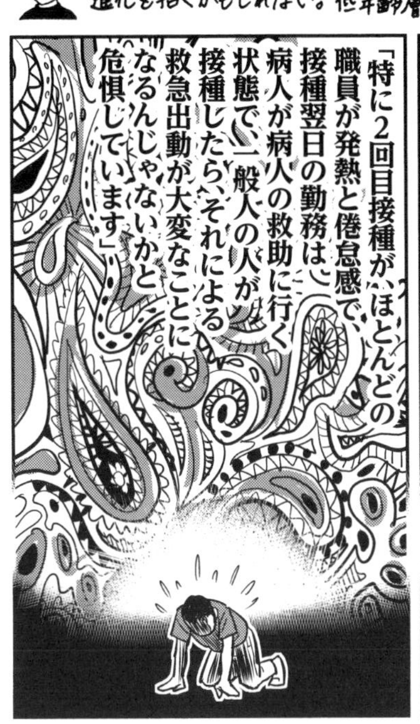

「特に2回目接種が、ほとんどの職員が発熱と倦怠感で、接種翌日の勤務は、病人が病人の救助に行く状態で、一般人の人が接種したら、それによる救急出動が大変なことになるんじゃないかと危惧しています」

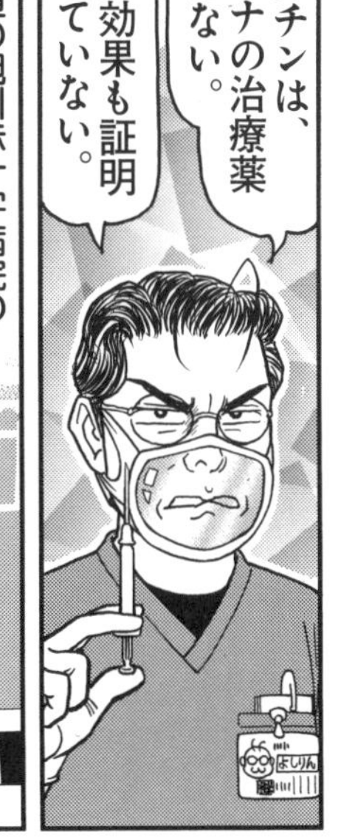

ワクチンは、コロナの治療薬ではない。
予防効果も証明されていない。
よしりん

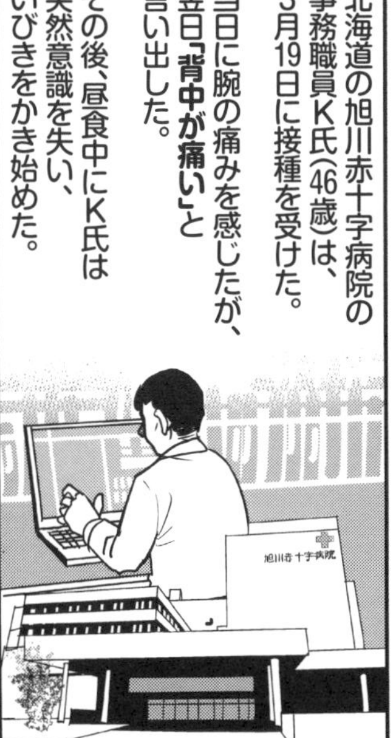

北海道の旭川赤十字病院の事務職員K氏(46歳)は、3月19日に接種を受けた。
当日に腕の痛みを感じたが、翌日**「背中が痛い」**と言い出した。
その後、昼食中にK氏は突然意識を失い、いびきをかき始めた。
旭川赤十字病院

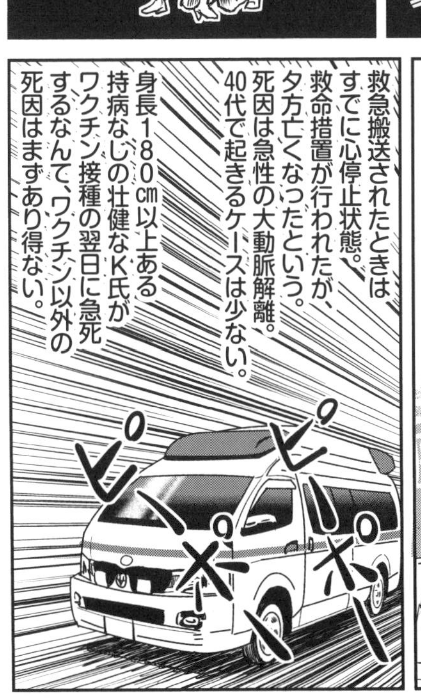

救急搬送されたときはすでに心停止状態。救命措置が行われたが、夕方亡くなったという。死因は急性の大動脈解離。40代で起きるケースは少ない。
身長180㎝以上ある持病なしの壮健なK氏がワクチン接種の翌日に急死するなんて、ワクチン以外の死因はまずあり得ない。
ピーポー
ピーポー

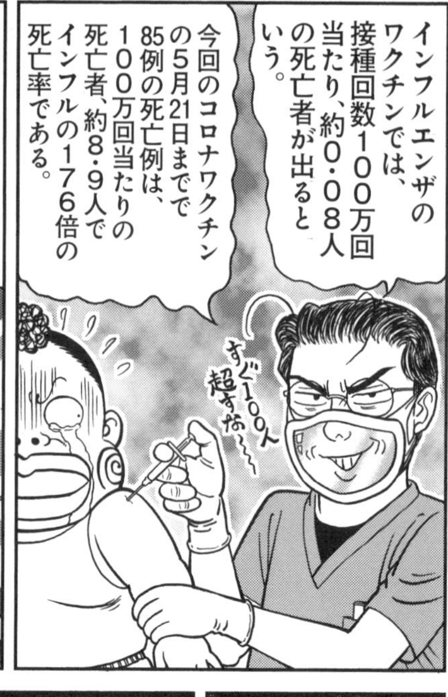
インフルエンザのワクチンでは、接種回数100万回当たり、約0・08人の死亡者が出るという。
今回のコロナワクチンの5月21日までで85例の死亡例は、100万回当たりの死亡者、約8・9人でインフルの176倍の死亡率である。
すぐ100人超すな~~

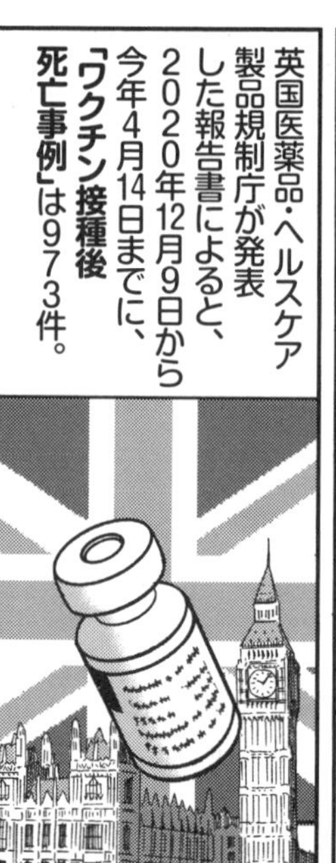
英国医薬品・ヘルスケア製品規制庁が発表した報告書によると、2020年12月9日から今年4月14日までに、「ワクチン接種後死亡事例」は973件。

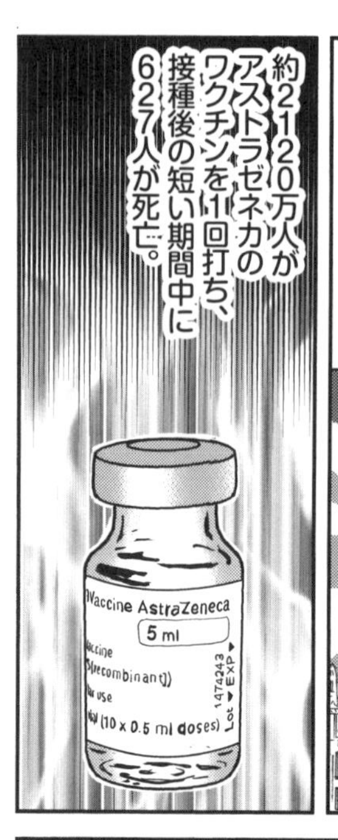
約2120万人がアストラゼネカのワクチンを1回打ち、接種後の短い期間中に627人が死亡。
Vaccine AstraZeneca
5 ml
(10 x 0.5 ml doses)

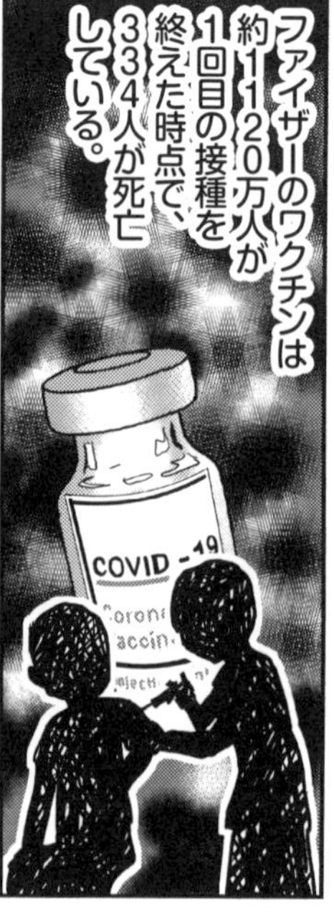
ファイザーのワクチンは約1120万人が1回目の接種を終えた時点で、334人が死亡している。
COVID - 19

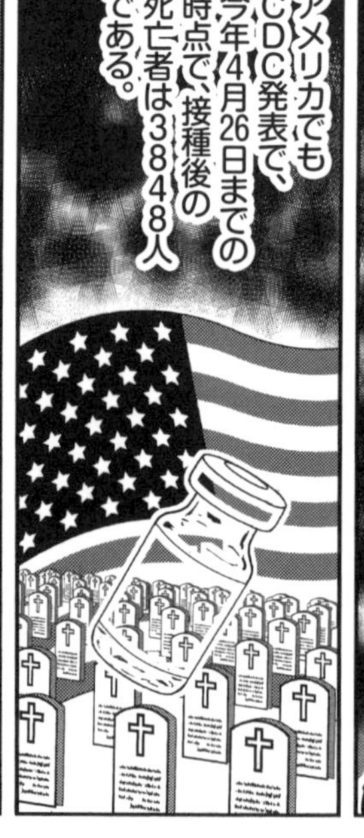
アメリカでもCDC発表で、今年4月26日までの時点で、接種後の死亡者は3848人である。

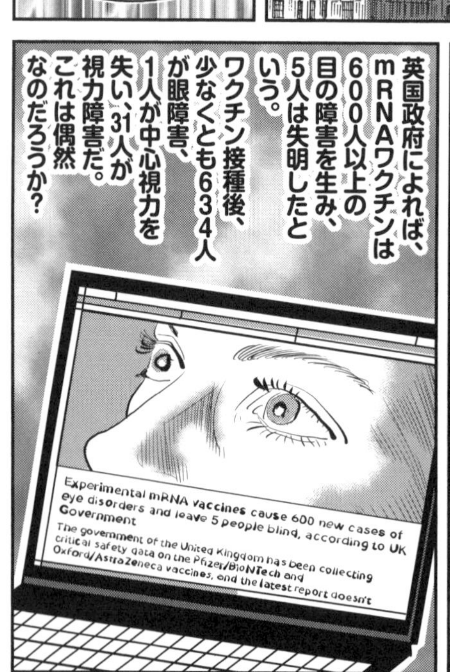
英国政府によれば、mRNAワクチンは600人以上の目の障害を生み、5人は失明したという。
ワクチン接種後、少なくとも634人が眼障害、1人が中心視力を失い、31人が視力障害だ。これは偶然なのだろうか？
Experimental mRNA vaccines cause 600 new cases of eye disorders and leave 5 people blind, according to UK Government
The government of the United Kingdom has been collecting critical safety data on the Pfizer/BioNTech and Oxford/AstraZeneca vaccines, and the latest report doesn't

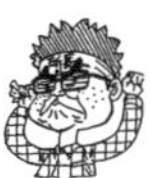

『コロナ論3』絶賛発売中！最終章『栄誉なき蕩尽』の衝撃をあなたは直視できるか？なぜ日本人は経済の大打撃を知りながら「自粛」を続けるのか？その恐るべき深層心理とは？人文科学と自然科学の両面からコロナ禍の本質を徹底的に明らかにする圧倒的総合知！読んで人間として生きるか、読まずに畜群として生きるか？

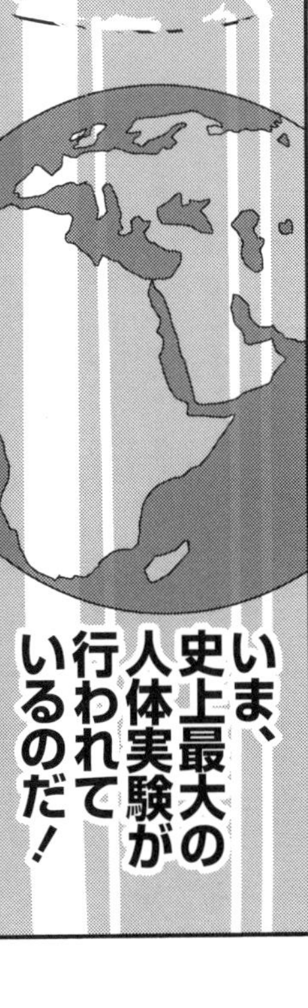
欧米では、ワクチンで大量の犠牲者が出ても、コロナ自体の犠牲者が多いので、構わず接種を進めている。
いま、史上最大の人体実験が行われているのだ！

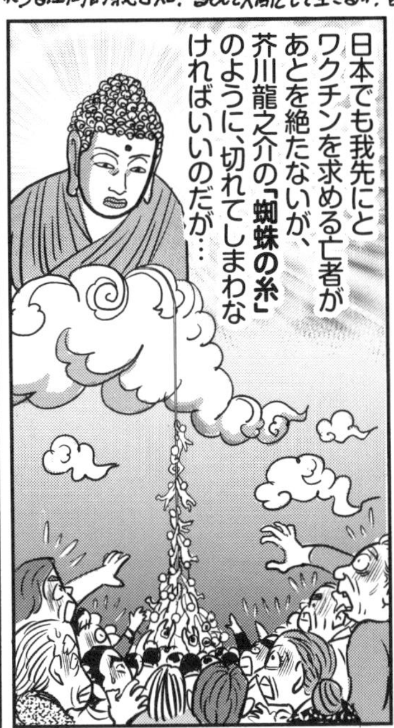
日本でも我先にとワクチンを求める亡者があとを絶たないが、芥川龍之介の「蜘蛛の糸」のように、切れてしまわなければいいのだが…

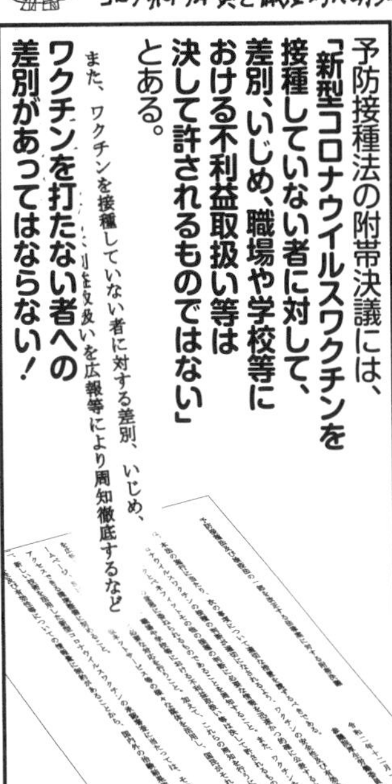
予防接種法の附帯決議には、「新型コロナウイルスワクチンを接種していない者に対して、差別、いじめ、職場や学校等における不利益取扱い等は決して許されるものではない」とある。
また、ワクチンを接種していない者に対する差別、いじめ、
不利益取扱いを広報等により周知徹底するなど
ワクチンを打たない者への差別があってはならない！

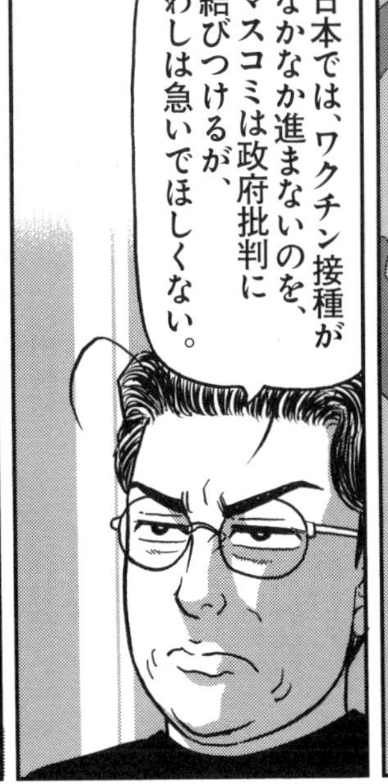
日本では、ワクチン接種がなかなか進まないのを、マスコミは政府批判に結びつけるが、わしは急いでほしくない。

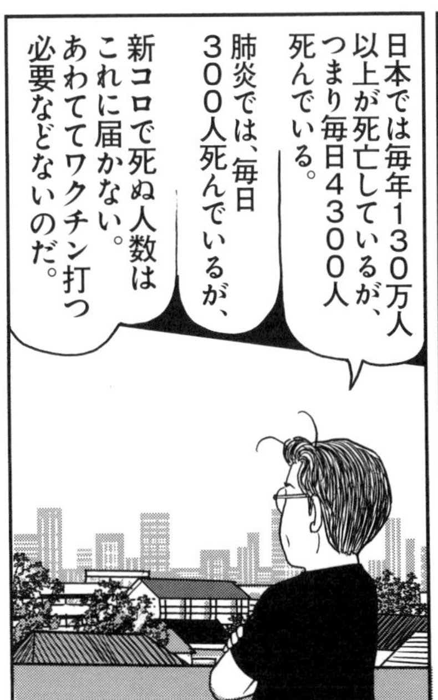
日本では毎年130万人以上が死亡しているが、つまり毎日4300人死んでいる。
肺炎では、毎日300人死んでいるが、
新コロで死ぬ人数はこれに届かない。あわててワクチン打つ必要などないのだ。

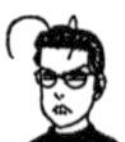

青森県の医療機関でクラスターが発生し、医師ら5人が感染したが、この5人は全員、4月下旬に1回目のワクチン接種を受けていた。

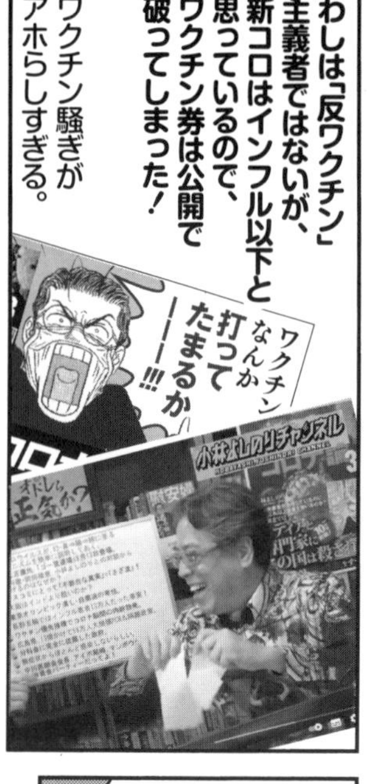

わしは「反ワクチン」主義者ではないが、新コロはインフル以下と思っているので、ワクチン券は公開で破ってしまった！
ワクチン騒ぎがアホらしすぎる。
ワクチンなんか打ってたまるか――!!!
小林よしのりチャンネル
オドレら正気か？

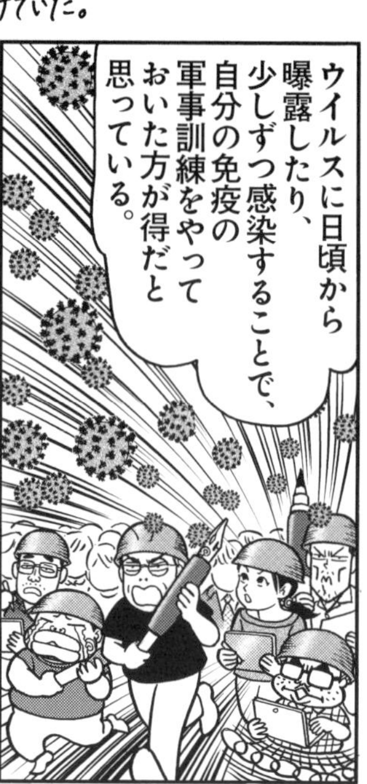

ウイルスに日頃から曝露したり、少しずつ感染することで、自分の免疫の軍事訓練をやっておいた方が得だと思っている。

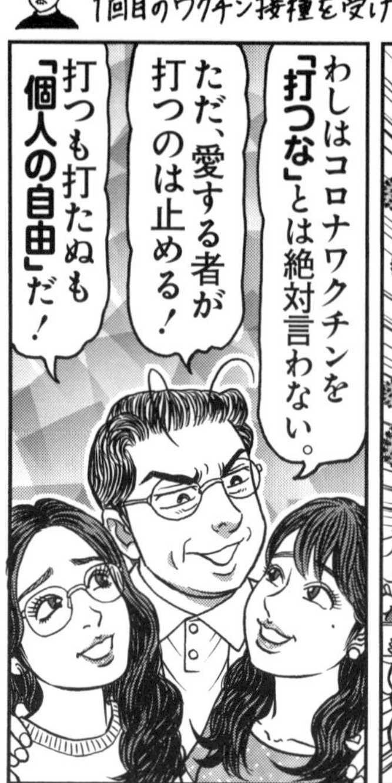

わしはコロナワクチンを「打つな」とは絶対言わない。
ただ、愛する者が打つのは止める！
打つも打たぬも「個人の自由」だ！

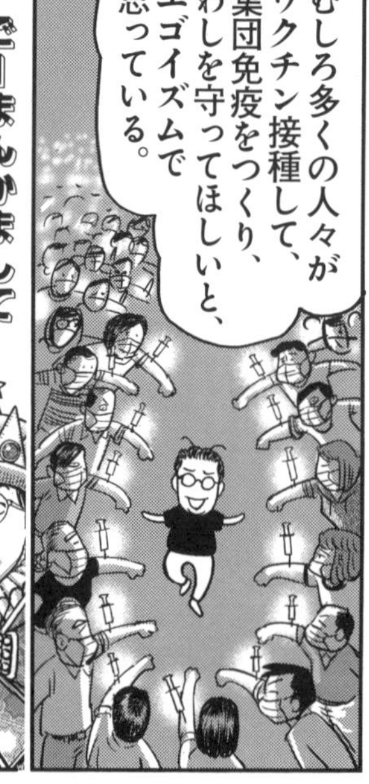

むしろ多くの人々がワクチン接種して、集団免疫をつくり、わしを守ってほしいと、エゴイズムで思っている。
ごーまんかましてよかですか？

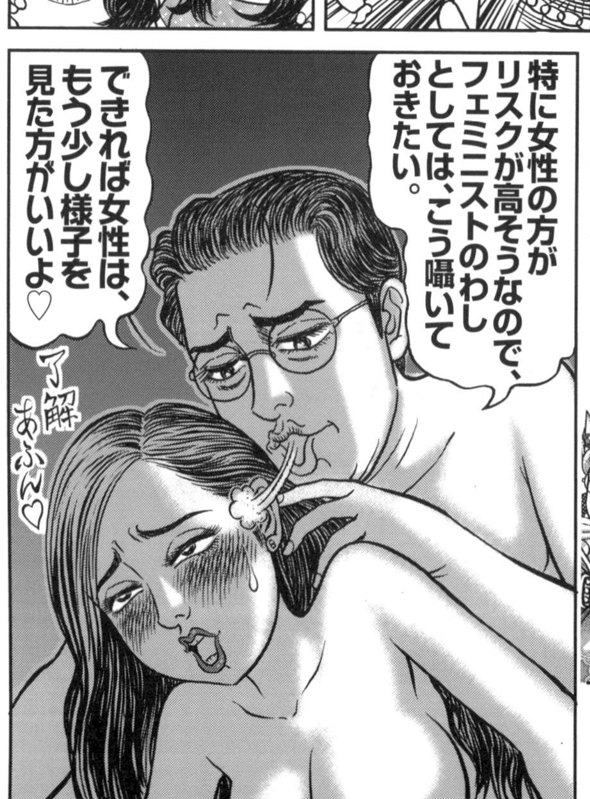

特に女性の方がリスクが高そうなので、フェミニストのわしとしては、こう囁いておきたい。
できれば女性は、もう少し様子を見た方がいいよ♡
了解あふん♡

ワクチン接種後の死亡例が1000人超 なぜ政府は追跡調査を行わないのか？

2021年9月10日、厚生労働省は新型コロナワクチン接種後の死亡事例が1155人にのぼることを明らかにした。主な死因は、心不全や脳出血、肺炎など。8月25日に公表された前回の1093人から、2週間余りで62人も死者が増えたことになる……。内訳は米ファイザー社製のワクチン接種後の死亡事例が1127人、モデルナ社製が28人だった。

厚労省は「接種した後に亡くなったということは、ワクチンが原因で亡くなったということではない」と強弁しているが、問題なのは、この報告を受けて死亡事例を分析するワクチン分科会副反応検討部会の評価だ。評価の対象は、ファイザー社製による死亡事例が1076件、モデルナ社製が17件。驚くことに、このうち「ワクチンと死亡との因果関係が否定できない」ものはゼロ……。つまり、ワクチンが原因で死んだ人は1人もいないと言っているのに等しいのだ。

“ワクチン関連死”の大多数は「因果関係が認められない」

また、ファイザー製ワクチン接種後の死亡者のうち、「因果関係が認められない」事例は7件、残りの1069件については「情報不足等によりワクチンと死亡との因果関係が評価できない」として、評価すらしていないのが実状だ。海外で問題視されている血小板減少によって出血死に至った事例でさえ、評価の俎上にも上げることなく“黙殺”していることからも、検討部会は「ワクチン接種による死亡はあり得ない」と居直っていると見られても仕方がないだろう。

一方、医療機関が予防接種法に基づいてコロナワクチンの「副反応疑い」を報告した件数は、8月8日現在で2万4086件。このうちワクチン接種と「関連あり」とした報告件数は、副反応疑いが1万4152件、重篤報告数は2000件に上る。奇妙なのは、ワクチン接種後に重篤な症状に陥った2000例は、医療機関がワクチンと「関連あり」としているにもかかわらず、1000人を超える死亡事例については「因果関係はない」と専門家の合同部会が結論づけていることだ。重症化したときには認められた因果関係が、接種者が死亡すると認められなくなることなどあるのだろうか。

こうして分科会の副反応検討部会が開かれるたびに、ワクチン接種との「因果

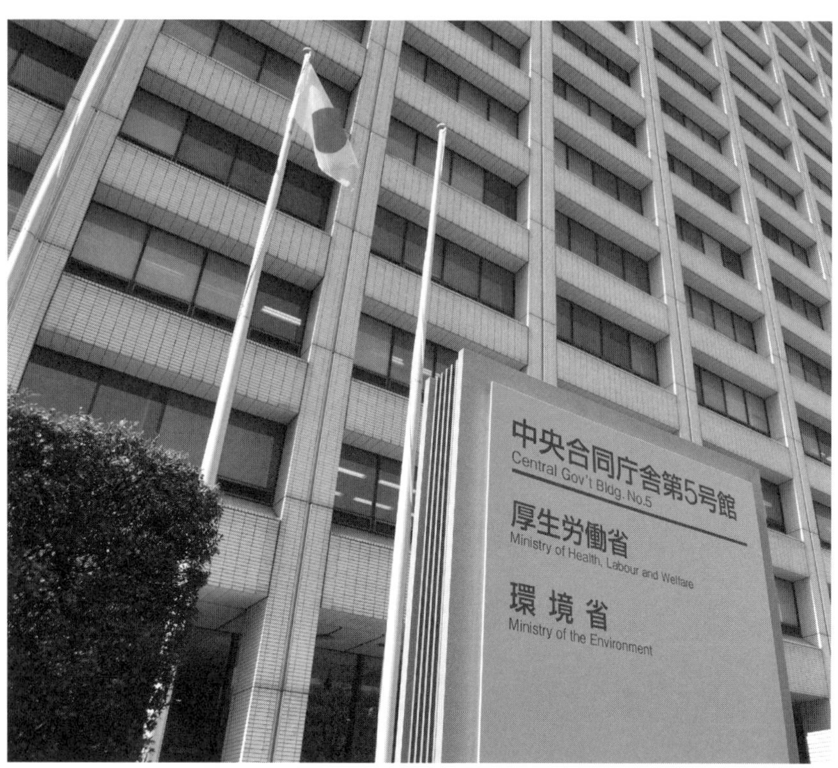
中央合同庁舎第5号館
Central Gov't Bldg. No.5
厚生労働省
Ministry of Health, Labour and Welfare
環境省
Ministry of the Environment

厚生労働省のワクチン分科会副反応検討部会は18回も会合を重ねながら、1人の"ワクチン関連死"も認めていない。1000人超の死者は、予防接種法に基づく救済も受けられないのだ　写真／PIXTA

関係は評価できない」とする死亡事例をいたずらに積み上げている。そもそも専門家分科会は人命を重視しているからこそ、医療崩壊を防ぐために行動自粛を呼びかけてきたのではなかったのか。ならば、ワクチン関連死についても一刻も早く原因を究明するべきだが、そうした動きは見られない。分科会は新型コロナの新規感染者数を抑えることには熱心だが、ワクチン接種後に起きた不都合な事案については、無視を決め込むつもりと取られても仕方がないだろう。

一方、米国では6月、CDC（米疾病対策センター）が「死亡事例とmRNAワクチン接種には明らかな因果関係はない」との評価を下している。8月30日には「mRNAワクチンの副反応として知られる心筋炎について、米国では若年の成年層の死亡例はない」と断定したように、仮に、ワクチン接種後に変死するようなことになっても、現状では行政当局が因果関係を否定すれば、泣き寝入りせざるを得ないということだ……。

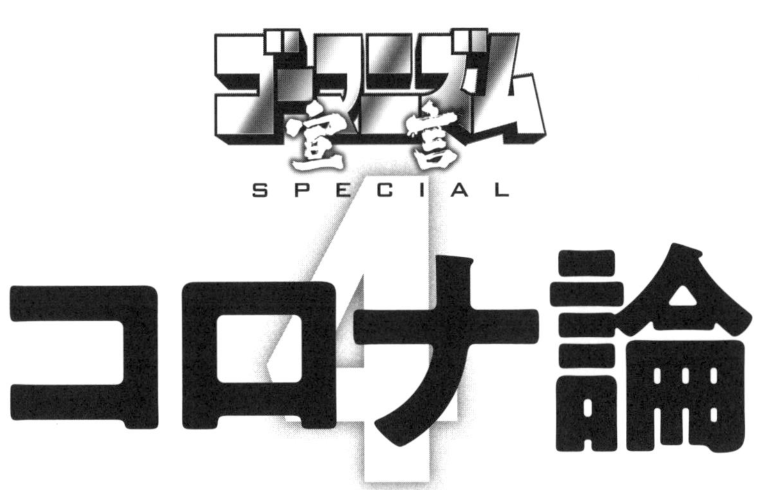

第3章　ワクチン接種の疑惑

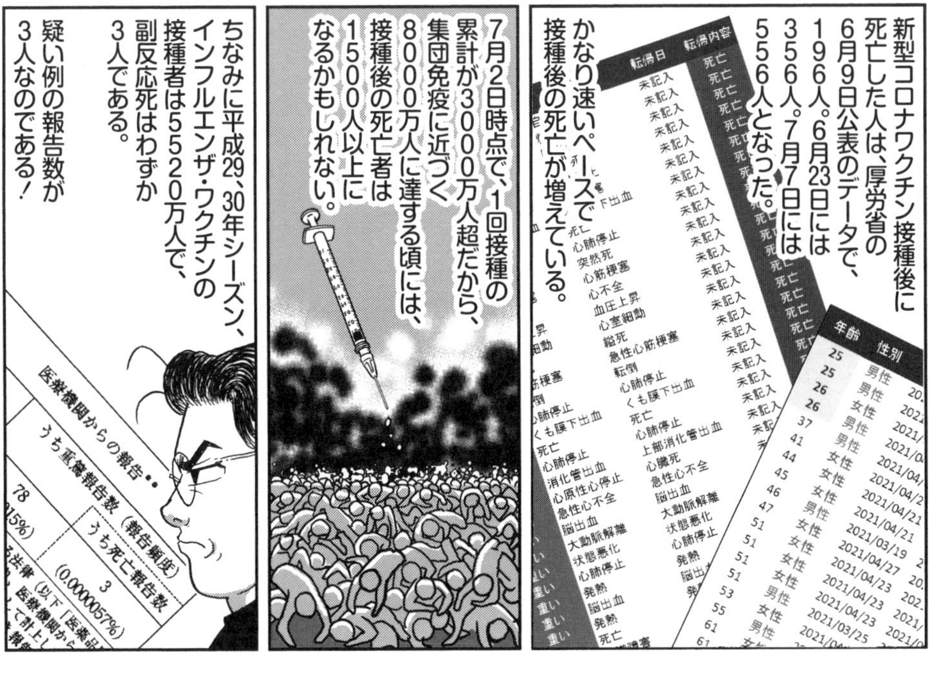

新型コロナワクチン接種後に死亡した人は、厚労省の6月9日公表のデータで、196人。6月23日には356人。7月7日には556人となった。

かなり速いペースで接種後の死亡が増えている。

7月2日時点で、1回接種の累計が3000万人超だから、集団免疫に近づく8000万人に達する頃には、接種後の死亡者は1500人以上になるかもしれない。

ちなみに平成29、30年シーズン、インフルエンザ・ワクチンの接種者は5520万人で、副反応死はわずか3人である。

疑い例の報告数が3人なのである！

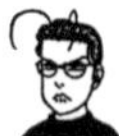

国策によるワクチン接種の場合、接種人数が膨大になるから、分母が増えすぎて、分子の死亡者数が%として少なくなるのは当然だ。このような場合は「死亡者数」や「重症者数」の人数のみに注目しなければならない。

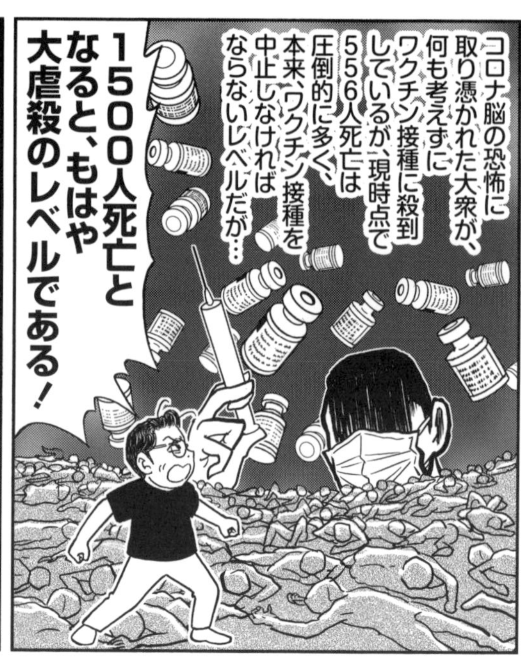

コロナ脳の恐怖に取り憑かれた大衆が、何も考えずにワクチン接種に殺到しているが、現時点で556人死亡は圧倒的に多く、本来、ワクチン接種を中止しなければならないレベルだが…
1500人死亡となると、もはや大虐殺のレベルである！

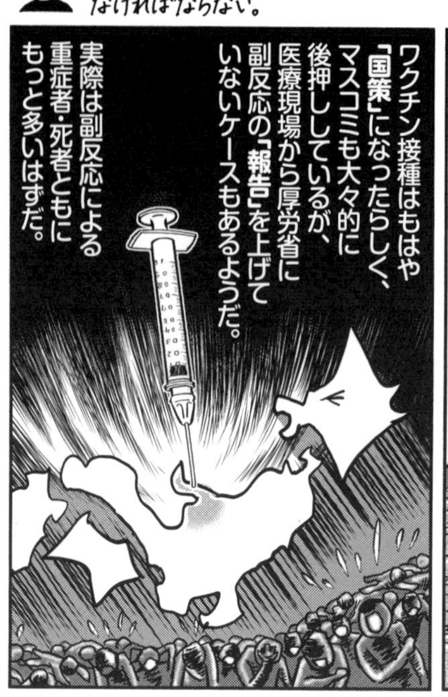

ワクチン接種はもはや「国策」になったらしく、マスコミも大々的に後押ししているが、医療現場から厚労省に副反応の「報告」を上げていないケースもあるようだ。
実際は副反応による重症者・死者ともにもっと多いはずだ。

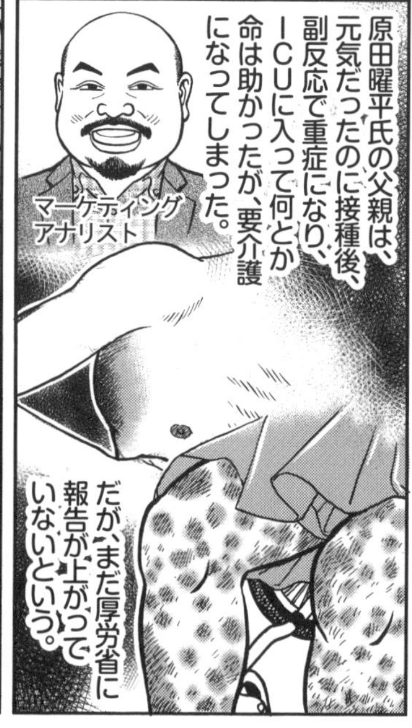

原田曜平氏の父親は、元気だったのに接種後、副反応で重症になり、ICUに入って何とか命は助かったが、要介護になってしまった。
マーケティングアナリスト
だが、まだ厚労省に報告が上がっていないという。

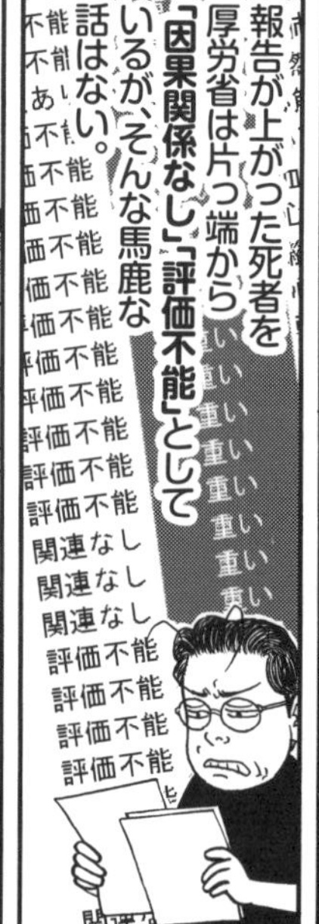

報告が上がった死者を厚労省は片っ端から「評価不能」「因果関係なし」としているが、そんな馬鹿な話はない。
評価不能
関連なし

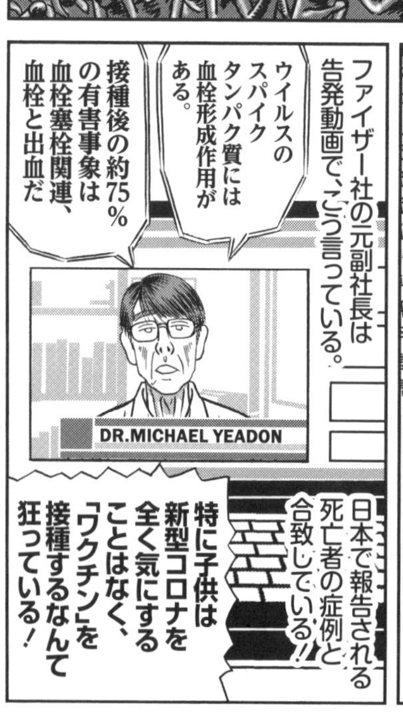

ファイザー社の元副社長は告発動画で、こう言っている。
ウイルスのスパイクタンパク質には血栓形成作用がある。
接種後の約75%の有害事象は血栓塞栓関連、血栓と出血だ
DR.MICHAEL YEADON
日本で報告される死亡者の症例と合致している!!
特に子供は新型コロナを全く気にすることはなく、「ワクチン」を接種するなんて狂っている！

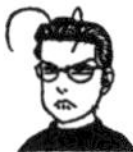

スパイクタンパク質は猛毒である。実に危険だ。

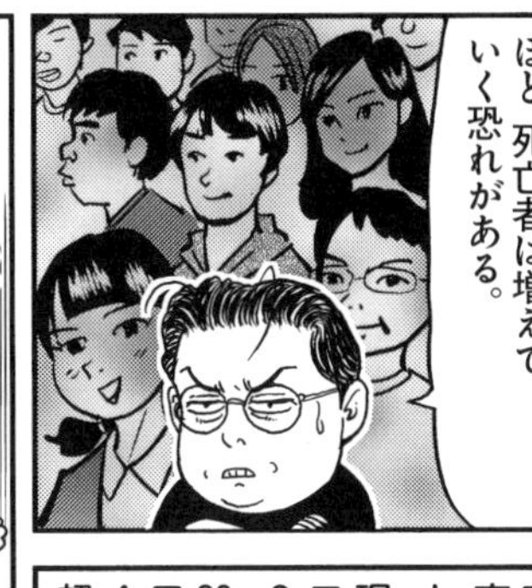
若い人ほど免疫反応が強く出るし、女性の方が副反応が出ることが多いから、接種年齢が下がるほど、死亡者は増えていく恐れがある。

去年1年間のコロナの死者数は4000人だが、**「死因を問わず」**コロナ死にカウントしてるから、実数はワクチン死と変わらなくなるかもしれない。

現在、20代のコロナ死は8人である。

20代のワクチン死は4人だが、すぐ超えていくのではないか？

接種後、当日に急死する人も多いが、2〜3日で突然死になる人が多い。

接種後、数か月経って、ワクチン接種の悪影響が現れる人だっているだろう。

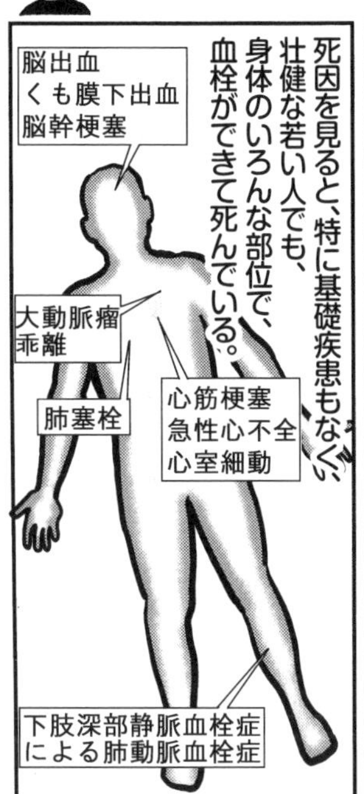
死因を見ると、特に基礎疾患もなく壮健な若い人でも、身体のいろんな部位で、血栓ができて死んでいる。
脳出血
くも膜下出血
脳幹梗塞
大動脈瘤
乖離
肺塞栓
心筋梗塞
急性心不全
心室細動
下肢深部静脈血栓症
による肺動脈血栓症

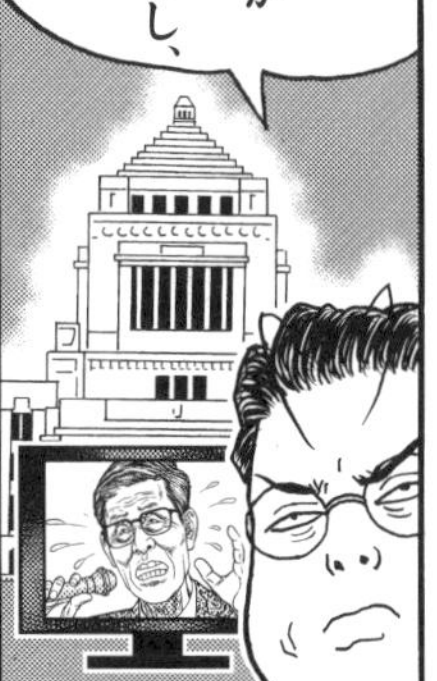
政府や自称専門家は、リスクとベネフィットを考慮すれば、ベネフィットが大きいから、ワクチンの「犠牲者」はやむを得ないとし、片っ端から偶然の死者と見做す考えのようだ。

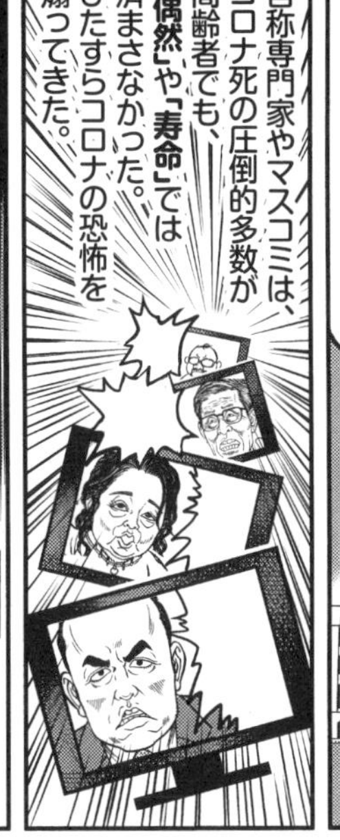
自称専門家やマスコミは、コロナ死の圧倒的多数が高齢者でも、「偶然」や「寿命」では済まさなかった。
ひたすらコロナの恐怖を煽ってきた。

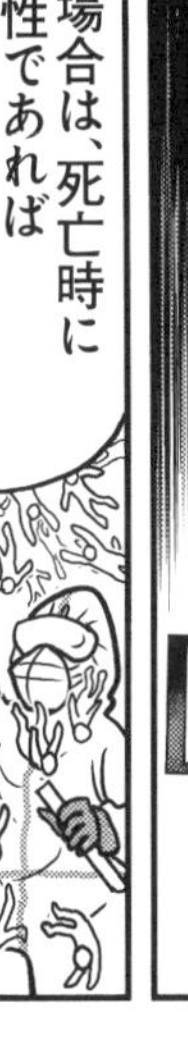
ところがコロナワクチンによる死者は、高齢者でも若者でも「偶然」や「寿命」で無視するつもりらしい。
…
……
……

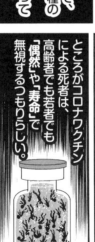

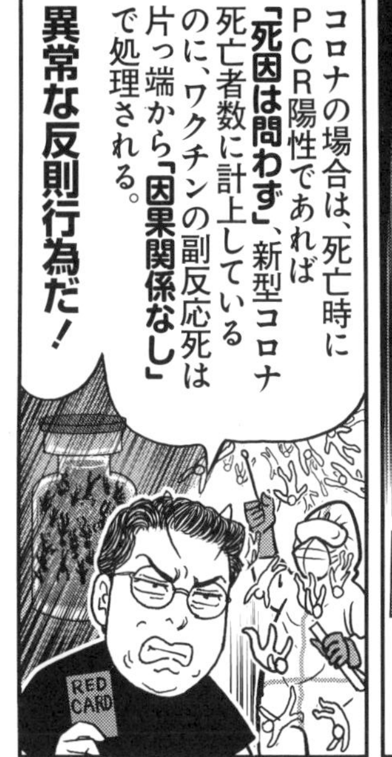
コロナの場合は、死亡時にPCR陽性であれば「死因は問わず」、新型コロナ死亡者数に計上しているのに、ワクチンの副反応死は片っ端から「因果関係なし」で処理される。
異常な反則行為だ！
RED CARD

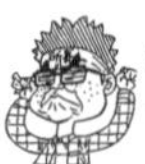

経団連が「ワクチンパスポート」の導入を求めている。猛毒ワクチンの接種強制につながる案で、絶対許されない!
東京都医師会は「陰性証明書」の導入を目指している。それがないと飲食店に入れない社会なんか実現させるな!
正気を保つ最後の砦、ブログマガジン「小林よしのりライジング」配信中! 毎週土曜8時は「オドレら正気か?」生放送!

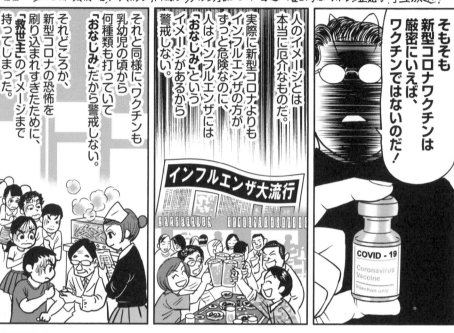

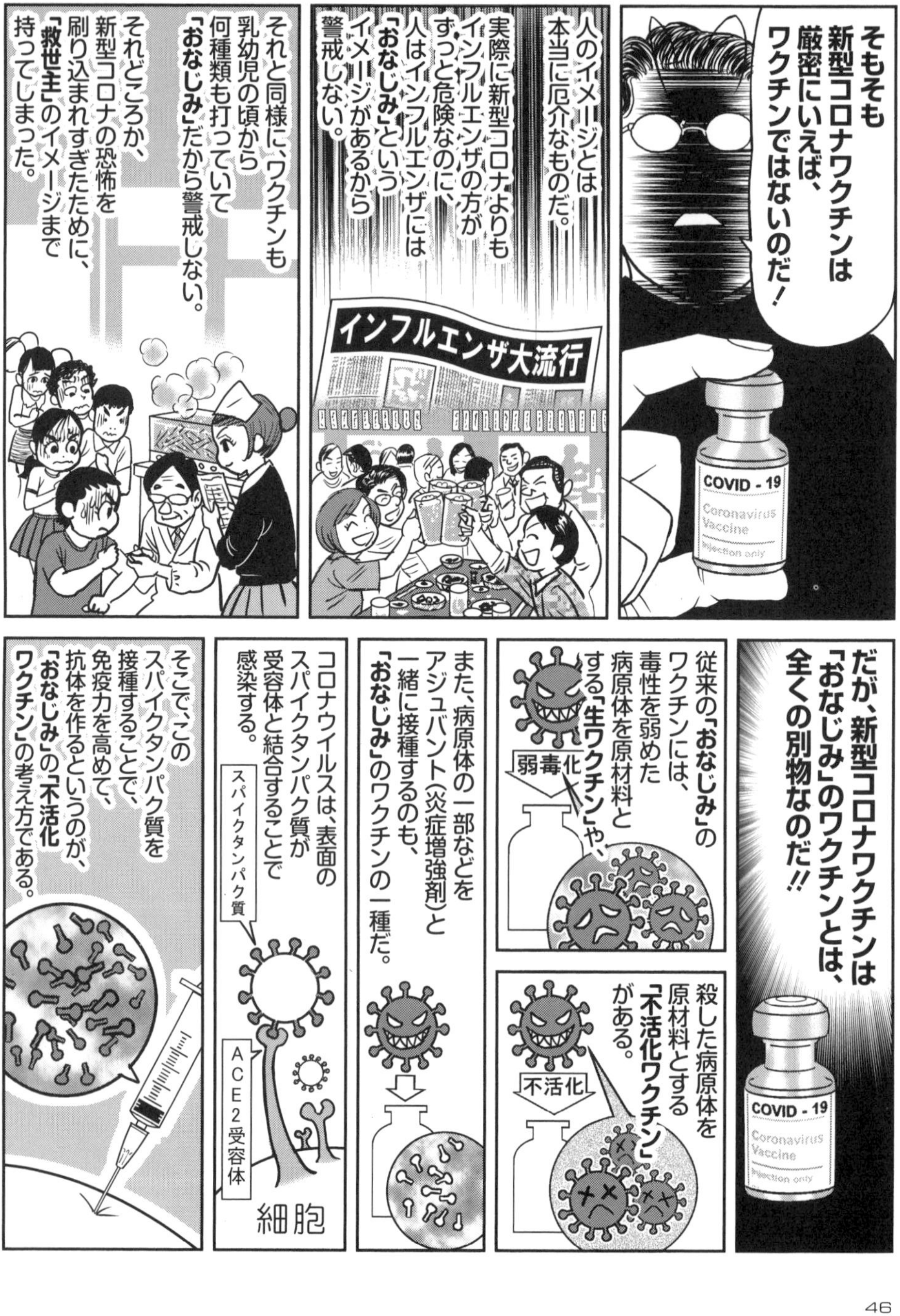

そもそも新型コロナワクチンは厳密にいえば、ワクチンではないのだ!

COVID - 19
Coronavirus Vaccine
Injection only

人のイメージとは本当に厄介なものだ。

実際に新型コロナよりもインフルエンザの方がずっと危険なのに、人はインフルエンザには**「おなじみ」**というイメージがあるから警戒しない。

インフルエンザ大流行

それと同様に、ワクチンも乳幼児の頃から何種類も打っていて**「おなじみ」**だから警戒しない。

それどころか、新型コロナの恐怖を刷り込まれすぎたために、**「救世主」**のイメージまで持ってしまった。

だが、新型コロナワクチンは「おなじみ」のワクチンとは、全くの別物なのだ!!

COVID - 19
Coronavirus Vaccine
Injection only

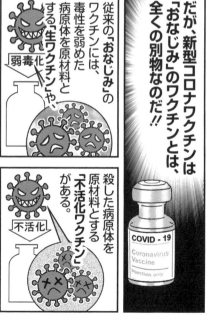

従来の**「おなじみ」**のワクチンには、毒性を弱めた病原体を原材料とする**「生ワクチン」**や、

弱毒化

殺した病原体を原材料とする**「不活化ワクチン」**がある。

不活化

また、病原体の一部などをアジュバント(炎症増強剤)と一緒に接種するのも、**「おなじみ」**のワクチンの一種だ。

コロナウイルスは、表面のスパイクタンパク質が受容体と結合することで感染する。

スパイクタンパク質
ACE2受容体
細胞

そこで、このスパイクタンパク質を接種することで、免疫力を高めて、抗体を作るというのが、**「おなじみ」**の**「不活化ワクチン」**の考え方である。

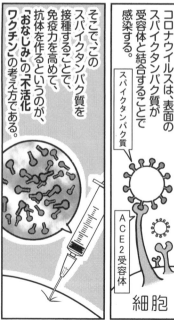

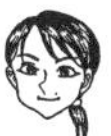

東京都に4度目の緊急事態宣言、徹底強化されるワクチンファシズム…どこまで狂えば気が済むのでしょうか？東浩紀、三浦瑠麗両氏との「よしりん十番勝負」、宮沢孝幸、蔦田緑平両氏との「北海道ゴー宣道場」では、この狂乱に屈しない者たちの重要な議論がされています。ぜひ動画をご覧ください！

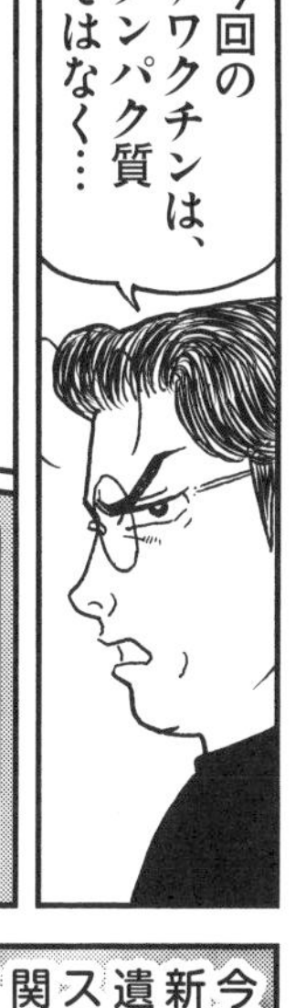

ところが今回の
新型コロナワクチンは、
スパイクタンパク質
そのものではなく…

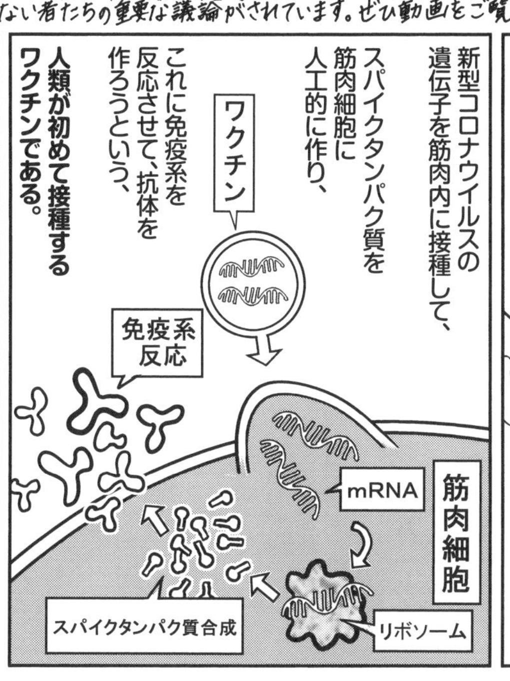

新型コロナウイルスの
遺伝子を筋肉内に接種して、
スパイクタンパク質を
筋肉細胞に
人工的に作り、
ワクチン
これに免疫系を
反応させて、抗体を
作ろうという、
人類が初めて接種する
ワクチンである。
免疫系
反応
筋肉細胞
mRNA
リボソーム
スパイクタンパク質合成

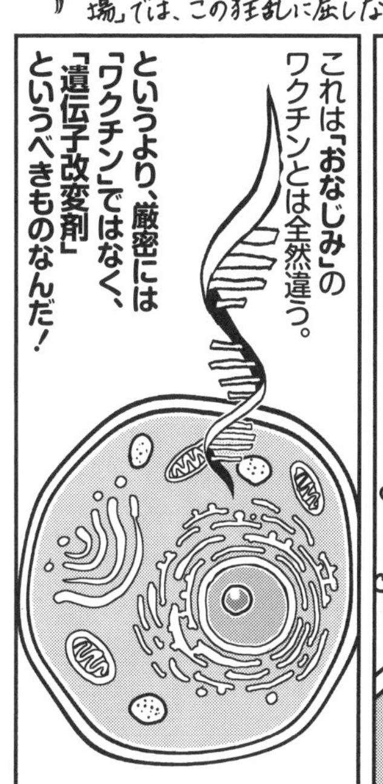

これは**「おなじみ」**の
ワクチンとは全然違う。
というより、厳密には
「ワクチン」ではなく、
「遺伝子改変剤」
というべきものなんだ！

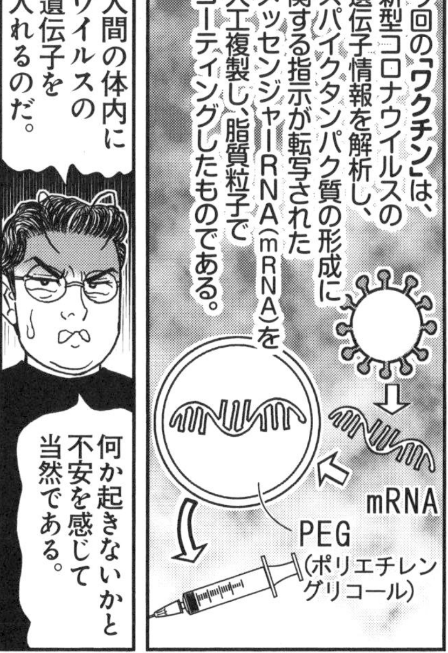

今回の**「ワクチン」**は、
新型コロナウイルスの
遺伝子情報を解析し、
スパイクタンパク質の形成に
関する指示が転写された
メッセンジャーRNA（mRNA）を
人工複製し、脂質粒子で
コーティングしたものである。
mRNA
PEG
（ポリエチレン
グリコール）
人間の体内に
ウイルスの
遺伝子を
入れるのだ。
何か起きないかと
不安を感じて
当然である。

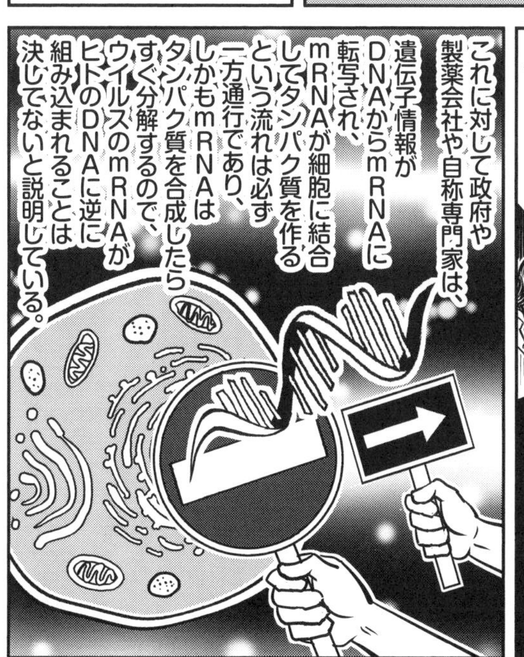

これに対して政府や
製薬会社や自称専門家は、
遺伝子情報が
DNAからmRNAに
転写され、
mRNAが細胞に結合
してタンパク質を作る
という流れは必ず
一方通行であり、
しかもmRNAは
タンパク質を合成したら
すぐ分解するので、
ウイルスのmRNAが
ヒトのDNAに逆に
組み込まれることは
決してないと説明している。

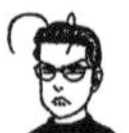

COVID-19患者の培養細胞から、SARS-COV-2由来のマイナス鎖RNAが検出されている。ウイルスRNAがゲノムに取り込まれ、それが転写されている証拠だ。

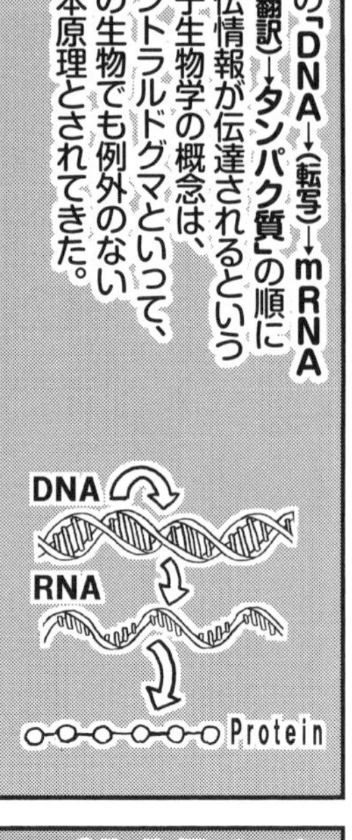
この「DNA→(転写)→mRNA→(翻訳)→タンパク質」の順に遺伝情報が伝達されるという分子生物学の概念は、セントラルドグマといって、どの生物でも例外のない基本原理とされてきた。
DNA
RNA
Protein

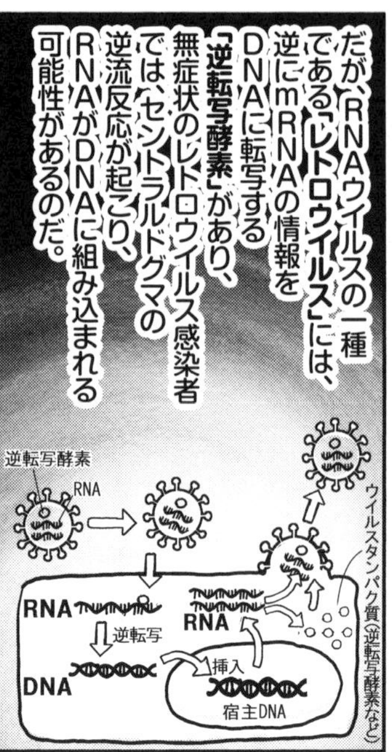
だが、RNAウイルスの一種である「レトロウイルス」には、逆にmRNAの情報をDNAに転写する「逆転写酵素」があり、無症状のレトロウイルス感染者では、セントラルドグマの逆流反応が起こり、RNAがDNAに組み込まれる可能性があるのだ。
逆転写酵素
RNA
RNA
逆転写
DNA
RNA
挿入
宿主DNA
ウイルスタンパク質（逆転写酵素など）

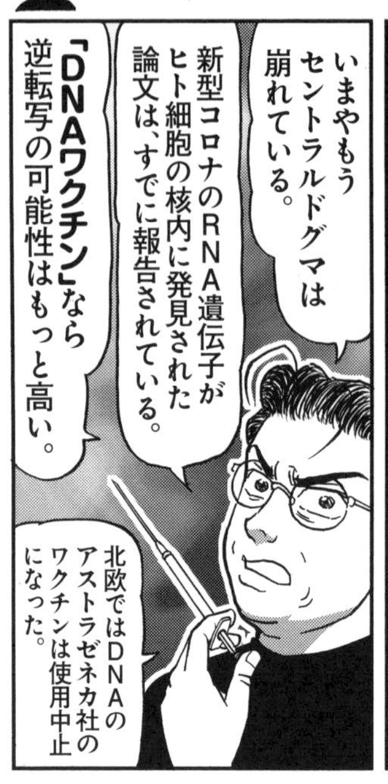
いまやもうセントラルドグマは崩れている。
新型コロナのRNA遺伝子がヒト細胞の核内に発見された論文は、すでに報告されている。
「DNAワクチン」なら逆転写の可能性はもっと高い。
北欧ではDNAのアストラゼネカ社のワクチンは使用中止になった。

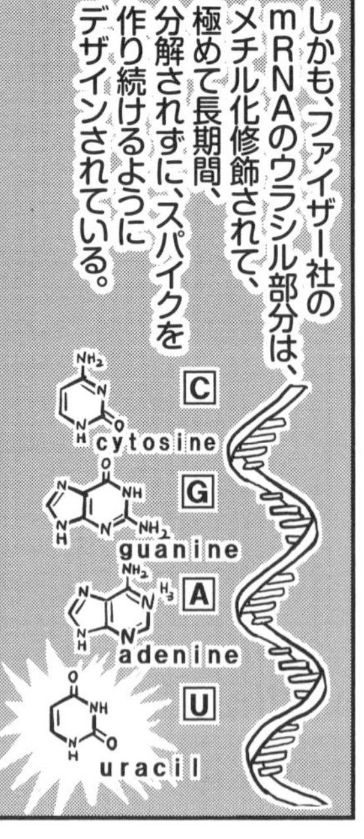
しかも、ファイザー社のmRNAのウラシル部分は、メチル化修飾されて、極めて長期間、分解されずに、スパイクを作り続けるようにデザインされている。
C
cytosine
G
guanine
A
adenine
U
uracil

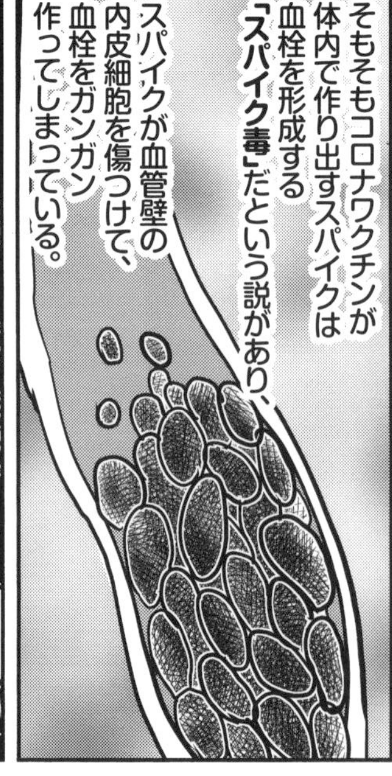
そもそもコロナワクチンが体内で作り出すスパイクは血栓を形成する「スパイク毒」だという説があり、
スパイクが血管壁の内皮細胞を傷つけて、血栓をガンガン作ってしまっている。

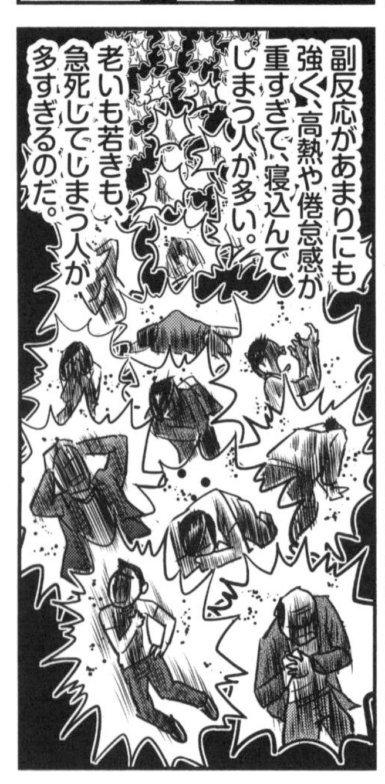
副反応があまりにも強く、高熱や倦怠感が重すぎて、寝込んでしまう人が多い。
老いも若きも、急死してしまう人が多すぎるのだ。

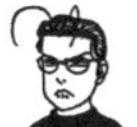

河野太郎こそが「デマ」の王者であり、「こびナビ」は「デマ」の紅衛兵である。あの餓鬼どもは、アメリカ在住で、日米のコロナ被害の比較もできず、プロの医師でもないサリンを撒き散らすオウム信者みたいな連中である。

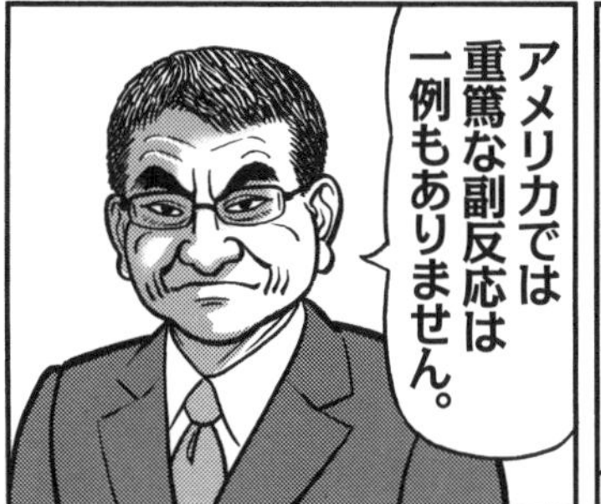

アメリカでは重篤な副反応は一例もありません。

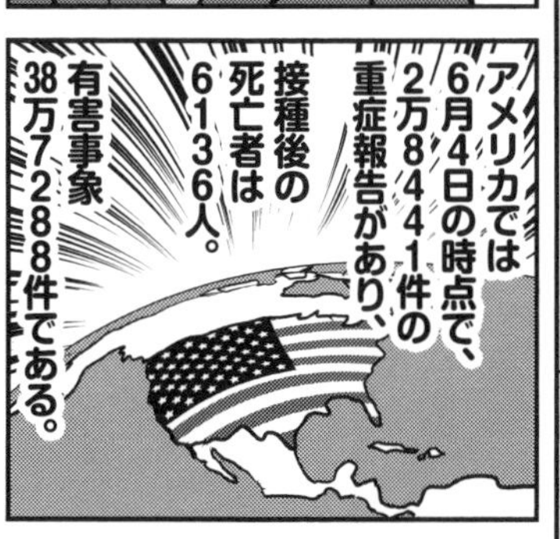

アメリカでは6月4日の時点で、2万8441件の重症報告があり、接種後の死亡者は6136人。有害事象38万7288件である。

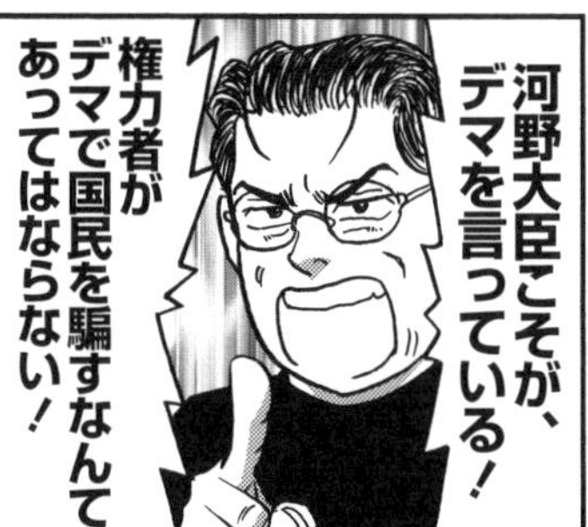

河野大臣こそが、デマを言っている!
権力者がデマで国民を騙すなんてあってはならない!

WHOがやっと子供にワクチン打つ緊急性は低いとHPで表明した。

- Have a history of severe allergies, particularly to a vaccine (or any of the ingredients in the vaccine)
- Are severely frail

Children and adolescents tend to have milder dis... compared to adults, so unless they are part of a g... risk of severe COVID-19, it is less urgent to vacc... than older people, those with chronic health con... health workers.

子供と青年は大人に比べて軽い病気になる傍向があるので、彼らが重度のCOVID-19のリスクが高いグループの一員でない限り、高齢者、慢性的な健康状態の人、医療従事者よりも予防接種の緊急性は低くなります。

...ID-19. ...) has ...ble for use ...between 12 ...cine ...cine trials for children are ongoing and WHO will update its recommendations

そんなバカな妄想でワクチン賛美しなくても、人々の副反応・死亡のツイートを読めば、因果関係くらい明瞭にわかる!

親の知り合いがコロナワクチン接種した
次の日に突然倒れてそのまま亡くなった
とか聞いたんだけど怖すぎる
普通にピンピンしてたのに急にらしい。
他にもワクチン打って体調不良ずっと
長引いてる人とかもいるらしいし…

16:57 · 2021/06/12 · Twitter for iPhone

ワクチン摂取して死亡したという声が
ドンドン上がってきてますね!
私の近しい、疾患も何もない看護師も
摂取した翌日に亡くなりましたし
表に出てないワクチン死亡者数を正確に出したら、とんでもない数だと思う

15:16 · 2021/06/12 · Twitter for Android

旦那が、医療関係施設に出入りしており、80代以上が3名亡くなったと言ってました!市に報告もされてません!ワクチン接種後数日以内に血を吐いたりして死亡とのことです!

17:44 · 2021/06/12 · Twitter for Android

なんかね〜さっき友達から聞いたんだけど、隣町の町会長さん、コロナのワクチン一回目は大丈夫だったのに二回目打った後玄関でばったり倒れてお亡くなりになったそう。身近に起こると身につまされる。

21:46 · 2021/06/12 · Twitter for iPhone

最近やたらと救急車が通ると思ったら、近くの病院で集団接種してました
皆さんのツイートは本当だと確信しました。

接種者1000万人あたりの死亡者数

	インフルエンザワクチン (2017–2018シーズン)	新型コロナワクチン (2021.2.17–2021.6.21)
死亡者数	0.57人	173人

(縦軸: 0, 50, 100, 150, 200)

「こびナビ」の副代表が、ワクチン接種後に死亡した人がいても、タイムマシンでワクチン接種前に戻り、ワクチンを接種しない未来を選んだらどうなったかを見ないと因果関係はわからないなどと支離滅裂なことを言っている。

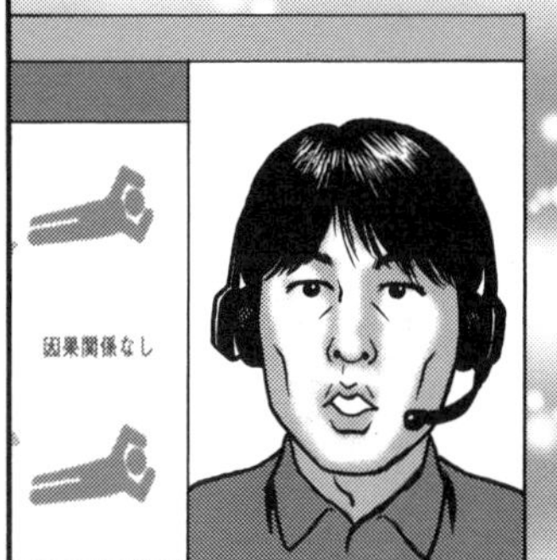

因果関係なし

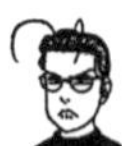

コロナワクチンは、ワクチンと遺伝子治療の両面からの評価・規制がされるべきだった。
若者は打つな！必要ない！

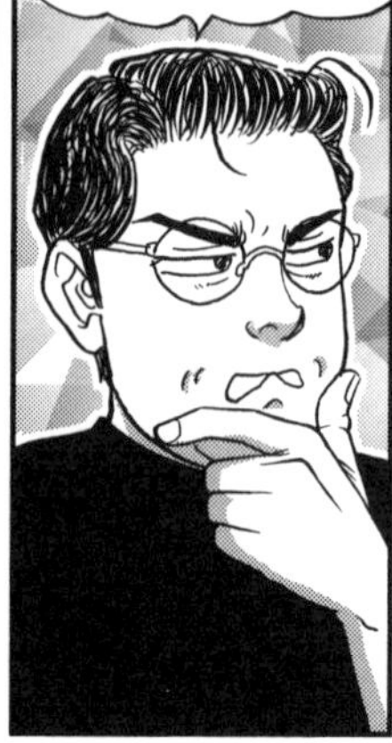

常識があれば、
これらの報告は、
接種後の死が、
「偶然」とか
「寿命」ではない
と判断できる
はずだ。

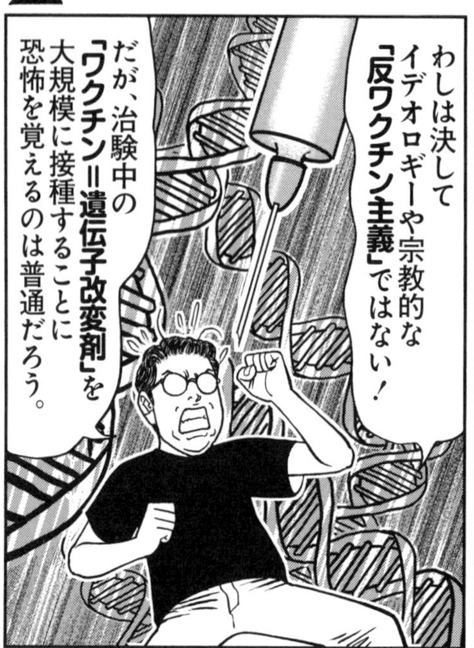

わしは決して
イデオロギーや宗教的な
「反ワクチン主義」ではない！
だが、治験中の
「ワクチン＝遺伝子改変剤」を
大規模に接種することに
恐怖を覚えるのは普通だろう。

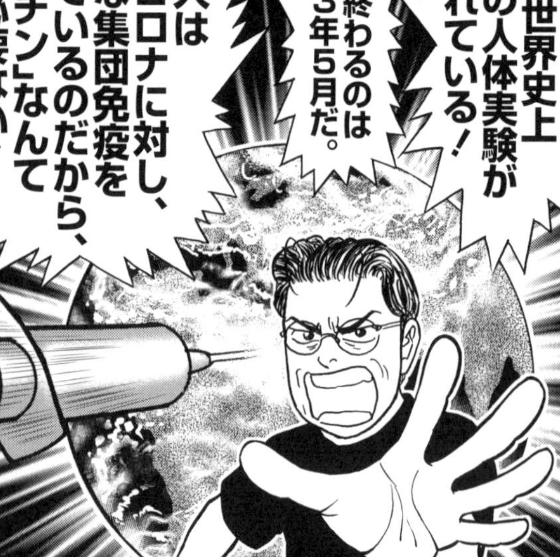

いま、世界史上
最大の人体実験が
行われている！
研究が終わるのは
2023年5月だ。
日本人は
新型コロナに対し、
自然な集団免疫を
持っているのだから、
「ワクチン」なんて
本来、必要ない！

ごーまんかまして
よかですか？

はい、近しい看護師さんも摂取した翌日に亡くなられたにも関わらず、死因は心筋梗塞とし、病院はメディアへの公表を拒否している状態です、この様に病院ですら認めないのに、国が認める訳がないですよ、水俣病やイタイイタイ病の時みたいになるだけだと思います

10:38 · 2021/06/12 · Twitter for Android

お会いしたことある方です。
比較的若い年齢の方ですが、コロナ予防接種後2週間くらいで亡くなりました。基礎疾患なし。因果関係は認められないという結論出てる。ワクチン怖いわ。

14:00 · 2021/06/12 · Twitter for Android

つい先日同僚のお父様が、接種翌日に…心筋梗塞で亡くなられました。接種後に背中の痛みを訴えられていたそうです…

厚労省の数字は、信じるに価しません…

19:18 · 2021/06/12 · Twitter for Android

私の親戚の20代看護師の子も接種後、亡くなりました（泣）疾患もなく元気な子だったのにそれでもみんなワク〇ンを信じますか?と声を大にして言いたいです。

11:50 · 2021/06/13 · Twitter for Android

ついに、親戚でワクチン接種後、4日後に脳梗塞になった人が出た

身近でも、コロナで重症よりワクチン後重症の方がリアルでもよく聞くようになってきた。

#ワクチン副反応
#ワクチン

12:39 · 2021/06/12 · Twitter for Android

利用者さんがよくいく病院の看護師さんがコロナのワクチンで亡くなったって。
同い年やった…

同い年でワクチンで亡くなる方、よく聞くんやけど…受けなくてよかった…………。

2回目はかなり副作用がキツイらしいとは聞いていましたが、2回目終わった時に亡くなったそうです。

私の娘も福祉系で働いているのでワクチン打てたのですが止めました。なんか怖くて

19:38 · 2021/06/11 · Twitter for iPhone

ワクチンに遺伝子改変リスクはないのか？
長期的副反応の臨床データは存在せず

ワクチンは、接種することで体内にウイルスや細菌に対する抗体をつくり、感染症から身を守る免疫を獲得できる。大きく2つの種類に分かれ、病原体そのものの毒性を弱めて投与する「生ワクチン」は、麻疹や風疹のワクチンなどに用いられる。もう一つは、病原体の毒性をなくした「不活化ワクチン」で、インフルエンザの予防に使われている。

このほかにも、病原体の安全な遺伝子を投与し、特定の抗原をつくり出す「ウイルスベクターワクチン」や、インフルエンザ菌B型ワクチンに採用されている「統合型」といった種類もあるが、今回のコロナ禍において〝ゲームチェンジャー〟として世界から注目を浴びたのが「mRNAワクチン」だ。

mRNAワクチンは、病原体を構成するタンパク質の設計図（遺伝子）であるmRNAを投与することで免疫をつくり出す新しいタイプのワクチンで、「遺伝子ワクチン」とも呼ばれる。新型コロナのワクチンは、ウイルスのスパイクタンパク質に対抗する免疫をつけるために設計されたmRNAを投与する。このとき前提となるのが、「mRNAは細胞の核に入らないので、ヒトの遺伝子に組み込まれることはない」とする安全性の担保だ。

安全性が確認されているのは短中期的な副反応に限られる

コロナワクチンは人類が史上初めて接種する「遺伝子ワクチン」であることから、不安視する声は根強い。「コロナワクチンにはマイクロチップが仕込まれており、動きを監視され5G電波で操られる」「接種すると、体に磁石がくっつくようになる」といった荒唐無稽な陰謀論は論外として、人類初のワクチンゆえに科学的に安全性が十分確認されたとは言い切れないのも事実なのだ。短期的な副反応は臨床試験でほぼ明らかになっているが、接種が開始されてから1年も経っておらず、長期的副反応については世界のどの国も把握していない。つまり、今後世代を超えて重大な副反応が起きる可能性があることも否定できないということだ。

１９５０年代末から世界40か国以上で販売された睡眠・鎮静薬「サリドマイド」は、妊娠初期に服用すると胎児に奇形を起こし（催奇形性）、日本でも死産を含め約１０００人が被害に遭っている。このときも、発売当初に安全性を疑う者はいなかった。

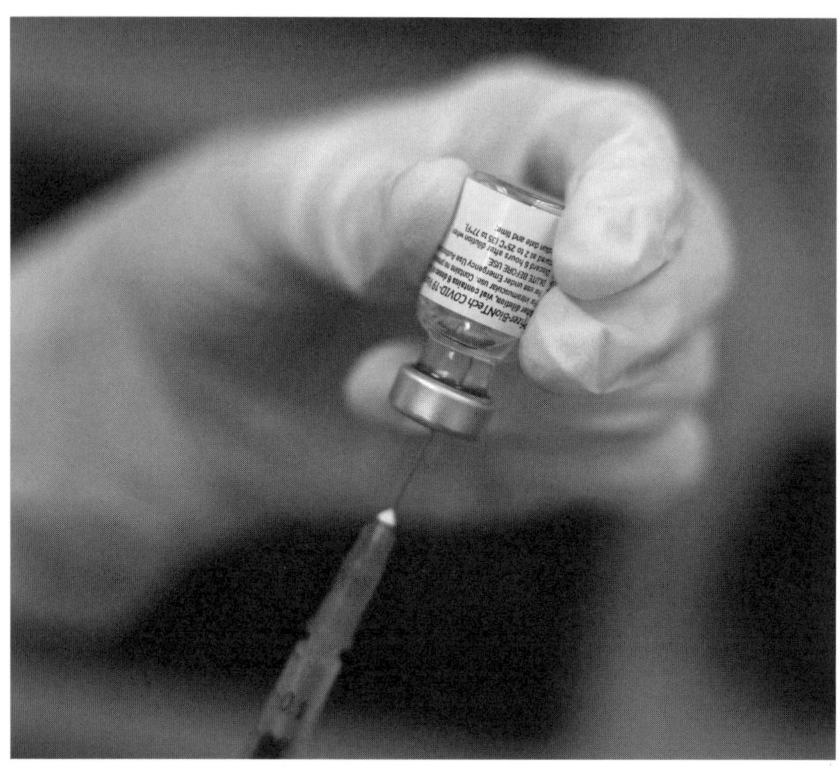

米ファイザー社製のワクチン。英国の大規模調査では、2回目の接種から2週間後の時点で93%に効果が認められたが、同国では感染が急拡大し対処に苦慮している　写真／AFP/時事通信社

コロナワクチンについて、厚生労働省は「mRNAは人のDNA（遺伝情報）に組み込まれない。体内にDNAからmRNAをつくる仕組みはあるが、情報の流れは一方通行なので、mRNAからDNAはつくられない」と、安全性を繰り返し強調している。

だが、mRNAワクチンを接種すると、体の隅々の細胞までウイルスの遺伝子がいきわたる。ファイザー社製ワクチンのmRNAはメチル化修飾されて長期間分解されないため、最大の懸念は残ったmRNAが逆転写酵素により、人の細胞内に組み込まれる可能性が否定できない点だ。ウイルスの遺伝子が体内に残存すると、出血性疾患や免疫の暴走であるサイトカインストームを招く恐れがある。自然免疫で撃退できるコロナウイルスに対して、重大な副反応をもたらす可能性があるワクチンを接種することは、果たして妥当なのか？　やはり、時間をかけて経過観察する以外に方法はないのだ。

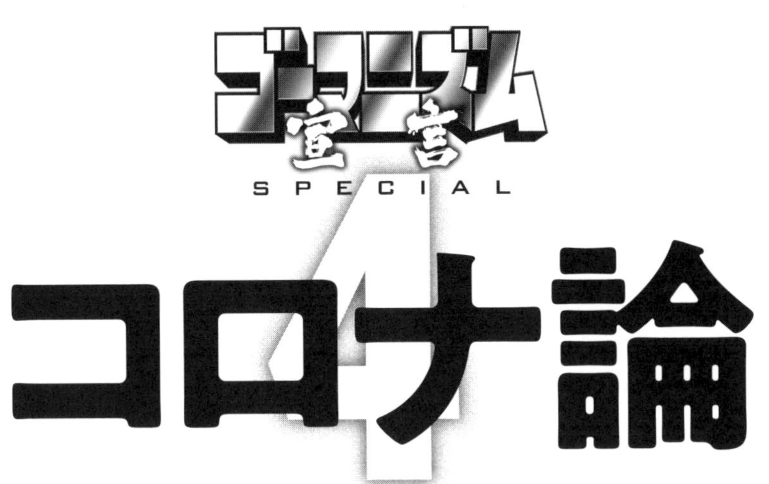
ゴーマニズム宣言
SPECIAL
コロナ論4

第4章 | 同胞への大量殺戮ではないのか?

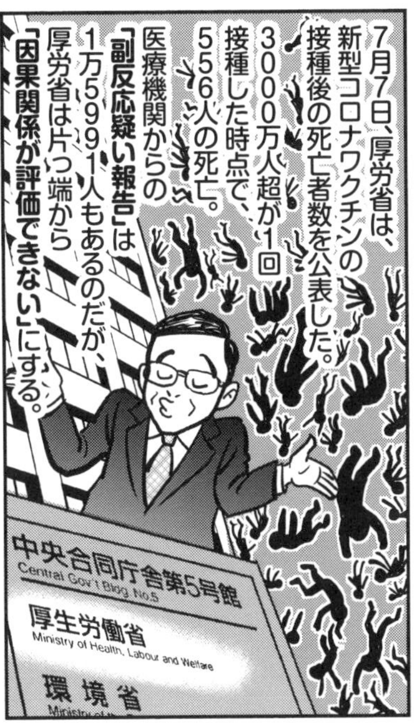
7月7日、厚労省は、
新型コロナワクチンの
接種後の死亡者数を公表した。
3000万人超が1回
接種した時点で、
556人の死亡。
医療機関からの
「副反応疑い報告」は
1万5991人もあるのだが、
厚労省は片っ端から
「因果関係が評価できない」にする。
中央合同庁舎第5号館
Central Gov't Bldg. No.5
厚生労働省
Ministry of Health, Labour and Welfare
環境省

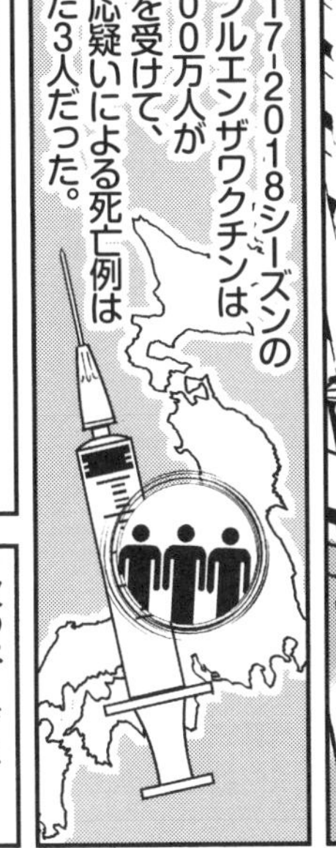
2017-2018シーズンの
インフルエンザワクチンは
5200万人が
接種を受けて、
副反応疑いによる死亡例は
たった3人だった。

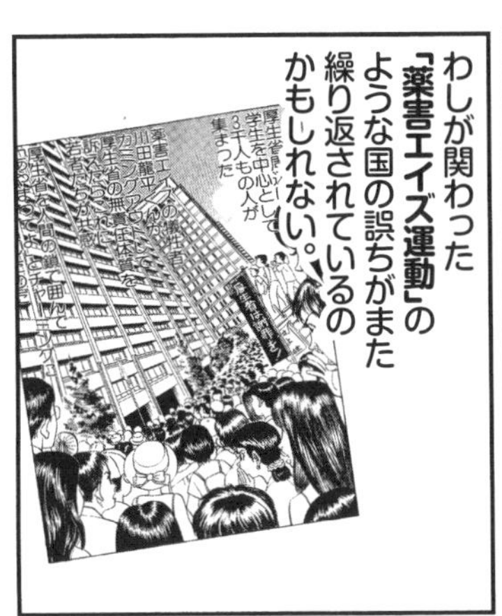
わしが関わった
「薬害エイズ運動」の
ような国の誤ちがまた
繰り返されているの
かもしれない。

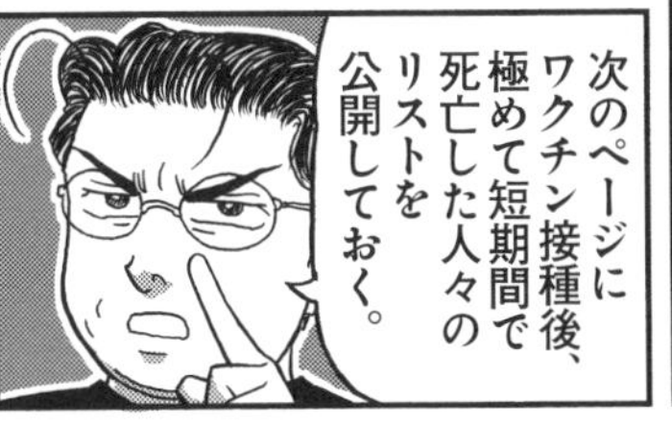
次のページに
ワクチン接種後、
極めて短期間で
死亡した人々の
リストを
公開しておく。

新型コロナワクチン接種後 死亡556人

新聞・テレビが無視する実態 リスト

556人の死亡者のうち、接種当日と翌日に死んだ人だけでこんなにいるんだよ！

ポクらよりもワクチンの方がず～っと怖いコロナ！！

衰
浴中の溺死
性心不全
性循環不全疑い
筋梗塞の疑い
L S
整脈による心停止
性心不全
衰
肺停止
明
筋梗塞の疑い
管虚血
梗塞
動脈解離
腸間膜動脈塞栓症
性心筋梗塞の疑い

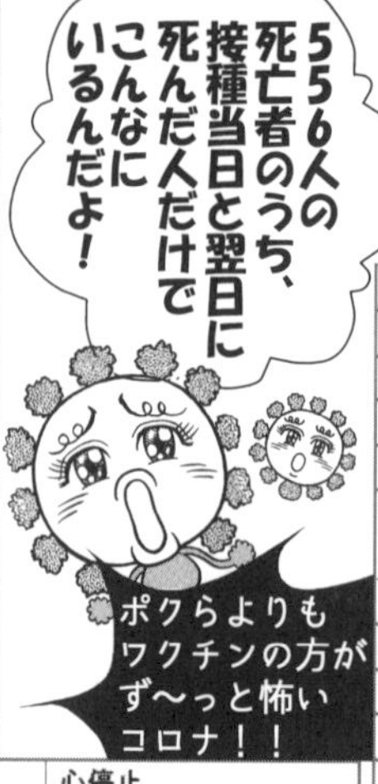

慢性誤嚥性肺炎他	心停止
心臓病、心筋梗塞他	不明
糖尿病、脂質異常症他	入浴中の溺死
認知症、慢性腎臓病	不明
不整脈、高血圧	血圧低下他
腸閉塞、低蛋白血症他	汎発性血管内凝固異常症候群
胃癌、2型糖尿病他	心停止
胃癌	急性心不全
動脈硬化症、高血圧症	心タンポナーデ
陳旧性心筋梗塞他	不明
脳出血後遺症他	心肺停止
背部軟部肉腫	不明
胸部大動脈瘤	急性胸部大動脈瘤破裂
	不明
不明	
低酸素性脳症他	アナフィラキシー
間質性肺炎、肺気腫他	不明
高血圧症、心不全他	不明
心筋梗塞、狭心症	急性心臓死
慢性心不全、脳梗塞他	不明
脳出血後遺症他	心肺停止
認知症	不明
高血圧、心不全	大動脈解離
心房細動、認知症他	消化管出血
心臓病、脳出血他	不明
脳梗塞後遺症	熱中症
糖尿病、慢性胸膜炎他	不明
悪性疾患の可能性	心肺停止
高血圧、糖尿病他	急性心不全
狭心症	不明
心肥大	不明
無	急性心臓死
狭心症他	心タンポナーデ
高血圧、糖尿病	急性硬膜下出血
脳梗塞、高血圧他	心不全

6.15	翌日	1	92	女	嚥下障害、 高血圧他	誤嚥性肺炎
6.15	翌日	2	87	女	脳梗塞、不整脈	溺死
6.15	翌日	1	85	女	慢性気管支炎他	誤嚥性肺炎
6.15	翌日	不明	85	女	胃癌、高血圧症他	不明
6.15	翌日	1	71	女	統合失調症	不明
6.16	翌日	1	83	男	気管支肺アスペルギルス症他	不明
6.16	翌日	1	86	女	認知症、大脳萎縮他	老衰
6.16	翌日	2	93	男	慢性腎不全他	肺梗塞
6.17	翌日	2	89	男	不明	老衰
6.18	当日	1	81	男	脳腫瘍他	アナフィラキシー疑い
6.18	翌日	2	92	男	高血圧症他	老衰
6.18	翌日	1	71	男	慢性甲状腺炎他	虚血性心不全
6.18	翌日	1	73	女	心臓病	心筋梗塞
6.19	当日	1	91	女	高血圧、狭心症他	胸部大動脈解離
6.19	翌日	2	73	男	大腿動脈部ステント	不明
6.20	当日	1	91	男	高血圧、胃癌術後	入浴中の溺死
6.20	翌日	2	81	男	心疾患、高血圧	大動脈瘤破裂
6.20	翌日	1	84	男	腎臓病、認知症他	不明
6.22	当日	2	91	女	膵臓癌、糖尿病他	不明
6.22	当日	1	91	女	不明	入浴中の急死
6.22	翌日	1	83	男	高血圧、脂質異常他	不明
6.22	翌日	1	89	男	糖尿病、咳・痰症状	不明
6.23	当日	2	84	男	陳旧性心筋梗塞他	アナフィラキシー疑い
6.23	当日	2	85	女	狭心症	上行大動脈解離
6.23	当日	1	90	女	小腸穿孔腹膜炎他	不明
6.23	翌日	1	71	男	突発性拡張型心筋症	心不全
6.23	翌日	2	79	女	無	不明
6.23	翌日	2	78	男	パーキンソン病	心肺停止
6.24	当日	1	84	女	腹部大動脈瘤解離他	虚血性心疾患の疑い
6.24	翌日	1	94	男	慢性気管支炎他	不明
6.24	当日	1	89	女	高度腎不全他	重症腎不全
6.24	翌日	1	86	女	末期腎不全他	不明
6.25	翌日	2	79	女	高血圧	急性循環不全
6.26	当日	1	82	女	不明	心不全
6.26	翌日	1	66	女	不明	不明
6.27	翌日	1	79	女	無	腹部大動脈瘤破裂
6.28	翌日	1	74	男	糖尿病、心房細動他	不明
6.28	翌日	1	87	男	在宅酸素導入	不明
6.28	翌日	2	85	男	不明	心肺停止
6.28	翌日	1	71	男	不明	不明
6.29	翌日	2	86	女	慢性腎不全、糖尿病他	慢性腎不全他
6.29	翌日	1	75	男	間質性肺炎	不明
6.30	翌日	2	98	女	陳旧性脳出血他	状態悪化
6.30	翌日	1	86	男	認知症、2型糖尿病他	急性心不全
6.9	当日	1	94	男	不明 （モデルナ）	くも膜下出血
6.26	翌日	1	55	男	無	急性大動脈解離

接種日	死亡	接種回数	年齢	性別	基礎疾患、既往症等	死因等
3.19	翌日	1	46	男	無	急性大動脈解離他
4.1	翌日	2	62	男	糖尿病	溺死
4.16	翌日	1	87	男		心不全
4.23	翌日	1	94	女	認知症、尿失禁他	不明
4.26	翌日	1	82	男	心疾患	虚血性心疾患疑い
4.30	翌日	1	70	男	進行性核上性麻痺	心肺停止
5.6	当日	1	90	男	急性膵炎	嘔吐による気道閉塞
5.8	翌日	1	81	男	上顎痕外科手術他	喘息の憎悪
5.9	翌日	1	77	男	腎臓病、糖尿病	心疾患疑い
5.10	翌日	1	88	男	脳梗塞後遺症	嚥下性肺炎、脱水他
5.10	翌日	1	83	女	認知症、糖尿病他	食事残留物による窒息
5.11	当日	1	95	女	僧帽弁閉鎖不全症他	急性冠症候群
5.12	当日	1	87	女	脳梗塞（7年前）	くも膜下出血
5.13	翌日	2	75	男	陳旧性脳梗塞他	心肺停止他
5.14	翌日	2	92	女	胸部大動脈瘤	胸部大動脈瘤破裂
5.15	当日	1	89	女	高血圧症、認知症他	心肺停止
5.15	翌日	1	92	男	循環器内科通院中	急性心不全
5.16	当日	1	88	男	糖尿病、高血圧症他	急性心筋梗塞
5.17	当日	1	81	女	脳梗塞	急性大動脈解離他
5.17	翌日	1	86	男	シャルコー・マリー・トゥース病他	上腸間膜動脈閉塞による小腸壊死
5.19	当日	1	89	女	慢性心不全	心肺停止
5.19	翌日	1	98	女	慢性心不全他	発熱（40度）
5.20	翌日	1	80	男	脳梗塞、高血圧他	脳出血
5.20	翌日	1	70	男	高血圧、慢性腎臓病他	心肺停止
5.21	当日	1	89	女	意識消失・入院中	心肺停止
5.21	当日	1	91	女	認知症、他	急性心不全の疑い
5.21	当日	1	87	男	不明	虚血性心疾患
5.21	翌日	不明	77	男	不明	誤嚥による窒息
5.21	翌日	1	92	女	無	誤嚥による窒息
5.21	翌日	1	86	男	大腸がん、心不全他	不明
5.23	翌日	1	84	女	未破裂脳動脈瘤	くも膜下出血
5.23	翌日	2	94	男	心臓病、脳梗塞他	急性心筋梗塞の疑い
5.23	翌日	1	89	女	心臓病、認知症	不明
5.24	翌日	1	85	男	慢性腎不全	急性心不全
5.24	翌日	1	89	男	高血圧、前立腺がん他	心肺停止
5.25	翌日	2	92	女	心臓病、認知症他	心肺停止
5.24	翌日	1	75	女	喘息	左大脳出血
5.25	翌日	1	85	男	糖尿病、高血圧	急性心不全
5.26	翌日	1	72	男	統合失調症他	肺炎、多臓器不全他
5.26	翌日	1	88	男	肝がん、間質性肺炎他	不明
5.26	翌日	1	85	女	認知症、老衰状態	心肺停止
5.27	翌日	1	87	女	無	消化器疾患の疑い
5.27	翌日	不明	89	女	無	急性心不全
5.28	当日	1	87	男	高血圧、高脂血症他	急性心機能不全の疑い
5.28	当日	1	87	男	骨粗鬆症、高血圧症	急性心不全
5.28	当日	1	92	女	認知症、嚥下障害他	急性心不全
5.28	当日	1	91	女	抗血小板剤内服あり	急性大動脈解離他
5.28	当日	1	73	女	糖尿病	アナフィラキシー疑い
5.28	翌日	1	86	女	高血圧、糖尿病他	心肺停止
5.29	当日	1	76	男	心筋梗塞	心筋梗塞
5.29	当日	1	93	女	胃腸障害、高血圧	
5.29	当日	1	81	男		
5.30	翌日	2	65	男	3年前に膵癌手術	
5.31	翌日	1	93	女	高血圧他	
6.1	翌日	2	88	男	脳梗塞、認知症他	
6.1	翌日	1	83	女		
6.2	当日	1	82	男	血圧関連の病状他	
6.2	翌日	1	96	女	C型肝炎、認知症	
6.2	翌日	1	91	女	無	
6.2	翌日	2	88	女	高血圧、認知症他	
6.3	翌日	1	92	男	認知症、心筋梗塞	
6.3	翌日	不明	81	男	関節リウマチ、胃	
6.3	翌日	1	86	女	閉塞性動脈硬化症	
6.4	翌日	1	90	女	胃潰瘍	
6.4	翌日	1	92	女	アルツハイマー病	
6.4	翌日	1	92	男	認知症、憩室出血	
6.5	翌日	不明	72	男	不明	
6.5	翌日	1				
6.6	当日	1				
6.6	翌日	2				
6.6	翌日	1				
6.7	当日	1				
6.7	当日	1				
6.7	翌日	2				
6.7	翌日	1				
6.7	翌日	2				
6.8	当日	1				
6.8	当日	1				
6.8	当日	2				
6.8	翌日	不明				
6.8	翌日	2				
6.8	翌日	2				
6.9	当日	2				
6.9	当日	1				
6.9	当日	1				
6.9	翌日	不明				
6.9	翌日	1				
6.9	翌日	1				
6.9	翌日	不明				
6.10	翌日	2				
6.10	翌日	2				
6.10	翌日	2				
6.10	翌日	2				
6.11	翌日	1				
6.11	翌日	1				
6.11	翌日	2				
6.12	翌日	2				
6.13	当日	2				
6.14	翌日	2				
6.14	翌日	2				
6.14	翌日	1				
6.14	翌日	2				

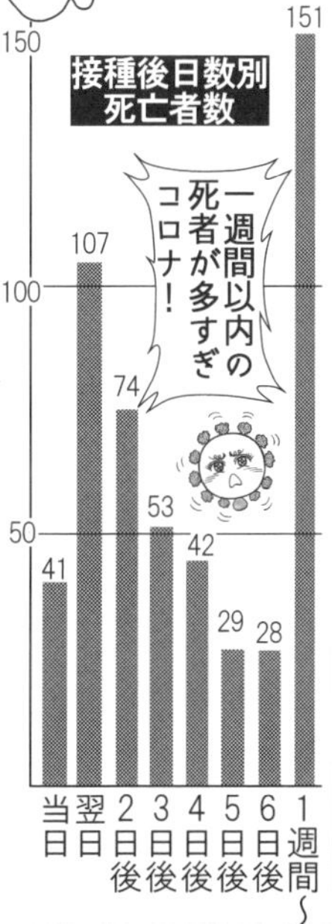

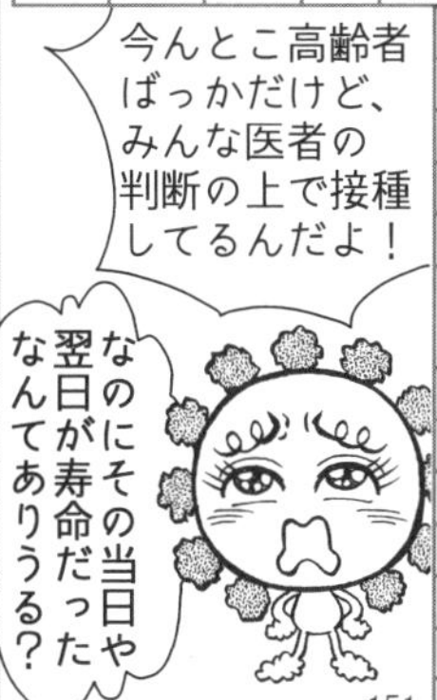

今んとこ高齢者ばっかだけど、みんな医者の判断の上で接種してるんだよ！
なのにその当日や翌日が寿命だったなんてありうる？
接種後日数別死亡者数
一週間以内の死者が多すぎコロナ！
150
100
50
当日 41
翌日 107
2日後 74
3日後 53
4日後 42
5日後 29
6日後 28
1週間～ 151

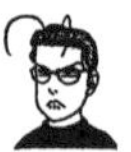

ワクチン接種はあくまでも「個人の選択」だ！そのためには、政府とファイザー社とこびナビの「ワクチン絶賛情報」だけを信じてはいけない。必ずセカンド・オピニオンが必要である！

高知県南国市で60代の男性がワクチン接種直後、会場内で倒れ、救急搬送されて死亡したという。

それでも「**接種との因果関係は確認されない**」で片づけられるのだから恐ろしい。

高知新聞

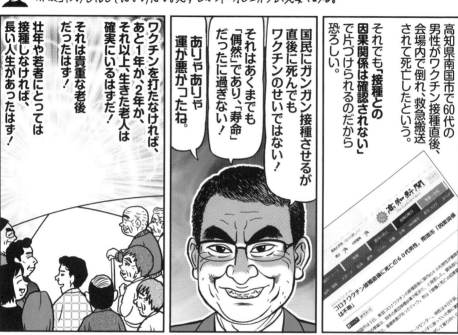

コロナワクチン接種直後に死亡の60代男性、南国市「因果関係は不明」

国民にガンガン接種させるが直後に死んでもワクチンのせいではない！

それはあくまでも「偶然」であり、「寿命」だったに過ぎない！

ありゃありゃ運が悪かったね。

ワクチンを打たなければ、あと1年か、2年か、それ以上、生きた老人は確実にいるはずだ！

それは貴重な老後だったはず！

壮年や若者にとっては接種しなければ、長い人生があったはず！

ワクチン接種直後に、偶然、持病が悪化して急死したり、

ワクチン接種直後に、ちょうど寿命が来るなんてことは、そんなに滅多に起こることではない。

どんどん死者が増えていくコロナワクチンは死神か!?

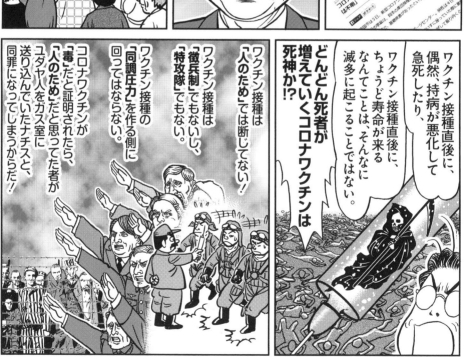

ワクチン接種は**「人のため」**では断じてない！

ワクチン接種は**「徴兵制」**でもないし、**「特攻隊」**でもない。

ワクチン接種の**「同調圧力」**を作る側に回ってはならない。

コロナワクチンが**「毒」**だと証明されたら、**「人のため」**だと思ってた者がユダヤ人をガス室に送り込んでいたナチスと、同罪になってしまうからだ！

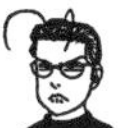

YouTubeもGoogleもTwitterもLINEも、政府とグローバル製薬会社の「ワクチン絶賛」の翼賛体制をつくり、ファシズムに加担した。この事実は歴史に残さねばならない。

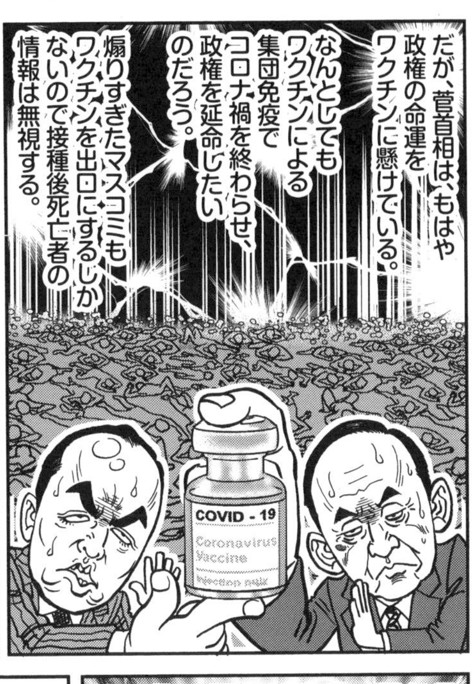

だが、菅首相は、もはや政権の命運をワクチンに懸けている。
なんとしてもワクチンによる集団免疫でコロナ禍を終わらせ、政権を延命したいのだろう。
煽りすぎたマスコミもワクチンを出口にするしかないので接種後死亡者の情報は無視する。
COVID - 19
Coronavirus Vaccine

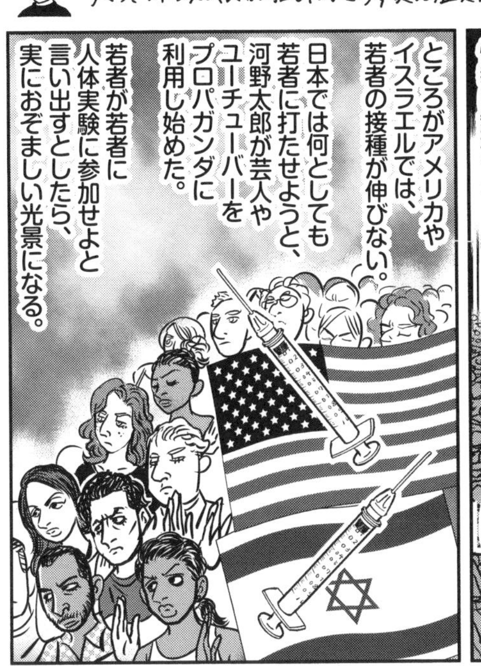

ところがアメリカやイスラエルでは、若者の接種が伸びない。
日本では何としても若者に打たせようと、河野太郎が芸人やユーチューバーをプロパガンダに利用し始めた。
若者が若者に人体実験に参加せよと言い出すとしたら、実におぞましい光景になる。

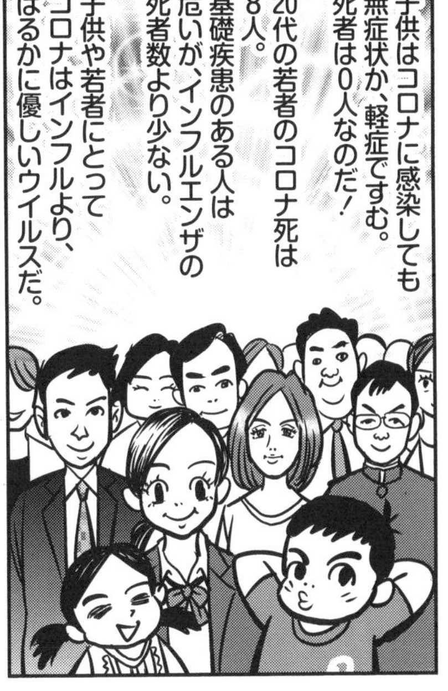

子供はコロナに感染しても無症状か、軽症ですむ。死者は0人なのだ！
20代の若者のコロナ死は8人。
基礎疾患のある人は危いが、インフルエンザの死者数より少ない。
子供や若者にとってコロナはインフルより、はるかに優しいウイルスだ。

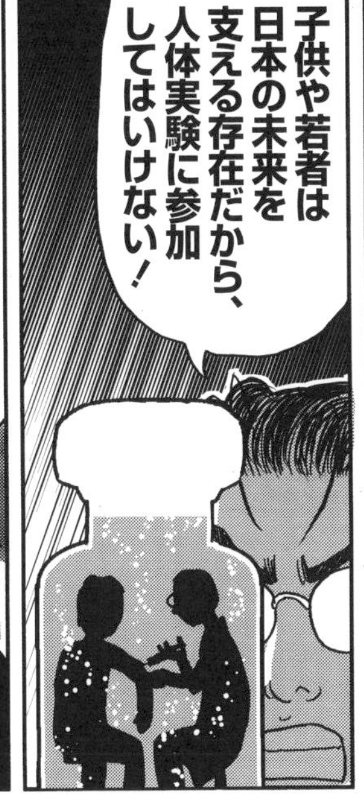

子供や若者は日本の未来を支える存在だから、人体実験に参加してはいけない！

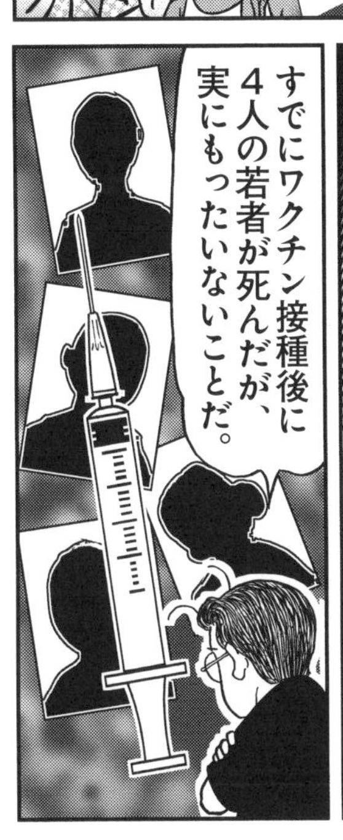

すでにワクチン接種後に4人の若者が死んだが、実にもったいないことだ。

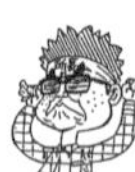

ユーチューブは「小林よしのりチャンネル」の動画も「ゴー宣道場」の動画も削除した。理由は不明で問答無用。やっぱりタダほど怖いモノはない。だが負けない！niconico小林よしのりチャンネルでは月額税込550円で不屈のブログマガジン「小林よしのりライジング」を毎週火曜配信中！誰にも操作されない価値ある言論はここにある！

河野大臣はワクチン反対派を封じるため、ネットの中にデマと陰謀論があるとしたが、これは**「こびナビ」**という主にアメリカ在住の若い研究者たちの入れ知恵である。

COV-Navi こびナビ

実はこの中のデマを流す**「12の個人と団体」**は、すべてアメリカ人で、**「ネズミが2年で全て死んだ」**なんてデマは日本では流行っていない。

「こびナビ」の中には子供もコロナで死ぬなんてデマを流している奴もいるし、

副代表が**「つべこべ言わずに打て」**と言ったり、**「mRNAワクチンはまだ治験が終わっていないというのは事実」**とか、**「いや、患者診てないので笑」**とか、**「活動家」**ということまで自白している。

これが河野大臣の知恵袋だ。

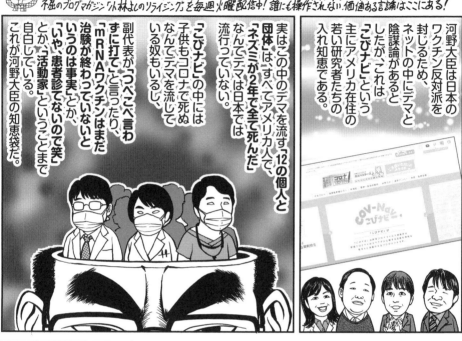

外国の情報で、日本のワクチン反対派を、**「デマ」**とレッテル貼って封じ込め、

デマ

一方的に**「ワクチン讃美論」**のプロパガンダで押し切っていく！

メディアも**「ワクチン讃美」**だから、完全に**「ワクチン・ファシズム」**は完成している。

ザッ ザッ ザッ

デマや陰謀論ではない反対論はある！

それはセカンド・オピニオンとして認めなければならない。

我々、国民はインフォームド・コンセントを受ける権利があるのだ！

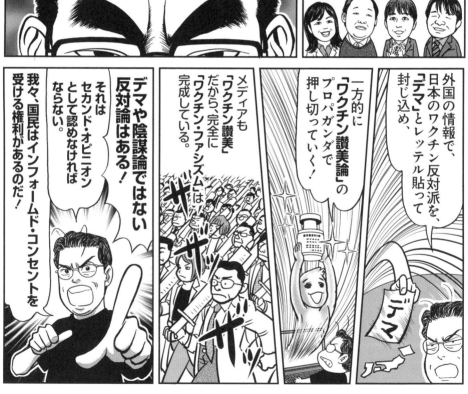

テレビに出ない医学者は、接種後の死者の多くが「血栓」で死んでいることを重視し、体内でつくられた「スパイク・タンパク質」が、猛毒で、長寿で、血中に入って血栓をつくりながら、全身を駆け巡り、身体のいろんな場所で、悪い症状を引き起こしていると見ている。

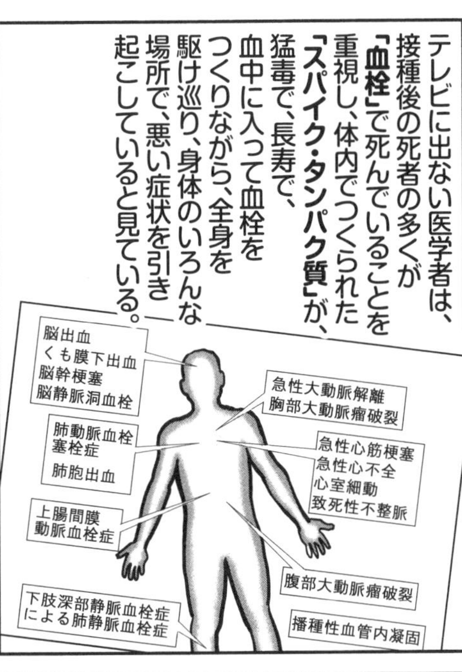
脳出血
くも膜下出血
脳幹梗塞
脳静脈洞血栓
急性大動脈解離
胸部大動脈瘤破裂
肺動脈血栓
塞栓症
肺胞出血
急性心筋梗塞
急性心不全
心室細動
致死性不整脈
上腸間膜
動脈血栓症
腹部大動脈瘤破裂
下肢深部静脈血栓症
による肺静脈血栓症
播種性血管内凝固

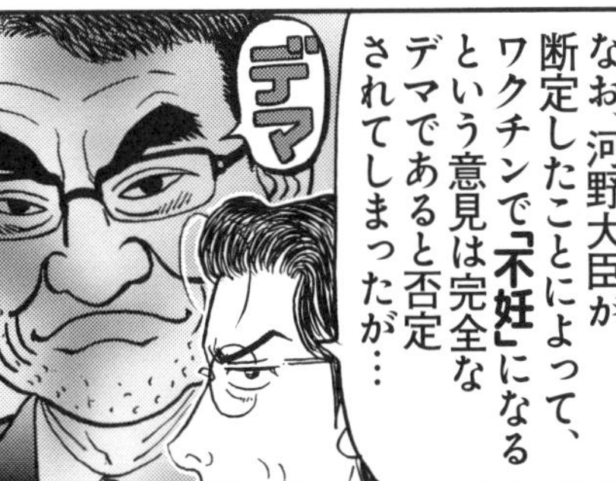
デマ

なお、河野大臣が断定したことによって、ワクチンで「不妊」になるという意見は完全なデマであると否定されてしまったが…

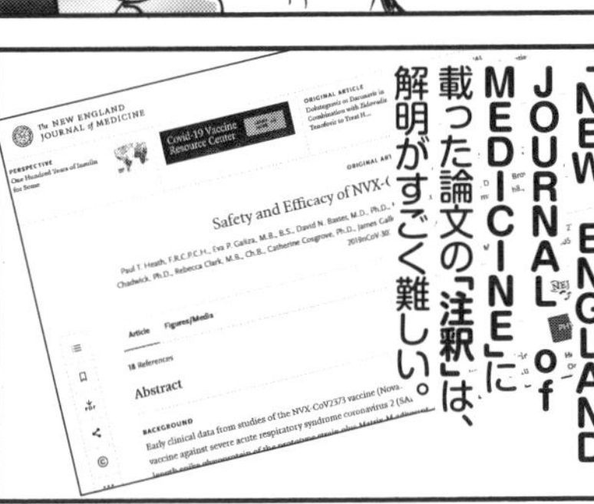
The NEW ENGLAND JOURNAL of MEDICINE
Covid-19 Vaccine Resource Center
Safety and Efficacy of NVX-C
Article
Figures/Media
18 References
Abstract
BACKGROUND

例えば権威ある医学誌「NEW ENGLAND JOURNAL of MEDICINE」に載った論文の「注釈」は、解明がすごく難しい。

この論文では、mRNAワクチンによる妊婦の流産率が82％であると解釈した医師がネットでいたが、これは「デマ」ではなく「勘違い」なのだ。

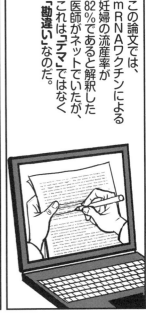

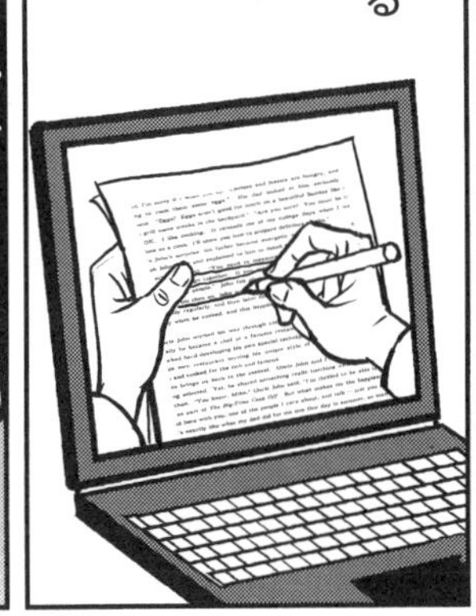

「82％が流産」というのは、妊娠継続中の人の数を除いた数を母集団と誤って計算した数値のようだ。

そもそも、まだ妊娠第一期、第二期の妊婦の調査結果が出ていないうちに、「問題なし」と結論づけていること自体がおかしい。だから「勘違い」が起こる。

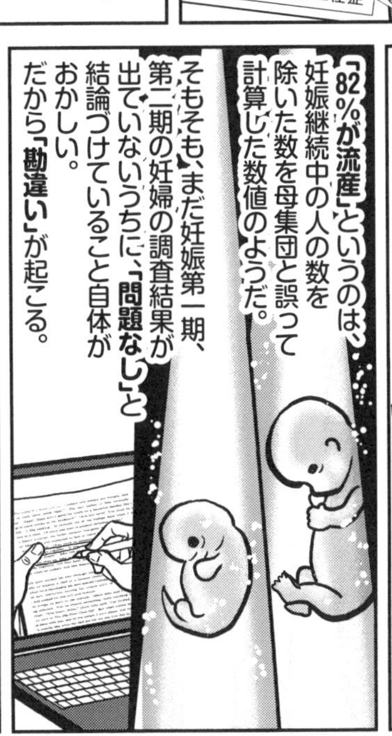

ワクチン普及に都合の悪い情報は全て「デマ」と決め付けて「削除」する言論統制こそが、まるで中国のようで、「怪しい」というイメージを増幅させてしまう。

天安門事件は出てこない！

ワクチン危険は出てこない！

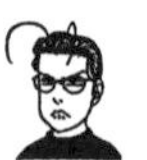
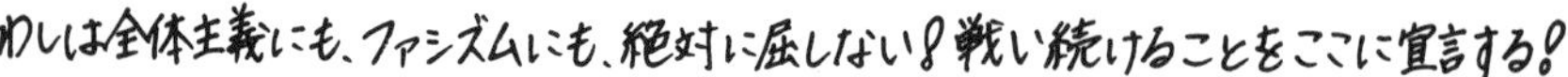
わしは全体主義にも、ファシズムにも、絶対に屈しない！戦い続けることをここに宣言する！

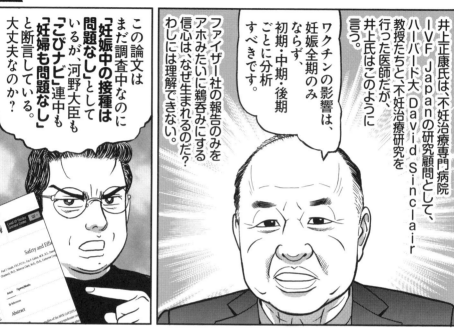

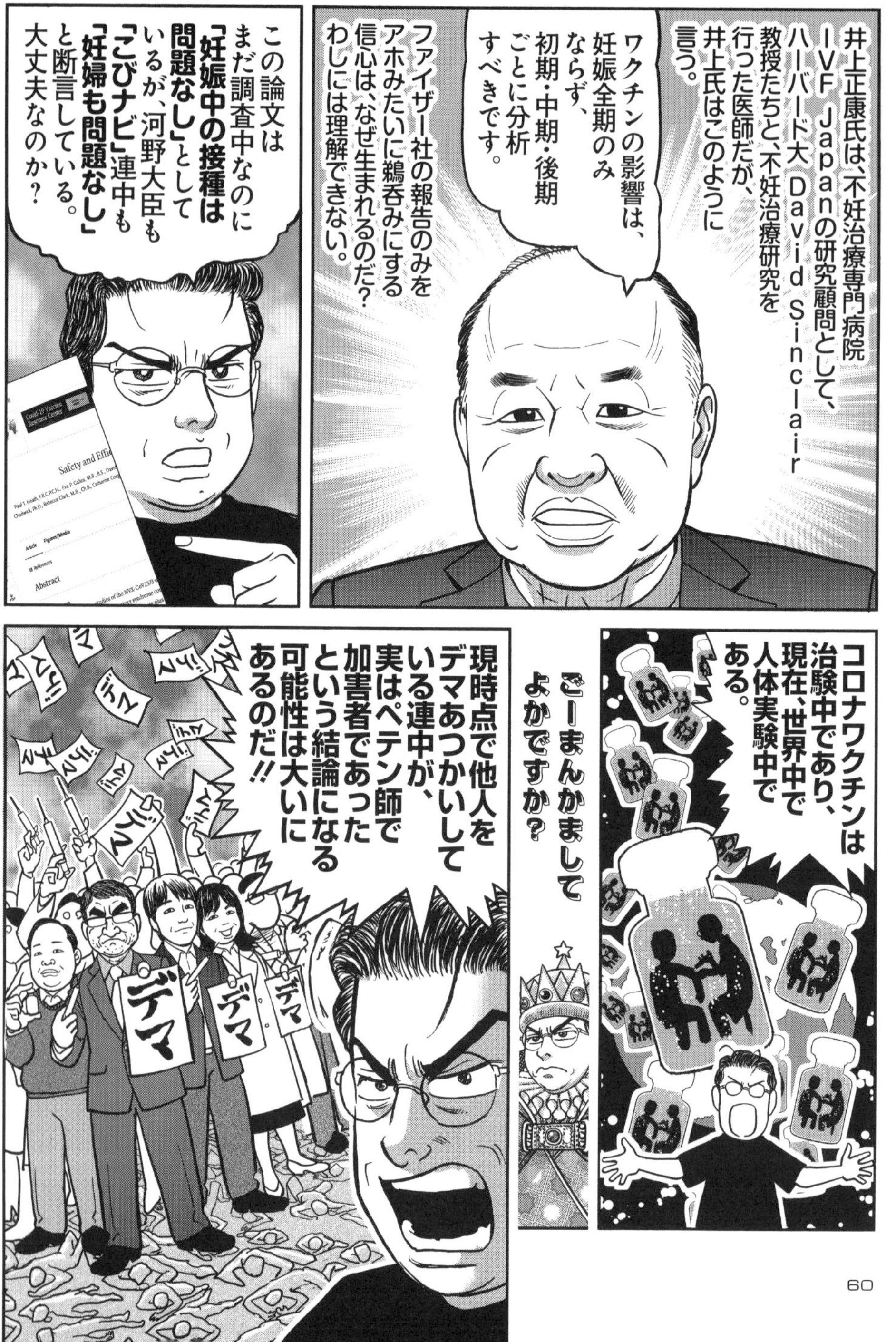

井上正康氏は、不妊治療専門病院IVF Japanの研究顧問として、ハーバード大David Sinclair教授たちと、不妊治療研究を行った医師だが、井上氏はこのように言う。

ワクチンの影響は、妊娠全期のみならず、初期・中期・後期ごとに分析すべきです。

ファイザー社の報告のみをアホみたいに鵜呑みにする信心は、なぜ生まれるのだ？わしには理解できない。

この論文はまだ調査中なのに**「妊娠中の接種は問題なし」**としているが、河野大臣も**「こびナビ」**連中も**「妊婦も問題なし」**と断言している。大丈夫なのか？

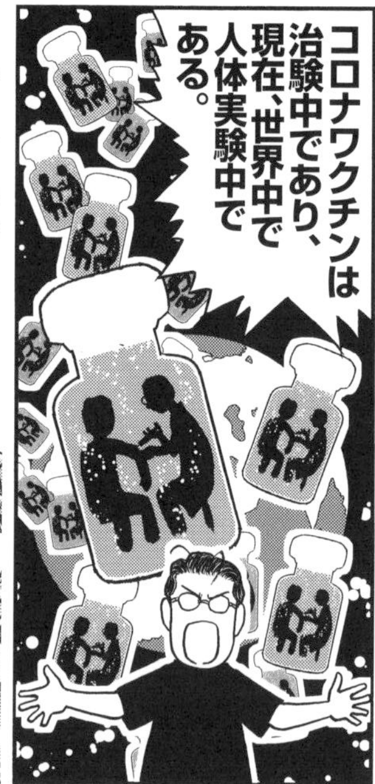
コロナワクチンは治験中であり、現在、世界中で人体実験中である。
ごーまんかましてよかですか？

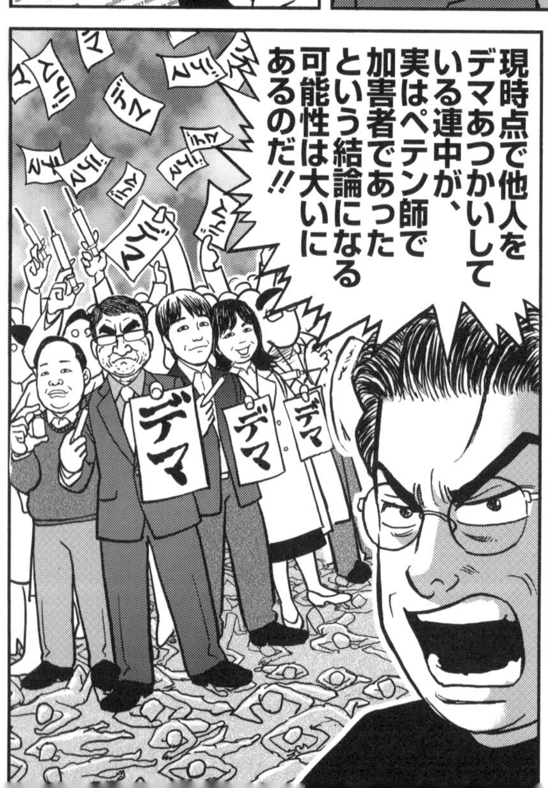
現時点で他人をデマあつかいしている連中が、実はペテン師で加害者であったという結論になる可能性は大いにあるのだ!!
デマ
デマ
デマ

妊娠中の女性へのコロナワクチン接種が突如、「非推奨」から「推奨」へ方針転換

2021年8月17日、千葉県柏市で新型コロナに感染し自宅療養中だった妊娠29週の30代女性が、入院受け入れ先が見つからずに自宅で早産。男の赤ちゃんが死亡した。女性は9日に熱や咳の症状が出たため保健所に連絡。11日に陽性と確認されたが、保健所が妊婦だと認識したのはその3日後だったため、収容先の手配が間に合わなかったという。

この痛ましい事故直前の8月11日、米国のCDC（米疾病対策センター）が、妊婦のコロナワクチン接種について、流産などのリスクが高まることはないという新たな研究結果が示されたのを受け、これまでの「非推奨」から「推奨」に転じる勧告を出した。ワクチン接種で先行する英国も、年初には妊婦への接種を推奨していなかったが、デルタ株に感染した妊婦が入院や集中治療、人工呼吸器を必要とする傾向が見られるなど「重症化リスクが高い」ことを受け、8月には「非推奨」から方針転換。接種を急ぐよう呼びかけるようになった。

当初、日本で妊婦へのワクチン接種が「非推奨」だった理由

こうした海外の趨勢に後押しされるかたちで、9月4日、河野太郎ワクチン担当相（当時）は「妊娠されている方、赤ちゃんが欲しいと思っている方も安心して打ってもらえる」と発信し始めている。

ただ、これより前の日本政府の基本方針は「妊娠への悪影響は示唆されていないものの、安全性に関するデータが限られていることから、新型コロナワクチンの対象者に適用される接種への努力義務は、妊娠中の方には適用されておりません」としていた。

日本産科婦人科感染症学会と日本産科婦人科学会が1月27日に発表した提言でも、「現時点で妊婦に対する安全性、特に中・長期的な副反応、胎児および出生児への安全性は確立していない」と説明。ワクチンの接種については「器官形成期（妊娠12週まで）は避ける」と注意喚起していた。ところが5月12日に発表した提言の第2版では、「妊婦に関しても、接種対象から除外しない」と態度を一変。ただし、「器官形成期は、ワクチン接種を避ける」方針は維持し、慎重な姿勢を見せている。続いて6月17日、日本産婦人科学会と日本産婦人科医会、日本産婦人科感染症学会の3団体が、再び新たな提言を発表。すでに多くの接種が進む海外の

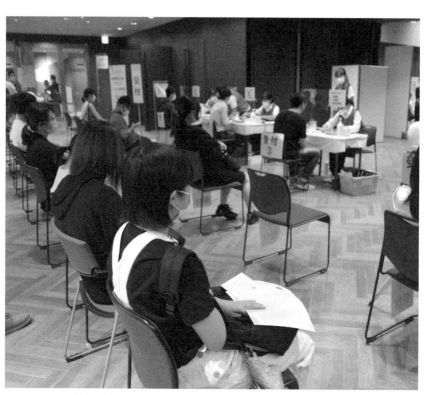
受付
受付
3

9月13日、鹿児島市のワクチン大規模接種会場で順番を待つ人々。安全性が十分確認されず、胎児への影響が未知数のまま、全国の自治体では、妊婦への優先接種が行われている　写真／朝日新聞社

妊婦に関する情報に基づいて「日本においても、希望する妊婦さんはワクチンを接種することができます」と、全面的に推奨するに至る流れとなった。

妊婦へのワクチン接種に関しては、気になる情報もある。3月に科学誌『米国産婦人科ジャーナル』に掲載された研究論文は、「妊娠中もしくは授乳中の女性がワクチンを接種した場合、従来の人と比べて強い副反応は確認できず、同程度の免疫を獲得できる」と安全性と効果に言及。注目すべきは、「研究中に採取されたすべての臍帯血（へその緒や胎盤に含まれる血液）や母乳のサンプルから抗体が検出された」として、母体から胎児に免疫が受け継がれる可能性があることを示唆しているのだ。

仮にこれが事実なら、遺伝子改変というワクチンの負の側面も母体を通じて子供に受け継がれる懸念が生じる……。妊婦から胎児への影響はまだ未解明のままだが、それでもワクチン接種を推進する圧力は日に日に増している。

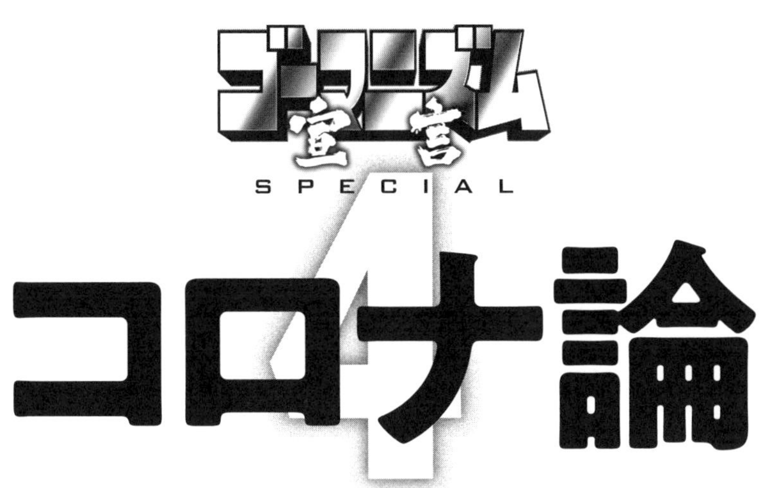
ゴーマニズム宣言
SPECIAL
コロナ論4

第5章 | アイヒマン河野太郎

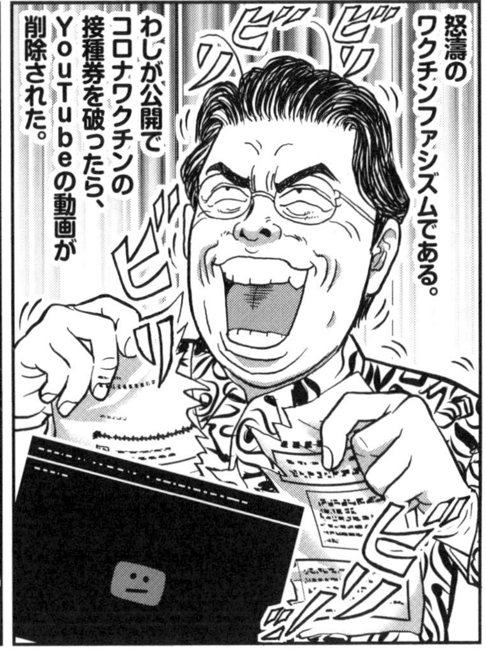
怒濤のワクチンファシズムである。
わしが公開でコロナワクチンの接種券を破ったら、YouTubeの動画が削除された。
ビリ
ビリ
ビリ
ビリ
ビリ

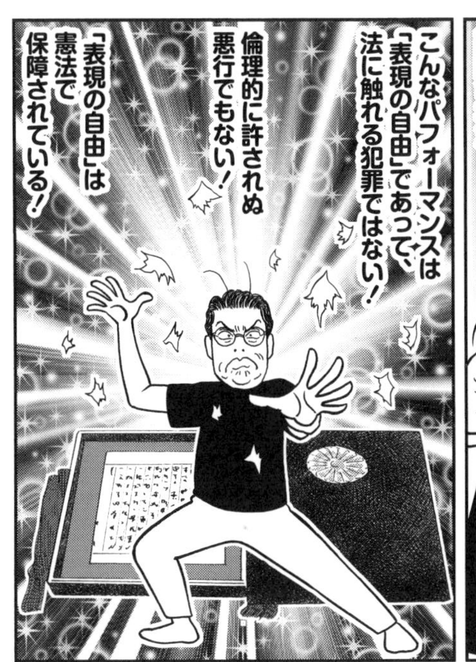
こんなパフォーマンスは「表現の自由」であって、法に触れる犯罪ではない！
倫理的に許されぬ悪行でもない！
「表現の自由」は憲法で保障されている！

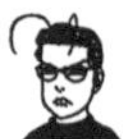
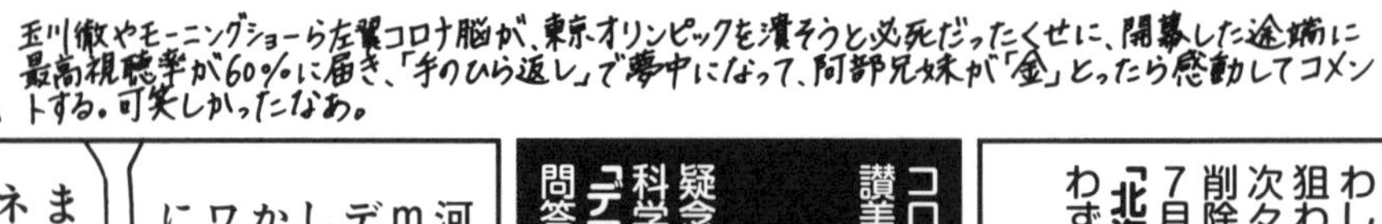
玉川徹やモーニングショーら左翼コロナ脳が、東京オリンピックを潰そうと必死だったくせに、開幕した途端に最高視聴率が60%に届き、「手のひら返し」で夢中になって、阿部兄妹が「金」とったら感動してコメントする。可笑しかったなあ。

わしはYouTubeに狙われているらしくて、次々に動画が削除されるのだが、7月11日に開催された**「北海道ゴー宣道場」**もわずか4日後に削除された。

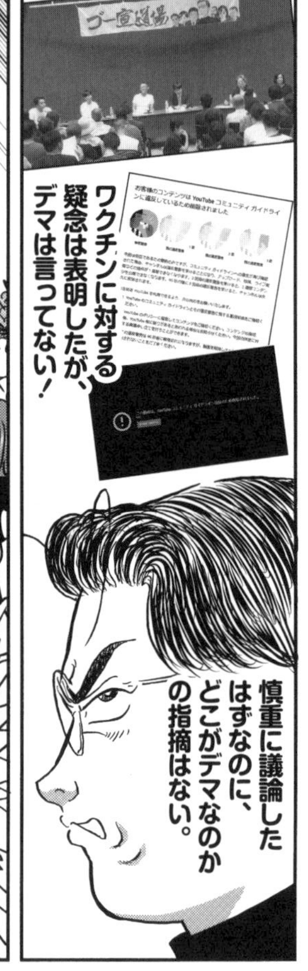
ゴー宣道場
ワクチンに対する疑念は表明したが、デマは言ってない！
慎重に議論したはずなのに、どこがデマなのかの指摘はない。

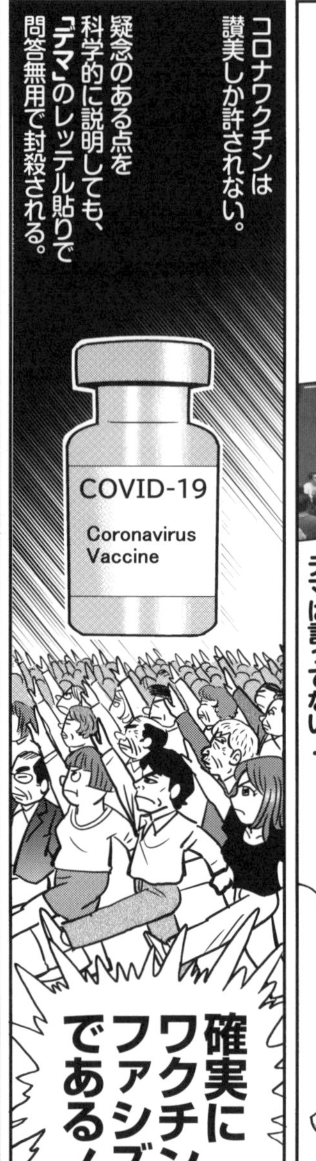
コロナワクチンは讃美しか許されない。
疑念のある点を科学的に説明しても、「デマ」のレッテル貼りで問答無用で封殺される。
COVID-19
Coronavirus Vaccine
確実にワクチンファシズムである！

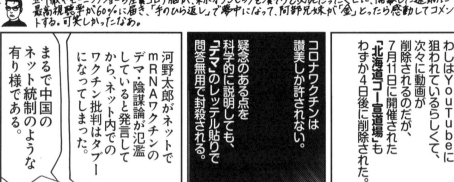

河野太郎がネットでmRNAワクチンのデマ・陰謀論が氾濫していると発言してから、ネット内でのワクチン批判はタブーになってしまった。

まるで中国のネット統制のような有り様である。

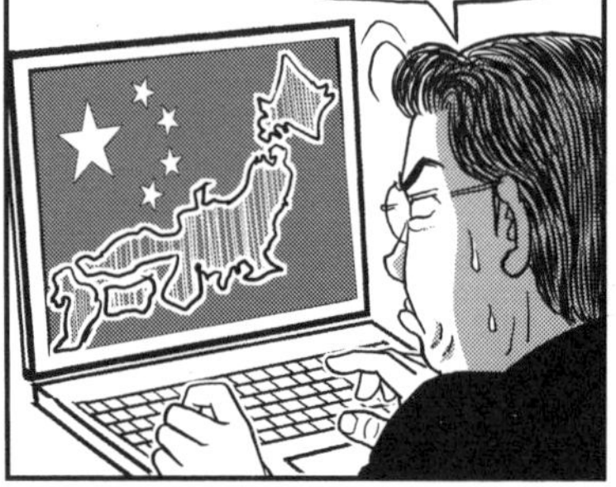

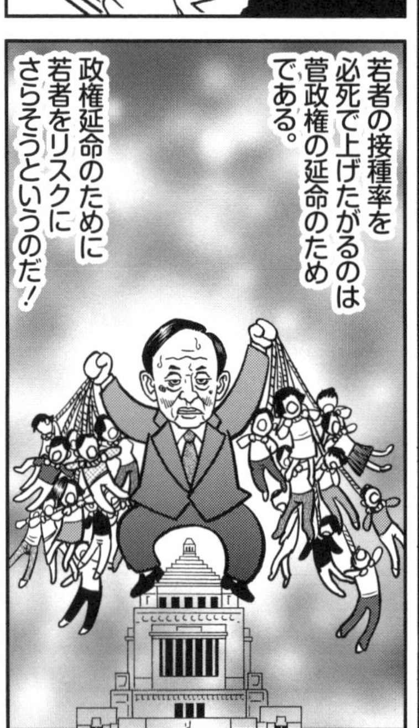
若者の接種率を必死で上げたがるのは菅政権の延命のためである。
政権延命のために若者をリスクにさらそうというのだ！

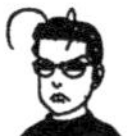

そして東京オリンピックが終わったら、思い出したようにまたしても「手のひら返し」でコロナの恐怖を煽り散らかすんだろう。馬鹿で卑劣が性分になっているのがコロナ脳だ。

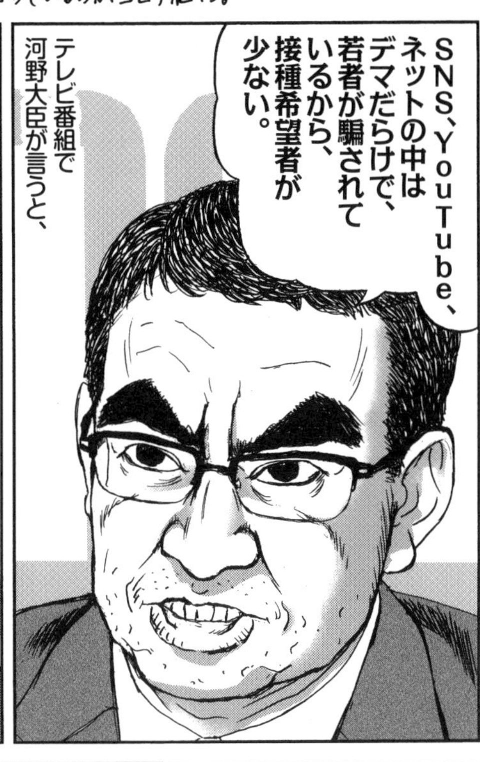

SNS、YouTube、ネットの中はデマだらけで、若者が騙されているから、接種希望者が少ない。
テレビ番組で河野大臣が言うと、

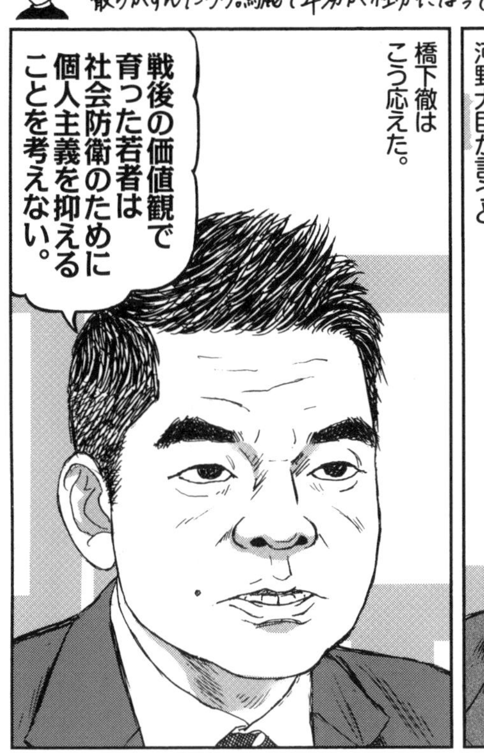

橋下徹はこう応えた。
戦後の価値観で育った若者は社会防衛のために個人主義を抑えることを考えない。

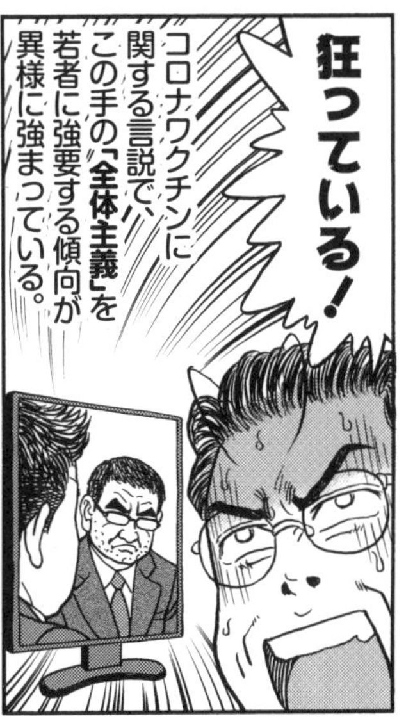

狂っている!
コロナワクチンに関する言説で、この手の「全体主義」を若者に強要する傾向が異様に強まっている。

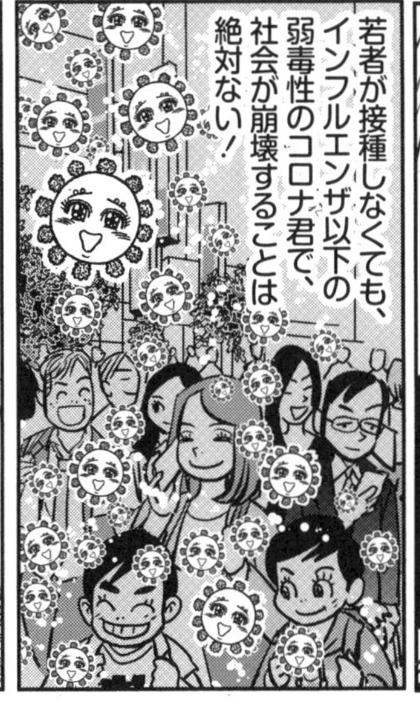

若者が接種しなくても、インフルエンザ以下の弱毒性のコロナ君で、社会が崩壊することは絶対ない!

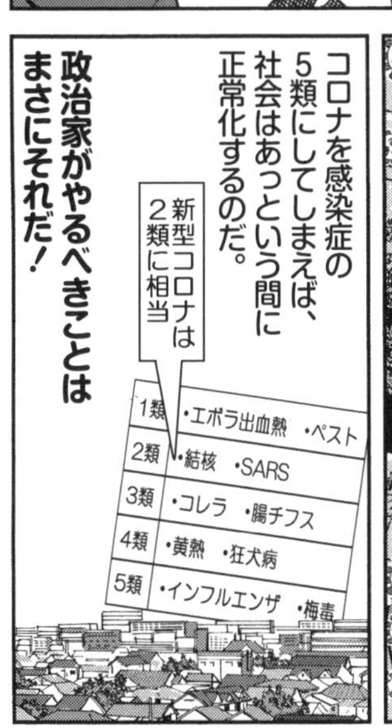

コロナを感染症の5類にしてしまえば、社会はあっという間に正常化するのだ。
新型コロナは2類に相当
1類 ・エボラ出血熱 ・ペスト
2類 ・結核 ・SARS
3類 ・コレラ ・腸チフス
4類 ・黄熱 ・狂犬病
5類 ・インフルエンザ ・梅毒
政治家がやるべきことはまさにそれだ!

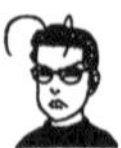

職域接種とかすれば、どうしても同調圧力が高まって、ほぼ強制になる。非正規社員などは首切られるからワクチン打たなきゃしょうがなくなる。ワクチンによる集団免疫はファシズムにならざるを得ない。

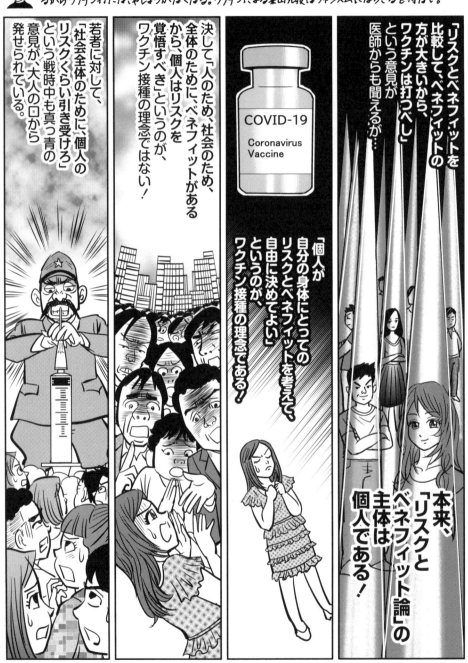

「リスクとベネフィットを比較して、ベネフィットの方が大きいから、ワクチンは打つべし」という意見が医師からも聞こえるが…

本来、「リスクとベネフィット論」の主体は個人である！

COVID-19
Coronavirus
Vaccine

「個人が自分の身体にとってのリスクとベネフィットを考えて、自由に決めてよい」というのが、ワクチン接種の理念である！

決して「人のため、社会のため、全体のために、ベネフィットがあるから、個人はリスクを覚悟すべき」というのが、ワクチン接種の理念ではない！

若者に対して、「社会全体のために、個人のリスクくらい引き受けろ」という戦時中も真っ青の意見が、大人の口から発せられている。

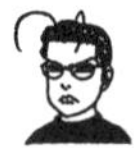

ワクチン接種後の死者は、圧倒的に接種直後に偏っている。

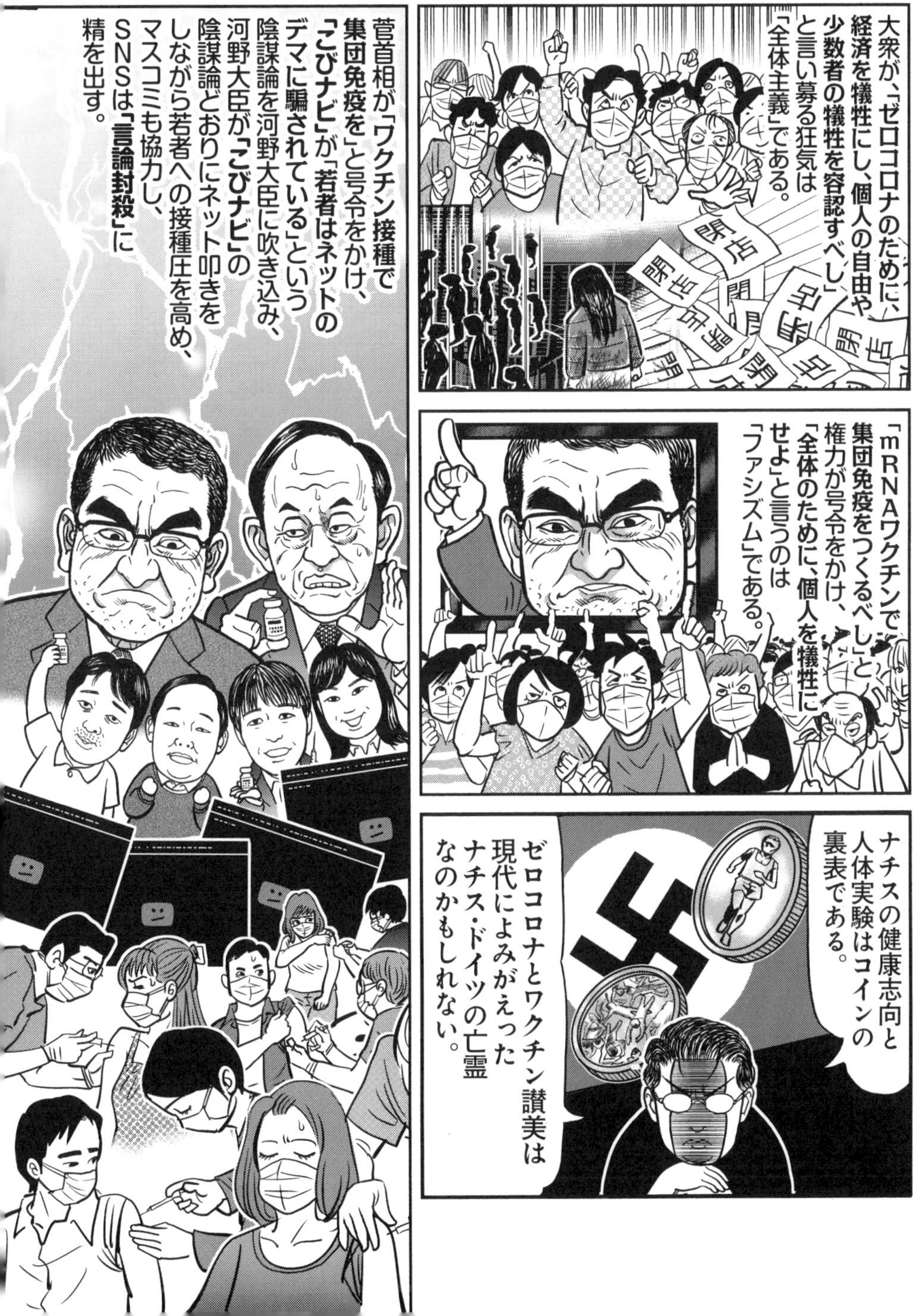

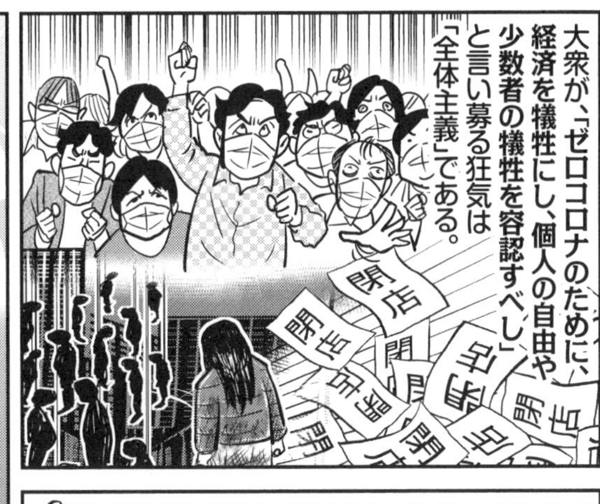
大衆が、「ゼロコロナのために、経済を犠牲にし、個人の自由や少数者の犠牲を容認すべし」と言い募る狂気は「全体主義」である。
閉店

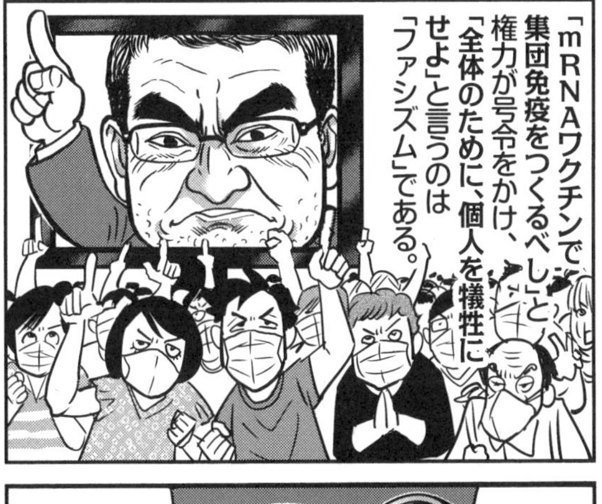
「mRNAワクチンで集団免疫をつくるべし」と権力が号令をかけ、「全体のために、個人を犠牲にせよ」と言うのは「ファシズム」である。

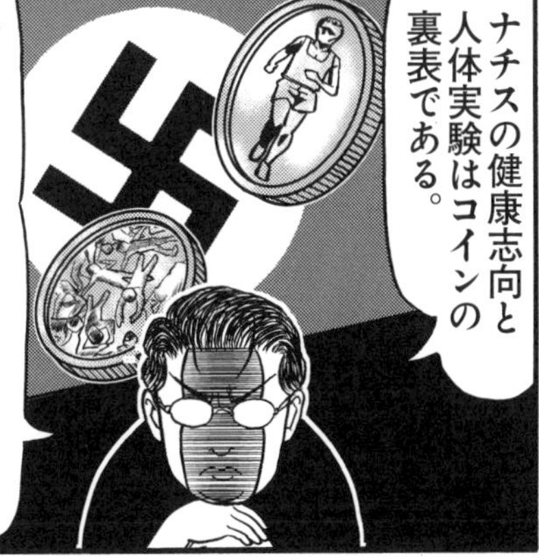
ナチスの健康志向と人体実験はコインの裏表である。
ゼロコロナとワクチン讃美は現代によみがえったナチス・ドイツの亡霊なのかもしれない。

菅首相が「ワクチン接種で集団免疫を」と号令をかけ、**「こびナビ」**が「**若者はネットのデマに騙されている**」という陰謀論を河野大臣に吹き込み、河野大臣が**「こびナビ」**の陰謀論どおりにネット叩きをしながら若者への接種圧を高め、マスコミも協力し、SNSは**「言論封殺」**に精を出す。

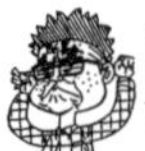

どこから湧いて出たのか、いつの間にか河野太郎のアドバイザーになってワクチンファシズムを強力に推進する「こびナビ」。こいつら、いったい何者!? マスゴミが役割を放棄して、やろうともしないその正体の調査・分析、ブログマガジン「小林よしのりライジング」がやります! 土曜8時の生放送「オドレら正気か?」もお見逃しなく!

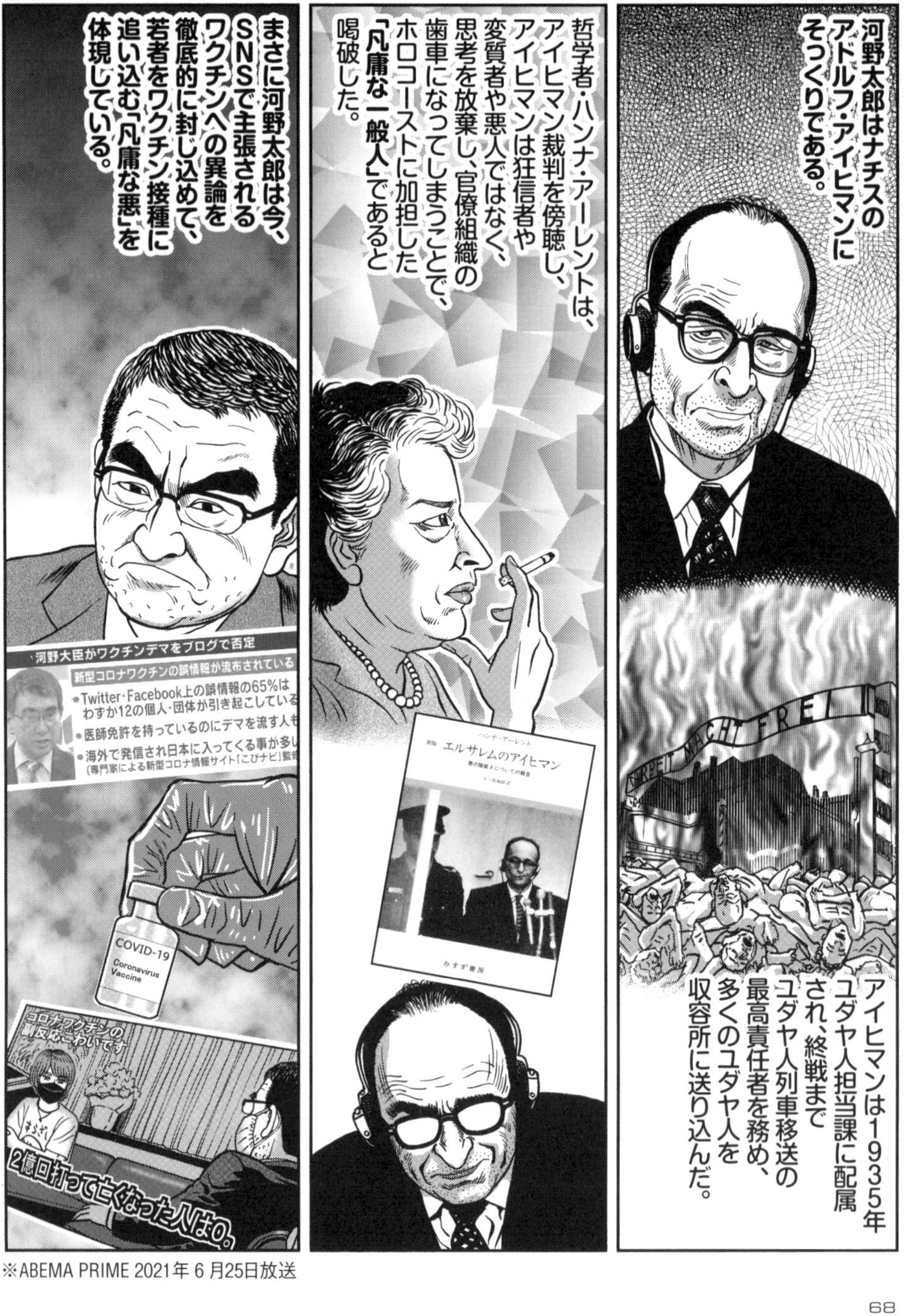

河野太郎はナチスのアドルフ・アイヒマンにそっくりである。

ARBEIT MACHT FREI

アイヒマンは1935年ユダヤ人担当課に配属され、終戦までユダヤ人列車移送の最高責任者を務め、多くのユダヤ人を収容所に送り込んだ。

哲学者・ハンナ・アーレントは、アイヒマン裁判を傍聴し、アイヒマンは狂信者や変質者や悪人ではなく、思考を放棄し、官僚組織の歯車になってしまうことで、ホロコーストに加担した「凡庸な一般人」であると喝破した。

ハンナ・アーレント
新版 エルサレムのアイヒマン
悪の陳腐さについての報告
みすず書房

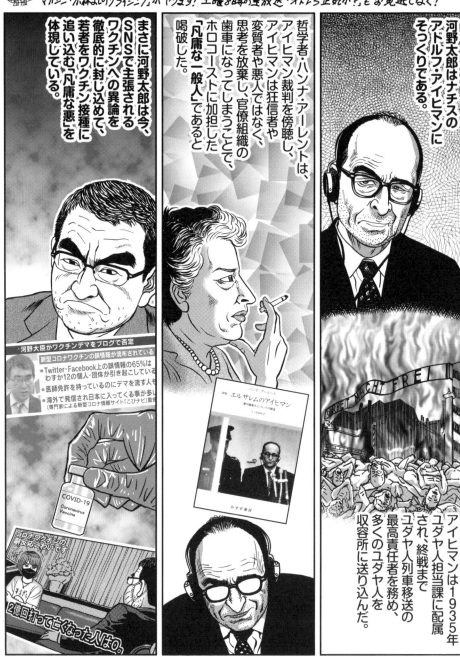

まさに河野太郎は今、SNSで主張されるワクチンへの異論を徹底的に封じ込めて、若者をワクチン接種に追い込む「凡庸な悪」を体現している。

河野大臣がワクチンデマをブログで否定
新型コロナワクチンの誤情報が流布されている
・Twitter・Facebook上の誤情報の65%はわずか12の個人・団体が引き起こしている
・医師免許を持っているのにデマを流す人も
・海外で発信され日本に入ってくる事が多し
(専門家による新型コロナ情報サイト「こびナビ」監修

COVID-19 Coronavirus Vaccine

コロナワクチンの副反応こわいです

2億回打って亡くなった人は0。

※ABEMA PRIME 2021年6月25日放送

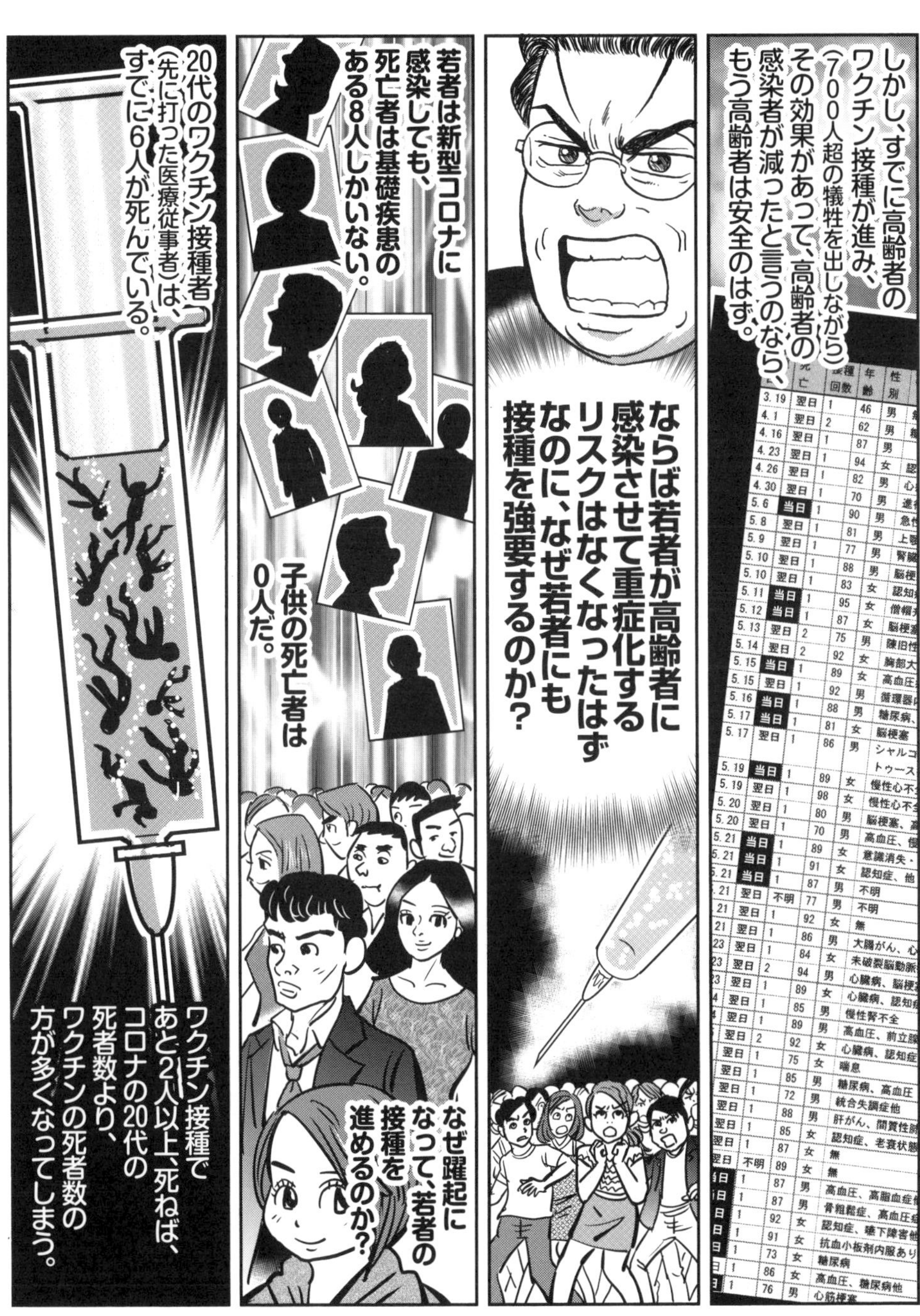
しかし、すでに高齢者のワクチン接種が進み、（700人超の犠牲を出しながら）その効果があって、高齢者の感染者が減ったと言うのなら、もう高齢者は安全のはず。
ならば若者が高齢者に感染させて重症化するリスクはなくなったはずなのに、なぜ若者にも接種を強要するのか？
若者は新型コロナに感染しても、死亡者は基礎疾患のある8人しかいない。
子供の死亡者は0人だ。
なぜ躍起になって、若者の接種を進めるのか？
20代のワクチン接種者（先に打った医療従事者）は、すでに6人が死んでいる。
ワクチン接種であと2人以上、死ねば、コロナの20代の死者数より、ワクチンの死者数の方が多くなってしまう。

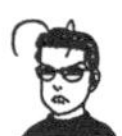

コロナ死は自然死だが、ワクチン接種死は人工的な殺人である！

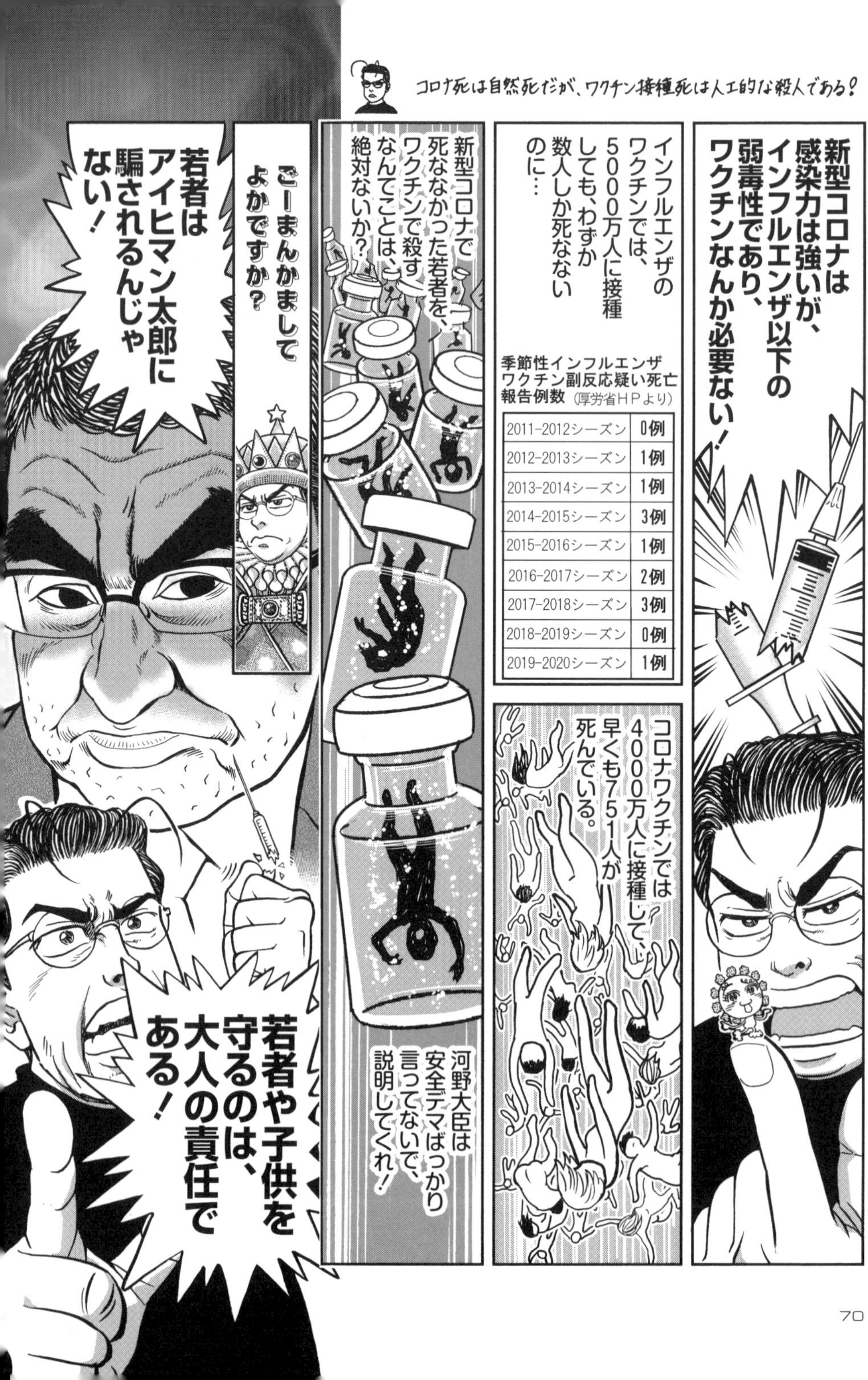

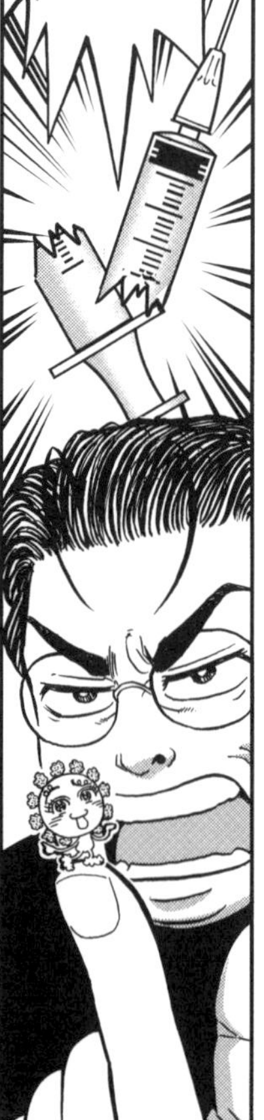

新型コロナは感染力は強いが、インフルエンザ以下の弱毒性であり、ワクチンなんか必要ない！

インフルエンザのワクチンでは、5000万人に接種しても、わずか数人しか死なないのに…

季節性インフルエンザワクチン副反応疑い死亡報告例数（厚労省HPより）

2011-2012シーズン	0例
2012-2013シーズン	1例
2013-2014シーズン	1例
2014-2015シーズン	3例
2015-2016シーズン	1例
2016-2017シーズン	2例
2017-2018シーズン	3例
2018-2019シーズン	0例
2019-2020シーズン	1例

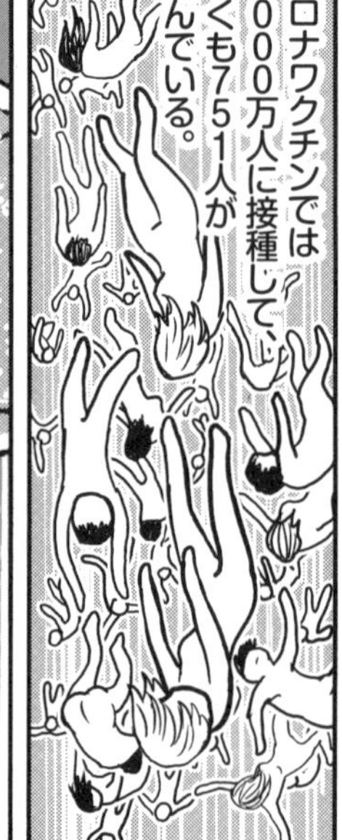

コロナワクチンでは4000万人に接種して、早くも751人が死んでいる。

新型コロナで死ななかった若者を、ワクチンで殺すなんてことは、絶対ないか？

河野大臣は安全デマばっかり言ってないで、説明してくれ！

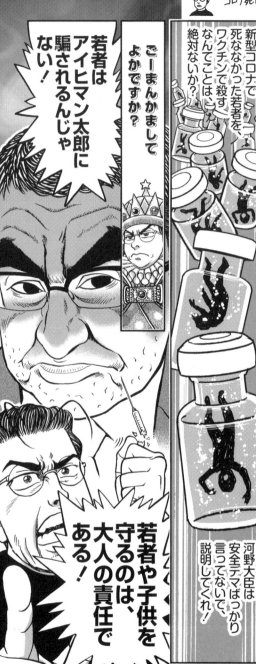

ごーまんかましてよかですか？

若者はアイヒマン太郎に騙されるんじゃない！

若者や子供を守るのは、大人の責任である！

得意のSNSを駆使し有名人も総動員 河野ワクチン担当相の「安全アピール」

「実行力、突破力というところは誰にも引けを取らないと思っている。今回のワクチン接種を、1741市区町村、47都道府県とさまざまな調整をしながら、今の時点では世界最速。接種率で米国に肩を並べるところまで持ってきた」

衆院選に先駆けて2021年9月29日に行われた自民党総裁選では、決戦投票までもつれたものの、結局は岸田文雄氏に敗れた河野太郎ワクチン担当相（当時）。9月10日に開いた出馬会見では、菅政権の下、ワクチン政策で陣頭指揮を執った自身の政治手腕を自画自賛していた。

だが、ここに至るまで、河野氏の〝ワクチン推し〟はあまりにも強引な手法と言わざるをえないだろう。遡れば6月には歌手のきゃりーぱみゅぱみゅのネット番組に出演して若者に接種を呼びかけ、7月には人気YouTuber・はじめしゃちょーと動画でコラボ。ロックバンド・X JAPANのYOSHIKIともSNSで対談している。8月には、人気お笑い芸人が集まる職域接種の現場を訪問。さらに9月には、オンライン開催のファッションイベント「東京ガールズコレクション」にビデオメッセージを寄せるなど、若者に対して「ワクチンは安全」と、なりふり構わずワクチン礼賛のパフォーマンスを繰り広げていたからだ。

一方で、都合の悪い情報を「デマ」と決めつけ、打ち消すことにも躍起になっていた。7月15日、ヤフーなどネット企業が名を連ねる社団法人セーファーインターネット協会が開催した「ワクチンデマ対策シンポジウム」に参加。「若い方々が誤解したり、過度に不安を抱いたりすることを大変危惧している」とのメッセージを送っている。

ワクチンの危険情報は黙殺し、〝安全デマ〟を若者に流布？

だが、〝ワクチン推し〟に邁進するばかりに、見過ごすことができない問題発言も少なくない。7月にはじめしゃちょーとコラボした動画のなかでは、無責任にも「ワクチン打ったら重症化しないだけじゃなくたぶん感染しない」「人にもうつさない」と放言。折しもデルタ株を巡っては、ワクチンを2回接種していても感染する「ブレイクスルー感染」が世界中で報告されていたことからも、意図的にリスクの部分は説明せず、野放図に〝安全デマ〟を流布していた可能性が高い。

実は、国内の新聞・テレビなど大手メ

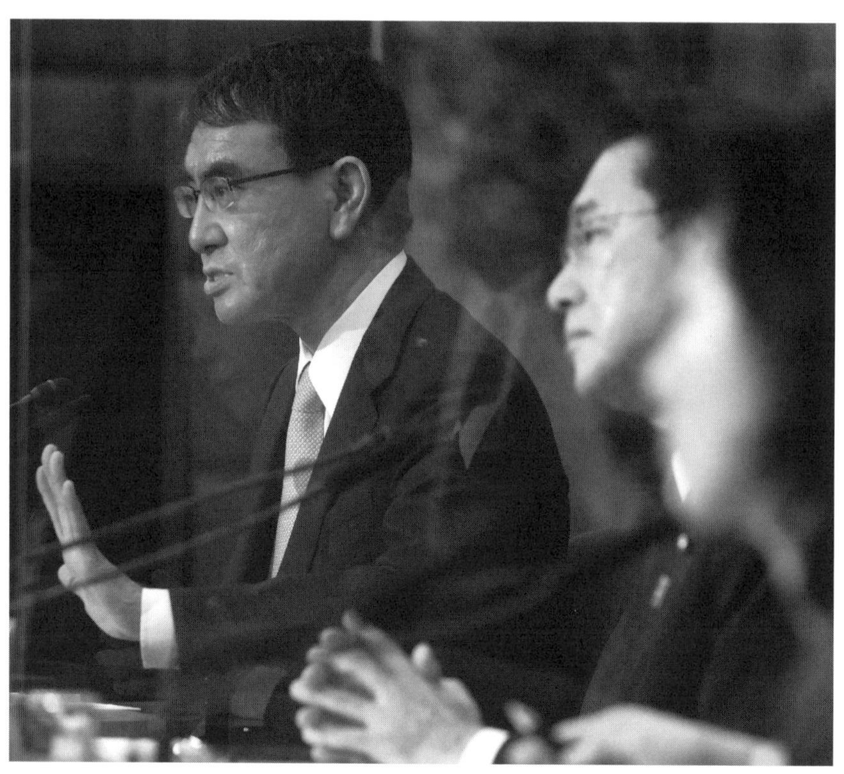

9月18日、自民党総裁選の候補者討論会で発言する河野ワクチン担当相(当時)。不出馬を余儀なくされた菅総理を尻目に、ワクチン行政の手柄を独り占めした格好だ　写真／朝日新聞社

ディアは黙殺しているが、7月28日にワクチン製造元の米ファイザー社が公表した研究論文は衝撃的な内容だった。ファイザーが同社製ワクチンを接種した世界各国の4万人を対象に、2回目の接種後、最長6か月間にわたり追跡調査を実施。参加者4万人を「ワクチン接種群」(約2万人)と、偽薬を与えた「プラセボ群」(約2万人)に分け効果を確認したところ、調査期間中に死亡したのは「ワクチン接種群」が15人に対し、「プラセボ群」が14人。つまり、ワクチンを打っても打たなくても、死亡率はほとんど変わらないという驚きの結果が出たのだ。

効果に疑問符がつくワクチンの〝安全デマ〟を撒き散らす河野ワクチン担当相は、8月26日に米モデルナ社製ワクチンの異物混入が発覚したときもこれに一切触れず、ネガティブな情報を事実上、隠蔽していた……。

果たして、新政権誕生を機に日本のコロナ対策は変わるのか。まずは、誠実な情報公開が望まれる。

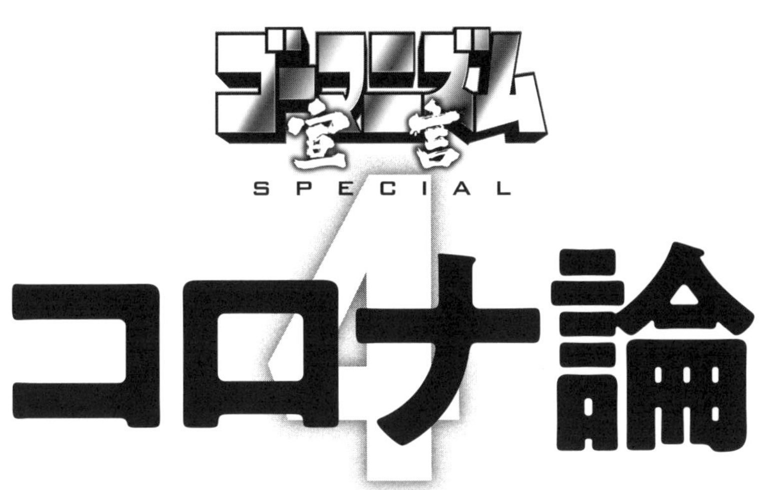
ゴーマニズム宣言
SPECIAL
コロナ論4

第6章 | 河野&こびナビの真相

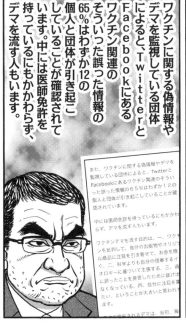

河野大臣のブログは「こびナビ」が監修しているらしいが、そこにこのような文章が書いてある。

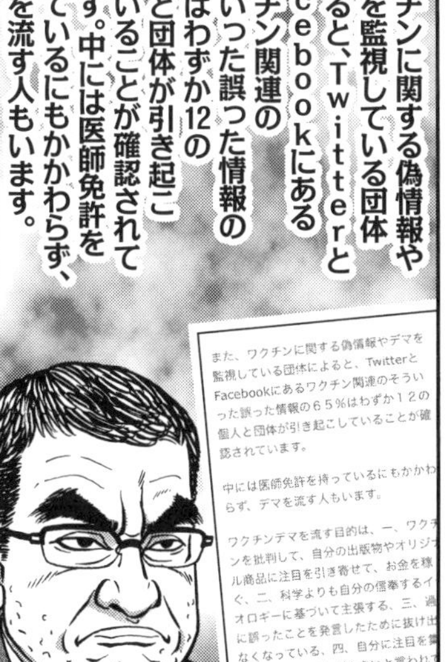
ワクチンに関する偽情報やデマを監視している団体によると、TwitterとFacebookにあるワクチン関連のそういった誤った情報の65%はわずか12の個人と団体が引き起こしていることが確認されています。中には医師免許を持っているにもかかわらず、デマを流す人もいます。
また、ワクチンに関する偽情報やデマを
監視している団体によると、Twitterと
Facebookにあるワクチン関連のそうい
った誤った情報の65%はわずか12の
個人と団体が引き起こしていることが確
認されています。
中には医師免許を持っているにもかかわ
らず、デマを流す人もいます。
ワクチンデマを流す目的は、一、ワク
ンを批判して、自分の出版物やオリジ
ル商品に注目を引き寄せて、お金を稼
ぐ、二、科学よりも自分の信奉するイ
オロギーに基づいて主張する、三、過
に誤ったことを発言したために抜け出
なくなっている、四、自分に注目を集め
たい、ということが大きいと言われて
ます。

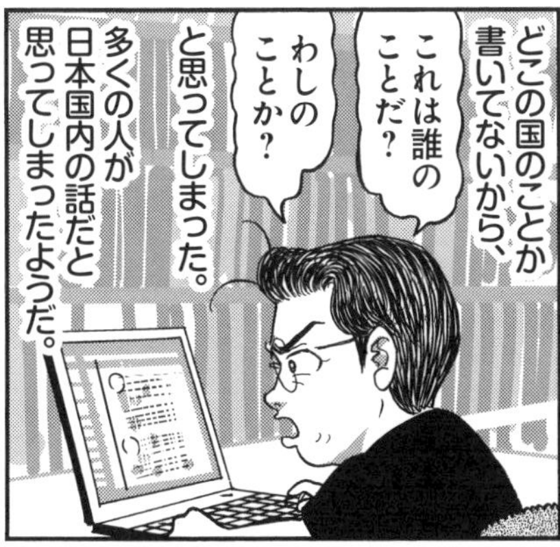
どこの国のことか書いてないから、
これは誰のことだ?
わしのことか?
と思ってしまった。
多くの人が日本国内の話だと思ってしまったようだ。

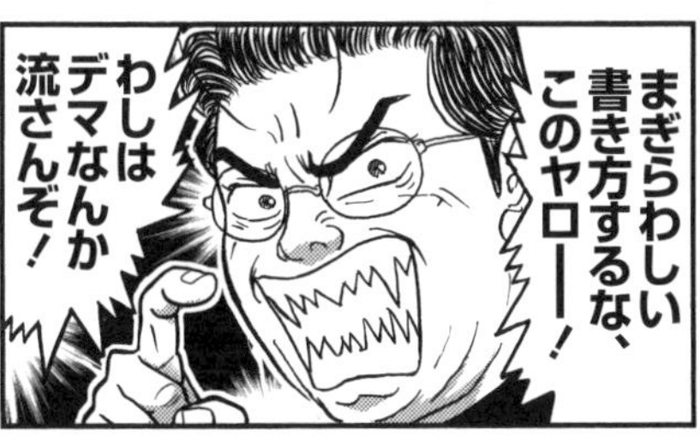
まぎらわしい書き方するな、このヤローー!
わしはデマなんか流さんぞ!

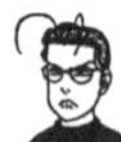

東京五輪に反対が圧倒的多数だったが、開幕式は視聴率60%で話題続出。日本人選手はメダルラッシュの大活躍。高視聴率を叩き出して国民はテレビにくぎ付けで、その分は外出が減少した。

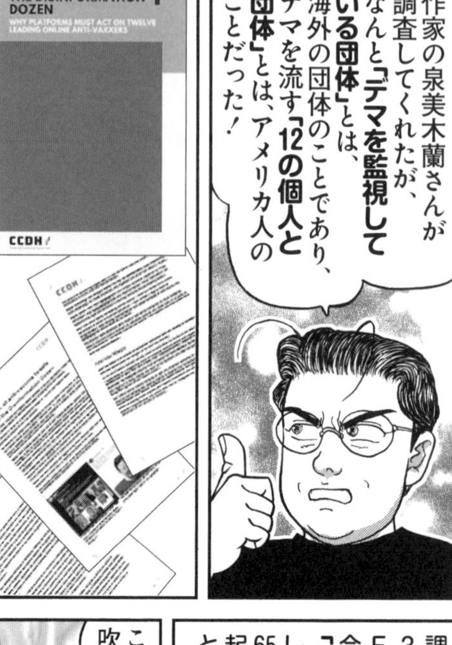
作家の泉美木蘭さんが調査してくれたが、なんと「デマを監視している団体」とは、海外の団体のことであり、デマを流す「12の個人と団体」とは、アメリカ人のことだった！

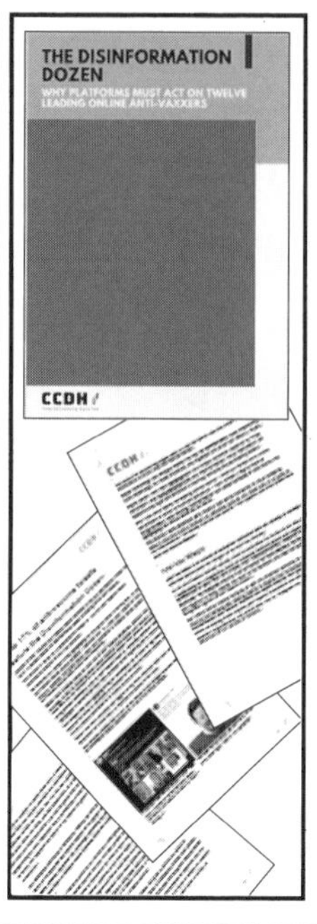
THE DISINFORMATION DOZEN
WHY PLATFORMS MUST ACT ON TWELVE LEADING ONLINE ANTI-VAXXERS
CCDH

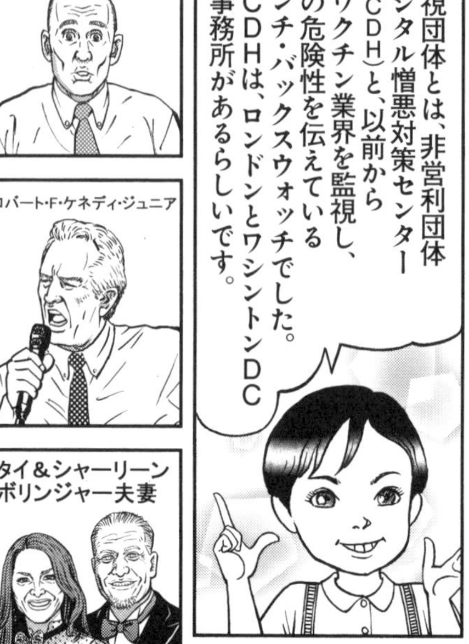
監視団体とは、非営利団体デジタル憎悪対策センター（CCDH）と、以前から反ワクチン業界を監視し、その危険性を伝えているアンチ・バックスウォッチでした。CCDHは、ロンドンとワシントンDCに事務所があるらしいです。

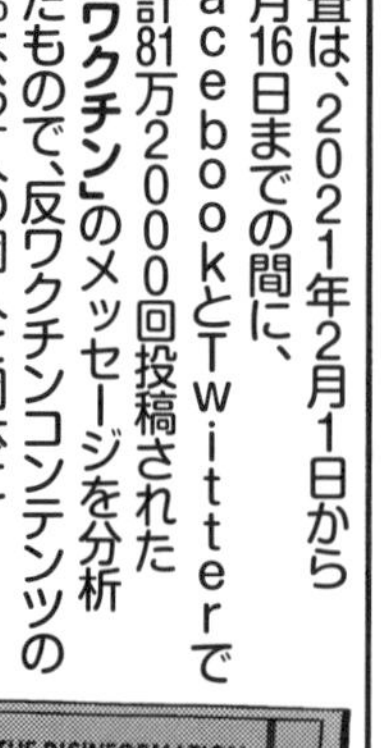
調査は、2021年2月1日から3月16日までの間に、FacebookとTwitterで合計81万2000回投稿された「反ワクチン」のメッセージを分析したもので、反ワクチンコンテンツの65%は、12人の個人と団体に起因するものであるとわかったという。

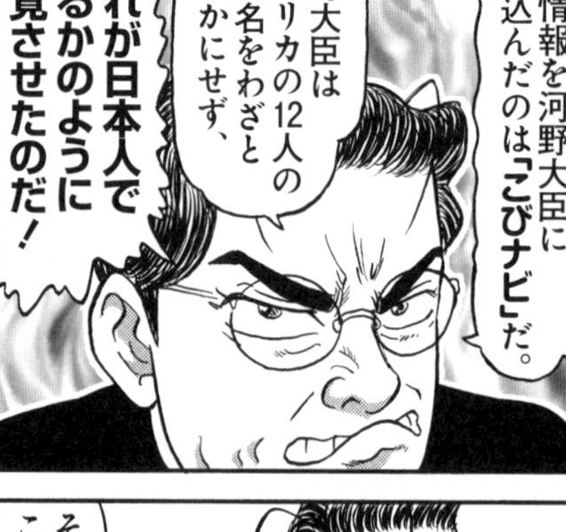
この情報を河野大臣に吹き込んだのは「こびナビ」だ。
河野大臣はアメリカの12人の個人名をわざと明らかにせず、
それが日本人であるかのように錯覚させたのだ！

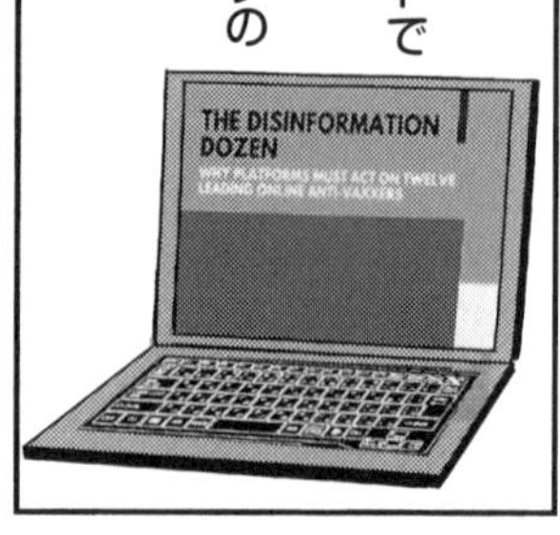
THE DISINFORMATION DOZEN
WHY PLATFORMS MUST ACT ON TWELVE LEADING ONLINE ANTI-VAXXERS

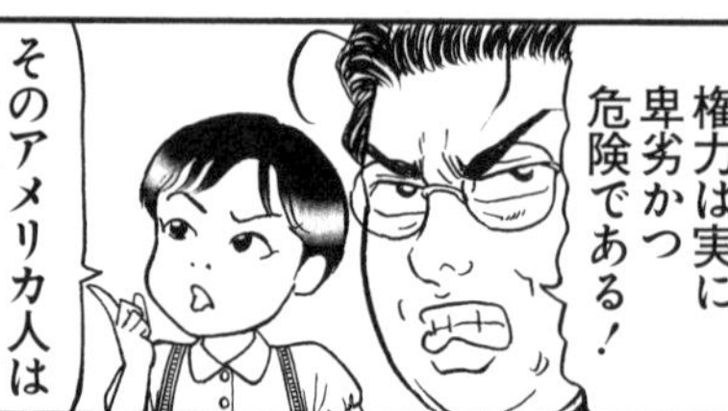
権力は実に卑劣かつ危険である！
そのアメリカ人はこの人たちです。

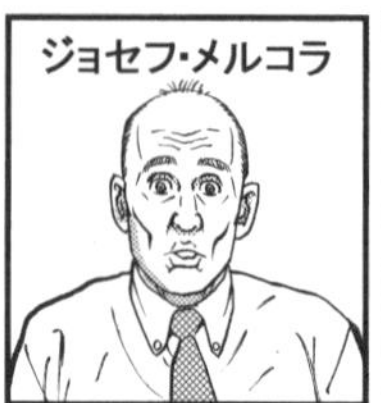
ジョセフ・メルコラ

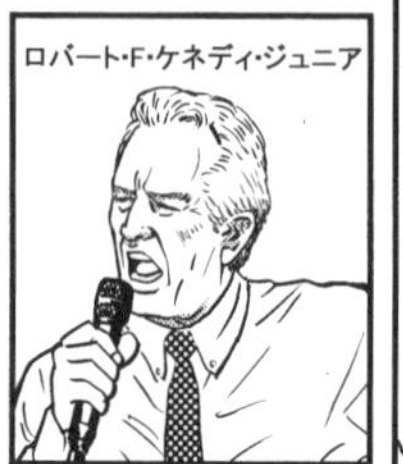
ロバート・F・ケネディ・ジュニア

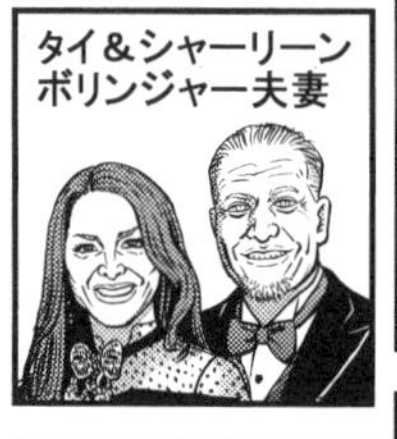
タイ＆シャーリーン ボリンジャー夫妻

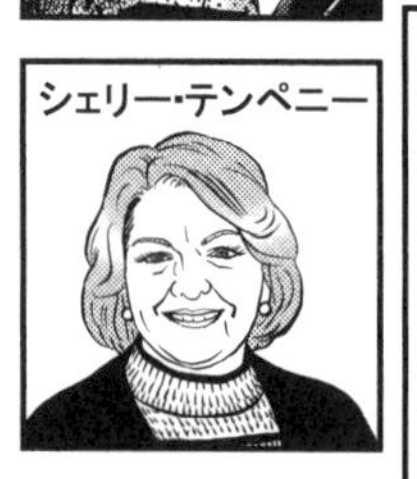
シェリー・テンペニー

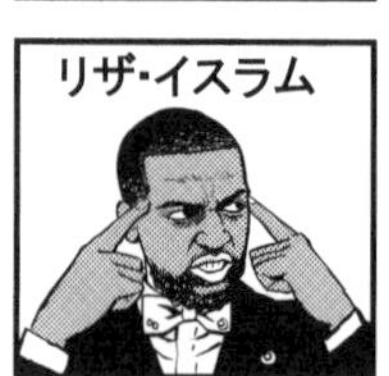
リザ・イスラム

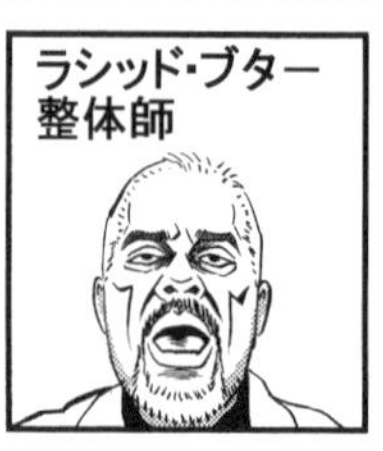
ラシッド・ブター
整体師

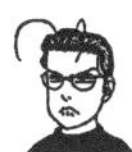

東京五輪、終わってみたら、五輪開催が「よかった」と答える者が64%、「思わない」が28%、世論は見事に「手のひら返し」だった。

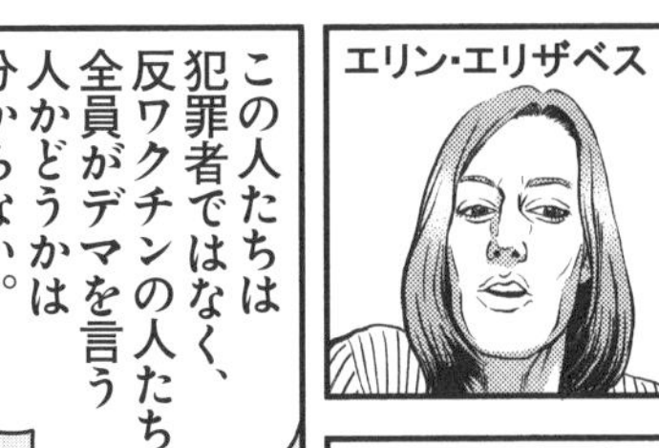

エリン・エリザベス

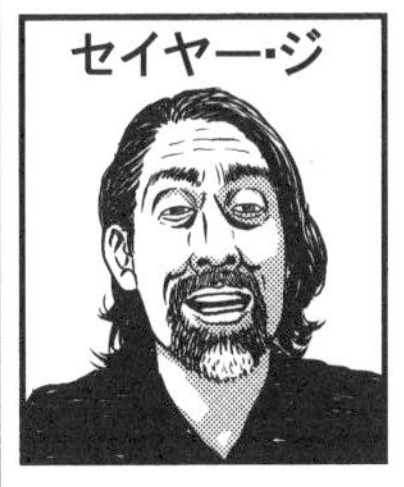

セイヤー・ジ

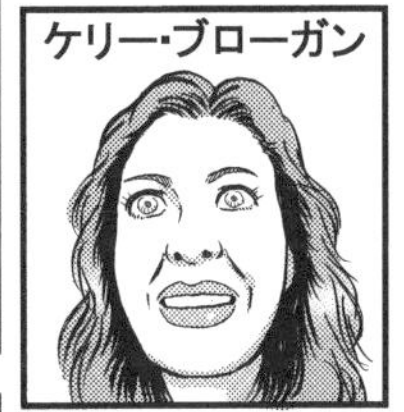

ケリー・ブローガン

クリスチャン・ノースラップ

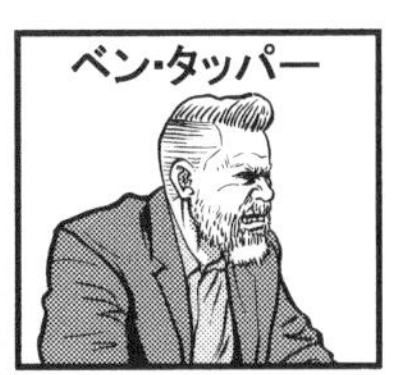

ベン・タッパー

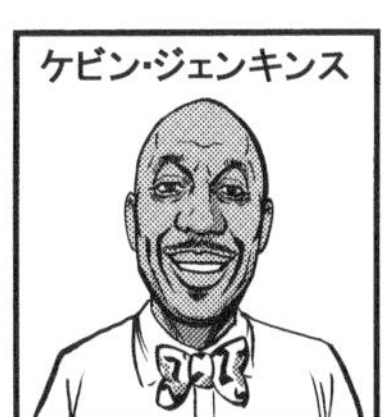

ケビン・ジェンキンス

この人たちは犯罪者ではなく、反ワクチンの人たちだが、全員がデマを言う人かどうかは分からない。

日本人名を特定しないのは名誉棄損で訴えられるからだろう。

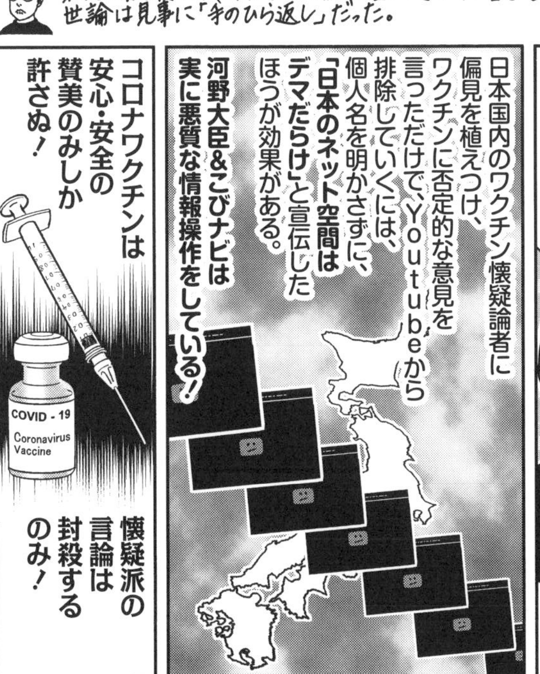

日本国内のワクチン懐疑論者に偏見を植えつけ、ワクチンに否定的な意見を言っただけで、Youtubeから排除していくには、個人名を明かさずに、「日本のネット空間はデマだらけ」と宣伝したほうが効果がある。
河野大臣&こびナビは実に悪質な情報操作をしている！
コロナワクチンは安心・安全の賛美のみしか許さぬ！
COVID - 19
Coronavirus
Vaccine
懐疑派の言論は封殺するのみ！

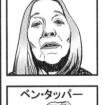

「こびナビ」のメンバーは千葉大学病院の関係者を中心に結成されたようだ。

さらに、ネット上で積極的にワクチンを推進する発言や、「感染拡大」「外食は危険」「密に注意」などの分科会の提言を広めながら、コロナ・ブームにのって、一般人のフォロワーを数万～10万単位で増やしてきた「医療系インフルエンサー」と言える医師たちが集まっている。

COV-Navi
こびナビ
「こびナビ」は

「こびナビ」は、医療系のWEBプロモーション会社と組んで、ネット上の人々を取り込むことにかなり力を入れているようです。

今年3月にはクラウドファンディングで資金集めを行っており、ひと月足らずで3000万円以上のカネをかき集めることに成功しています。

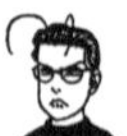

五輪の選手たちは「開催してくれて感謝します」と言っていた。胸が痛まない奴は人でなしである。外国人選手も感動的なシーンをいっぱい残してくれた。五輪に参加してくれた外国人選手たちにも感謝したい。

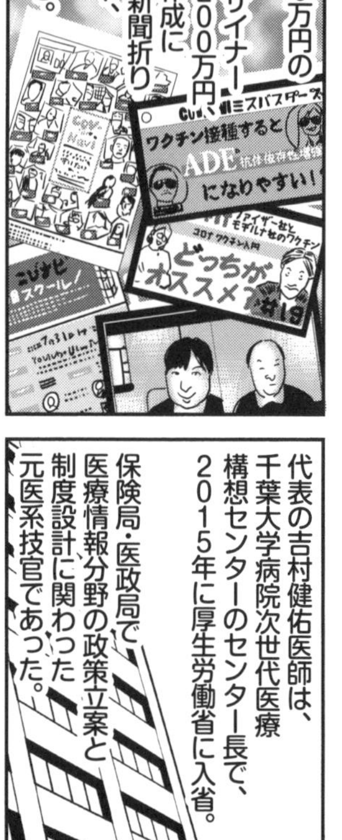

公表されている3000万円の資金の用途を見ると、ウェブサイト設置や、デザイナーによる資材制作などに200万円、プロに依頼しての動画作成に250万円、ポスターや新聞折り込みチラシなどの制作や、各施設への発送などに500万円使用している。
ワクチン接種すると
ADE
になりやすい!
どっちがオススメ
こびナビ

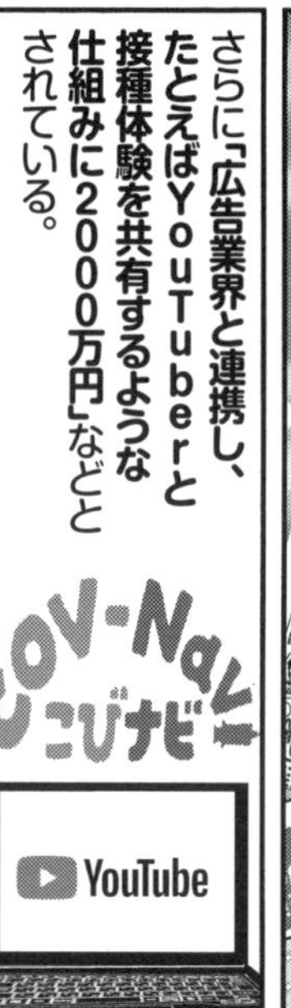

さらに「広告業界と連携し、たとえばYouTuberと接種体験を共有するような仕組みに2000万円」などとされている。
COV-Navi
こびナビ
YouTube

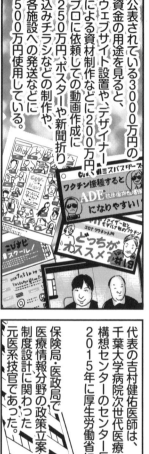

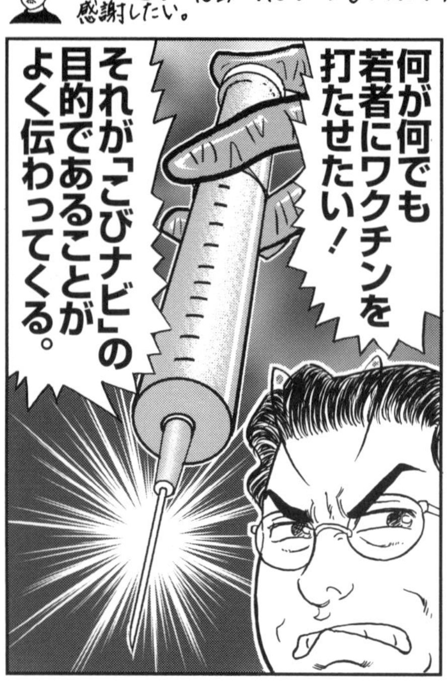

何が何でも若者にワクチンを打たせたい!
それが「こびナビ」の目的であることがよく伝わってくる。

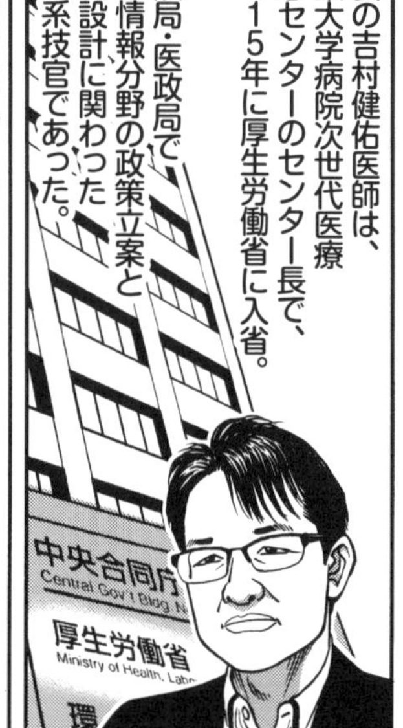

代表の吉村健佑医師は、千葉大学病院次世代医療構想センターのセンター長で、2015年に厚生労働省に入省。
保険局・医政局で医療情報分野の政策立案と制度設計に関わった元医系技官であった。
中央合同庁
厚生労働省

日本でファイザーのワクチンが正式承認されたのは、2021年2月14日。

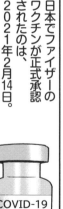

COVID-19
Coronavirus Vaccine

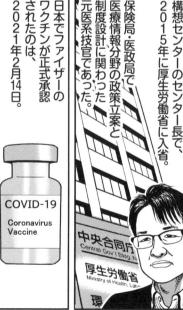

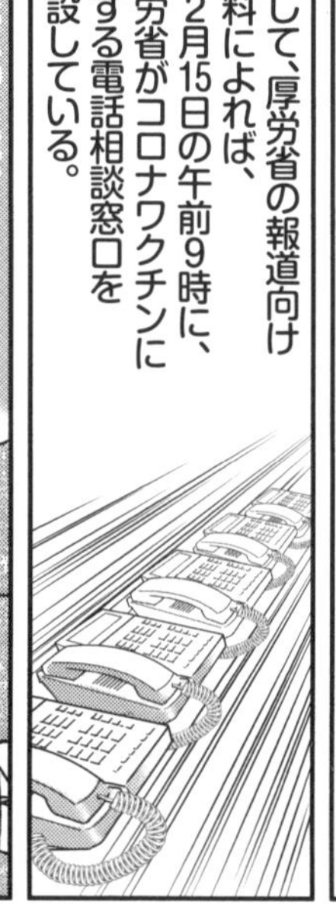

そして、厚労省の報道向け資料によれば、翌2月15日の午前9時に、厚労省がコロナワクチンに関する電話相談窓口を開設している。

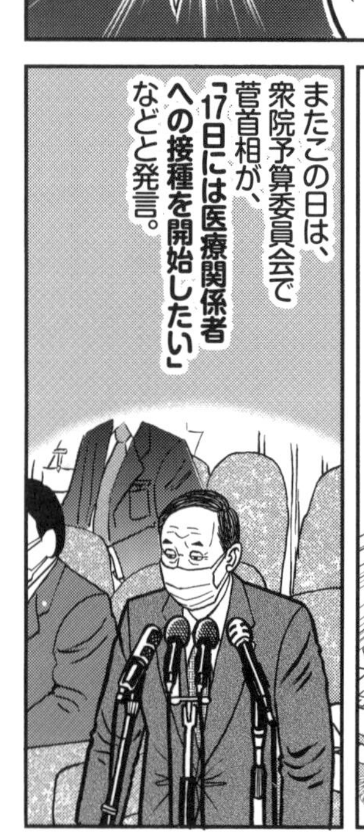

またこの日は、衆院予算委員会で菅首相が、「17日には医療関係者への接種を開始したい」などと発言。

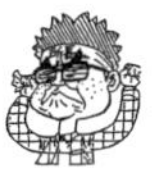

よしりん先生のより詳しい東京五輪の総括は、ブログマガジン「小林よしのりライジング」に掲載されています！
始まる前は中止を主張し、始まったら手のひら返して、終わったら忘れ、またコロナ煽りに踊る、そんな無責任な国民でいいのか？ アスリートたちの姿に学ぶものはないのか？ 土曜8時の生放送「オドレら正気か？」も配信中！

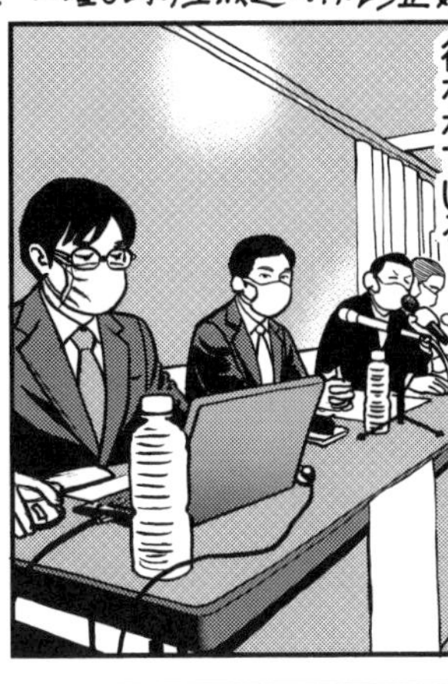

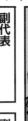

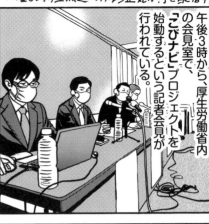

そして、さらに、この日の午後3時から、厚生労働省内の会見室で、「こびナビ」プロジェクトを始動するという記者会見が行われている。

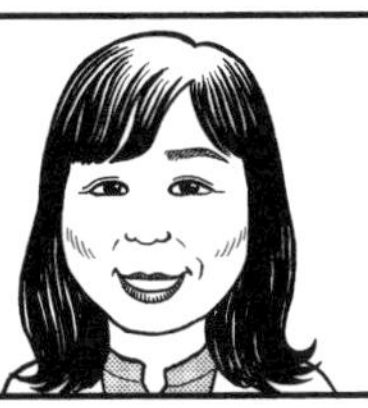

副代表
池田早希医師
米国ベイラー医科大学テキサス小児病院で、小児科医師として勤務。

副代表
峰宗太郎医師
米国立研究機関博士研究員の病理医。メリーランド在住。

この記者会見は、NHKのほか民放各局からも報道された。

なんのことはない。「こびナビ」は権力に保護され、権力の手先として活動してるしょーもない奴らだ。

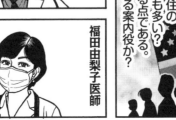

幹事
安川康介医師
ワシントンホスピタルセンターホスピタリスト、ジョージタウン大学医学部内科助教。米国内科専門医、米国感染症専門医。

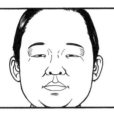

内田舞医師
マサチューセッツ総合病院小児精神科指導医。ハーバード大学医学部助教授、マサチューセッツ総合病院小児うつ病センター長。

奇妙なのは、「こびナビ」のメンバー13人の医師のうち、半分がアメリカ在住で、アメリカの病院で働く医師であることだ。
なぜアメリカ在住の医師がこんなにも多い？
当然、疑惑の残る点である。
アメリカに媚びる案内役か？

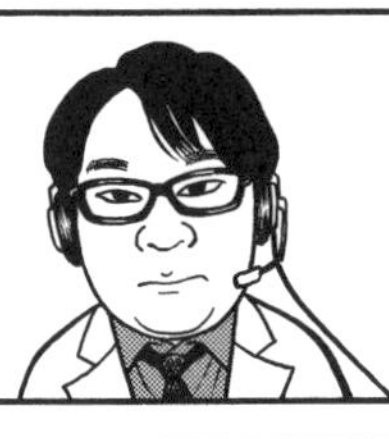

兒子真之医師
テキサス州立大学ヒューストン校感染症科アシスタント・プロフェッサー。

福田由梨子医師
テキサス州ベイラー医科大学感染症科のアシスタント・プロフェッサー。

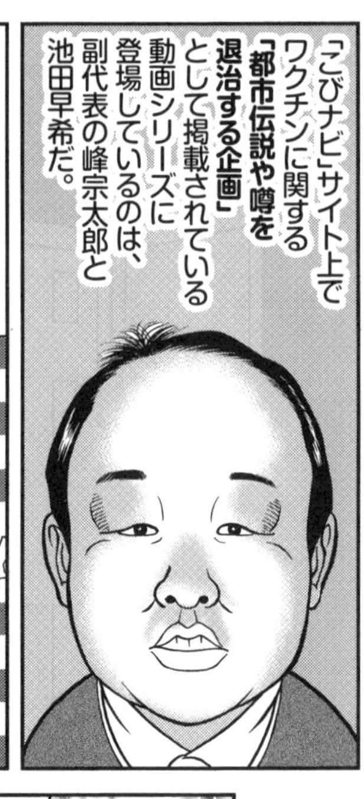
「こびナビ」サイト上でワクチンに関する「都市伝説や噂を退治する企画」として掲載されている動画シリーズに登場しているのは、副代表の峰宗太郎と池田早希だ。

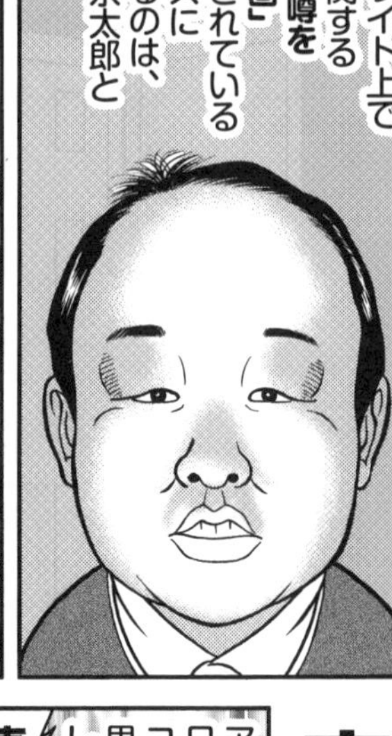
それぞれがテキサスとメリーランドからオンラインでつながり、「コロナワクチンでADE（抗体依存性感染増強）の心配をする必要はない」という話をしている動画である。
メリーランド
テキサス

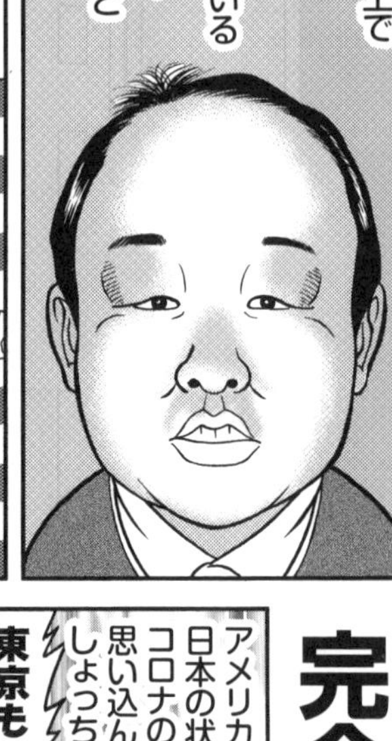
池田早希医師がこんなことを言っている。
何人もコロナウイルスで重症化したお子さんをたくさん見てきましたけれども、本当にかかって重症化したらとてもかわいそうな病気で、亡くなられる方も、若い人でも、お子さんでもいます。

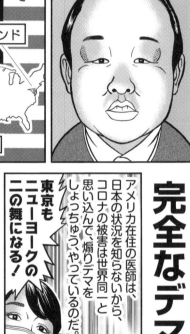

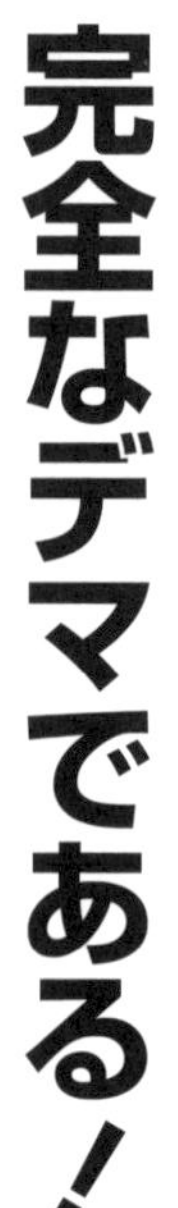
完全なデマである！

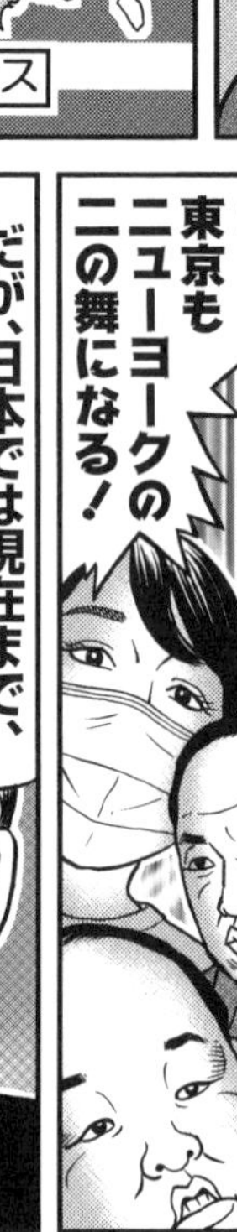
アメリカ在住の医師は、日本の状況を知らないから、コロナの被害は世界同一と思い込んで、煽りデマをしょっちゅう、やっているのだ。
東京もニューヨークの二の舞になる！
2週間後には東京もニューヨークになる！

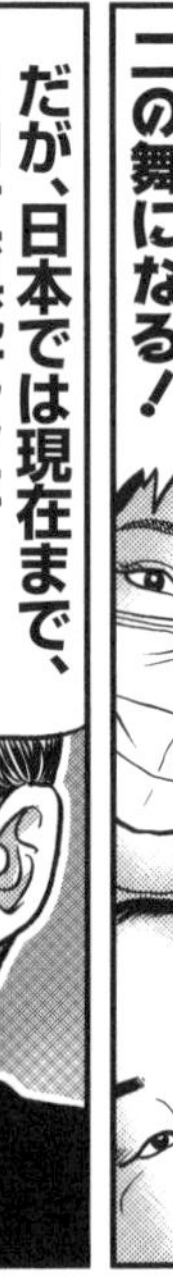
だが、日本では現在まで、コロナで死亡した子供は一人もいない！
「こびナビ」こそデマだらけ！
デマで若者をだましまくっているのだ！

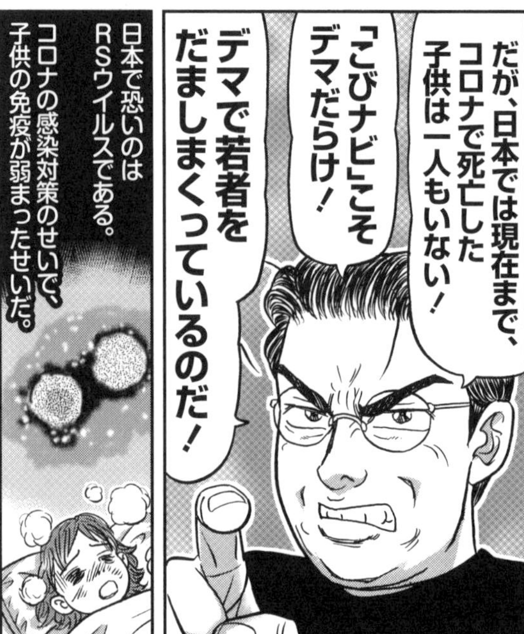
日本で恐いのはRSウイルスである。
コロナの感染対策のせいで、子供の免疫が弱まったせいだ。

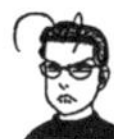

ワクチンについて「感染すれども重症化せず」というのは、どういう理屈なんだ？感染したら細胞ごと壊死、またはアポトーシスさせるのがキラーT細胞の働きだろう。スパイクタンパクが誘導した抗体は、なぜ感染細胞を攻撃しないんだ？

それではアメリカでは、子供が続々、死んでいるのか？

米国小児科学会のデータでは、子供の死亡例は、0・00％〜0・25％で、8つの州では子供の死亡例はゼロだと記されている。

米国小児科学会のホームページには、**「現時点では、COVID-19による重症化は小児では稀であると考えられます」**と書かれている。

Children and COVID-19: 7/8/21
Summary of State-Level Data Provided in this Report

Detail and links to state/local data sources provided in Appendix

Cumulative Number of Child COVID-19 Cases*
- 4,064,365 total child COVID-19 cases reported, and children represented 14.2% (4,064,365/28,645,258) of all cases
- Overall rate: 5,400 cases per 100,000 children in the population

Change in Child COVID-19 Cases*
- 19,482 child COVID-19 cases were reported the past week from 7/1/21-7/8/21 (4,044,884 to 4,064,365) and children represented 22.3% (19,482/87,374) of the weekly reported cases
- Over two weeks, 6/24/21-7/8/21, there was a <1% increase in the cumulated number of child COVID-19 cases (31,584 cases added (4,032,782 to 4,064,365)

Testing (11 states reported)*
- Children made up between 6.0%-19.9% of total state tests, and between 4.9%-34.9% of children tested were tested positive

Hospitalizations (23 states and NYC reported)*
- Children were 1.3%-3.6% of total reported hospitalizations, and between 0.1%-1.9% of all child COVID-19 cases resulted in hospitalization

Mortality (43 states, NYC, PR and GU reported)*
- Children were 0.00%-0.25% of all COVID-19 deaths, and 8 states reported zero child deaths
- In states reporting, 0.00%-0.03% of all child COVID-19 cases resulted in death

American Academy of Pediatrics

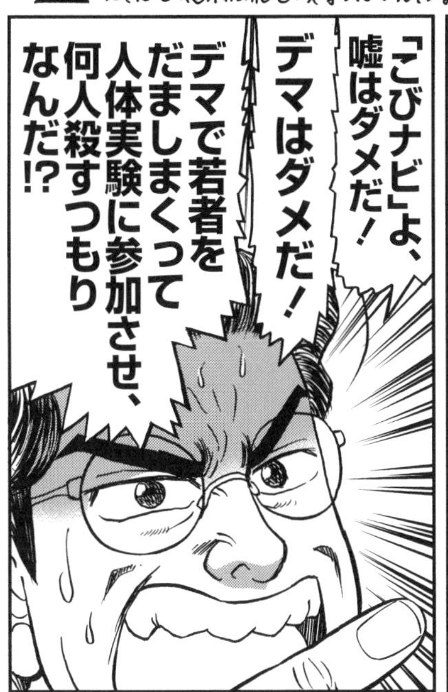
「こびナビ」よ、
嘘はダメだ！
デマはダメだ！
デマで若者をだましまくって人体実験に参加させ、何人殺すつもりなんだ!?

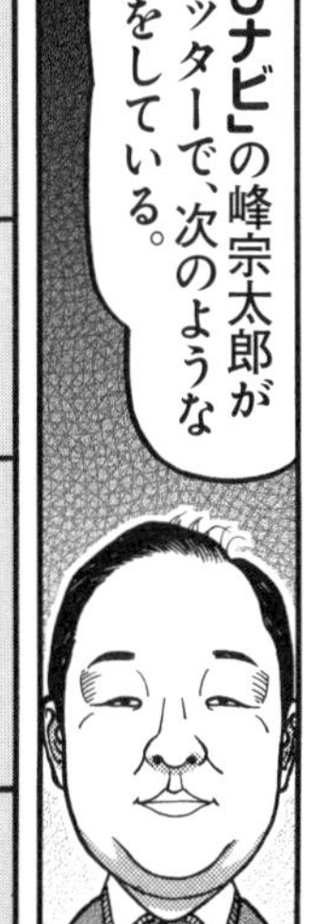

「こびナビ」の峰宗太郎がツイッターで、次のような投稿をしている。

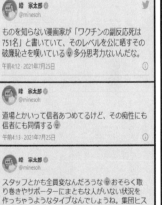

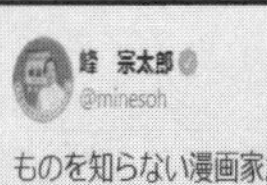
峰 宗太郎
@minesoh

ものを知らない漫画家が「ワクチンの副反応死は751名」と書いていて、そのレベルを公に晒すその破廉恥さを嘆いている 多分思考力ないんだな。

午前4:12・2021年7月25日

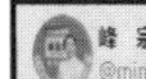
峰 宗太郎
@minesoh

道場とかいって信者あつめてるけど、その痴性にも信者にも同情する

午前4:13・2021年7月25日

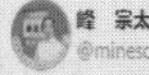
峰 宗太郎
@minesoh

スタッフとかも全員変なんだろうな おそらく取り巻きやサポーターにまともな人がいない状況を作っちゃうようなタイプなんでしょうね。集団ヒステリーみたいな。

午前4:15・2021年7月25日

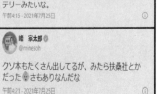

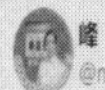
峰 宗太郎
@minesoh

クソ本もたくさん出してるが、みたら扶桑社とかだった さもありなんだな

午前4:21・2021年7月25日

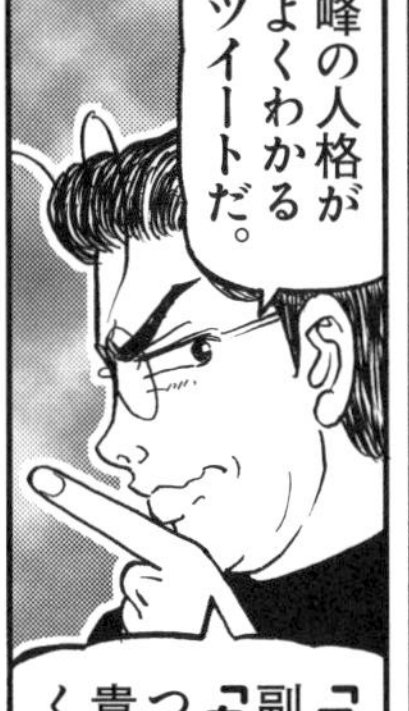

峰の人格がよくわかるツイートだ。

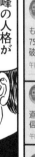

「こびナビ」はワクチンの副反応死を全て**「自然死」**と言い張るつもりらしいが、ここに貴重なデータを出してくれる人がいた。

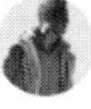
なつお
@NatsuPerson

科学とは可能性を追求する学問です。そういう面では事件の捜査に近いものがあります。これは接種してから何日目に副反応で死亡したかのグラフです。貴方たちのいう通り自然死なら平坦になるはずではないですか？これを見て少しは良心が痛みませんか？

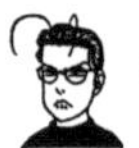

デルタ株は感染力が強いが、弱毒だから、死者が増えない。死者が増えないのをワクチンのおかげと言う馬鹿が発生している。日本はまだそこまでワクチン接種してないよ。

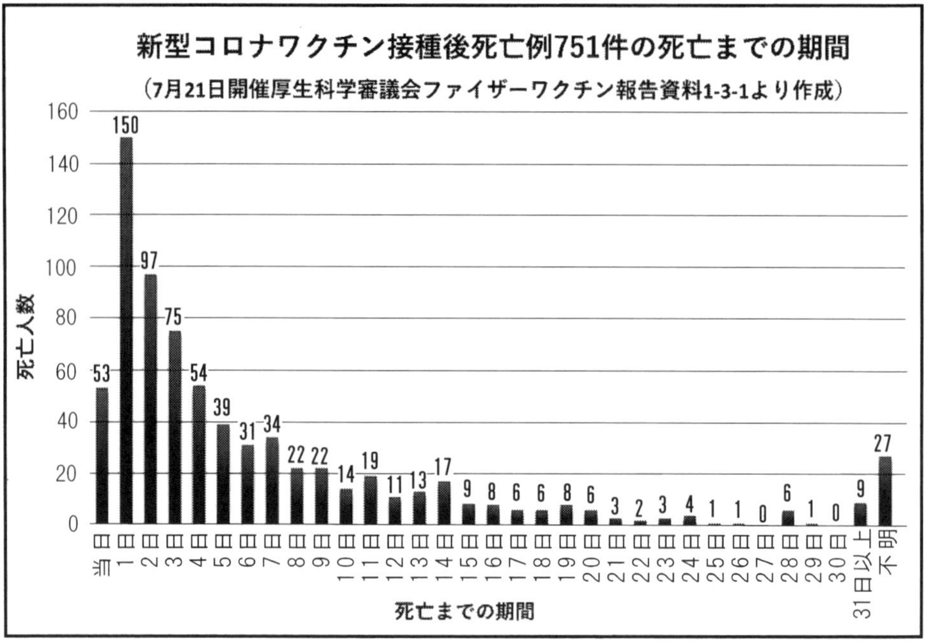

新型コロナワクチン接種後死亡例751件の死亡までの期間

（7月21日開催厚生科学審議会ファイザーワクチン報告資料1-3-1より作成）

死亡までの期間	死亡人数
当日	53
1日	150
2日	97
3日	75
4日	54
5日	39
6日	31
7日	34
8日	22
9日	22
10日	14
11日	19
12日	11
13日	13
14日	17
15日	9
16日	8
17日	6
18日	6
19日	8
20日	6
21日	3
22日	2
23日	3
24日	4
25日	1
26日	1
27日	0
28日	6
29日	1
30日	0
31日以上	9
不明	27

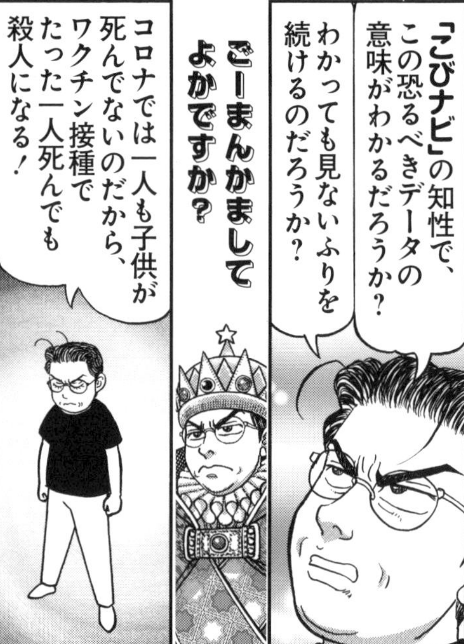

「こびナビ」の知性で、この恐るべきデータの意味がわかるだろうか？
わかっても見ないふりを続けるのだろうか？
ごーまんかましてよかですか？
コロナでは一人も子供が死んでないのだから、ワクチン接種でたった一人死んでも殺人になる！

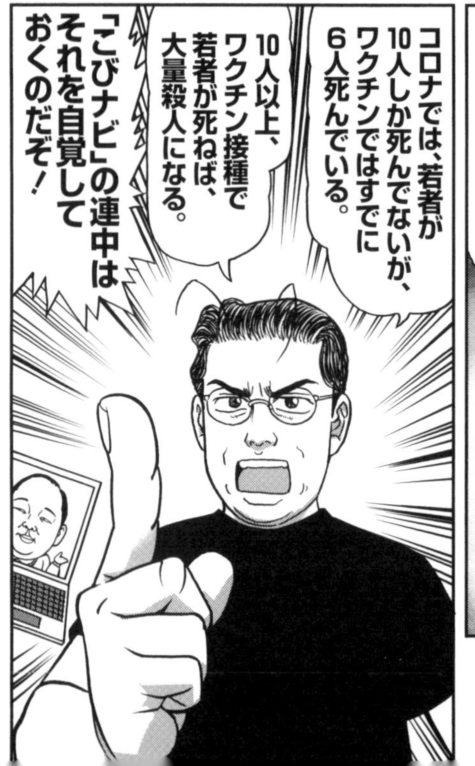

コロナでは、若者が10人しか死んでないが、ワクチンではすでに6人死んでいる。
10人以上、ワクチン接種で若者が死ねば、大量殺人になる。
「こびナビ」の連中はそれを自覚しておくのだぞ！

特別寄稿

ここがヘンだよ〝こびナビ〟
〜「ワクチン95％効く」は本当？

泉美木蘭

（2021年7月27日配信／「小林よしのりライジング」Vol.404「トンデモ見聞録」より加筆修正）

米国在住の日本人医師が半数を占め、厚生労働省によるファイザーワクチン解禁と連動して活動している「こびナビ」。運営メンバーで副代表の峰宗太郎医師（米国・メリーランド州在住）は、ワクチンに対して警戒心を持っている少数派の人間を、徹底的に「非国民」扱いしたいようだ。

Ｔｗｉｔｔｅｒ上では、小林よしのりやゴー宣道場のことをほぼ名指しで誹謗中傷しており、読んだこともないであろう『ゴーマニズム宣言ＳＰＥＣＩＡＬ　コロナ論』シリーズに対して、**「クソ本もたくさん出してるが、みたら扶桑社とかだった。さもありなんだな」**と意味のわからない偏見を披露したかと思うと、**「スタッフとかも全員変なんだろうな」「道場とかいって信者あつめてるけど、その痴性にも信者にも同情する」**など、もはや非知性的な差別心を丸出しにする状態になっている。

こんな便所の落書きのような言葉の数々を、「医師、薬剤師、医学博士、日本病理学会会員、日本ウイルス学会会員、米国国立研究機関博士研究員」という肩書を並べた人が、公の場に平気で書いてしまうというタガの外れ具合そのものに驚いた。峰医師が暮らしているアメリカは「多様性のある社会」だとよく言われているが、これじゃ「偏狭・偏見一直線！」だと思う。

「こびナビ」は**「新型コロナウイルス感染症や新型コロナウイルスワクチンに関する正確な情報を皆さんにお届けするプロジェクト」**と銘打っているが、**「子供でもコロナで死ぬ」**と、日本においては完全な〝デマ〟に相当する話を、メンバーの小児科専門医が当たり前のように語る動画を頒布するなど、かなり問題がある。

ほかにも不正確な言説が盛りだくさんだ。

そこで今回は、「こびナビ」が広く宣伝している「ワクチンの有効性」について、事実はどうなのか？　ファクトチェックしてみたい。

コロナワクチン接種によって「95％くらいの効果あった」という主張は本当なのか？

「こびナビ」ホームページのトップには、

「新しいワクチンだけど、本当に効くの？」
「アメリカでの臨床試験で、２社製品ともに95％くらいの効果がありました」

という情報が掲載されている。

笑顔の医師たちのイラストとともに「すごくよく効くんですよね！」というフキダシが添えられていることのスライドは、新聞各紙にも登場して宣伝されているものだ。

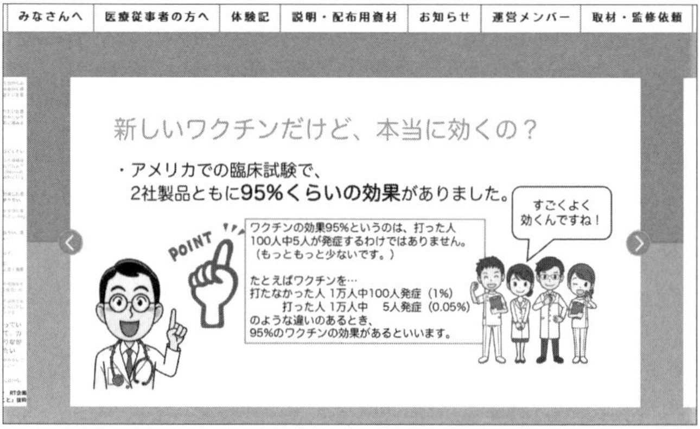

みなさんへ　医療従事者の方へ　体験記　説明・配布用資材　お知らせ　運営メンバー　取材・監修依頼
新しいワクチンだけど、本当に効くの？
・アメリカでの臨床試験で、
2社製品ともに95%くらいの効果がありました。
すごくよく効くんですね！
POINT
ワクチンの効果95%というのは、打った人100人中5人が発症するわけではありません。（もっともっと少ないです。）
たとえばワクチンを…
打たなかった人 1万人中100人発症（1%）
打った人 1万人中　5人発症（0.05%）
のような違いのあるとき、
95%のワクチンの効果があるといいます。

「こびナビ-COV-Navi」より

「ファイザーの効果は95％、モデルナは94・1％」とは、メディアを通して世間一般に広まった「ワクチンの有効性」だ。

私はこの数字を見て、当初「100人に接種したら、

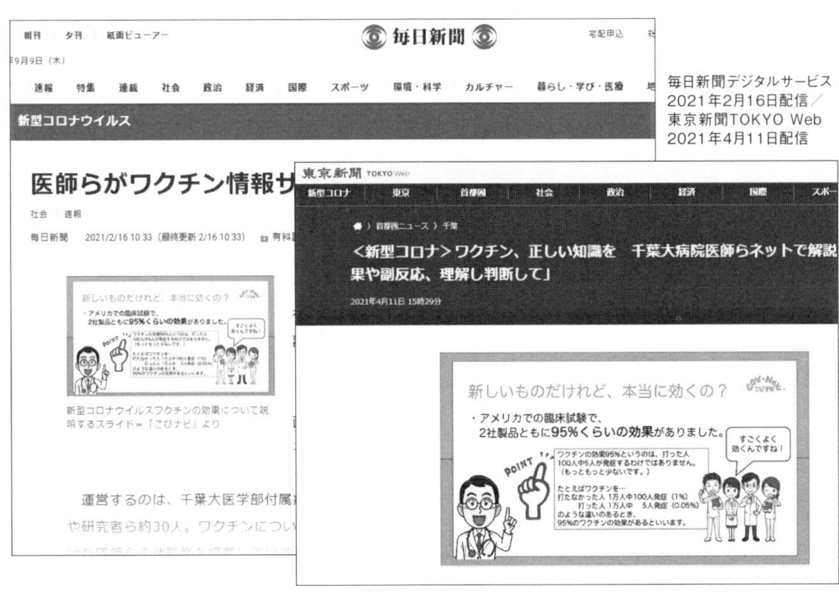

朝刊　夕刊　紙面ビューアー　毎日新聞　宅配申込

年9月9日（木）

速報　特集　連載　社会　政治　経済　国際　スポーツ　環境・科学　カルチャー　暮らし・学び・医療

新型コロナウイルス

医師らがワクチン情報サ

社会　速報

毎日新聞　2021/2/16 10:33（最終更新 2/16 10:33）

新型コロナウイルスワクチンの効果について説明するスライド＝「こびナビ」より

運営するのは、千葉大医学部付属

や研究者ら約30人。ワクチンについ

東京新聞 TOKYO Web

新型コロナ　東京　首都圏　社会　政治　経済　国際　スポ

首都圏ニュース　千葉

<新型コロナ>ワクチン、正しい知識を　千葉大病院医師らネットで解説
果や副反応、理解し判断して」

2021年4月11日 15時29分

新しいものだけれど、本当に効くの？
・アメリカでの臨床試験で、
2社製品ともに95%くらいの効果がありました。
すごくよく効くんですね！
POINT
ワクチンの効果95%というのは、打った人100人中5人が発症するわけではありません。（もっともっと少ないです。）
たとえばワクチンを…
打たなかった人 1万人中100人発症（1%）
打った人 1万人中 5人発症（0.05%）
のような違いのあるとき、95%のワクチンの効果があるといいます。

毎日新聞デジタルサービス
2021年2月16日配信／
東京新聞TOKYO Web
2021年4月11日配信

95人には効果があり感染しなかったが、5人は効果がなく感染した」という意味だと受け取り、インフルエンザのワクチンでも、打った人の半分ぐらいしか効き目がないとされているのに、すごい防御率だなと思っていた。

ところが、この「こびナビ」のスライドに書かれている文章をよく読むと、私の理解は間違っていたらしい。

ワクチンの効果95%というのは、打った人100人中5人が発症するわけではありません（もっともっと少ないです）。

たとえばワクチンを…

打たなかった人
1万人中100人発症（1%）

打った人
1万人中5人発症（0・05%）

のような違いのあるとき、95%のワクチンの効果があるといいます。

打たなかった人1万人のうち、たった100人しか発症しなかったのなら、そもそも「ワクチンなんか打たなくても、そのウイルスの発症率はたった1%」という意味になるのでは……と、思わずツッコミを入れたくなったが、いやいや、臨床試験では、もっと高い数字が出ているのだろうと思い、調べてみた。

ファイザーがワクチンの効果を確認するために行った第3相臨床試験に参加したのは、4万3448人。このうち約半数となる2万1720人にワクチンを接種し、残りの2万1728人にはプラセボ（偽薬）が投与された。

その後、1か月間の経過を追跡したところ、それぞれのグループのうち「発症したCOVID－19患者数」は、ワクチンを接種したグループで8人、プラセボを投与したグループで162人だったという。これについてファイザーは、

「何もしなければ162人が発症していたところ、ワクチンを打つことで8人しか発症しなかった」

↓

8÷162=0.049

パーセンテージに変換すると4・9%。打った場合は、何もしなかった場合に比べて、発症人数が**「4・9%」**にとどまっている。

↓

約5%にとどまるということは、約95%は効果があるということ。

↓

「当ワクチンの予防効果は95%である」

というふうに宣伝しているわけだ。

そもそもこの第3相臨床試験は海外で行われたもの

で、日本人は参加していないのだが、偽薬投与、つまり何もしていないグループでも、2万1728人のうち162人しか発症していないのなら――、

(162÷21728)×100=0.7

つまり、発症率0・7%。

「何もしなければ……**0・7%**の人が発症する!」

「……はあ?」

という話になってしまい、「こびナビ」としては、確かに正しい説明を行ってはいるものの、案の定、私が最初にツッコミたくなった意味そのまま、いやそれよりさらにショボイ話になってしまうのだが、よいのだろうか。

それに、そもそもこれは「発症したかどうか」の調査であり、無症状の人は考慮に入っていない。ワクチンを打った人のうち発症しなかったのは、

2万1720人-8人=2万1712人

ということになるが、これらの人たちは「ウイルスに襲われたがワクチンのおかげで予防効果を得られた人」なのか、「ワクチンのおかげで感染しても無症状で済んだ人」なのか、「ワクチンを打たなくても自分の免疫で無症状で済んでいた人」なのか、「感染機会がなかった人」なのか、判別がつかない。**だいたい、何もしなくても0・7%しか発症していないのだから!**

これでは、さんざん騒がれている「無症状でも他人に感染させている。PCR陽性ならば、症状の有無にかかわらず、隔離しなければならない」という政策に対してはまったく無効ということになってしまう。よいのだろうか?

結局、ファイザーは「有効性95%」という解を導き出すための計算法をとり、その結果だけを広く宣伝しているにすぎない。公表されている材料を使えば、ほかにもいくらでも計算法は組み立てられる。

たとえば、こんな数字も出せる。

「何もしなければ162人が発症していたところ、ワクチンを打つことで8人しか発症しなかった」

162−8＝154

⬇

ワクチンは、154人の発症を防いだ。

154÷21720＝0.007

⬇

パーセンテージに変換すると、ワクチンに守られた割合は**「0・7%」**。

⬇

「逆に言えば、99・3%の人は、ワクチンを打っても打たなくても、発症したり発症しなかったりする」

それでも「1億人に打てば、0・7%の70万人は恩恵を受けられる」というのが、コロナワクチンが賛美される部分ということなのだろう。70万人？　日本の65歳以上の高齢者だけでも3600万人以上なのに⁉　永久に効果があるものでもなし、副反応の事例と比較して、一体どれほど意味があるのかますますわからなくなってくる。

「感染を防ぐのではない、重症化、死亡を防ぐためのものだ」ということならば、もっとも重症化率、死亡率の高い70〜80代以上の層への接種が進んだところで、急速な大規模接種はやめるべきだ。日本のコロナ死者の平均年齢は82・2歳なのである。ましてや10〜20代の若者や子供に、半ば強要する空気をつくってまで打つべきではない。

そして、**「ワクチンを打てば無症状で済むのだ」**ということならば、そもそも感染したところで無症状のまま終わる人が極めて多い若者は、自然感染による無症状者として、集団免疫にひと役買ってくれているという意味になる。それは感謝しなければならないことであって、ワクチンを打たせたり、むやみに行動制限を強いたりするのは、論理破綻。むしろ、やってはならないことだ。

ワクチン2回接種6割超え イスラエルでは7月以降、新規感染者は増えている！

ファイザーの「有効性95％」は、すでにワクチンの大規模接種先進国において否定されてしまっている。

たとえば、16歳以上の国民6割にファイザー社製ワクチンの接種を終えたということで、2021年6月にはすべての行動制限を解除し、「ワクチンパスポート」も廃止したイスラエル。そのまま収束するのかと思いきや、7月になると新規感染者数が増加し始めた。

当初は「ワクチン未接種者を中心に感染が広がっている」という情報が流れ、ますます接種が加速するかとみられたが、たちまち崩壊。イスラエル保健省の7月5日発表によれば、デルタ株がイスラエル全土に広がり、ワクチンの感染予防効果が大幅に低下。有効性は94％から64％に低下したとされた。

さらに、7月22日には、ワクチン接種済みの人への感染が次々と判明し、有効性は39％にまで低下。これについて、ワクチン賛美派が、ネット上で「デマだ」「曲解だ」「翻訳が自己都合だ」などと騒いでいたので、イスラエルで実際に公表されているイスラエル保健省のデータを調べてみた。データの部分は英語で書かれているが、念のためにヘブライ語の部分も、画像から文字を読み取るアプリを使ってテキスト化し、それをGoogleへブライ語翻訳にかけた。

下の図は2021年6月20日～7月17日までのワクチンの有効性の結果を表にしたものだ。「VE」の欄がこの期間のワクチン有効性で、上から順に次の通り。

「確定症例：39・0％」

「有症状：40・5％」
（※発熱および呼吸器症状）

「入院：88・0％」

「重症：91・4％」
（※重度および死亡を含む）

入院や重症化については9割前後の有効性があるということだが、確定症例に

Outcome	20/06-17/07		
	VE	Lower CI	Upper CI
SARS-CoV-2 cases	39.0%	9.0	59.0
Symptomatic COVID-19*	40.5%	8.7	61.2
COVID-19 hospitalization	88.0%	78.9	93.2
Severe COVID-19**	91.4%	82.5	95.7

イスラエル保健省

対しては39%、発熱や呼吸器症状など発症に対しては40・5%となっている。これだけ見ていると、「まあそれでも重症化が防げるならいいんじゃない?」と納得できるかもしれないが、こんなグラフもある(下図を参照)。2回目の接種をした月別に、ワクチン有効性の推移を示したものだ。

4つのブロックに別れたグラフのうち、一番左の「SARS-Cov-2 infections」が「確定症例」。そこから右に「有症状(Symptomatic)」「入院(hospitalizations)」「重症・死亡(Severe)」と続く。それぞれのブロックは、2回目を接種した月別に有効性が示されており、左から、1月、2月、3月、4月、そして全体平均となっているのだが、月別の推移に注目すると変化がすごい。

2回目を終えた人の有効性は、4月時点でも確定症例で75%、有症状で79%。だが、2月に終えた人は44%、そして1月に終えた人(一番左)は16%にまで低下している。

月を追うごとにこれほど激減していくのであれば、延々と打ち続けて、常に「打ちたてホヤホヤ」の国民を一定数つくり出すように回転させておかなければ、みるみるワクチンの有効性が下がっていくということになってしまう。

案の定、その後8月には2回接種した人の重症・死亡例が増え始め、3回目の接種に踏み切り、それでも次の冬の流行を危惧して、9月半ばには「4回目の接種を準備」と報じられている。そのうえ、副反応によって重症化・死亡する人が増えてしまったら、今度は「有害性」が上がっていくということになる。

あまりにも都合が悪すぎるデータだ。

「ワクチンで集団免疫」の幻想はどこへやら、これでは「全国民PCR実施」と似たレベルで、国民的大規模接種の超絶な無意味さを表しているとしか思えない。

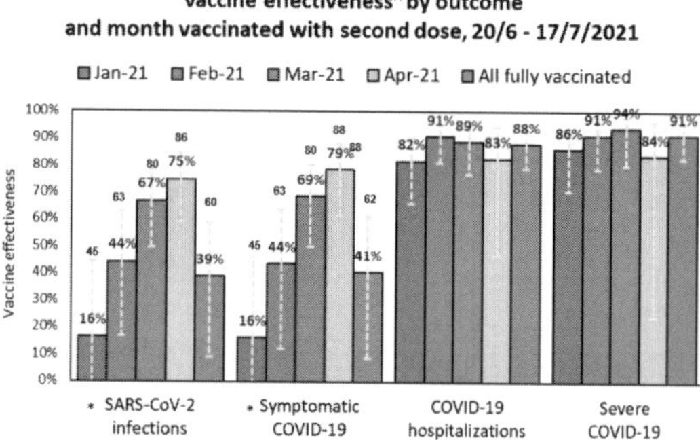
Vaccine effectiveness^ by outcome
and month vaccinated with second dose, 20/6 - 17/7/2021
Jan-21
Feb-21
Mar-21
Apr-21
All fully vaccinated
Vaccine effectiveness
100%
90%
80%
70%
60%
50%
40%
30%
20%
10%
0%
16%
45
44%
63
67%
80
75%
86
39%
60
16%
45
44%
63
69%
80
79%
88
41%
62
82%
91%
89%
83%
88%
86%
91%
94%
84%
91%
* SARS-CoV-2 infections
* Symptomatic COVID-19
COVID-19 hospitalizations
Severe COVID-19

何より、医療や介護職の従事者は「高齢者や免疫弱者に感染させないために」という大義名分を掲げて、大変な高熱に耐えてでも接種していったはずだが、大丈夫なのだろうか。

「PCRで陽性になったら、チーム全員濃厚接触で出勤停止」「クラスター発生、けしからん」という事態を恐れて、ワクチンを何度も強制的に打って倒れてしまうぐらいならば、そろそろ「風邪だ、感染したって気にするな」「症状もないのにPCR検査するべからず」ということに切り替えていったほうが、経営的にもいいと思うのだが……。

このデータが発表された時点では、イスラエル保健省は「重症化症例に対して高い有効性がある」と説明していた。「こびナビ」も、そこにスポットを当てて接種を推進させているが、責任を取れるのだろうか？

また、これが「デルタ株」の全土蔓延によるものだということも考慮しておきたい。そもそも2021年5月頃から話題になっている「デルタ株」は、2020年に流行した「英国株・欧米株」と呼ばれるものなどと比較して、世界的におおむね「感染は広がっているが、重症者・死者は減っている」という現象が起きている。ウイルスが弱毒性の変異を遂げて、人間社会で広く共生しやすくなっているのではないか、という可能性も考えておかなければならないだろう。

このように、報道の一次資料であるデータを引いてきて、自分で仮説を立てて考えてみながら、「ここまでのワクチン賛美、ワクチン強要はおかしいのではないか」と発言する行為を、「こびナビ」では「陰謀論」「デマ」「痴性」と呼んで蔑むらしい。「自分で選択すること」と言いながら、一般社会のなかでは、あちこちで「ワクチンを打たないなんてありえない」という目で強要する空気がつくられ、懸念を示しただけで差別的な扱いを受ける。それほどのファシズムを推進してでも、超拙速な大規模接種を進めたいという「こびナビ」が、私は恐い。

【PROFILE】
泉美木蘭（いずみ・もくれん）
1977年、三重県生まれ。作家。小説『会社ごっこ』（太田出版）、『オンナ部』（バジリコ）、『エム女の手帖』（幻冬舎）、『AiLARA「ナジャ」と「アイララ」の半世紀』（Echelle-1）等のほか、小林よしのり氏との共著『新型コロナ－専門家を問い質す』（光文社）も上梓している。「小林よしのりライジング」にて社会時評「泉美木蘭のトンデモ見聞録」を、幻冬舎Plusにて「オオカミ少女に気をつけろ！～欲望と世論とフェイクニュース」を連載中。東洋経済オンラインでも定期的に記事を執筆している。TOKYO MX『モーニングCROSS』コメンテーター

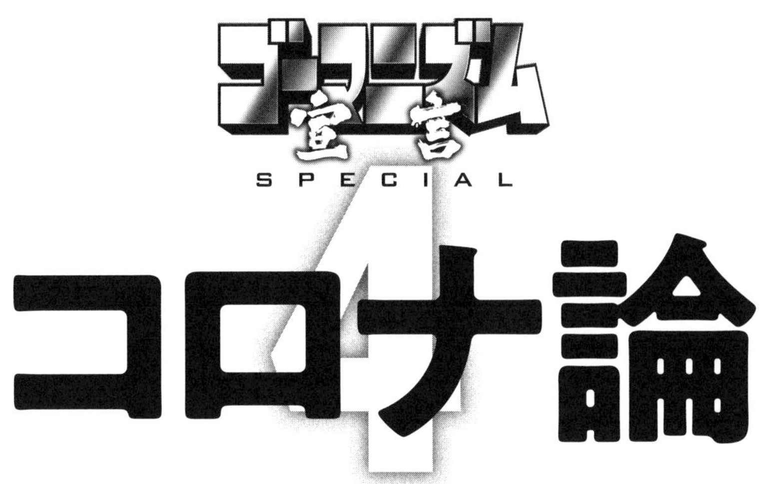
ゴーマニズム宣言
SPECIAL
コロナ論4

第7章｜オリンピックは子供のために

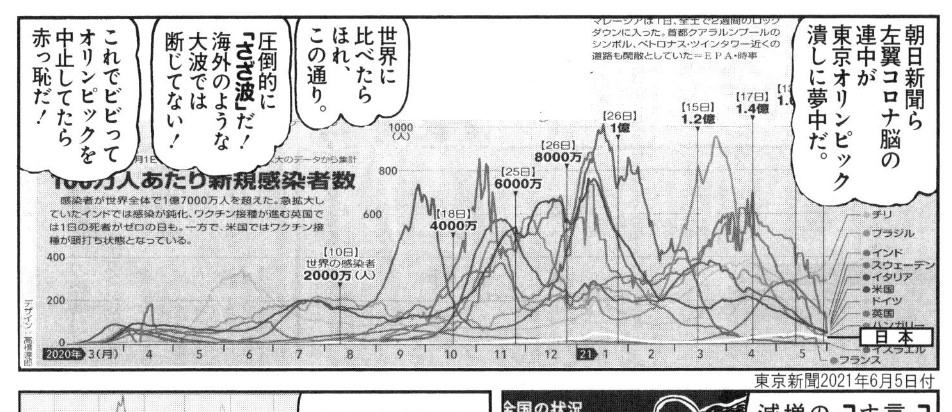
朝日新聞ら左翼コロナ脳の連中が東京オリンピック潰しに夢中だ。
世界に比べたらほれ、この通り。
圧倒的に「さざ波」だ！海外のような大波では断じてない！
これでビビってオリンピックを中止してたら赤っ恥だ！
100万人あたり新規感染者数
感染者が世界全体で1億7000万人を超えた。急拡大していたインドでは感染が鈍化、ワクチン接種が進む英国では1日の死者がゼロの日も。一方で、米国ではワクチン接種が頭打ち状態となっている。
【10日】世界の感染者2000万（人）
【18日】4000万
【25日】6000万
【26日】8000万
【26日】1億
【15日】1.2億
【17日】1.4億
チリ
ブラジル
インド
スウェーデン
イタリア
米国
ドイツ
英国
ハンガリー
日本
イスラエル
フランス

東京新聞2021年6月5日付

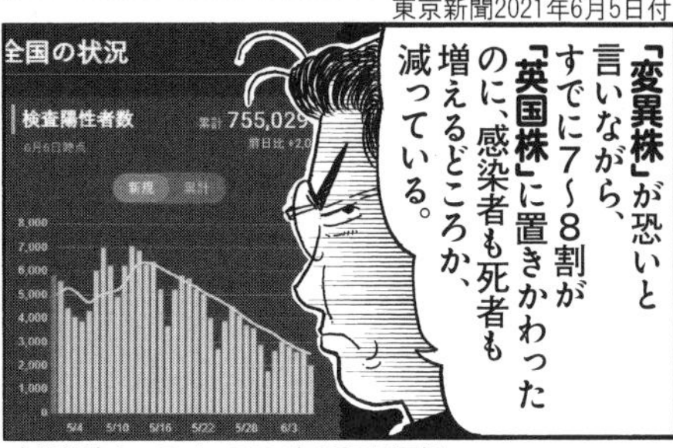
「変異株」が恐いと言いながら、すでに7～8割が「英国株」に置きかわったのに、感染者も死者も増えるどころか、減っている。
全国の状況
検査陽性者数
累計 755,029

東洋経済オンライン2021年6月7日更新

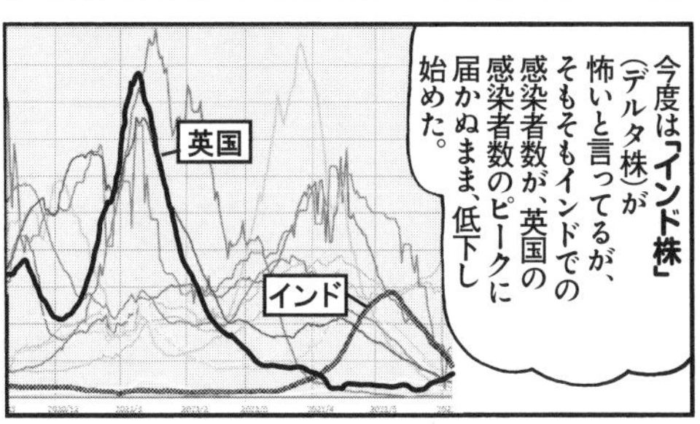
今度は「インド株」（デルタ株）が怖いと言ってるが、そもそもインドでの感染者数が、英国の感染者数のピークに届かぬまま、低下し始めた。
英国
インド

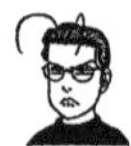

『コロナ論3』がベストセラーになっている。徐々に徐々にガラスの天井が割れ始めている。事態は『コロナ論』で覚醒した人間と、テレビに洗脳された畜群との戦いの局面に移っている。

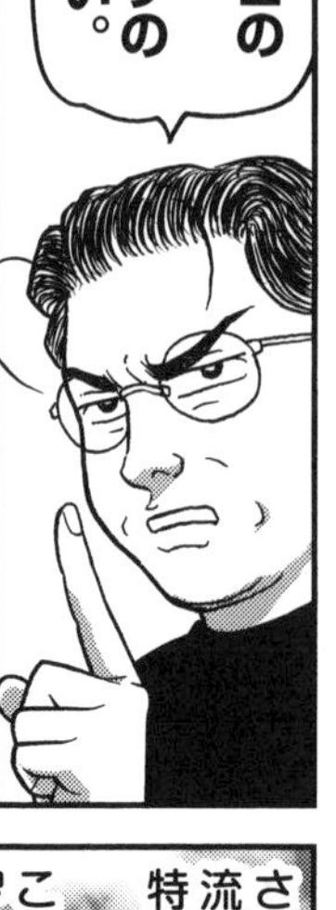
しょせん新コロの被害なんて、インフルエンザの被害に届かない。

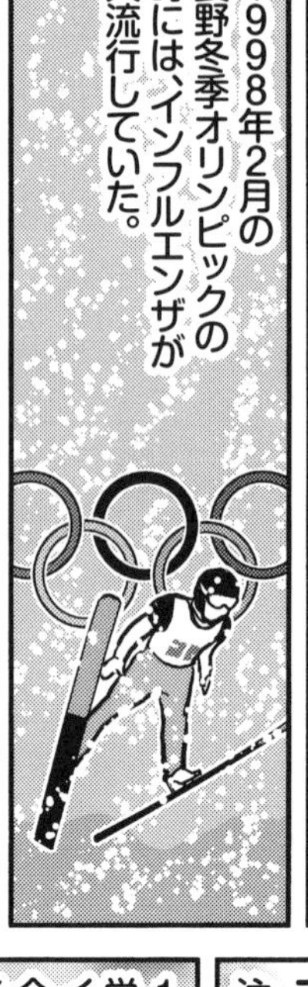
1998年2月の長野冬季オリンピックの時には、インフルエンザが大流行していた。

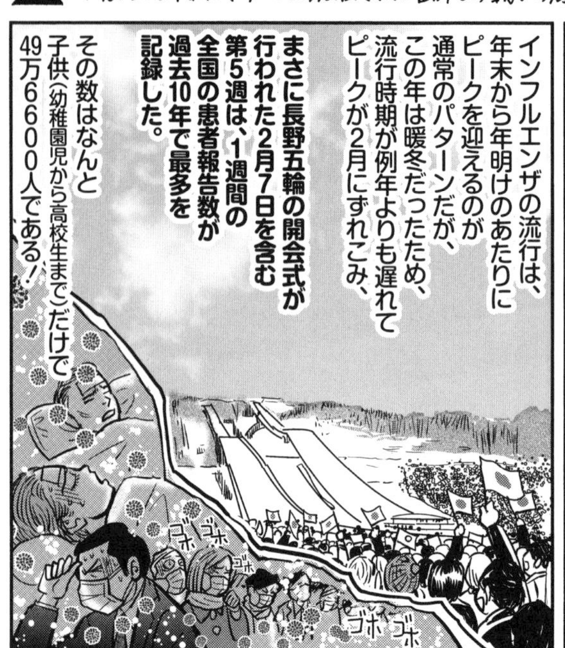
インフルエンザの流行は、年末から年明けのあたりにピークを迎えるのが通常のパターンだが、この年は暖冬だったため、流行時期が例年よりも遅れてピークが2月にずれこみ、
まさに長野五輪の開会式が行われた2月7日を含む第5週は、1週間の全国の患者報告数が過去10年で最多を記録した。
その数はなんと子供(幼稚園児から高校生まで)だけで49万6600人である!
ゴホ ゴホ
ゴホ
ゴホ ゴホ

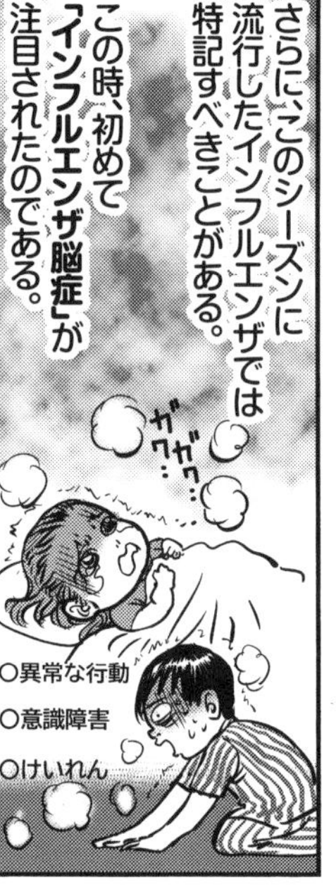
さらに、このシーズンに流行したインフルエンザでは特記すべきことがある。
この時、初めて「インフルエンザ脳症」が注目されたのである。
ガクガク…
○異常な行動
○意識障害
○けいれん

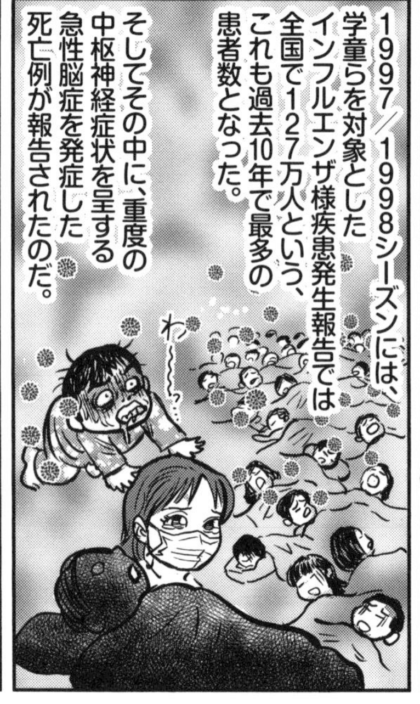
1997/1998シーズンには、学童らを対象としたインフルエンザ様疾患発生報告では全国で127万人という、これも過去10年で最多の患者数となった。
そしてその中に、重度の中枢神経症状を呈する急性脳症を発症した死亡例が報告されたのだ。
わ〜〜っ

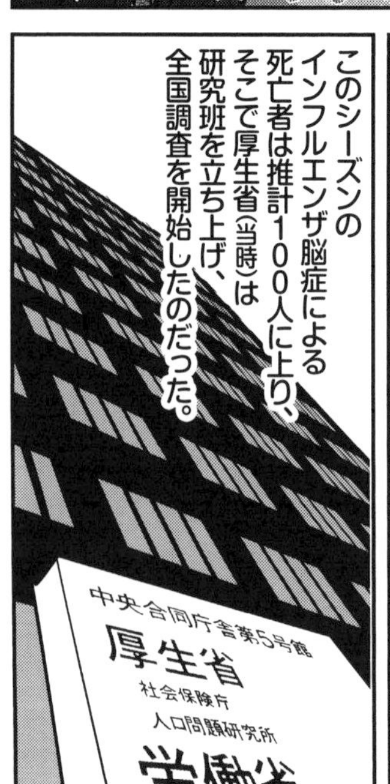
このシーズンのインフルエンザ脳症による死亡者は推計100人に上り、そこで厚生省(当時)は研究班を立ち上げ、全国調査を開始したのだった。
中央合同庁舎第5号館
厚生省
社会保険庁
人口問題研究所

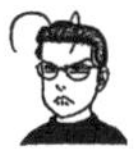

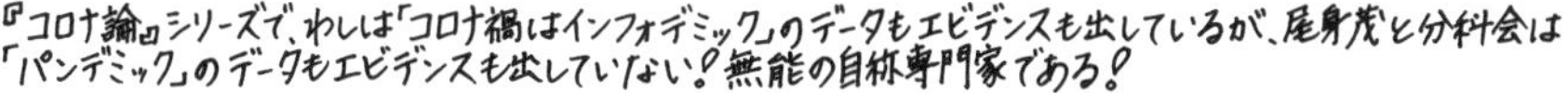

『コロナ論』シリーズで、わしは「コロナ禍はインフォデミック」のデータもエビデンスも出しているが、尾身茂と分科会は「パンデミック」のデータもエビデンスも出していない！無能の自称専門家である！

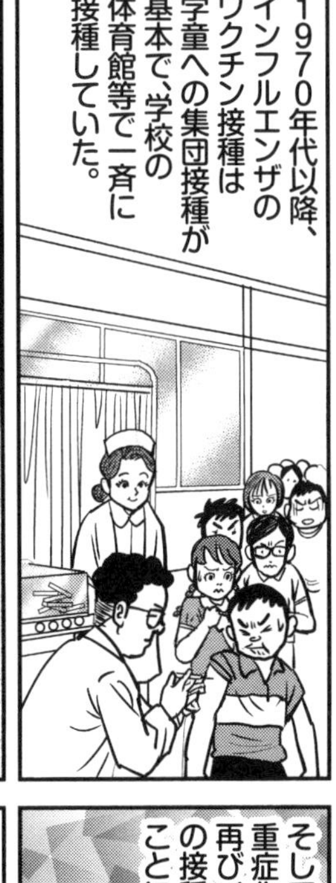

1970年代以降、インフルエンザのワクチン接種は学童への集団接種が基本で、学校の体育館等で一斉に接種していた。

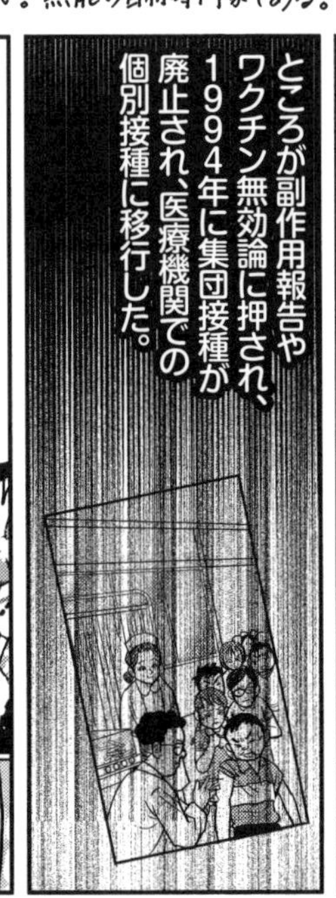

ところが副作用報告やワクチン無効論に押され、1994年に集団接種が廃止され、医療機関での個別接種に移行した。

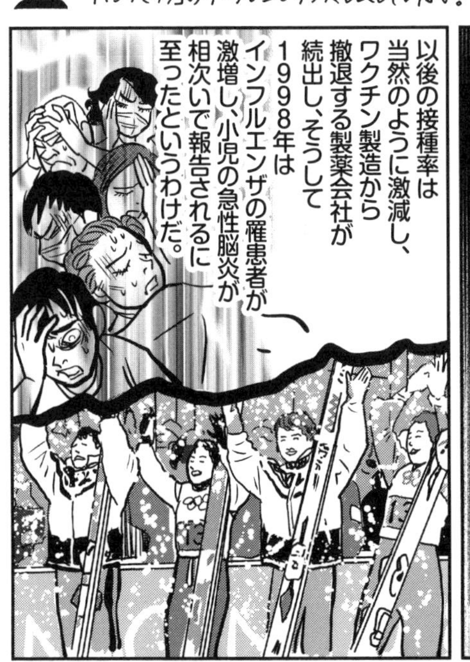

以後の接種率は当然のように激減し、ワクチン製造から撤退する製薬会社が続出し、そうして1998年はインフルエンザの罹患者が激増し、小児の急性脳炎が相次いで報告されるに至ったというわけだ。

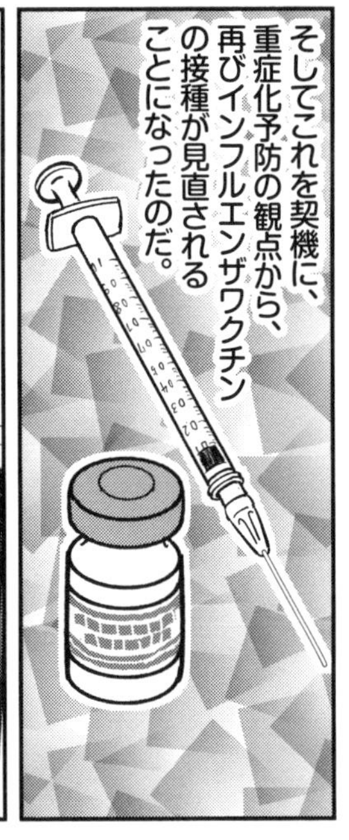

そしてこれを契機に、重症化予防の観点から、再びインフルエンザワクチンの接種が見直されることになったのだ。

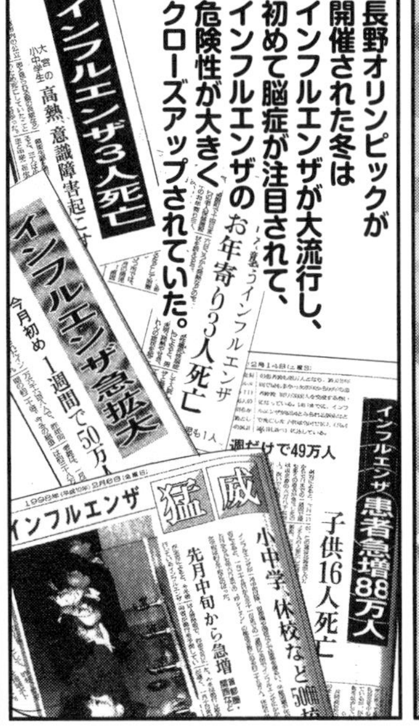

長野オリンピックが開催された冬はインフルエンザが大流行し、初めて脳症が注目されて、インフルエンザの危険性が大きくクローズアップされていた。
インフルエンザ3人死亡
高熱、意識障害起こす
インフルエンザ急拡大
今月初め 1週間で50万人
お年寄り3人死亡
週だけで49万人
インフルエンザ患者急増88万人
子供16人死亡
インフルエンザ
猛威
小中学、休校など
先月中旬から急増

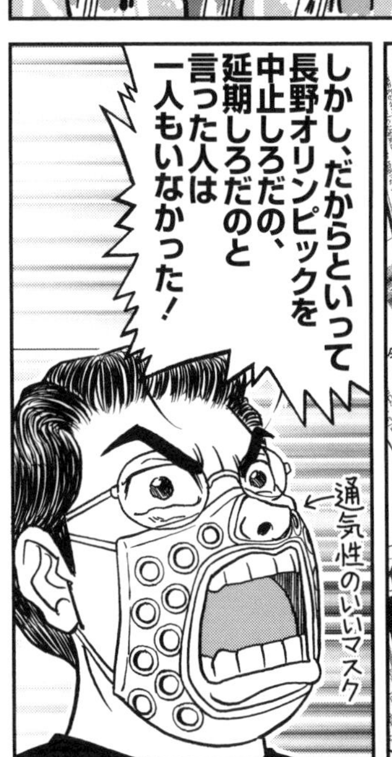

しかし、だからといって長野オリンピックを中止しろだの、延期しろだのと言った人は一人もいなかった！
通気性のいいマスク

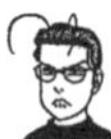

朝日新聞やモーニングショーを筆頭にしたメディアは東京五輪潰しに躍起になってる。だが、世論調査ではじりじりと五輪開催支持に傾いているようだ。開催すれば東京五輪はものすごく盛り上がるだろう。楽しみだ。

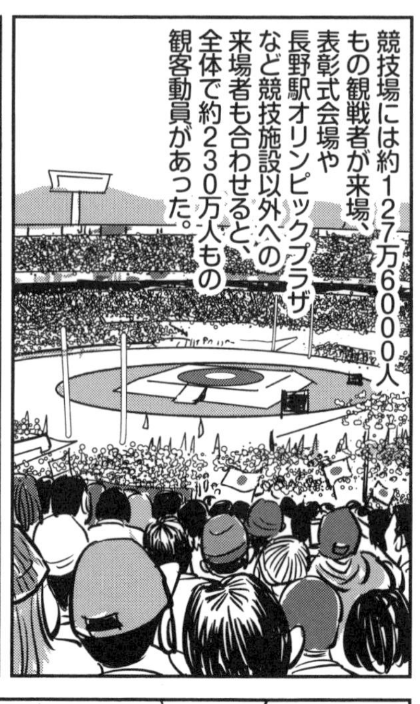

競技場には約127万6000人もの観戦者が来場、表彰式会場や長野駅オリンピックプラザなど競技施設以外への来場者も合わせると、全体で約230万人もの観客動員があった。

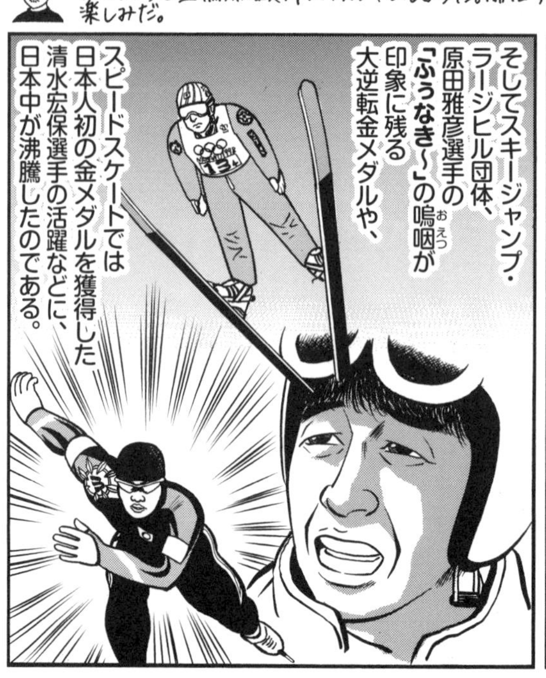

そしてスキージャンプ・ラージヒル団体、原田雅彦選手の「ふうなき～」の嗚咽が印象に残る大逆転金メダルや、
スピードスケートでは日本人初の金メダルを獲得した清水宏保選手の活躍などに、日本中が沸騰したのである。

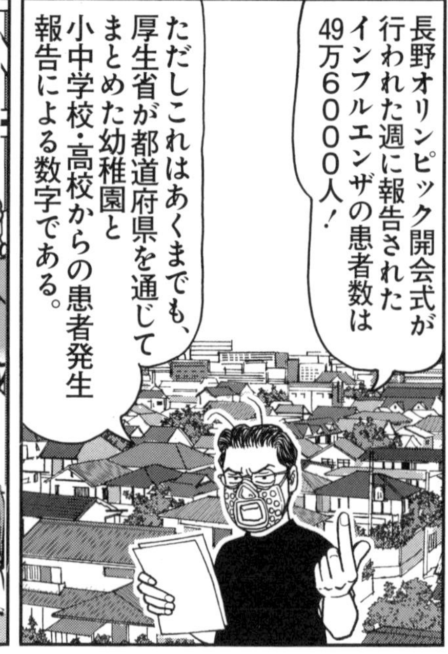

長野オリンピック開会式が行われた週に報告されたインフルエンザの患者数は49万6000人！
ただしこれはあくまでも、厚生省が都道府県を通じてまとめた幼稚園と小中学校・高校からの患者発生報告による数字である。

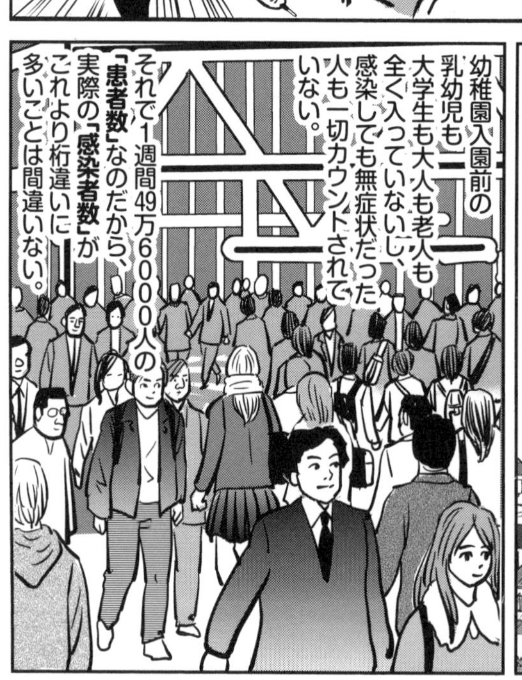

幼稚園入園前の乳幼児も大学生も大人も老人も全く入っていないし、感染しても無症状だった人も一切カウントされていない。
それで1週間49万6000人の「患者数」なのだから、実際の「感染者数」がこれより桁違いに多いことは間違いない。

コロナインフォデミックをぶち破る生放送、毎週土曜夜8時ニコニコとYouTubeで配信中！ 創刊400号突破のブログマガジン・小林よしのりライジングも、メディアが決して伝えない情報や、SPA!では描ききれない話題を満載して毎週火曜配信中！ 巨大メディアとの戦争だ！ 蟻の一穴はもう開けた!!

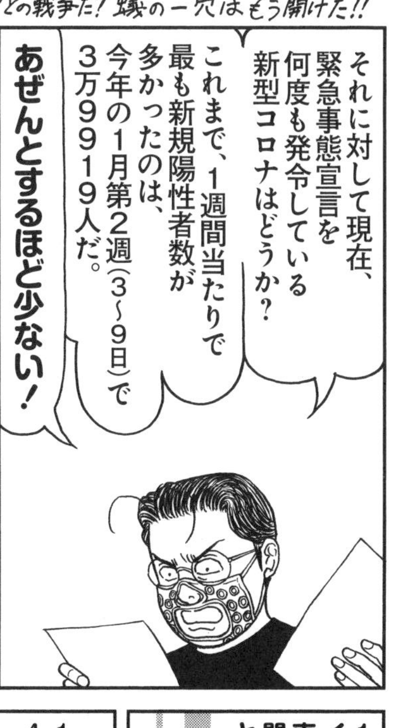

それに対して現在、
緊急事態宣言を
何度も発令している
新型コロナはどうか？
これまで、1週間当たりで
最も新規陽性者数が
多かったのは、
今年の1月第2週(3〜9日)で
3万9919人だ。
あぜんとするほど少ない！

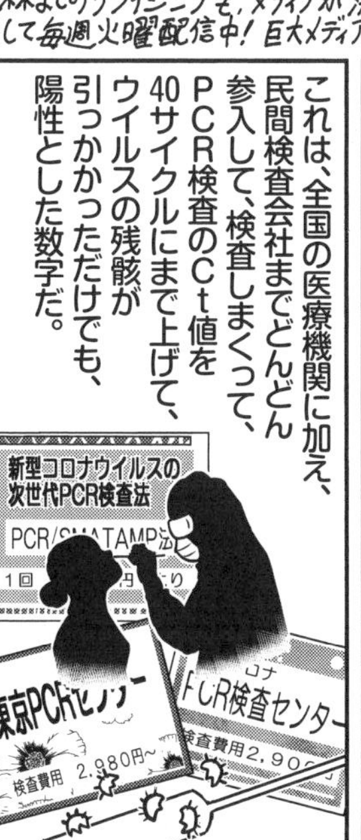

これは、全国の医療機関に加え、
民間検査会社までどんどん
参入して、検査しまくって、
PCR検査のCt値を
40サイクルにまで上げて、
ウイルスの残骸が
引っかかっただけでも、
陽性とした数字だ。
新型コロナウイルスの
次世代PCR検査法
PCR検査センター
検査費用2,980円〜

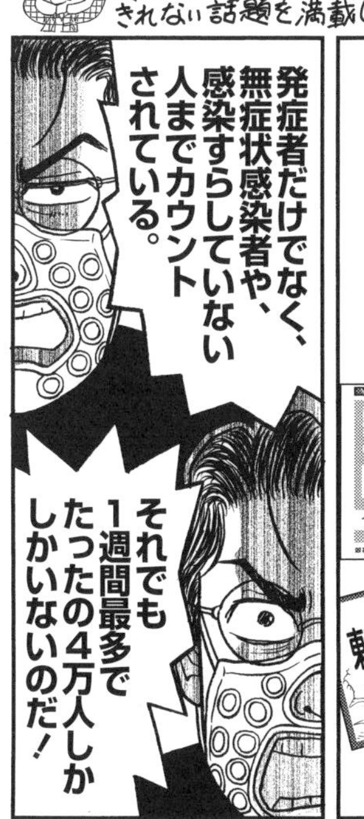

発症者だけでなく、
無症状感染者や、
感染すらしていない
人までカウント
されている。
それでも
1週間最多で
たったの4万人しか
しかいないのだ！

1997／1998シーズンの
インフルエンザ死者数は、
直接死が528人、
間接死込みで約8000人
となっている。
NAGANO
1998

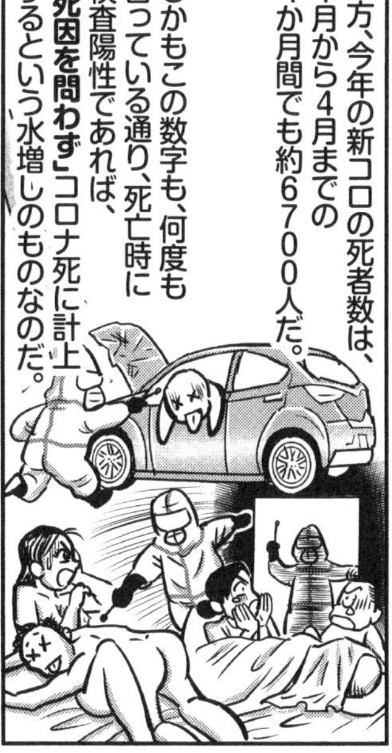

一方、今年の新コロの死者数は、
1月から4月までの
4か月間でも約6700人だ。
しかもこの数字も、何度も
言っている通り、死亡時に
検査陽性であれば、
「死因を問わず」コロナ死に計上
するという水増しのものなのだ。

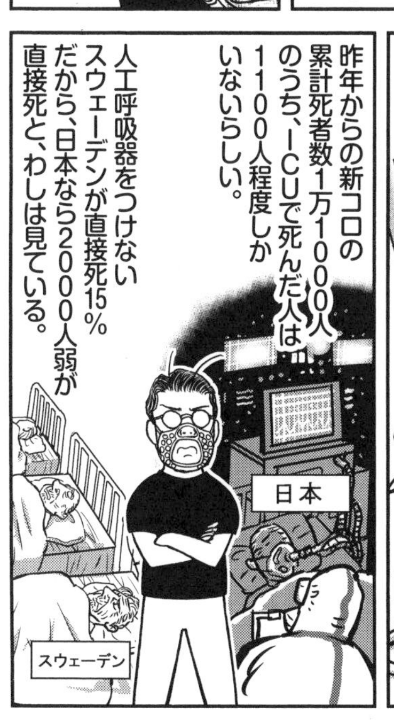

昨年からの新コロの
累計死者数1万1000人
のうち、ICUで死んだ人は
1100人程度しか
いないらしい。
人工呼吸器をつけない
スウェーデンが直接死15％
だから、日本なら2000人弱が
直接死と、わしは見ている。
日本
スウェーデン

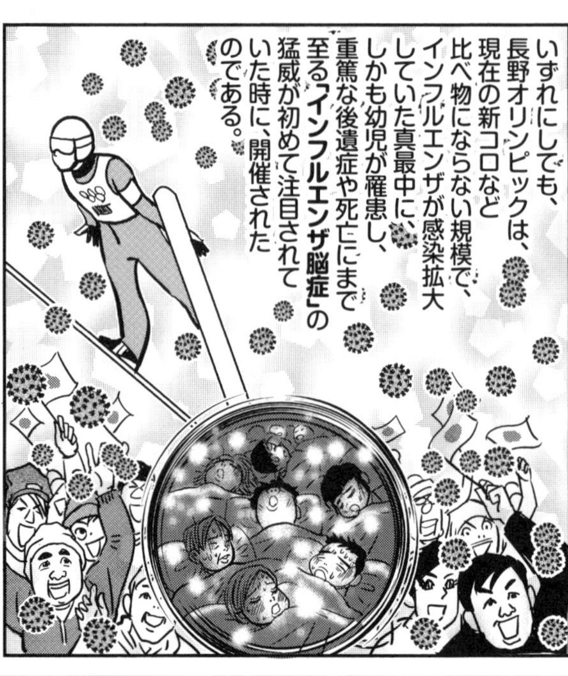
いずれにしても、
長野オリンピックは、
現在の新コロなど
比べ物にならない規模で、
インフルエンザが感染拡大
していた真最中に、
しかも幼児が罹患し、
重篤な後遺症や死亡にまで
至る「インフルエンザ脳症」の
猛威が初めて注目されて
いた時に、開催された
のである。

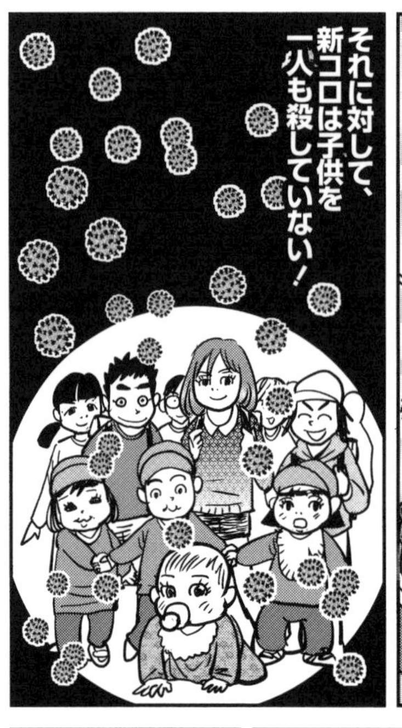
それに対して、
新コロは子供を
一人も殺していない！

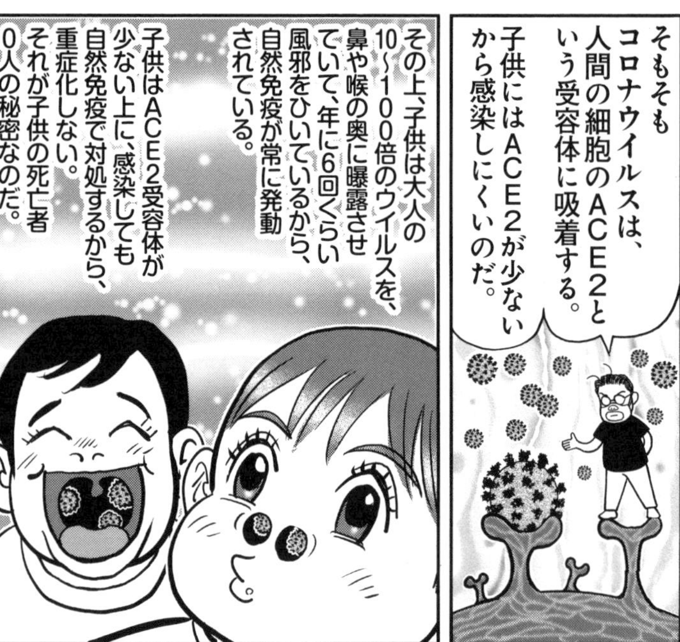
そもそも
コロナウイルスは、
人間の細胞のACE2と
いう受容体に吸着する。
子供にはACE2が少ない
から感染しにくいのだ。
その上、子供は大人の
10〜100倍のウイルスを、
鼻や喉の奥に曝露させ
ていて、年に6回くらい
風邪をひいているから、
自然免疫が常に発動
されている。
子供はACE2受容体が
少ない上に、感染しても
自然免疫で対処するから、
重症化しない。
それが子供の死亡者
0人の秘密なのだ。

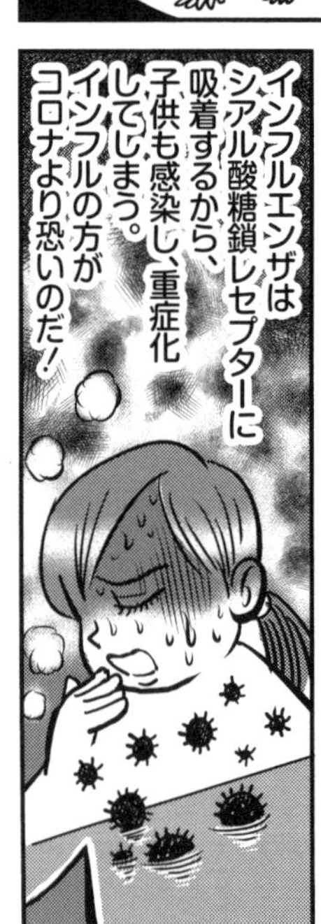
インフルエンザは
シアル酸糖鎖レセプターに
吸着するから、
子供も感染し、重症化
してしまう。
インフルの方が
コロナより恐いのだ！

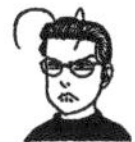

もはや立憲民主党や共産党などの左翼は、完全コロナ脳と化した。自称保守も老人が多いのでコロナ脳と化した者が多いようだ。極右も極左もしょせん戦後民主主義の「生命至上主義」に堕していたのである。

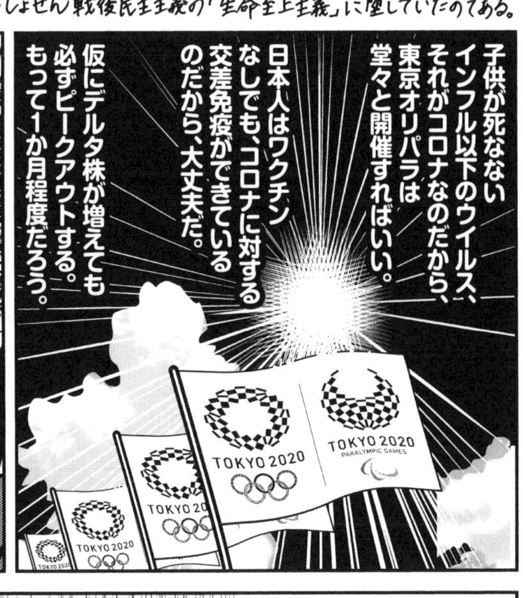
子供が死なない
インフル以下のウイルス、
それがコロナなのだから、
東京オリパラは
堂々と開催すればいい。
日本人はワクチン
なしでも、コロナに対する
交差免疫ができている
のだから、大丈夫だ。
仮にデルタ株が増えても
必ずピークアウトする。
もって1か月程度だろう。
TOKYO 2020
TOKYO 2020
PARALYMPIC GAMES
TOKYO 2020
TOKYO 2020

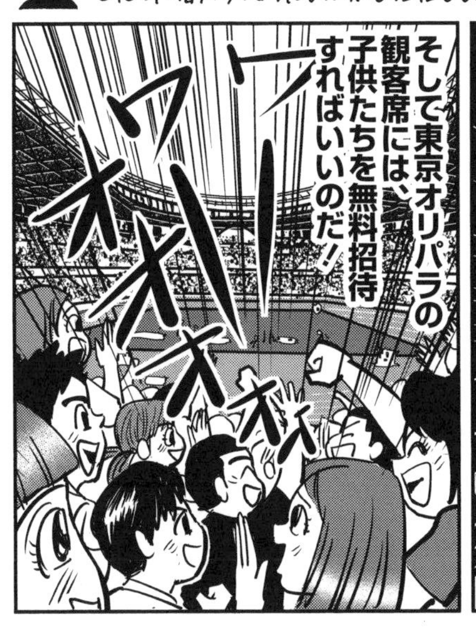
そして東京オリパラの
観客席には、
子供たちを無料招待
すればいいのだ!
ワーーオオオオ

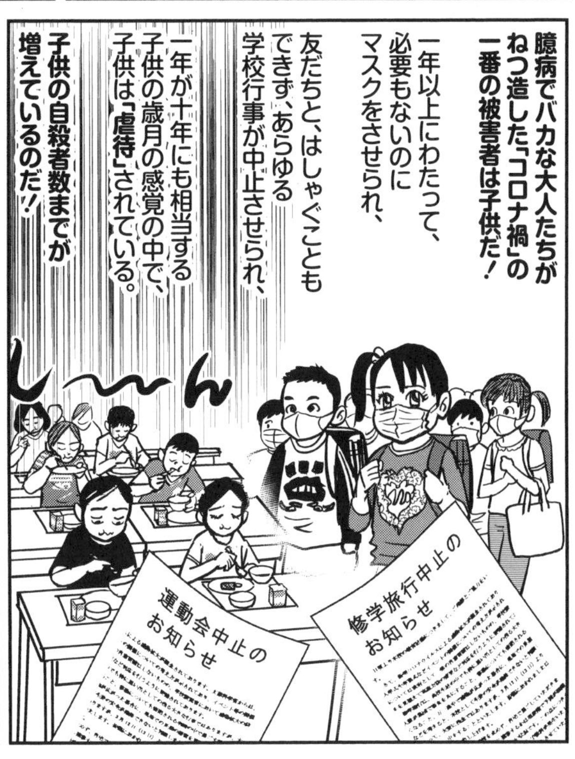
臆病でバカな大人たちが
ねつ造した「コロナ禍」の
一番の被害者は子供だ!
一年以上にわたって、
必要もないのに
マスクをさせられ、
友だちと、はしゃぐことも
できず、あらゆる
学校行事が中止させられ、
一年が十年にも相当する
子供の歳月の感覚の中で、
子供は「虐待」されている。
子供の自殺者数までが
増えているのだ!
しーーん
運動会中止のお知らせ
修学旅行中止のお知らせ

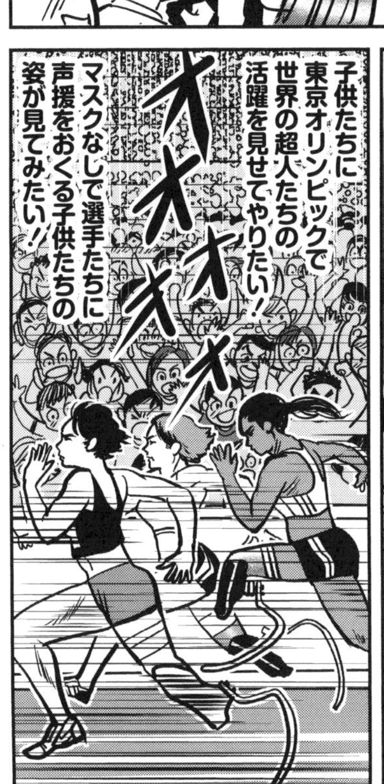
子供たちに
東京オリンピックで
世界の超人たちの
活躍を見せてやりたい!
マスクなしで選手たちに
声援をおくる子供たちの
姿が見てみたい!
オオオオオ

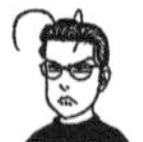

『コロナ論』はこのインフォデミックが終わるまで続ける！コロナ禍の中に日本人の弱点がすべて凝縮されているので、日本人論としてもやらねばならない。

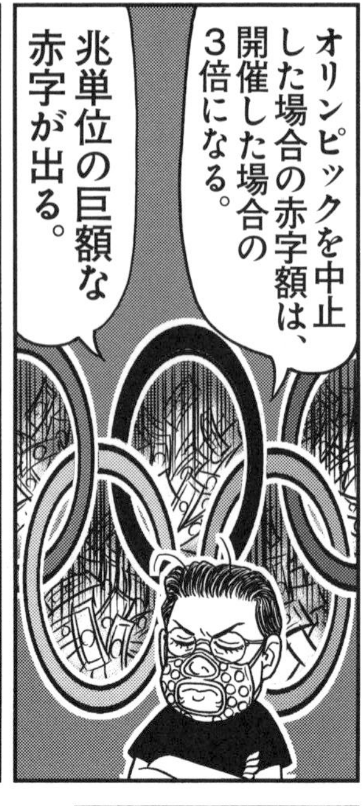

オリンピックを中止した場合の赤字額は、開催した場合の3倍になる。
兆単位の巨額な赤字が出る。

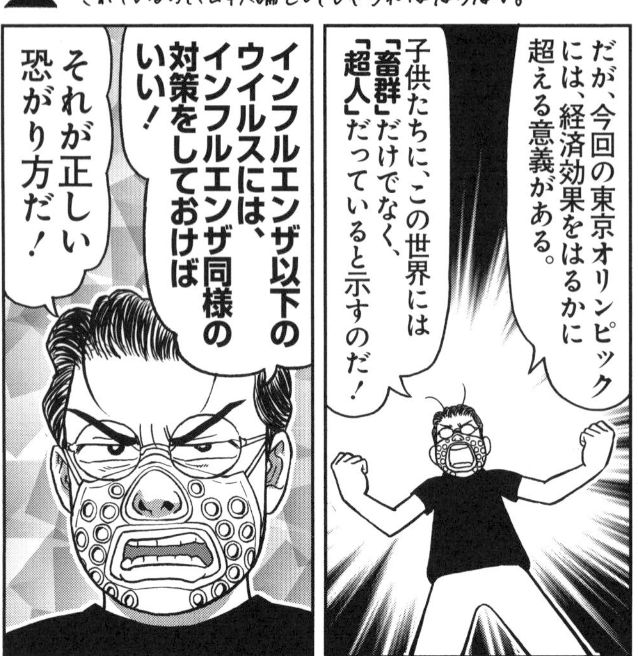

だが、今回の東京オリンピックには、経済効果をはるかに超える意義がある。
子供たちに、この世界には「畜群」だけでなく、「超人」だっていると示すのだ！
インフルエンザ以下のウイルスには、インフルエンザ同様の対策をしておけばいい！
それが正しい恐がり方だ！

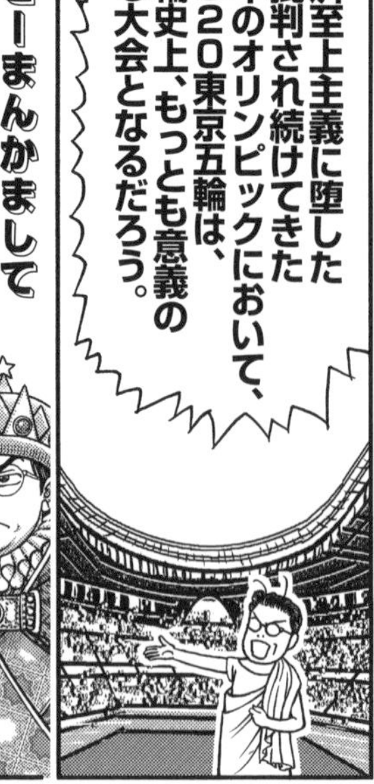

経済至上主義に堕したと批判され続けてきた近年のオリンピックにおいて、2020東京五輪は、五輪史上、もっとも意義のある大会となるだろう。
ごーまんかましてよかですか？

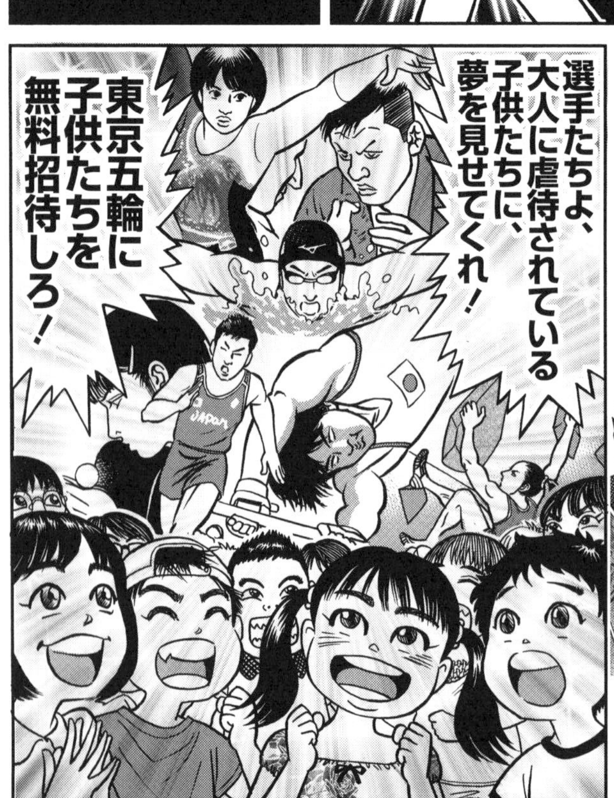

選手たちよ、大人に虐待されている子供たちに、夢を見せてくれ！
東京五輪に子供たちを無料招待しろ！

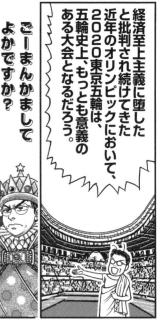

闘論席——「ポリコレ棒」を振り回す集団ヒステリー

『週刊エコノミスト』2021年3月9日号より

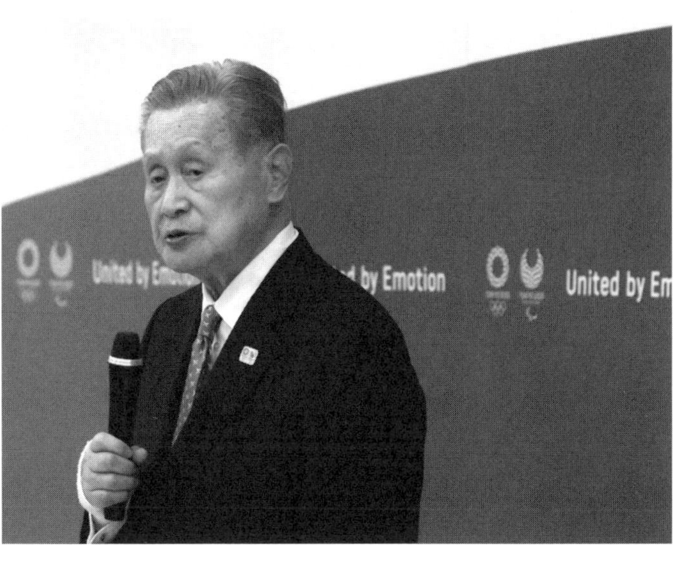
United by Emotion
United by Emotion
United by Em

2021年2月、五輪組織委員会の森喜朗会長が「女性がたくさん入っている会議は時間がかかります」といった自身の発言をきっかけに辞任。国内外で批判が高まり、500人以上の大会ボランティアが参加を辞退するなど波紋を広げた　写真／朝日新聞社

世論調査によると、2月7日以降の緊急事態宣言延長には国民の9割が賛成している（2021年1月29～31日、日本経済新聞社・テレビ東京調査）。

しかしその結果、経済が萎縮して真っ先にしわ寄せを受けるのは女性である。ある主婦はストレスをためた夫のDVに耐え、あるシングルマザーは失業して「パパ活」という売春で子育てし、あるいはホームレスになったり、自殺したりしている。

2020年7～10月のいわゆる「第2波」の時期には、女性の自殺率が前年比37％の上昇で男性の約5倍、20歳未満の子供の自殺率は49％上昇と激増しており、今後表れるであろう今回の緊急事態宣言の影響が非常に懸念される。

だがコロナの恐怖に駆られたら、女性の人権など気にしちゃいられない。もっと自粛を、もっと女性を自殺に追い込めというのが世論である。

ところが森喜朗元総理が女性蔑視失言をしたら、世論は東京五輪・パラリンピックの組織委から森を追放するまで絶対に許さない。集団リンチで時代遅れの老人に石を投げ、肺がんを患い、人工透析を受けながら無償で五輪開催の調整をしてきた功労者を掃いて捨てたのである。

大衆は目の前のコロナ禍の女性の人権は無視して、男女平等という「理念」だけを守るのが正義と信じ込んでいる。理念さえ唱えていればよく、実態には何も興味がないのである。

わしは女性活躍の時代を願うし、クオータ制にも賛成である。だが、女性の人権という理念を原理主義にして、「ポリコレ棒」を振り回して（公平性を理由にした攻撃）魔女狩りをするだけの狭量な行動で、破壊以外の成果を生み出せるのだろうか。

民主主義は、フランス革命の出発点から集団ヒステリーだったことを忘れてはならない。

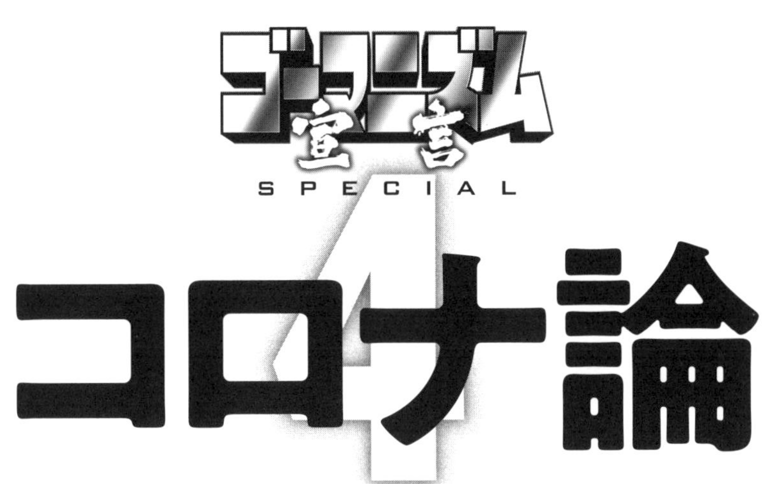
ゴーマニズム宣言
SPECIAL
コロナ論4

第8章｜子供の虐待を防げ！

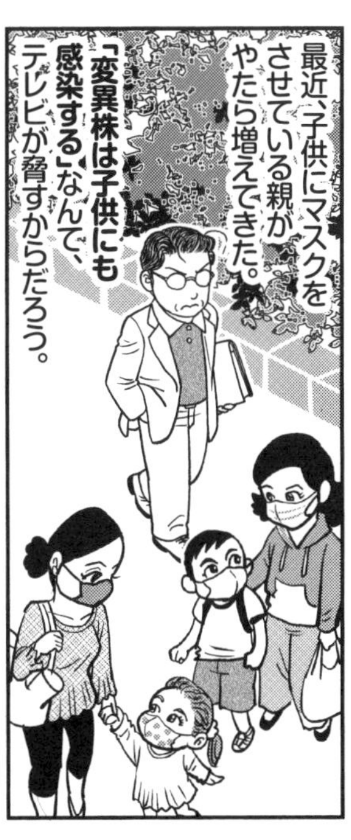
最近、子供にマスクをさせている親がやたら増えてきた。
「変異株は子供にも感染する」なんて、テレビが脅すからだろう。

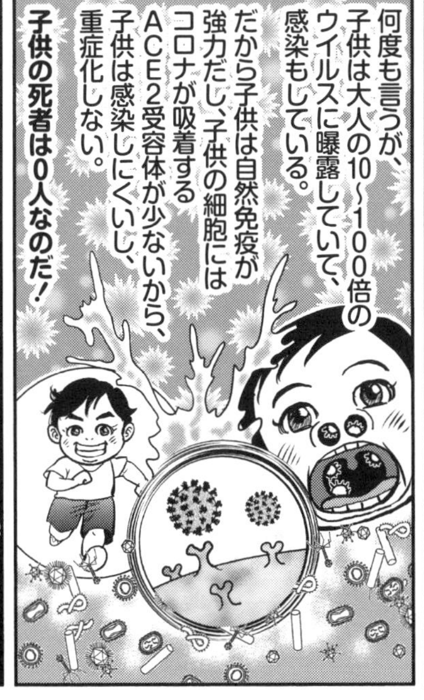
何度も言うが、子供は大人の10～100倍のウイルスに曝露していて、感染もしている。
だから子供は自然免疫が強力だし、子供の細胞にはコロナが吸着するACE2受容体が少ないから、子供は感染しにくいし、重症化しない。
子供の死者は0人なのだ！

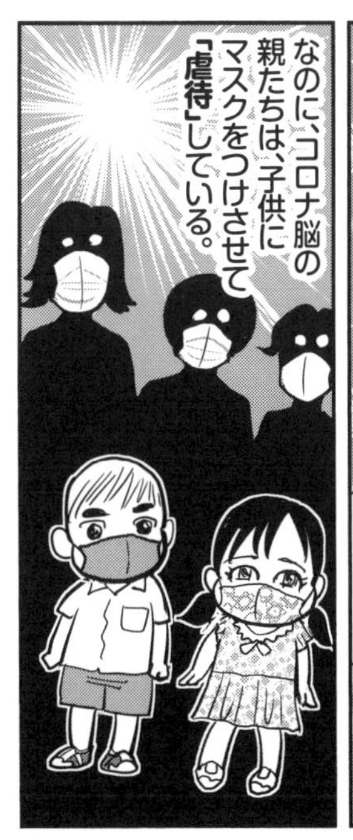
なのに、コロナ脳の親たちは、子供にマスクをつけさせて「虐待」している。

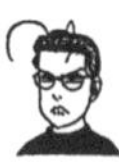

『コロナ論3』がベストセラーになっている。コロナ禍の狂った公共性を後世に伝える貴重な資料になるだろう。

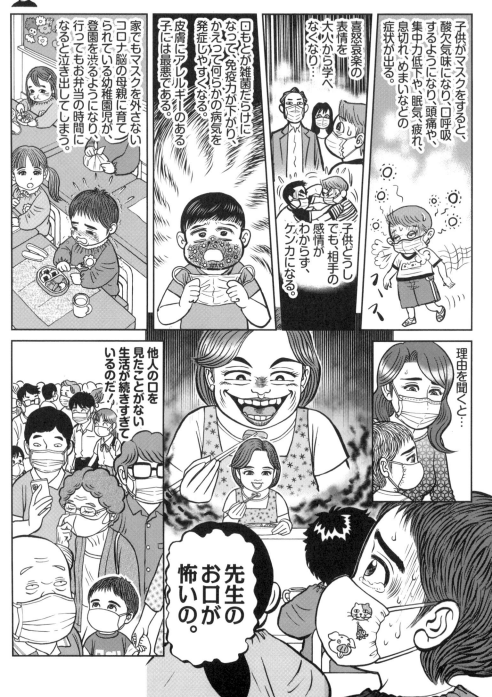

子供がマスクをすると、酸欠気味になり、口呼吸するようになり、頭痛や、集中力低下や、眠気、疲れ、息切れ、めまいなどの症状が出る。
喜怒哀楽の表情を大人から学べなくなり…
子供どうしでも、相手の感情がわからず、ケンカになる。
口もとが雑菌だらけになって、免疫力が下がり、かえって何らかの病気を発症しやすくなる。
皮膚にアレルギーのある子には最悪である。
家でもマスクを外さないコロナ脳の母親に育てられている幼稚園児が、登園を渋るようになり、行ってもお弁当の時間になると泣き出してしまう。
理由を聞くと…
先生のお口が怖いの。
他人の口を見たことがない生活が続きすぎているのだ！

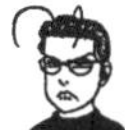

「専門家」という者がなぜ信じられるのかがわしには全く分からない。感染症の専門家や医者などの肩書きがコロナ禍の発言や行動で、完全に瓦解した。わしは「権威」に従う人間ではない。

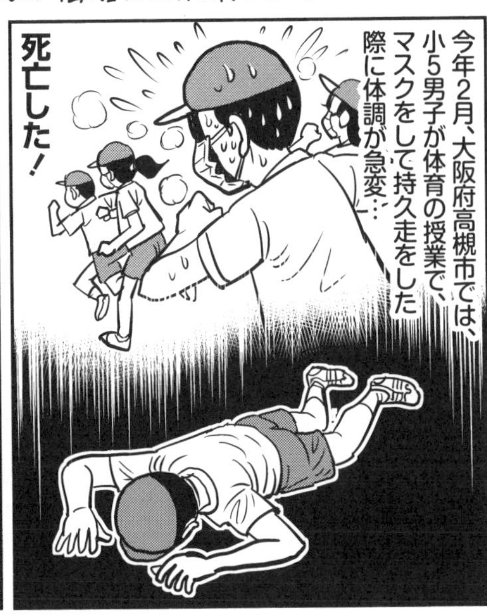

今年2月、大阪府高槻市では、小5男子が体育の授業で、マスクをして持久走をした際に体調が急変…
死亡した！

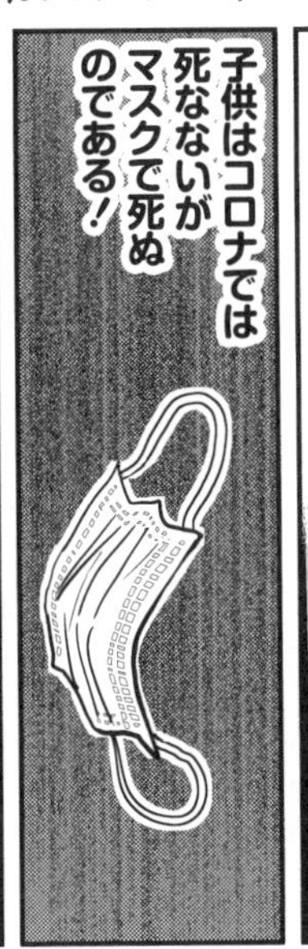

子供はコロナでは死なないがマスクで死ぬのである！

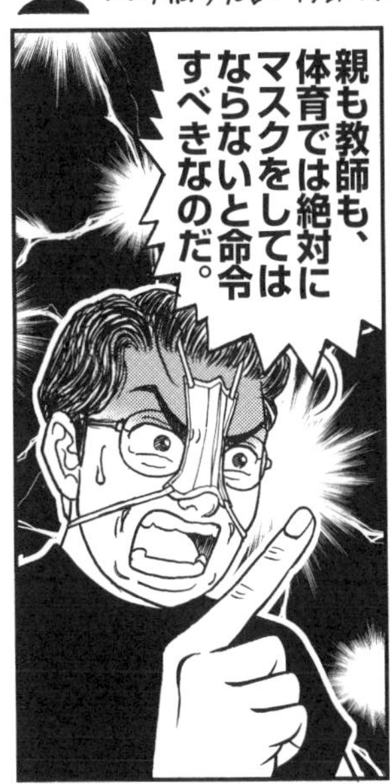

親も教師も、体育では絶対にマスクをしてはならないと命令すべきなのだ。

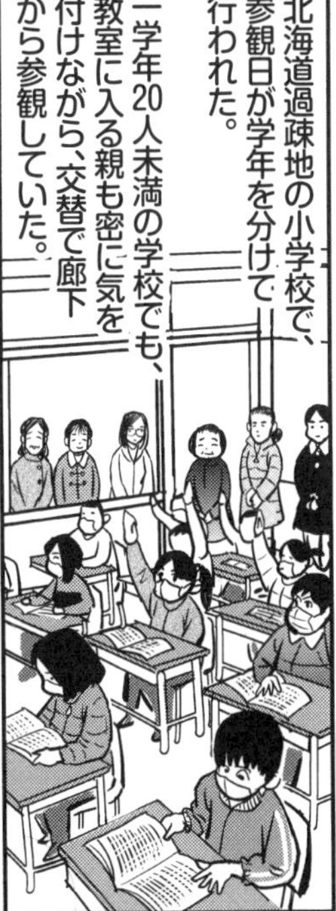

北海道過疎地の小学校で、参観日が学年を分けて行われた。
一学年20人未満の学校でも、教室に入る親も密に気を付けながら、交替で廊下から参観していた。

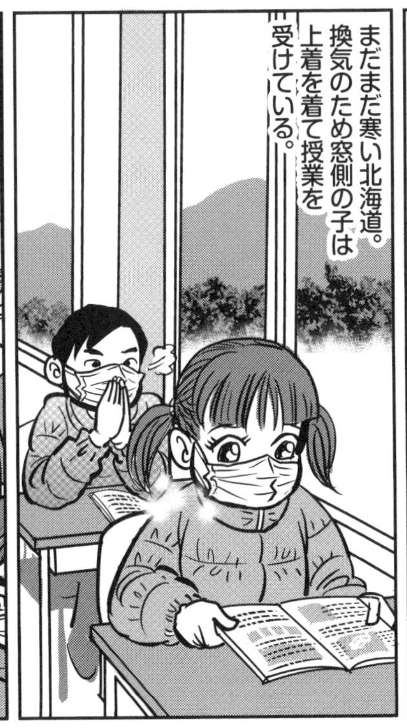

まだまだ寒い北海道。換気のため窓側の子は上着を着て授業を受けている。

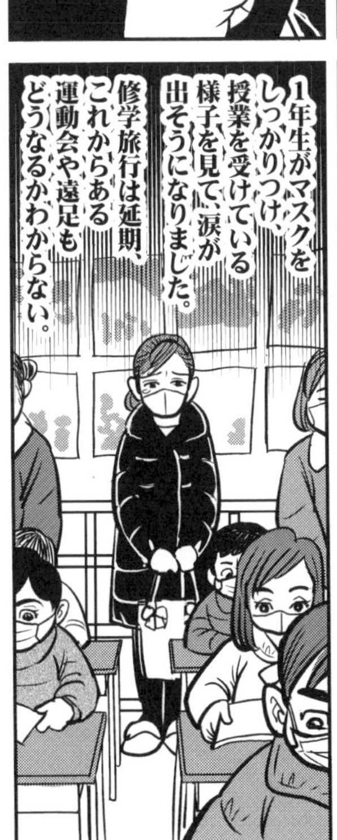

1年生がマスクをしっかりつけ、授業を受けている様子を見て、涙が出そうになりました。
修学旅行は延期、これからある運動会や遠足もどうなるかわからない。

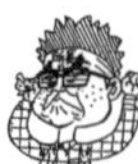
マスクにコロナ感染防止の効果はほとんどない！今の子供達が将来その事実を知ったらどう思うか!?
一刻も早くみんながマスクを外せるように、毎週火曜日のブログマガジン「小林よしのりライジング」
＆毎週土曜日8時のネット生放送「オドレら正気か？」は、戦う情報発信中!!

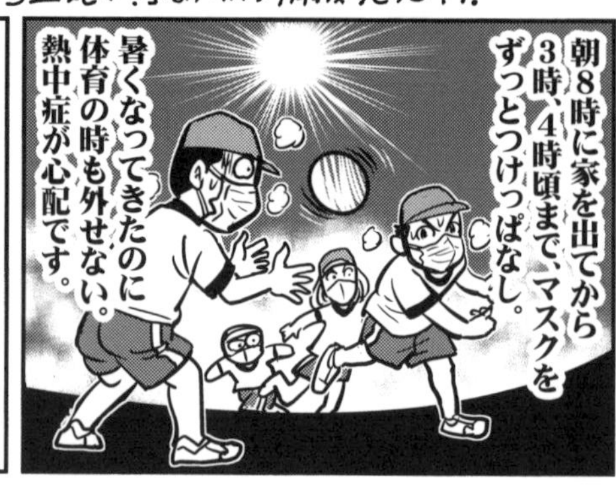
朝8時に家を出てから3時、4時頃まで、マスクをずっとつけっぱなし。
暑くなってきたのに体育の時も外せない。熱中症が心配です。

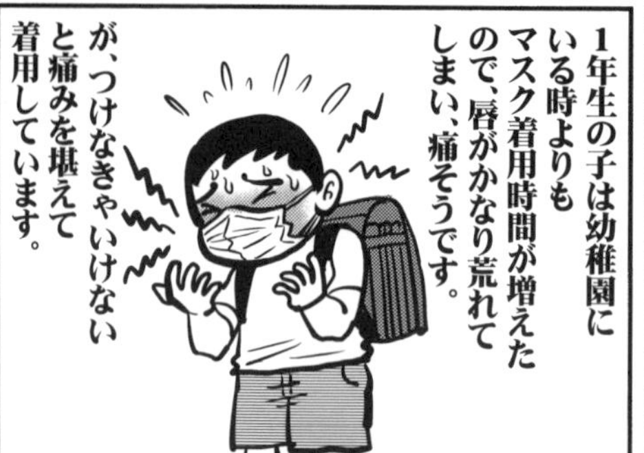
1年生の子は幼稚園にいる時よりもマスク着用時間が増えたので、唇がかなり荒れてしまい、痛そうです。
が、つけなきゃいけないと痛みを堪えて着用しています。

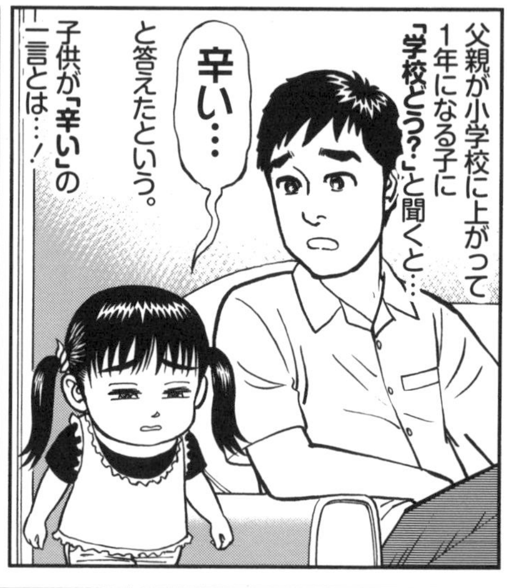
父親が小学校に上がって1年になる子に「学校どう？」と聞くと…
辛い…
と答えたという。
子供が「辛い」の一言とは…！

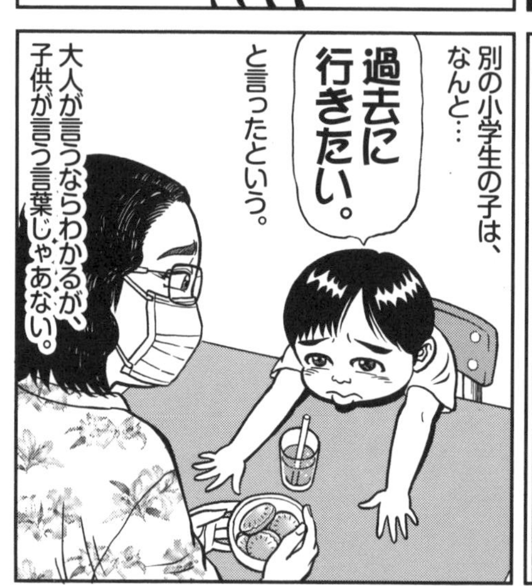
別の小学生の子は、なんと…
過去に行きたい。
と言ったという。
大人が言うならわかるが、子供が言う言葉じゃあない。

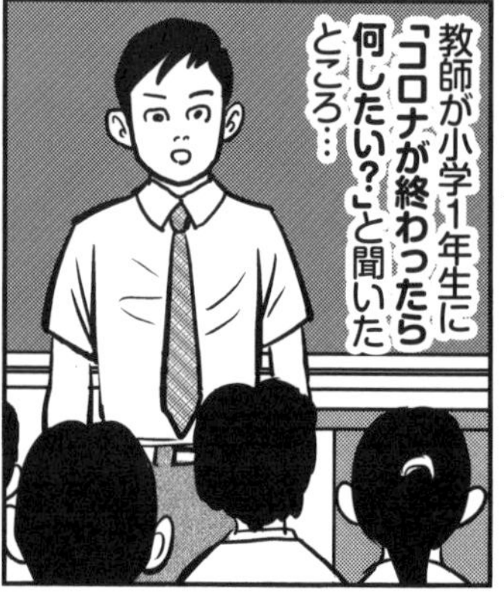
教師が小学1年生に「コロナが終わったら何したい？」と聞いたところ…

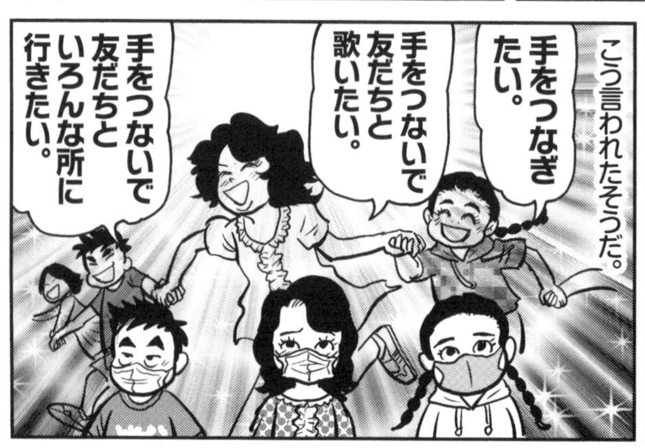
こう言われたそうだ。
手をつなぎたい。
手をつないで友だちと歌いたい。
手をつないで友だちといろんな所に行きたい。

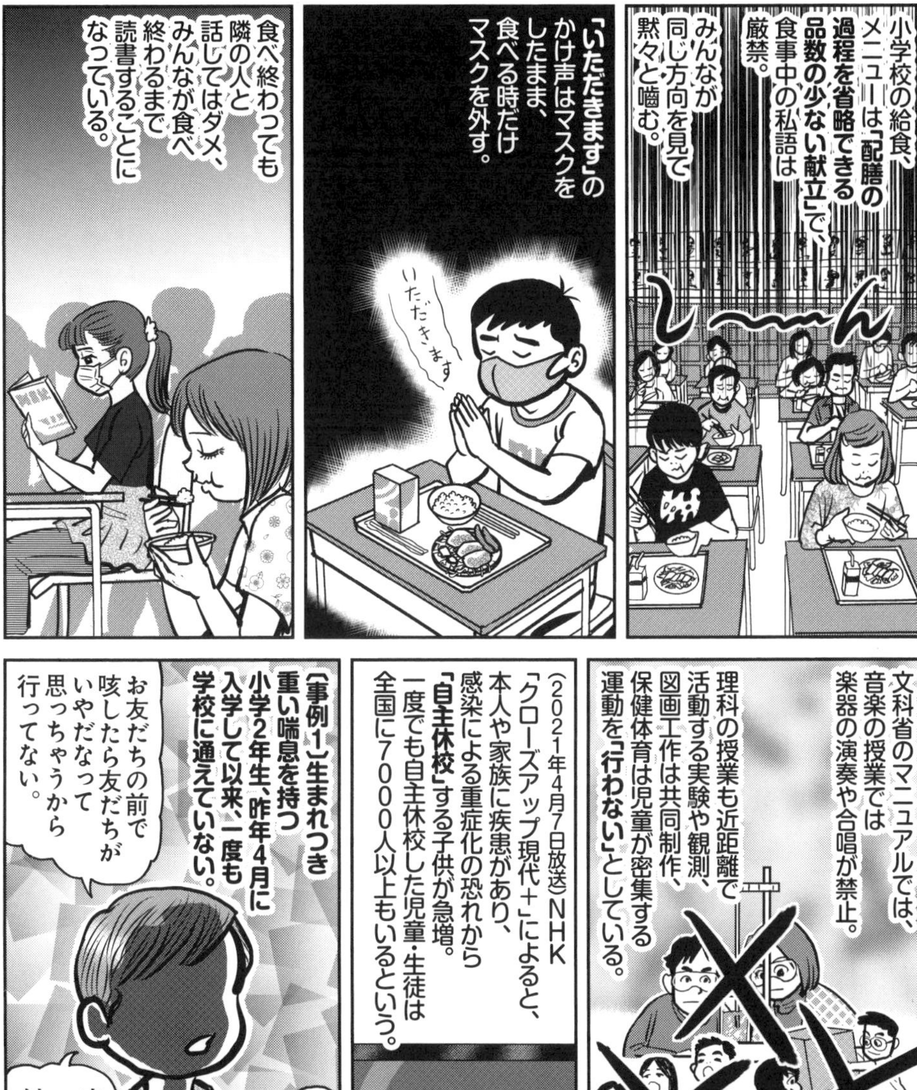

小学校の給食、メニューは「配膳の過程を省略できる品数の少ない献立」で、食事中の私語は厳禁。

みんなが同じ方向を見て黙々と噛む。

しーーん

「いただきます」のかけ声はマスクをしたまま、食べる時だけマスクを外す。

いただきます

食べ終わっても隣の人と話してはダメ、みんなが食べ終わるまで読書することになっている。

文科省のマニュアルでは、音楽の授業では楽器の演奏や合唱が禁止。

理科の授業も近距離で活動する実験や観測、図画工作は共同制作、保健体育は児童が密集する運動を「行わない」としている。

（2021年4月7日放送）NHK「クローズアップ現代＋」によると、本人や家族に疾患があり、感染による重症化の恐れから「自主休校」する子供が急増。一度でも自主休校した児童・生徒は全国に7000人以上もいるという。

クローズアップ現代

〈事例1〉生まれつき重い喘息を持つ小学2年生、昨年4月に入学して以来、一度も学校に通えていない。

お友だちの前で咳したら友だちがいやだなって思っちゃうから行ってない。

友だちと一緒に外で遊びたい。

宿題もみんなで一緒にやりたい。勉強も。

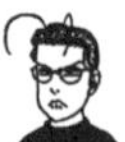

「運動会ができないのにオリンピックはできるの？」と子供が言っているとすれば、それは左翼コロナ脳の入れ知恵か、あるいは子供の大人への恨みである。運動会はやってもいいのだ！大人がやらせないのが悪なのだ！

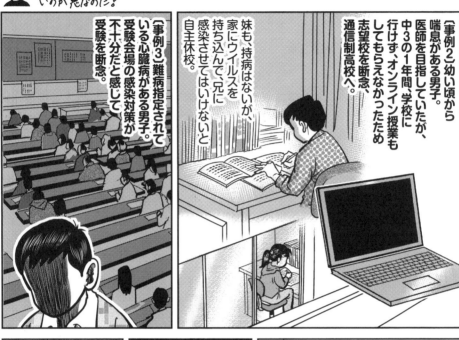

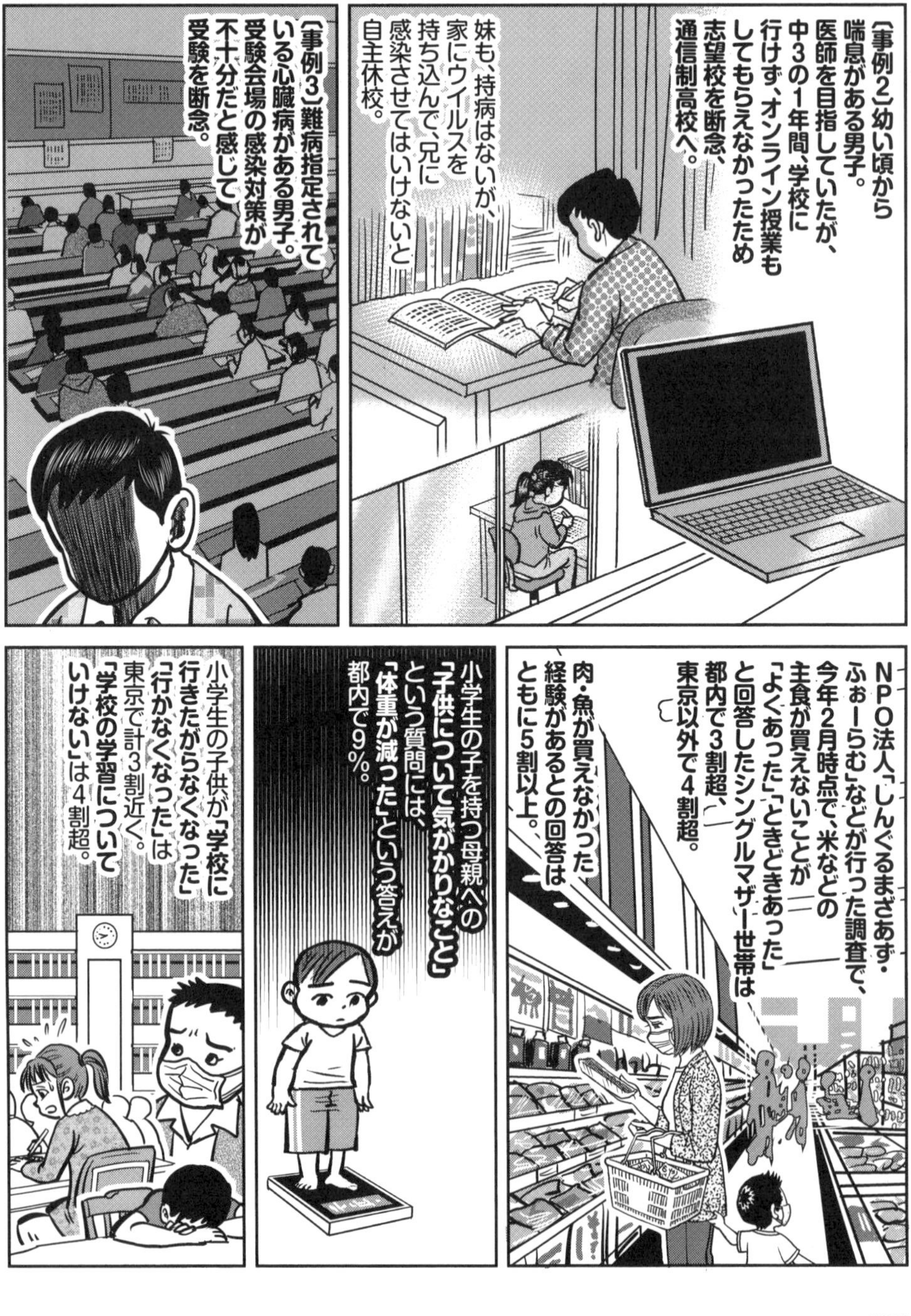

〈事例2〉幼い頃から喘息がある男子。医師を目指していたが、中3の1年間、学校に行けず、オンライン授業もしてもらえなかったため志望校を断念、通信制高校へ。

妹も、持病はないが、家にウイルスを持ち込んで、兄に感染させてはいけないと自主休校。

〈事例3〉難病指定されている心臓病がある男子。受験会場の感染対策が不十分だと感じて受験を断念。

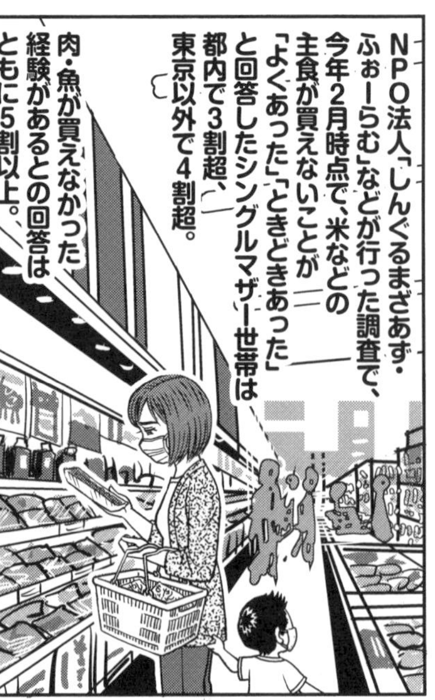
NPO法人「しんぐるまざあず・ふぉーらむ」などが行った調査で、今年2月時点で、米などの主食が買えないことが「よくあった」「ときどきあった」と回答したシングルマザー世帯は都内で3割超、東京以外で4割超。
肉・魚が買えなかった経験があるとの回答はともに5割以上。

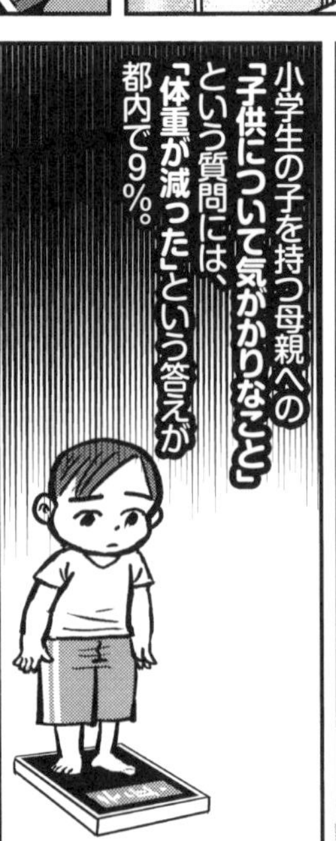
小学生の子を持つ母親への「子供について気がかりなこと」という質問には、「体重が減った」という答えが都内で9％。

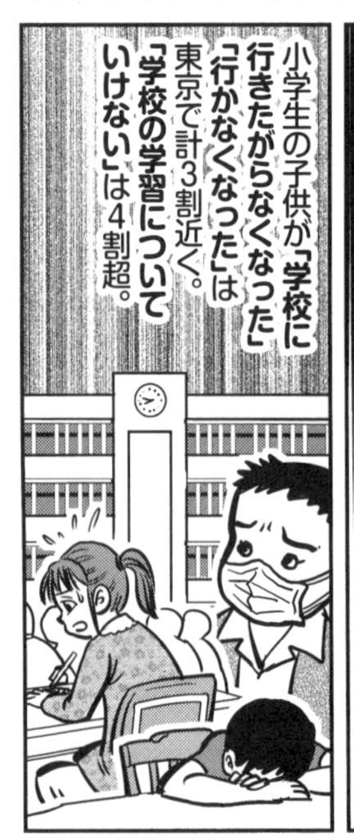
小学生の子供が「学校に行きたがらなくなった」「行かなくなった」は東京で計3割近く。「学校の学習についていけない」は4割超。

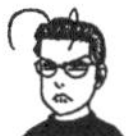
『コロナ論』シリーズ(扶桑社)、『コロナ脳』(小学館新書)、『新型コロナ―専門家を問い質す』(光文社)、これらを普及するしかないな。

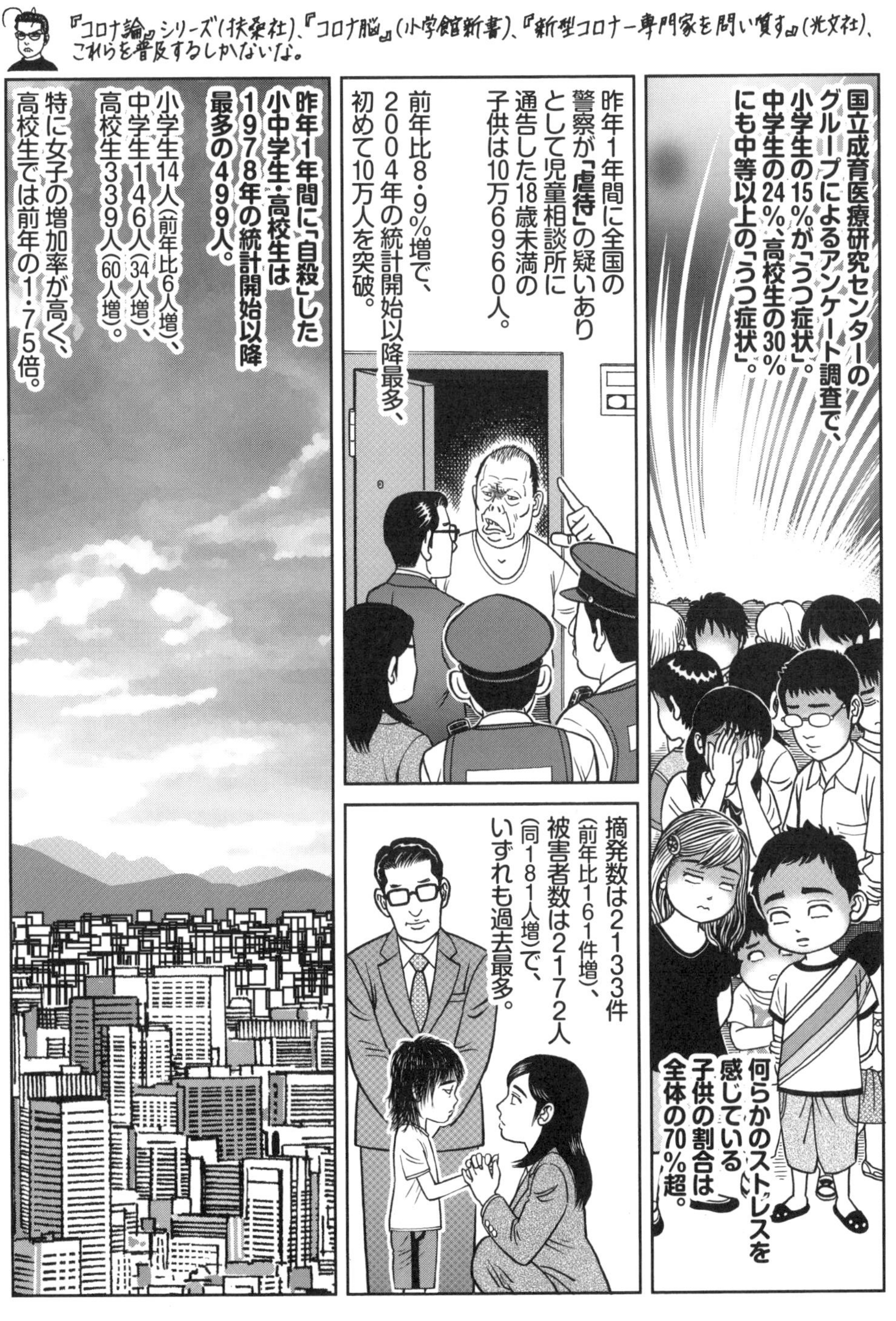

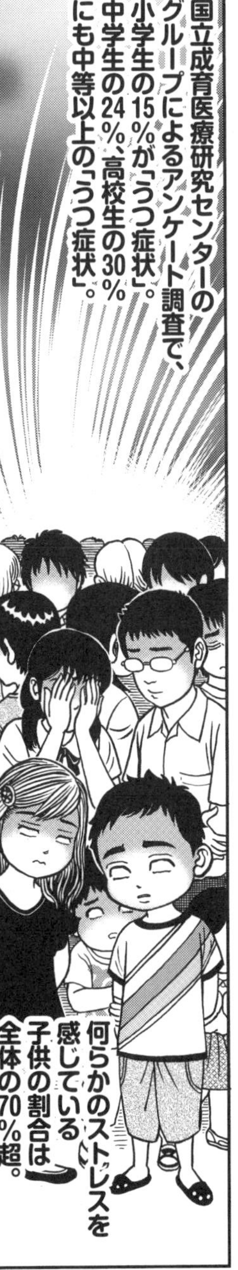

国立成育医療研究センターのグループによるアンケート調査で、小学生の15%が「うつ症状」。中学生の24%、高校生の30%にも中等以上の「うつ症状」。
何らかのストレスを感じている子供の割合は全体の70%超。

昨年1年間に全国の警察が「虐待」の疑いありとして児童相談所に通告した18歳未満の子供は10万6960人。

前年比8・9%増で、2004年の統計開始以降最多、初めて10万人を突破。

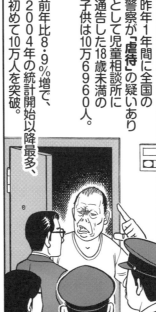

摘発数は2133件(前年比161件増)、被害者数は2172人(同181人増)で、いずれも過去最多。

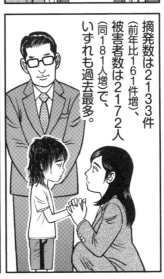

昨年1年間に「自殺」した小中学生・高校生は1978年の統計開始以降最多の499人。

小学生14人(前年比6人増)、中学生146人(34人増)、高校生339人(60人増)。

特に女子の増加率が高く、高校生では前年の1・75倍。

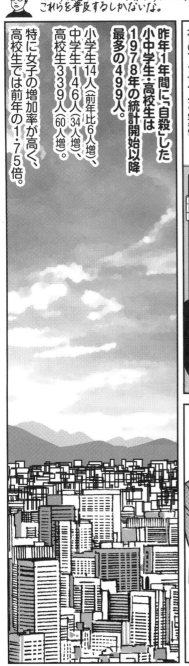

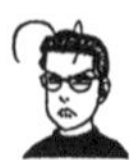
大人は自分たちの「臆病」のつけを子供に回している。コロナ禍の最大の犠牲者は子供たちである！

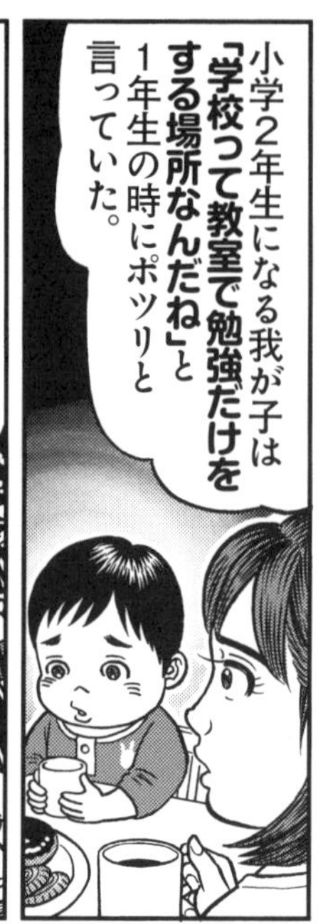

小学2年生になる我が子は
「学校って教室で勉強だけをする場所なんだね」と
1年生の時にポツリと言っていた。

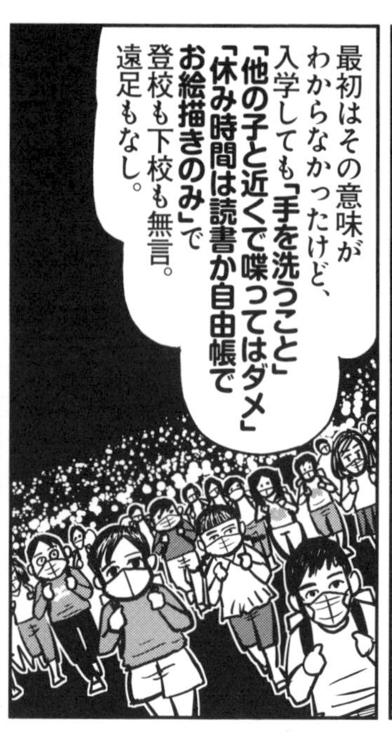

最初はその意味がわからなかったけど、
入学しても「手を洗うこと」
「他の子と近くで喋ってはダメ」
「休み時間は読書か自由帳でお絵描きのみ」で
登校も下校も無言。
遠足もなし。

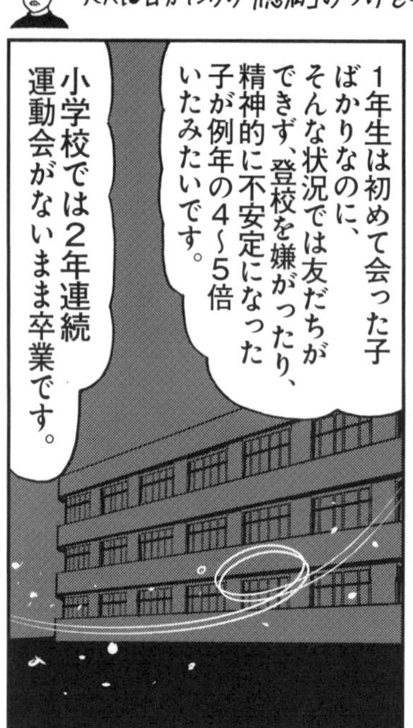

1年生は初めて会った子ばかりなのに、そんな状況では友だちができず、登校を嫌がったり、精神的に不安定になった子が例年の4～5倍いたみたいです。
小学校では2年連続運動会がないまま卒業です。

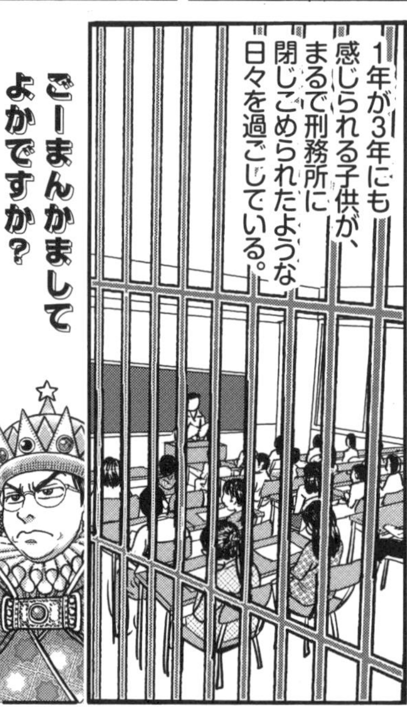

1年が3年にも感じられる子供が、まるで刑務所に閉じこめられたような日々を過ごしている。
ごーまんかましてよかですか？

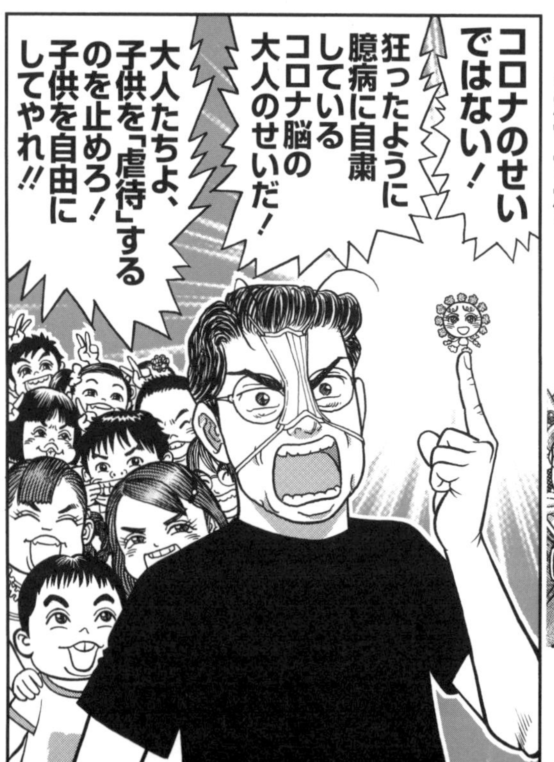

コロナのせいではない！
狂ったように自粛している臆病に
コロナ脳の大人のせいだ！
大人たちよ、子供を「虐待」するのを止めろ！
子供を自由にしてやれ!!

児童虐待の相談件数は過去最多——コロナ禍の最大の犠牲者は子供だ！

体育の授業中にマスクをつけた児童が死亡した事故を受け、文部科学省はガイドラインで「屋外で人と十分な距離を確保できる場合には外すよう指導する」とした。だが、保護者からは「苦しくて外したくても、子供は周りの目を気にして我慢しがち」との声もあり、世間の同調圧力が子供にまでマスクを事実上、強制している実情が窺える……。

感染第5波が到来すると、政府は教育現場に対して、2020年春に実施した全国一斉休校措置は取らず、自治体に対応を委ねた。各地の小中学校では、時差登校や分散登校、さらには短縮授業を実施。教室でも児童の机の前に飛沫が拡散するのを防ぐ仕切りを設置するなど、さまざまな感染対策を行っている。

だが、現場を担う教諭からは不満の声も聞こえてくる。「文科省は、教室で席の間隔を2m空けろと言うが、教室はそんなに広くない」「児童にタブレット端末は配られたが、オンライン授業の準備は現場任せで、負担になっている」など、役所の丸投げの姿勢に憤りを隠さない。

学校は感染対策に工夫も子供の声は反映されず……

教育現場では工夫を凝らして対策を講じているが、学校の主人公である子供たちの意見が反映された形跡は見当たらない。「感染防止の徹底」という錦の御旗の下に、子供たちの学校生活は蔑ろにされたままだ。夏休み明けは、例年、心身に不調をきたす児童が増える。高校では就職活動や大学の推薦入試が本格化し、コロナ禍でストレスに苛まれた子供たちには大きな負荷となるだろう。

本来、安息の場であるはずの家庭でも、子供たちは追い詰められている。2020年度、全国の児童相談所に寄せられた虐待の相談件数は、過去最多の20万529件を記録。前年度に比べ1万件以上増加し、1990年度の統計開始以来、初めて20万件を超えた。コロナ禍で企業がテレワークにシフトし、親の在宅時間が長くなったことでストレスを抱えやすくなったうえ、小売業や飲食業などでは営業自粛により従業員の給料が激減し、経済的に困窮するケースも多い。家庭内で揉め事が起きるリスクが、コロナ前に比べて高まるのは当然と言えるだろう。

夫婦間でのDVが激増していることも問題だが、これをきっかけに暴力の矛先が子供に向かうケースも増えている。シェ

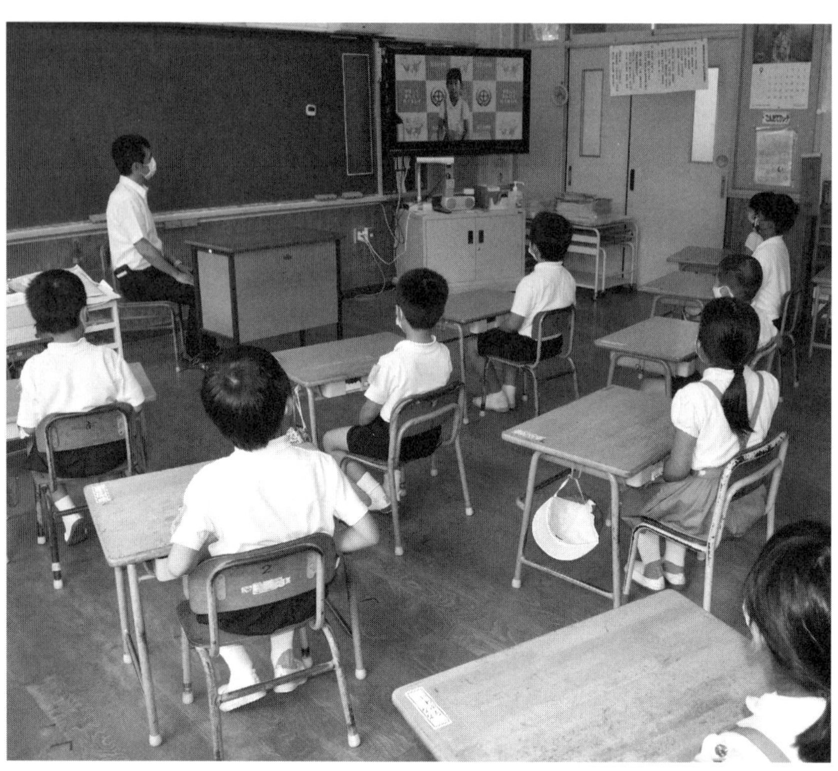

9月1日、新学期を迎えた鹿児島市内の小学校では、始業式が校内テレビ放送で行われ、机は前後左右の間隔を空けていた。感染対策とはいえ、級友と話すのも憚られる雰囲気だ　写真／朝日新聞社

ルターの役割を担う児童館や子育て支援センターなどは、コロナ禍で休止や開館時間の短縮を余儀なくされており、十分に機能しているとは言えない。2020年春の全国一斉休校のときは、家庭以外に居場所を失った子供が親から虐待を受けるケースも報告されており、今後、同様の事態が懸念される。

核家族化が進み、かつての地域コミュニティが崩壊したことで、子育ての悩みを誰にも相談できない夫婦も増えている。深刻な事態に陥る前に、行政がその受け皿を整備することが喫緊の課題だろう。まずは、児童相談所の体制強化を最優先すべきだが、先行きは暗い……。

政府は2022年3月までに、児童相談所の専門職である児童福祉司を約5200人に増やす計画を進めている。だが、虐待件数は増員を上回るペースで伸び続けているうえ、現場では勤続3年未満の児童福祉司も多く、人材育成も課題と言えよう。早急に改善しなければ、コロナ世代の子供たちの未来が潰されかねない。

東京五輪の妨害と成功

小林よしのり

（2021年8月10日配信／「小林よしのりライジング」Vol.406より）

ありとあらゆる点で異例の大会となったコロナ禍での東京オリンピックが開催された。

非難と感動と手のひら返しと感染拡大と中止圧力と高視聴率とバッシングと、カオスの世論のなかで、日本選手は、いや外国人選手たちも、魂が震えるような感動の記憶を人々の心に刻み付けて、大会は無事に閉幕した。

日本は「検証しない文化」であり、今大会の持つ意味合いを誰も総括しないまま流されていくのは目に見えているが、せめてわしだけでも、ここにその検証を書き残しておこう。

開会直前まで、マスコミも、専門家も、世論も、圧倒的に東京オリンピック・パラリンピックに反対で、中止または再延期を求めていた。

開会まで2か月余りに迫った5月15・16日に『朝日新聞』が行った全国世論調査を見ると、「中止」を求める回答が43％、「再び延期」が40％で、合わせてなんと8割を超え、「今夏に開催すべき」はわずか14％にとどまった。

これを受けて『朝日新聞』は5月26日付朝刊の社説で「夏の東京五輪　中止の決断を首相に求める」と題して強硬に中止を主張した。

その第一の理由として挙げていたのは「健康への脅威」で、「選手と関係者で9万を超す人が入国する。無観客にしたとしても、ボランティアを含めると十数万規模の人間が集まり、活動し、終わればそれぞれの国や地元に戻る。世界からウイルスが入り込み、また各地に散って

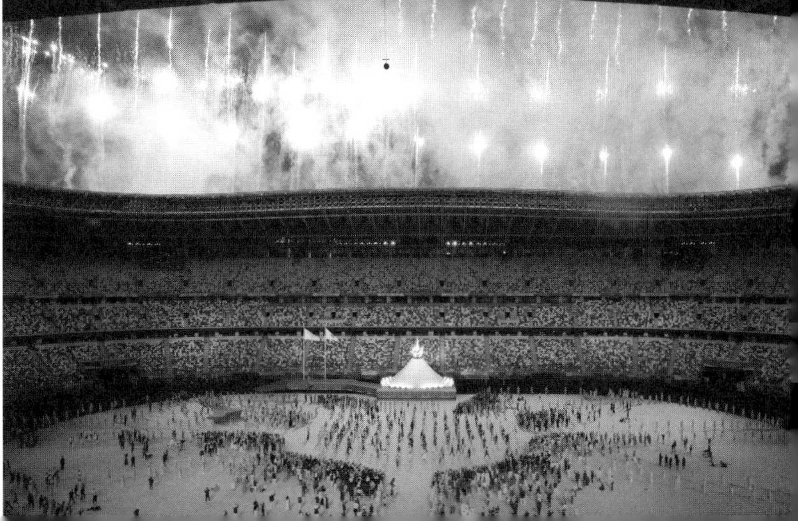

205の国と地域が参加した東京2020オリンピック。難民選手団を含めて約1万1000人のアスリートが競い合ったが、開会式当日はメインスタジアムの外に、五輪の開催反対を訴えるデモ隊も押し寄せ騒然となった　写真／JMPA代表撮影

いく可能性は拭えない」として、「もちろんうまくいく可能性がないわけではない」と保険を打ちつつ、「問題が起きたら、誰が責任をとるのか、とれるのか。『賭け』は許されないと知るべきだ」と偉そうに諭していた。

「世界からウイルスが入り込み」という一節が、いかにウイルスについて無知かをさらけ出している。

開催1週間前に迫った7月17日の『毎日新聞』の調査結果でも、「延期か中止」が40％でもっとも多く、「無観客開催が妥当」が36％、「有観客で開催してほしかった」は20％だった。

メディアでは、五輪開催を強行しようとする菅政権に対して「戦争に突き進んだ、かつての日本の状況にそっくりだ」などというトンチンカンな批判が溢れ、開会式当日にも、極左〝コロナ脳〟の活動家たちが国立競技場付近で反対運動をしていた。

社説

夏の東京五輪

中止の決断を首相に求める

朝日の社説が掲載されたのは5月26日付朝刊。自らが五輪のスポンサー企業だったにもかかわらず、感染拡大が続くなかでの開催を「理にかなうとはとても思えない」と糾弾。「今夏の開催の中止を決断するよう菅首相に求める」と強く迫った

ところが蓋を開けて見ると、開会式中継の最高視聴率は60％にも及んだ。そして開会早々から日本選手のメダル獲得が相次ぐと、マスコミはあれだけ反対していたくせに、オリンピック報道の洪水となった。

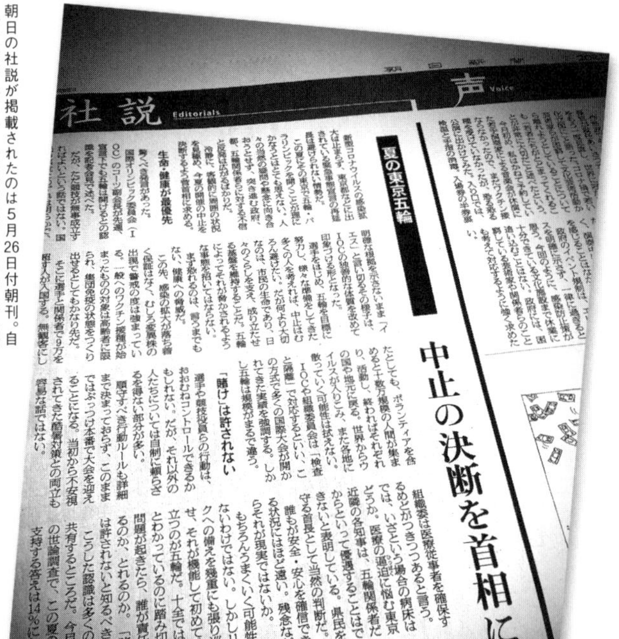

テレビ各局は連日長時間の中継を組み、日本選手の活躍を生放送。高視聴率を稼ぎ、メダルラッシュに感動の嵐が巻き起こった。

ネット等ではマスコミの手のひら返しを批判する声も強かったが、マスコミは居直って、ヌケヌケと感動を隠さずに報

じ続けた。

メダルを獲った選手たちは、つい最近までオリンピックに大反対していたテレビに出ても、「開催してくれたことに感謝します」と口にしていたが、その姿は実に健気であった。

先に引用した『朝日新聞』の社説にも顕著なように、左翼〝コロナ脳〟が五輪開催に反対したもっとも大きな理由は、「外国人が海外から変異株を持ってくる」という偏見だった。

そもそもコロナウイルスは常に変異を繰り返す「RNAウイルス」の一種であり、「英国株」とか「インド株」とか言っていたのはたまたま英国やインドで最初に見つかったからにすぎず、「英国株」や「インド株」と同じ変異株は国内でも、あるいは世界同時多発的にも生まれるものだ。

ところが、そんなウイルスの常識すら専門家やマスコミは知らない。ましてやマスコミなどにそんな知識があろうはずもなく、ただひたすら非科学的な恐怖を煽りまくった。

おかげで外国人選手や関係者たちはバブルの中に押し込められて、外出もままならず、圧倒的に「おもてなし」が不足する事態となっていた。

そして、開催期間中にデルタ株（インド株）の新規陽性者が急増し始めた。東京都ではそれまで1日1000人台で推移していたものが、7月27日に2848人とほぼ倍増。翌28日以降は連日3000人台となり、「過去最多」が続出した。

だが、感染者数のデータはその2週間前の動向が反映されたものだというのであれば、五輪の開幕が7月23日、外国人の入国ラッシュがその数日から1週間程度前からのことなのだから、この急増は五輪開催とは関係なく、それ以前から始まっていたことになる。

そもそも五輪で来日した外国人からデルタ株が広がったのであれば、バブルの中の外国人がクラスターだらけになっていなければおかしいはずだが、そんな事実もない。デルタ株陽性者の急増と五輪には何の関係もないのは明らかだった。それにもかかわらず「デルタ株急増」に怯えたマスコミ〝コロナ脳〟は、今からでも五輪を中止しろと叫び出したのだ。

デルタ株は感染力こそ強いが、その代わりに弱毒化している。

ウイルスは細菌とは違って自力で増殖することはできず、生きた細胞（宿主）の中に入らなければ増殖できない。それなのに強毒を発して宿主を殺してしまったら、ウイルスも共倒れになる。だから新種のウイルスは、時間がたつにつれて感染力が強くなると共に弱毒化して、宿主との共生を目指すようになる。それが定番のパターンなのである。

そしてついに、新型コロナウイルスも宿主との共生を図り出したのだ。あっという間に8割がデルタ株に置き換えられたが、それでも死亡者は大して増えなかった。いよいよ新型コロナもまったくの「普通の風邪」になり、安心できるようになる日が見えてきたのだ。

ところがマスコミは基本が〝コロナ脳〟サヨクだから、絶対にその事実を認めたがらない。ここまで1年半恐怖を煽りに煽りまくってきた手前、コロナは何が何でも〝死の感染症〟でなければならないと思っている。

そこで、コロナ恐怖でなんとかオリンピックを中止させ、政権にダメージを与えようと必死になって、次から次へデマを流し始めた。

8月5日にある民放キー局のニュース番組は、東京で自宅療養中の死者が急増しており、今月に入ってから30~50代の少なくとも8人が死亡していると報じた。

だが実際には、東京都ではこの時点で発表されていた死亡者数は9人で、うち7人は7月に死亡した人、1人は6月に死亡した人であり、8月に入ってから死亡した人は1人しかいなかった。

しかもこの件については楊井人文弁護士が東京都福祉保険局感染症対策部に確認し、東京都には番組で流されたような報告は入っていないとの回答を得ているという。つまり、このニュースは完全な嘘だったのだ。

また、これとは別の地上波のテレビ局では、8月2日に50代のコロナの重症患者が約100の医療施設から受け入れを拒否されたと報じた。

ところがこれも、東京消防庁には該当するケースの報告がないばかりか、そもそも東京都には20分以上受け入れ先が決まらない患者はどこに搬送するといったマニュアルがあるらしく、100か所の施設に断られるなどということはあり得ないらしい。

さらに、関西ローカルの民放局でも8月5日、大阪府内で基礎疾患のない10代の重症患者が確認されたと報じた。

ところがこれについては吉村洋文大阪府知事が、その患者は中等症1の症状で当初から酸素投与も必要なく、医者の判断により慎重を期してICUに入っていたものであると発表した。

〝コロナ脳〟マスコミにとっては、コロナは恐いものでなければならず、自宅療養が危険でなければならず、10代でも重症者が出ていなければならないのだ。そしてそんな事例がなければ、でっち上げてしまうのである。

マスコミは一方でオリンピックによって視聴率を稼ぎながら、もう一方でデルタ株を煽ってオリンピックなんかやっていいのかという空気もつくり続ける。デルタ株が弱毒であることはわかっているのに死亡者数を見ずに、感染者数（正しくは陽性者数）だけを煽り続け、同時にワクチンが必要だと渇望させる。そしてそのワクチン接種後の死亡者数も、重篤な副反応例も、一切報じない。

マスコミは本当に罪深い。もはや全員地獄に堕ちるしかないと言いたい。

そしてそんなマスコミに洗脳された〝コロナ脳〟大衆も、まるで家畜の群れ＝畜群と化して政府に「コロナが恐い！　コロナを止めろ！　人流を止めろ！　もっと強くロックダウンしろ！　ワクチンをくれ！」と吠えていた。

連中にはオリンピック選手たちを見て、学ぶことは何もないようだ。

オリンピック選手の、命を魂として輝かせる実存こそが、人間の生きる意味だということが〝コロナ脳〟大衆たちには決してわからない。ただ心臓が鼓動していることだけが生きる目的と思い込み、ひたすらダンゴムシになりたがっているのである。

反対運動とデルタ株蔓延で、ヒステリックな妨害運動にさらされた五輪だったが、終わってみれば、外国人選手や報道関係者からは、選手村の中や周辺でボランティア等のおもてなしに触れたらしく、日本人への感謝を表明する声が相次いだ。

英国チームは公式インスタグラムに「唯一無二の五輪は、素晴らしい都市と人々によって成し遂げられました。私たちを迎えてくれてありがとう！　愛を込めて　チーム・グレートブリテン」と投稿。野球イスラエル代表、ニック・リックレスもツイッターに「日本、そして五輪を完璧なものにしてくれた数え切れないほどのボランティアスタッフに感謝したい」「これほどリスペクト、思いやり、そして献身に溢れた待遇は見たことがない」と書き込んでいる。

マラソンで連覇を達成したケニアのエリウド・キプチョゲは、自身のインスタグラムに「オリンピックドリームというのは特別な夢です。すべてのアスリートが人生を懸けて準備をし、ここに辿り着くのです。今日、私はオリンピックドリームに行きました。（中略）日本の皆さんと大会組織委員会に対し、五輪を開催するために想像を絶するような困難な仕事をしてくれたことに感謝したいです」と記してくれた。

ほかにもこのような例は枚挙に暇がないほどだ。

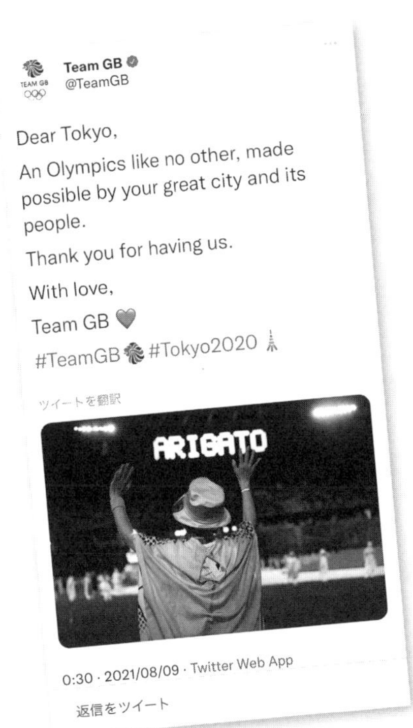
TEAM GB
Team GB
@TeamGB
Dear Tokyo,
An Olympics like no other, made possible by your great city and its people.
Thank you for having us.
With love,
Team GB
#TeamGB #Tokyo2020
ツイートを翻訳
ARIGATO
0:30 · 2021/08/09 · Twitter Web App
返信をツイート

五輪の閉会式に参加した英国の代表選手団は、背中に「ありがとう東京」と書かれたポロシャツを着て登場。公式SNSでも、コロナ禍での五輪開催を成し遂げたことに対して感謝のメッセージを発信してくれた　写真／Twitter公式アカウント@Team GBより今回の五輪開催前には、ボランティアの辞退も多かったが、参加したボランティアこそが、国際的な日本の評価を高めてくれ、国際平和に貢献してくれた結果となった。

ところが〝コロナ脳〟左翼マスコミは、決して東京五輪の功績を認めはしない。『朝日新聞』もテレビ朝日も、オリンピックを大々的に扱い続けたくせに、閉幕翌日の『朝日』の社説は、「懸念された感染爆発が起き、首都圏を中心に病床は逼迫し、緊急でない手術や一般診療の抑制が求められるなど、医療崩壊寸前というべき事態に至った」として、この期に及んでなお「中止」を求めた社説は正しかったと強弁している。

それでいて「一方で、本来のオリンピズムを体現したアスリートたちの健闘には、開催の是非を離れて心からの拍手を送りたい」などとしゃあしゃあと書くのだから、これこそが偽善の極み。いったい面の皮が何㎝あるのかと思ってしまう。

それはそうと、「五輪へ突き進む日本と、戦争に突き進んだ日本は同じ」と批判していた人に聞きたい。大東亜戦争による日本人の死者は約３１０万人だが、今回の東京五輪で日本人は何万人死んだんだ？

閉幕式は確かに退屈だった。しかも、3年後の開催国・フランスの様子が映ったとき、マスクもせずに大密集していた人々の姿に感動したのだが、とんでもない勘違いだった。

あの場に集まっていた人々はなんと「ワクチンパスポート」を所持しているか、「陰性証明」を持っている人だったらしい。とんでもないことだ。

アフターコロナの世界が、事実上、ワクチンが義務化された世界だとしたら、「自由」も「人権」も損なわれてしまう。フランスは左翼国家だから、国家管理の社会になる可能性は大いにある。それを日本も真似したら、恐ろしいことになるだろう。

そして、最後に映ったパラリンピックの選手たちの様子には、いい意味で驚愕した。

腕がなくてもバタフライで泳いでたり、口にラケットをくわえて卓球してたり、口と足を使ってアーチェリーやっていたり、とんでもない選手たちがいる！

これは子供に見せてやるべきだろう。どんな困難にも負けない不屈の人間たちの実存を記憶に刻むことができる。子供たちにとって大切な経験になる。

パラリンピックの開幕は8月24日。これにも注目してみよう。

3年後には、フランスのようにワクチンパスポートの世界になるのか？

それともインフルエンザと同様に、毎年、自然にコロナでも集団免疫をつくる日本になるのか？

その頃には世界的な科学者の研究によって、コロナの原理が解き明かされていればいいのだが、その手始めが井上正康氏とわしの共著『コロナとワクチンの全貌』（小学館新書）になる。

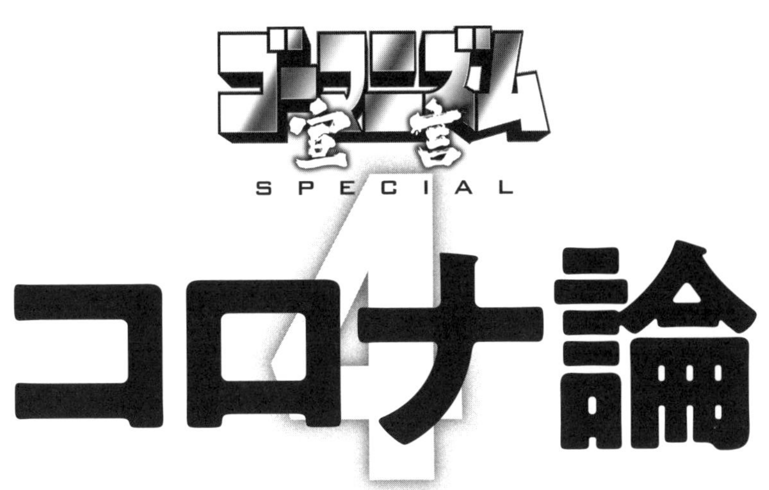
ゴーマニズム宣言
SPECIAL
コロナ論4

第9章 ワクチンパスポート

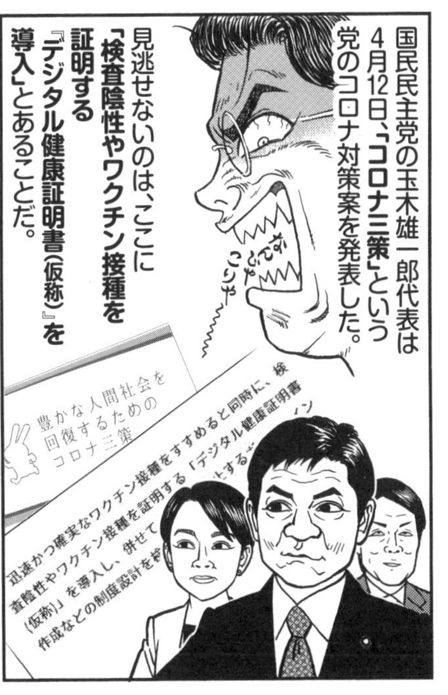
国民民主党の玉木雄一郎代表は4月12日、**「コロナ三策」**という党のコロナ対策案を発表した。
見逃せないのは、ここに**「検査陰性やワクチン接種を証明する『デジタル健康証明書（仮称）』を導入」**とあることだ。
豊かな人間社会を
回復するための
コロナ三策
迅速かつ確実なワクチン接種をすすめると同時に、検
査陰性やワクチン接種を証明する「デジタル健康証明書
（仮称）」を導入し、併せて
作成などの制度設計を

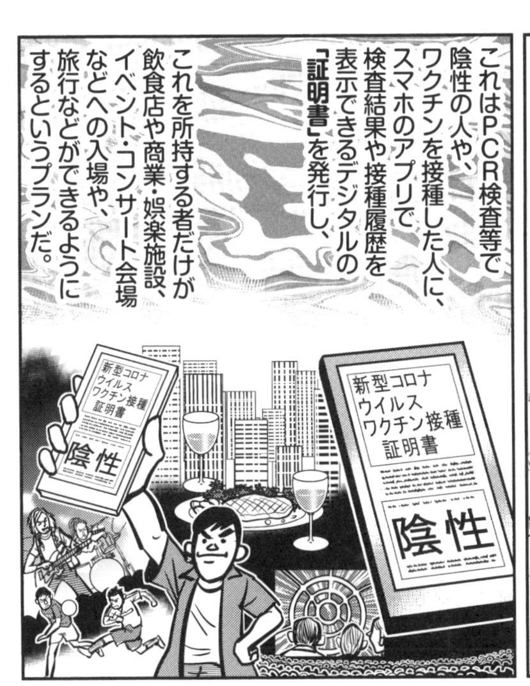
これはPCR検査等で陰性の人や、ワクチンを接種した人に、スマホのアプリで検査結果や接種履歴を表示できるデジタルの**「証明書」**を発行し、
これを所持する者だけが飲食店や商業・娯楽施設、イベント・コンサート会場などへの入場や、旅行などができるようにするというプランだ。
新型コロナ
ウイルス
ワクチン接種
証明書
陰性
新型コロナ
ウイルス
ワクチン接種
証明書
陰性

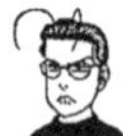

感染の疑いのある者を「隔離」、感染者を「隔離」というのは、基本的人権の侵害であって、憲法違反である！「隔離」を「保護」と言い換えたって、犯罪者でもないのに国民の「行動の自由」を奪うことは許されない。

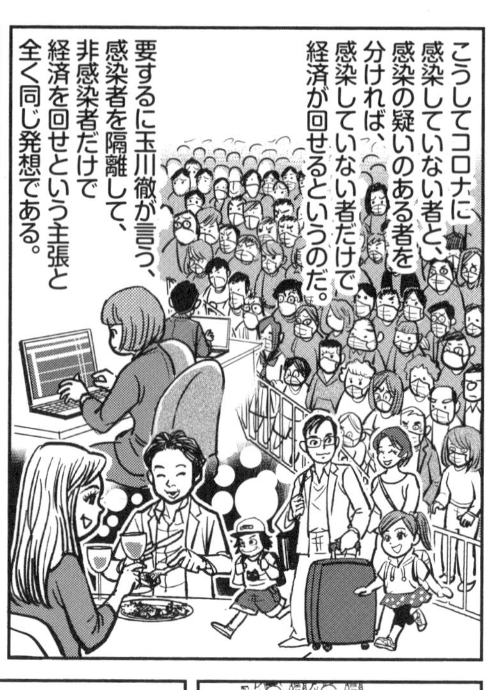

こうしてコロナに感染していない者と、感染の疑いのある者を分ければ、感染していない者だけで経済が回せるというのだ。
要するに玉川徹が言う、非感染者を隔離して、経済を回せという主張と全く同じ発想である。

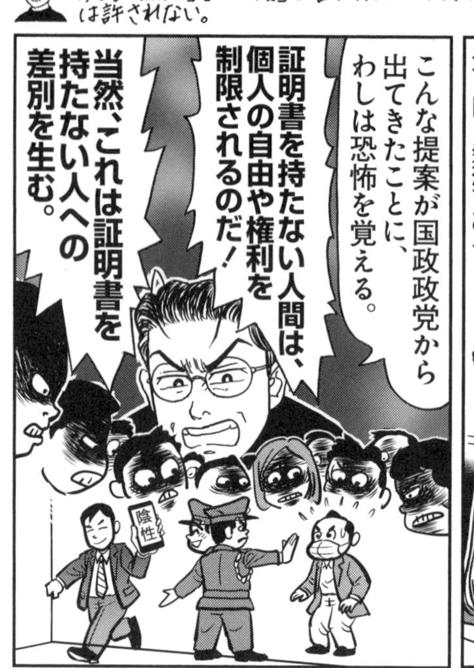

こんな提案が国政政党から出てきたことに、わしは恐怖を覚える。
証明書を持たない人間は、個人の自由や権利を制限されるのだ！
当然、これは証明書を持たない人への差別を生む。
陰性

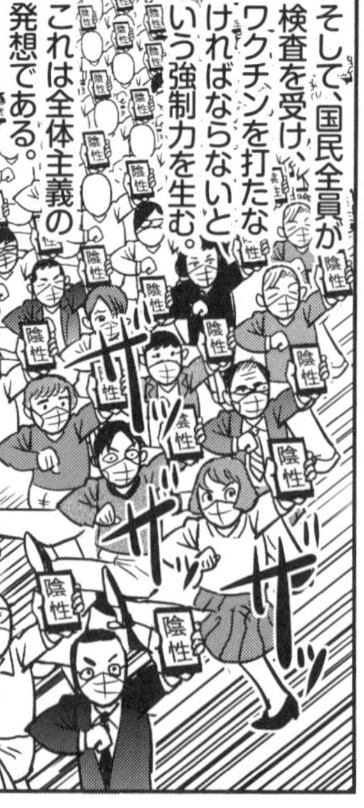

そして、国民全員が検査を受け、ワクチンを打たなければならないという強制力を生む。
これは全体主義の発想である。
陰性
ザッ
ザッ
ザッ

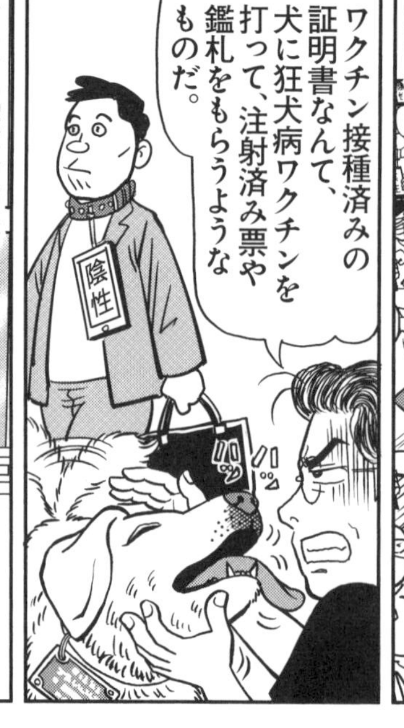

ワクチン接種済みの証明書なんて、犬に狂犬病ワクチンを打って、注射済み票や鑑札をもらうようなものだ。
陰性

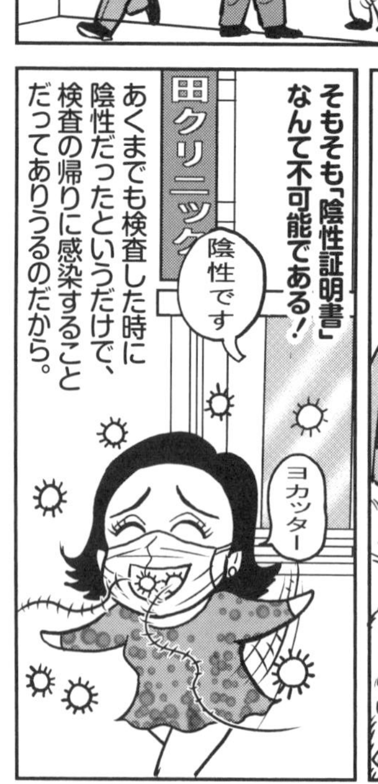

そもそも「陰性証明書」なんて不可能である！
あくまでも検査した時に陰性だったというだけで、検査の帰りに感染することだってありうるのだから。
田クリニック
陰性です
ヨカッター

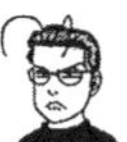
国民の「自由」を制限して、国家の「管理」を強化する者は「リベラル」ではない！香港に行ってしまえ！

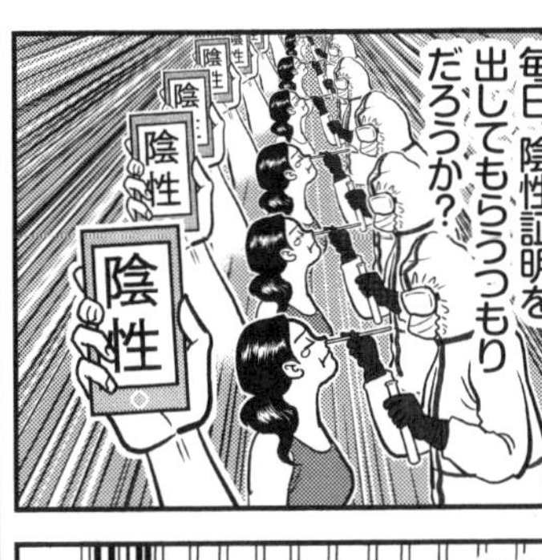
毎日、PCR検査をして、毎日、陰性証明を出してもらうつもりだろうか？
陰性

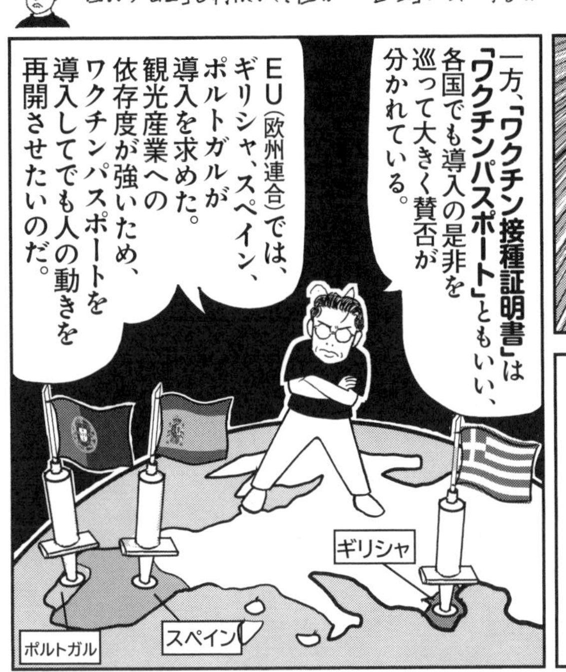
一方、「ワクチン接種証明書」は「ワクチンパスポート」ともいい、各国でも導入の是非を巡って大きく賛否が分かれている。
EU（欧州連合）では、ギリシャ、スペイン、ポルトガルが導入を求めた。観光産業への依存度が強いため、ワクチンパスポートを導入してでも人の動きを再開させたいのだ。
ギリシャ
スペイン
ポルトガル

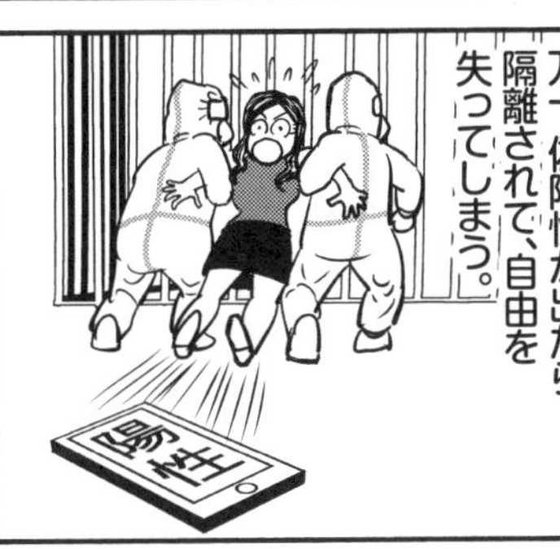
万一、偽陽性が出たら、隔離されて、自由を失ってしまう。
陽性

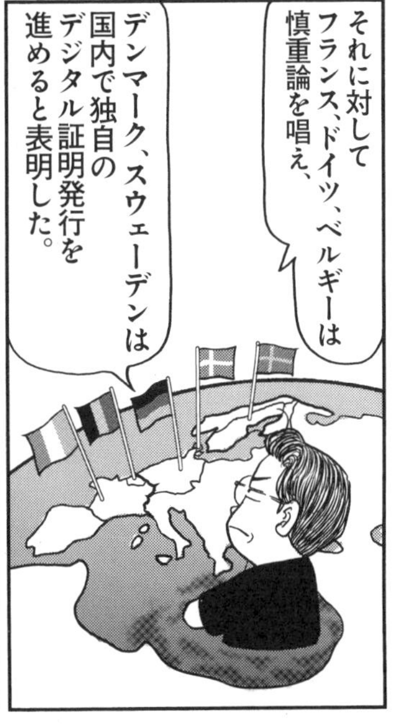
それに対してフランス、ドイツ、ベルギーは慎重論を唱え、
デンマーク、スウェーデンは国内で独自のデジタル証明発行を進めると表明した。

そして3月半ばにはEU欧州委員会が、ワクチンパスポートに検査陰性も加えた共通証明を今夏に始める計画を表明。各国の合意を取り付けた。

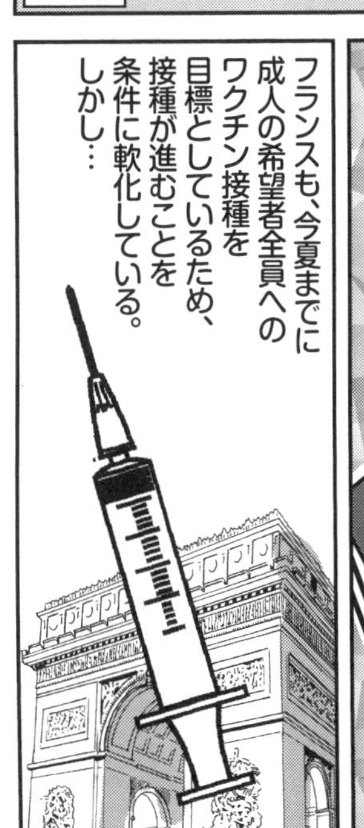
フランスも、今夏までに成人の希望者全員へのワクチン接種を目標としているため、接種が進むことを条件に軟化している。しかし…

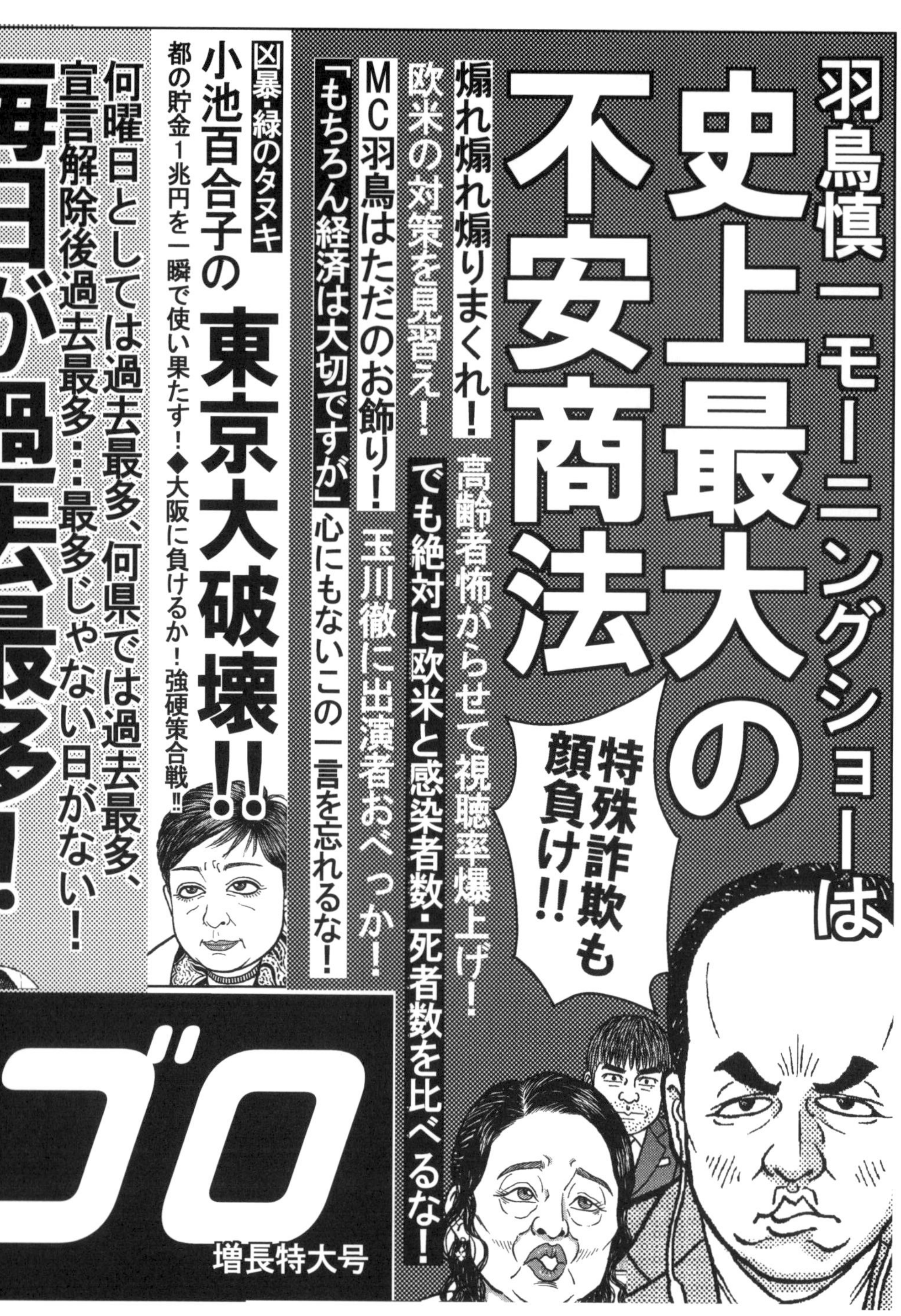
羽鳥慎一モーニングショーは
史上最大の
不安商法
特殊詐欺も顔負け!!
煽れ煽れ煽りまくれ!
欧米の対策を見習え!
高齢者怖がらせて視聴率爆上げ!
でも絶対に欧米と感染者数・死者数を比べるな!
MC羽鳥はただのお飾り!
玉川徹に出演者おべっか!
「もちろん経済は大切ですが」
心にもないこの一言を忘れるな!
凶暴・緑のタヌキ
小池百合子の
東京大破壊!!
都の貯金1兆円を一瞬で使い果たす!◆大阪に負けるか!強硬策合戦!!
何曜日としては過去最多、何県では過去最多、
宣言解除後過去最多…最多じゃない日がない!
毎日が過去最多!
ブロ
増長特大号

郵便はがき

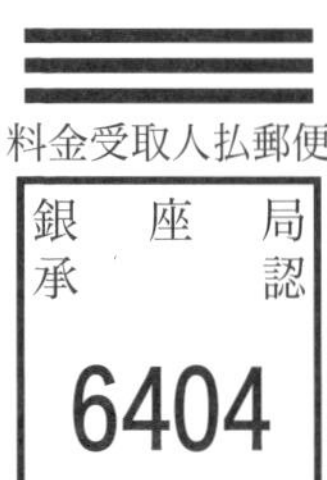
料金受取人払郵便
銀 座 局
承 認
6404
差出有効期間
2023年11月
17日 まで

105 6690

東京都港区芝浦1-1-1
浜松町ビルディング

株式会社 扶 桑 社

『ゴーマニズム宣言SPECIAL
コロナ論4』係行

□□□-□□□□	ご住所		
(フリガナ) お名前			男・女
お電話 番号	(　　　)　　　-	年齢	歳
メール アドレス			
ご職業	1.学生　2.公務員　3.会社員　4.会社役員　5.商工自営　6.農林漁業　7.教員 8.医師　9.自由業　10.主婦　11.その他（　　　）		
今回お買い上げの書店名	市 町		書店

ご記入いただいた個人情報は、アンケート集計に使用し、その他の目的で使用することはありません。

愛読者カード

●本書を何でお知りになりましたか。

①書店で見て　②新聞で見て（　　　　　　　　）
③知人のすすめ　④テレビで見て（　　　　　　　）
⑤インターネットで見て（　　　　　　　　　　　）
⑥その他（　　　　　　　　　　　　　　　　　　）

※著者へのメッセージ、または本書の感想をお書きください。

●この感想を本の宣伝に使用する場合があります。
宣伝に使用することに、同意　する／しない

●同意された方のお名前は、
本名で／匿名で／ペンネームで（　　　　　　）
年齢表記は、構わない／しない

（感想の使用にあたっては、抜粋させていただくことがあります）

※官製はがきの場合は、このはがきの所定の項目をうらおもてにご記入の上、ご応募下さい。

ご協力ありがとうございました。

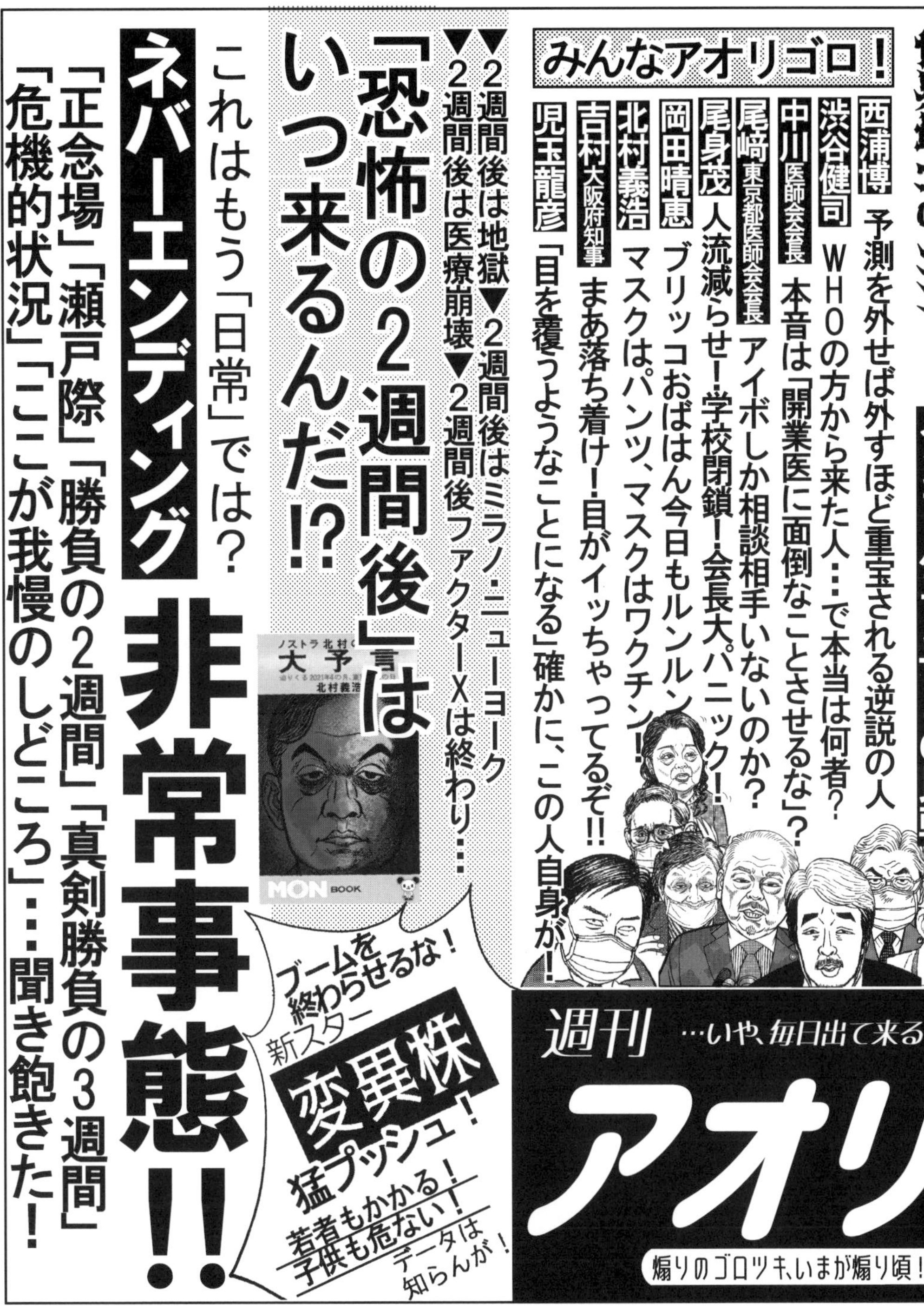

みんなアオリゴロ！
西浦博 予測を外せば外すほど重宝される逆説の人
渋谷健司 WHOの方から来た人…で本当は何者？
中川医師会会長 本音は「開業医に面倒なことさせるな」？
尾﨑東京都医師会会長 アイボしか相談相手いないのか？
尾身茂 人流減らせ！学校閉鎖！会長大パニック！
岡田晴恵 ブリッコおばはん今日もルンルン
北村義浩 マスクはパンツ、マスクはワクチン！
吉村大阪府知事 まあ落ち着け！目がイッちゃってるぞ!!
児玉龍彦 「目を覆うようなことになる」確かに、この人自身が！
週刊 …いや、毎日出て来る
アオリ
煽りのゴロツキ、いまが煽り頃！
「恐怖の2週間後」はいつ来るんだ!?
▼2週間後は地獄▼2週間後はミラノ・ニューヨーク▼2週間後は医療崩壊▼2週間後ファクターXは終わり…
大予言
北村義浩
MON BOOK
ブームを終わらせるな！
新スター
変異株
猛プッシュ！
若者もかかる！子供も危ない！
データは知らんが！
これはもう「日常」では？
ネバーエンディング
非常事態!!
「正念場」「瀬戸際」「勝負の2週間」「真剣勝負の3週間」「危機的状況」「ここが我慢のしどころ」…聞き飽きた！

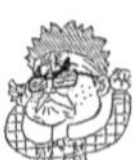

日本人ってなんでこんなに従順なの？これじゃワクチン・ファシズムだってあっさり受け入れかねない。日本人って危ない、キモイ！そんな感性を研ぎ澄ますブログマガジン小林よしのりライジング毎週火曜配信！そして毎週土曜8時は、1週間のコロナデマを暴き尽くす生放送をniconicoとYouTubeで配信！管理されるな！飼い馴らされるな！

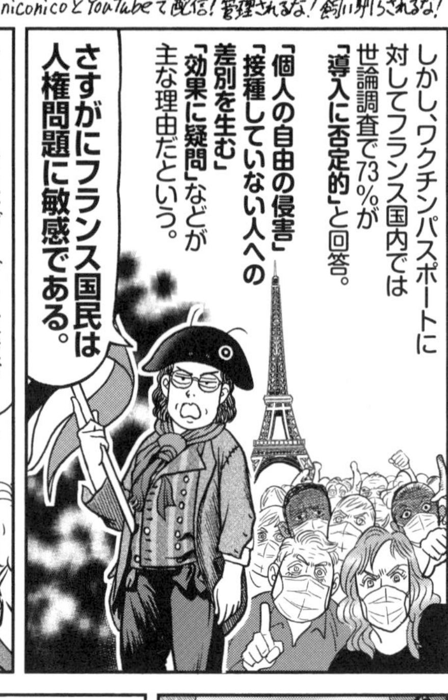

しかし、ワクチンパスポートに対してフランス国内では世論調査で73％が「導入に否定的」と回答。
「個人の自由の侵害」「接種していない人への差別を生む」「効果に疑問」などが主な理由だという。
さすがにフランス国民は人権問題に敏感である。

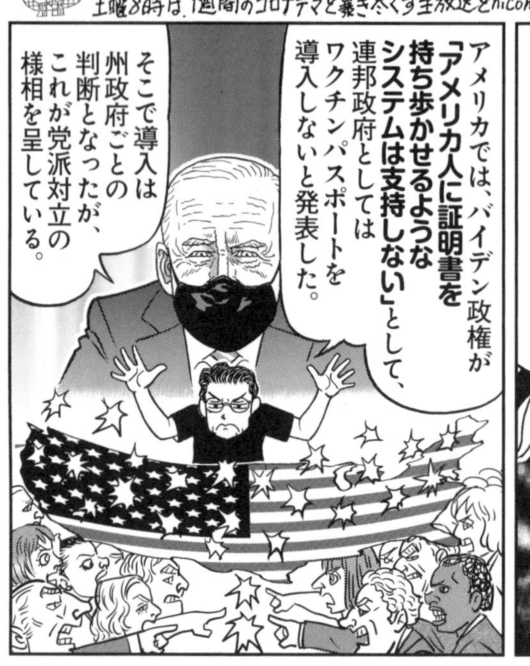

アメリカでは、バイデン政権が「アメリカ人に証明書を持ち歩かせるようなシステムは支持しない」として、連邦政府としてはワクチンパスポートを導入しないと発表した。
そこで導入は州政府ごとの判断となったが、これが党派対立の様相を呈している。

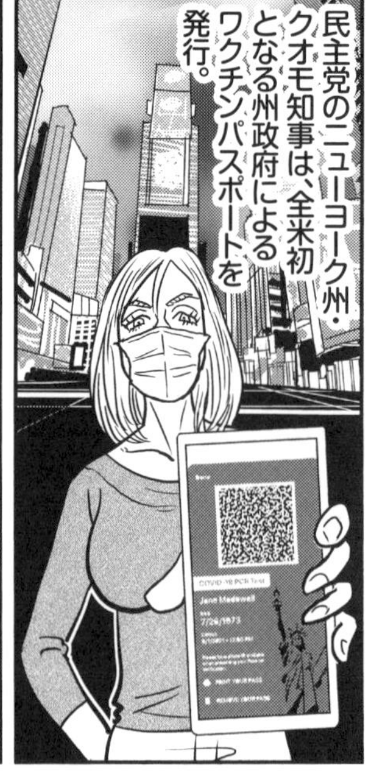

民主党のニューヨーク州・クオモ知事は、全米初となる州政府によるワクチンパスポートを発行。

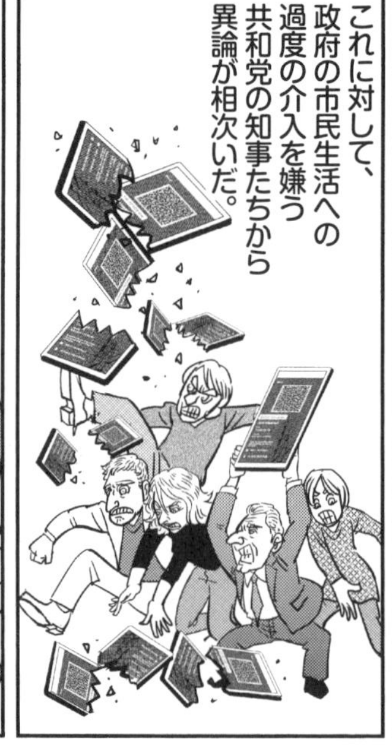

これに対して、政府の市民生活への過度の介入を嫌う共和党の知事たちから異論が相次いだ。

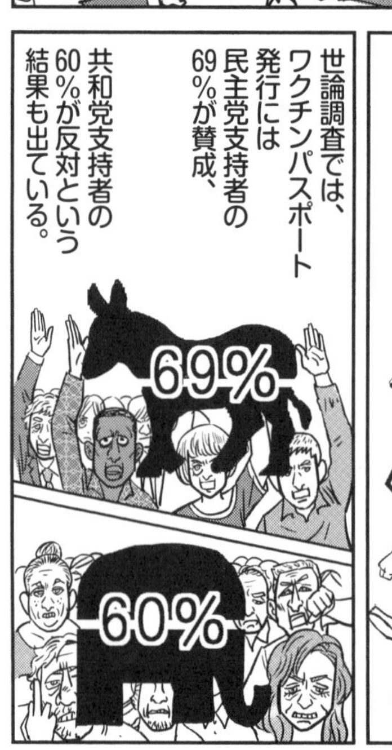

世論調査では、ワクチンパスポート発行には民主党支持者の69％が賛成、
共和党支持者の60％が反対という結果も出ている。
69%
60%

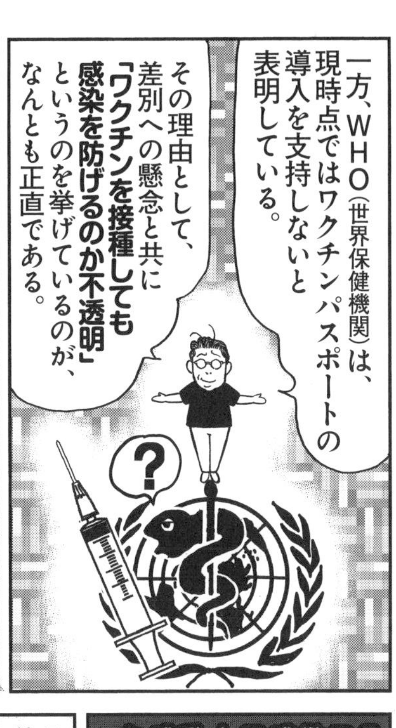
一方、WHO（世界保健機関）は、現時点ではワクチンパスポートの導入を支持しないと表明している。
その理由として、差別への懸念と共に「ワクチンを接種しても感染を防げるのか不透明」というのを挙げているのが、なんとも正直である。
？

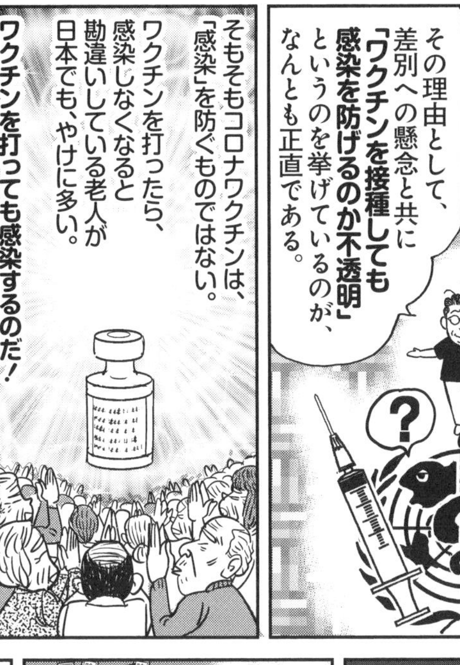
そもそもコロナワクチンは、「感染」を防ぐものではない。
ワクチンを打ったら、感染しなくなると勘違いしている老人が日本でも、やけに多い。
ワクチンを打っても感染するのだ！
コロナに感染したときに、「重症化」を抑えるのがワクチンである！
だが、このmRNAワクチンは、インフルエンザワクチンより重大な副反応が起きやすく心筋炎も確認されているのが心配だ。

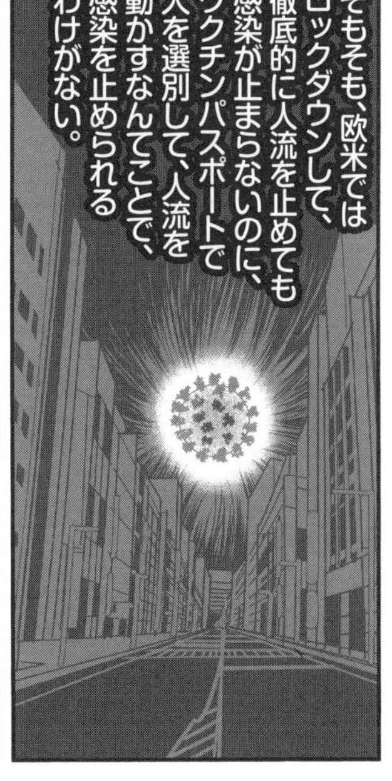
そもそも、ロックダウンして、徹底的に人流を止めても感染が止まらないのに、ワクチンパスポートで人を選別して、人流を動かすなんてことで、感染を止められるわけがない。

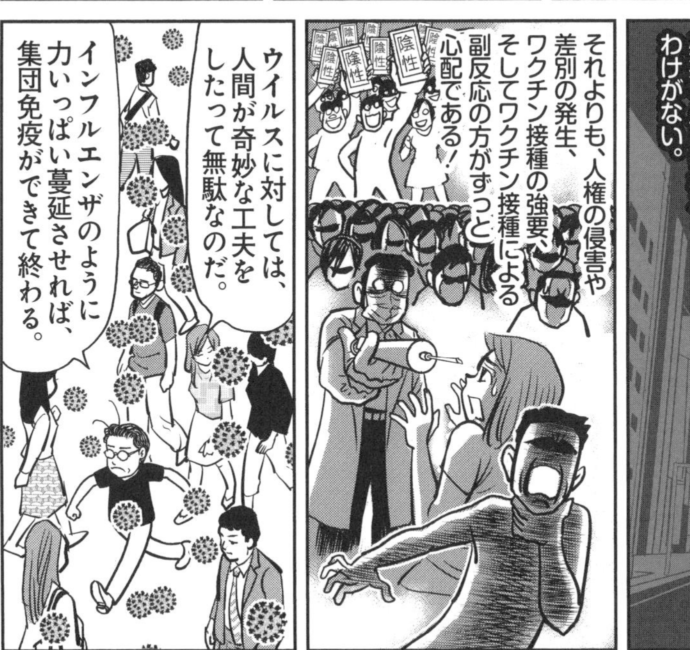
陰性
それよりも、人権の侵害や差別の発生、そしてワクチン接種の強要、ワクチン接種による副反応の方がずっと心配である！
ウイルスに対しては、人間が奇妙な工夫をしたって無駄なのだ。
インフルエンザのように力いっぱい蔓延させれば、集団免疫ができて終わる。

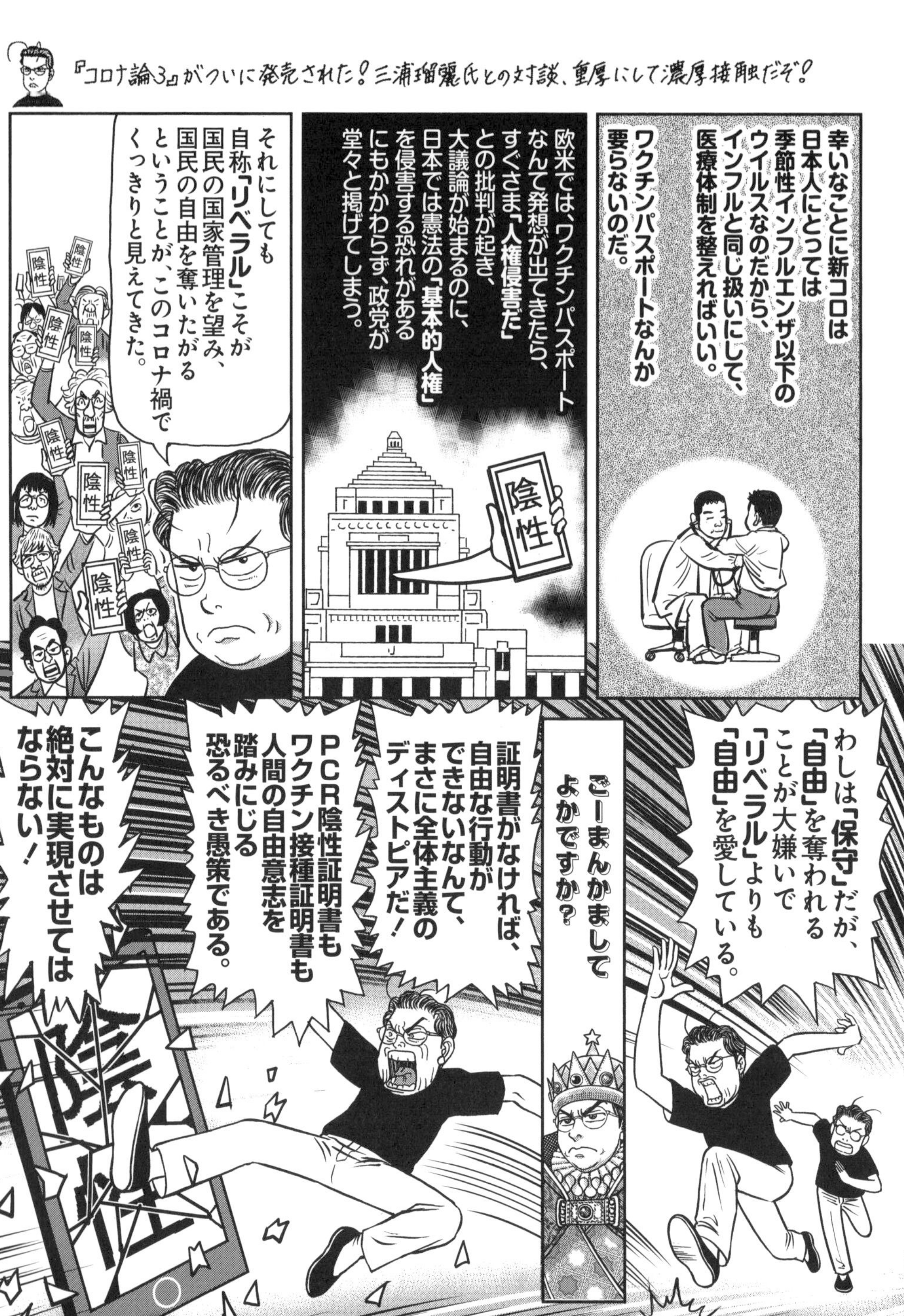

『コロナ論3』がついに発売された！三浦瑠麗氏との対談、重厚にして濃厚接触だぞ！
幸いなことに新コロは日本人にとっては季節性インフルエンザ以下のウイルスなのだから、インフルと同じ扱いにして、医療体制を整えればいい。
ワクチンパスポートなんか要らないのだ。
欧米では、ワクチンパスポートなんて発想が出てきたら、すぐさま「人権侵害だ」との批判が起き、大議論が始まるのに、日本では憲法の「基本的人権」を侵害する恐れがあるにもかかわらず、政党が堂々と掲げてしまう。
陰性
それにしても自称「リベラル」こそが国民の国家管理を望み、国民の自由を奪いたがるということが、このコロナ禍でくっきりと見えてきた。
陰性
わしは「保守」だが、「自由」を奪われることが大嫌いで「リベラル」よりも「自由」を愛している。
ごーまんかましてよかですか？
証明書がなければ、自由な行動ができないなんて、まさに全体主義のディストピアだ！
PCR陰性証明書もワクチン接種証明書も人間の自由意志を踏みにじる恐るべき愚策である。
こんなものは絶対に実現させてはならない！

ワクチンパスポートの提示義務化が広がり「打てる者」と「打たざる者」の分断加速

2021年9月13日、米国・ニューヨーク市では、飲食店などを利用する場合にワクチンパスポートの提示が「罰則つき」で義務化された。証明書を提示しなければ店内飲食は認められず、外のテラス席のみの利用、もしくはテイクアウト販売に限定される。違反した場合は、店側に罰金が科せられ、初回は日本円で約11万円。3回違反すると罰金額は約55万円以上に跳ね上がるという。

「未接種の人たちに告ぐ。これ以上、何を待つのか？　何を見定めようというのか？　我慢も限界に近い。接種拒否で犠牲になるのは全国民だ――」

バイデン大統領は演説のなかでこんな〝恫喝〟じみた言葉を口にしたが、ワクチンの2回接種率が全国民の50%を超えてからも、感染が再拡大していることに対する苛立ちの表れとも言えよう。米国ではここにきて、「ワクチン義務化は米国市民の自由を侵害している」と訴えるデモが連日繰り広げられている。この春に行った世論調査で国民の73%が導入に否定的だったフランスでも、「衛生パス」の提示が義務づけられたが、違反した場合、店側はもちろん、利用客にも罰金を科す厳しい内容に国民の不満が爆発。8月21日には国内200か所以上で抗議デモが行われ、フランス内務省の推計によると参加者は一日で17万6000人に達した。

平井デジタル担当相が意欲 年内にワクチンパス実用化へ

日本でも差別を助長する懸念があるため、反対の声は根強い。ただ、7月には渡航者向けのワクチンパスポート（新型コロナウイルス感染症予防接種証明書）の発行も始まっており、早晩、先行する欧米に倣って、飲食店などでも導入される流れができるかもしれない。

そんななか、9月5日に平井卓也デジタル担当相（当時）が、民放のテレビ番組でコロナワクチンの接種証明書のデジタル化について問われ、「準備はできている」と発言。年内にもパスポートの導入が可能であることを示唆した。平井デジタル担当相は、今年1月の時点で「マイナンバーは個人を特定する唯一の番号。それにワクチン情報を紐づけるのは当然の考えだ」との見解を示していたが、裏づけた格好だ。インフルエンザワクチンの接種管理にマイナンバーを活用できると定めた省令を、コロナワクチンに転用すればすぐにでも実用化できるため、今

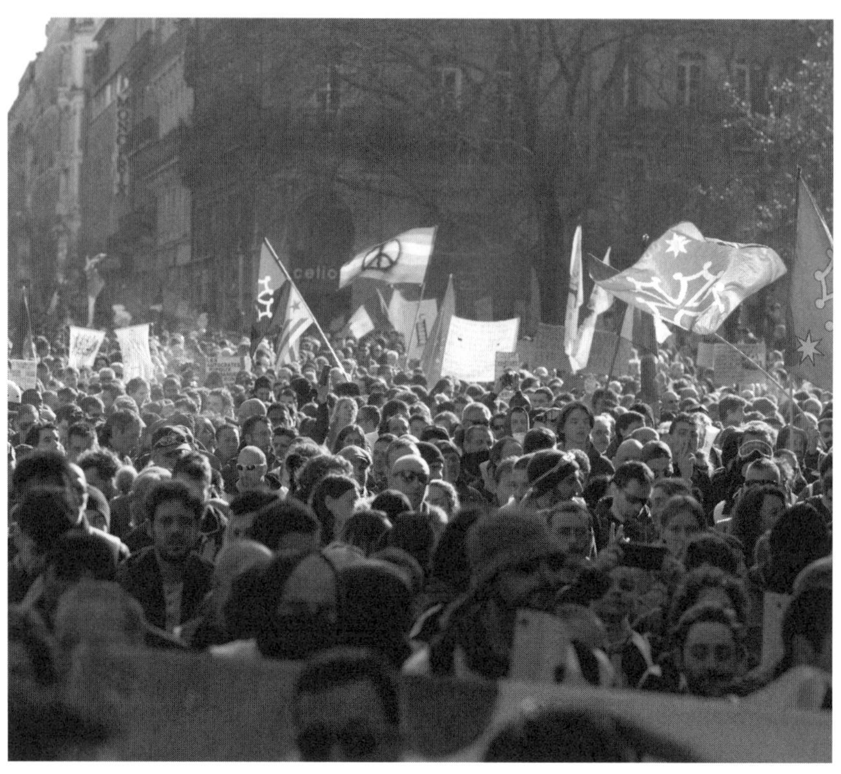

フランスでは、パリでパスポート反対デモが9週連続で行われ、9月11日には南部トゥールーズでパスポート賛成派の団体と乱闘騒ぎが発生。市民同士の衝突も起きている　写真／ZUMA Press/アフロ

後の進展が注目される。

感染拡大が続くなか、経済社会活動を正常化させなければならないのは言うまでもない。だが、ワクチンを「打てる者」と「打たざる者」との分断は、今後、ますます加速する流れとなりそうだ。

本章の冒頭でも触れたが、他党に先駆けて4月からワクチンパスポートの導入を提案していた国民民主党は、これまでコロナ禍によって経済苦に陥った人たちや、営業の自由を奪われた飲食店に寄り添ってきた。だからこそ、パスポートの導入を推進すべきという一点においては勇み足というほかない。なかでも、2021年10月の衆議院任期満了に伴い議員バッジを外し、今後新たなかたちで憲法問題に取り組むと言っている弁護士の山尾志桜里氏は、「ゼロコロナ」を前提とするコロナ対策にかねてより疑問を呈してきたはずだ。世界的に見てもパスポートの普及が新たな分断を生むのは間違いない。「リベラル保守」を自称する国会議員は一刻も早く目を覚ますべきだ。

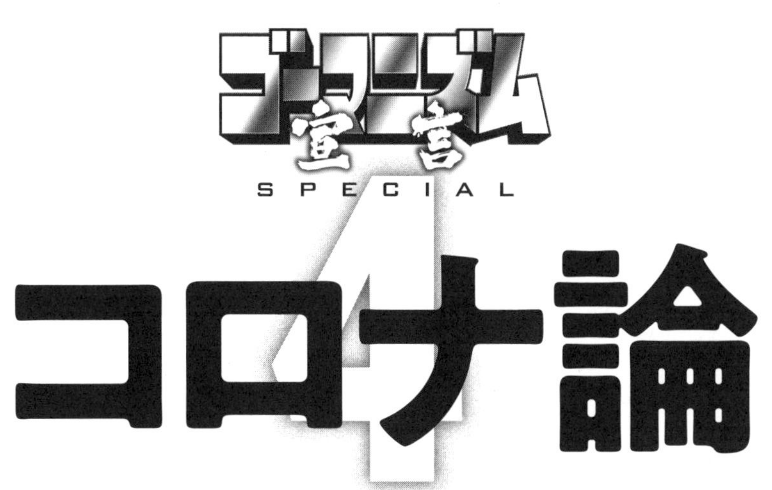
ゴーマニズム宣言
SPECIAL
コロナ論4

第10章 ｜ 公共の福祉に懸念あり

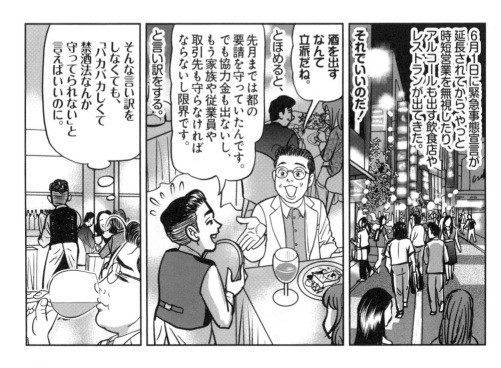

6月1日に緊急事態宣言が延長されてから、やっと時短営業を無視したり、アルコールも出す飲食店やレストランが出てきた。

それでいいのだ！

酒を出すなんて立派だね。

とほめると、

先月までは都の要請を守っていたんです。でも協力金も出ないし、もう家族や従業員や取引先も守らなければならないし限界です。

と言い訳をする。

そんな言い訳をしなくても、「バカバカしくて禁酒法なんか守ってられない」と言えばいいのに。

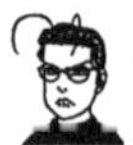

まん延防止措置で2名なら飲食店に入れるとか、酒は7時までとか、なんでこんなデタラメなルールを飲食店が守るのかさっぱり分からない、ルール自体が狂ってるんだから、無視すればいいじゃないか！

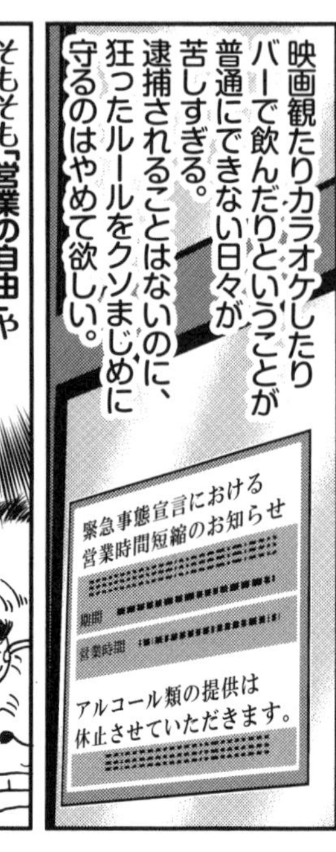

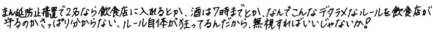

映画観たりカラオケしたりバーで飲んだりということが普通にできない日々が苦しすぎる。逮捕されることはないのに、狂ったルールをクソまじめに守るのはやめて欲しい。
緊急事態宣言における
営業時間短縮のお知らせ
アルコール類の提供は
休止させていただきます。

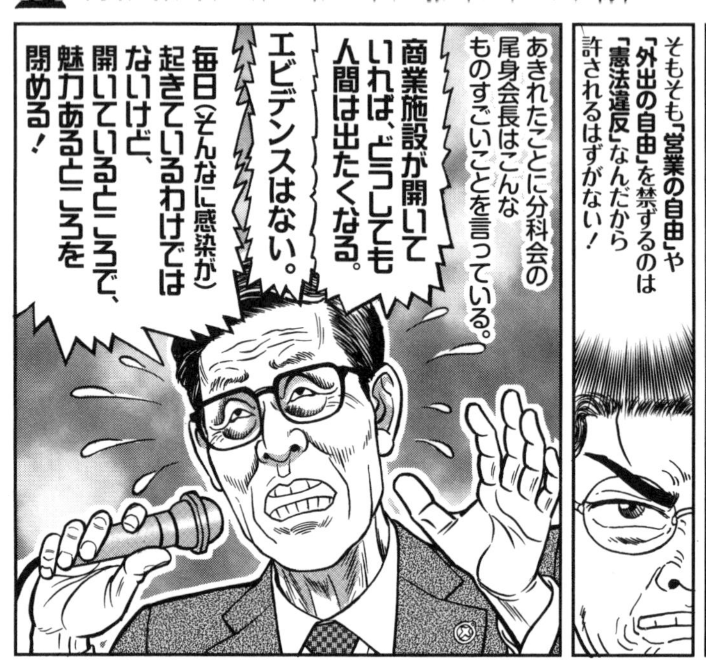

そもそも「営業の自由」や「外出の自由」を禁ずるのは「憲法違反」なんだから許されるはずがない！
あきれたことに分科会の尾身会長はこんなものすごいことを言っている。
商業施設が開いていれば、どうしても人間は出たくなる。
エビデンスはない。
毎日（そんなに感染が）起きているわけではないけど、開いているところで、魅力あるところを閉める！

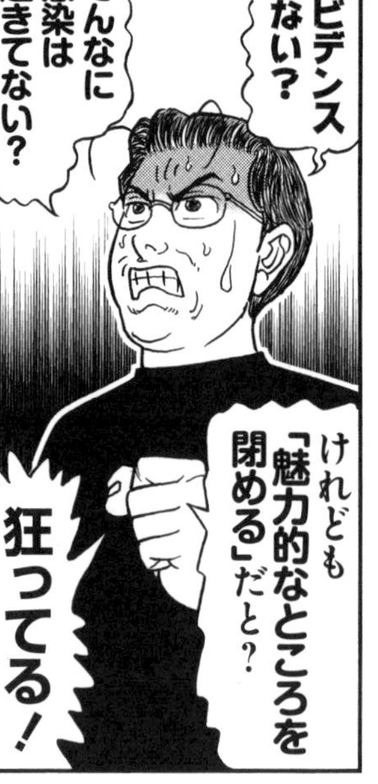

エビデンスはない？
そんなに感染は起きてない？
けれども「魅力的なところを閉める」だと？
狂ってる！

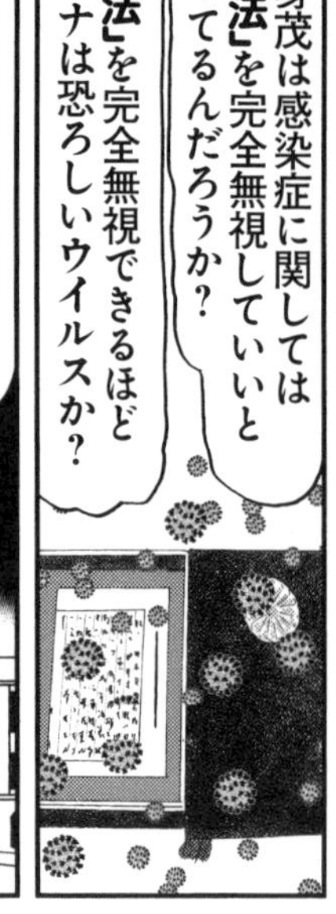

尾身茂は感染症に関しては「憲法」を完全無視していいと思ってるんだろうか？
「憲法」を完全無視できるほどコロナは恐ろしいウイルスか？

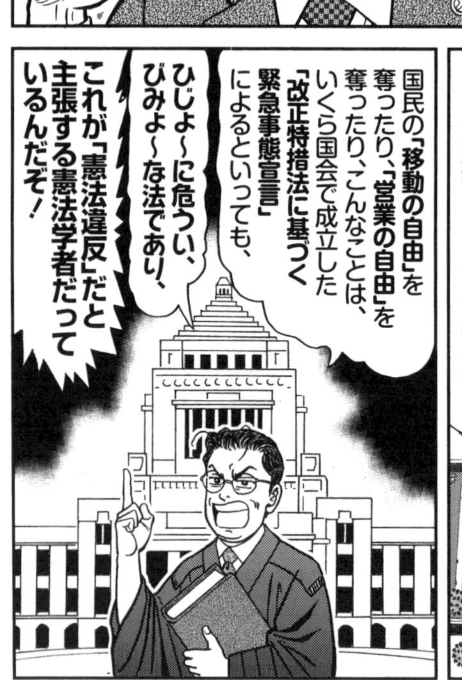

国民の「移動の自由」を奪ったり、「営業の自由」を奪ったり、こんなことは、いくら国会で成立した「改正特措法に基づく緊急事態宣言」によるといっても、
ひじょ～に危うい、びみょ～な法であり、
これが「憲法違反」だと主張する憲法学者だっているんだぞ！

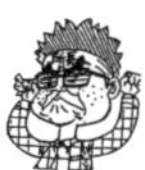

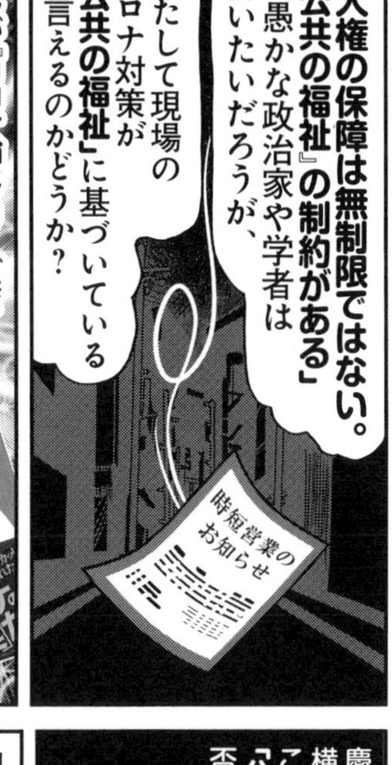
「人権の保障は無制限ではない。『公共の福祉』の制約がある」と愚かな政治家や学者は言いたいだろうが、
果たして現場のコロナ対策が「公共の福祉」に基づいているのかどうか？
時短営業のお知らせ

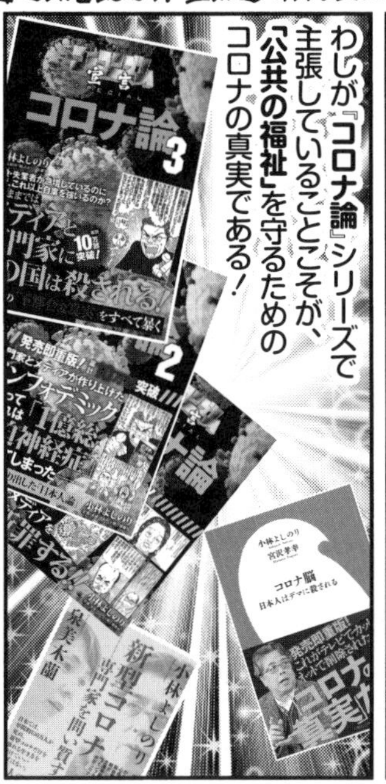
わしが『コロナ論』シリーズで主張していることこそが、「公共の福祉」を守るためのコロナの真実である！
コロナ論3
コロナ脳
日本人はデマに殺される
小林よしのり
宮沢孝幸

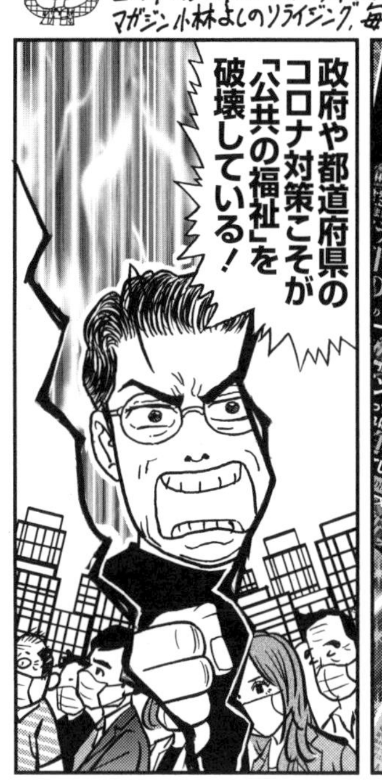
政府や都道府県のコロナ対策こそが「公共の福祉」を破壊している！

慶応義塾大学法務研究科教授・横大道聡氏は、まさにこの権力の側の「公共の福祉」の正当性を否定している。

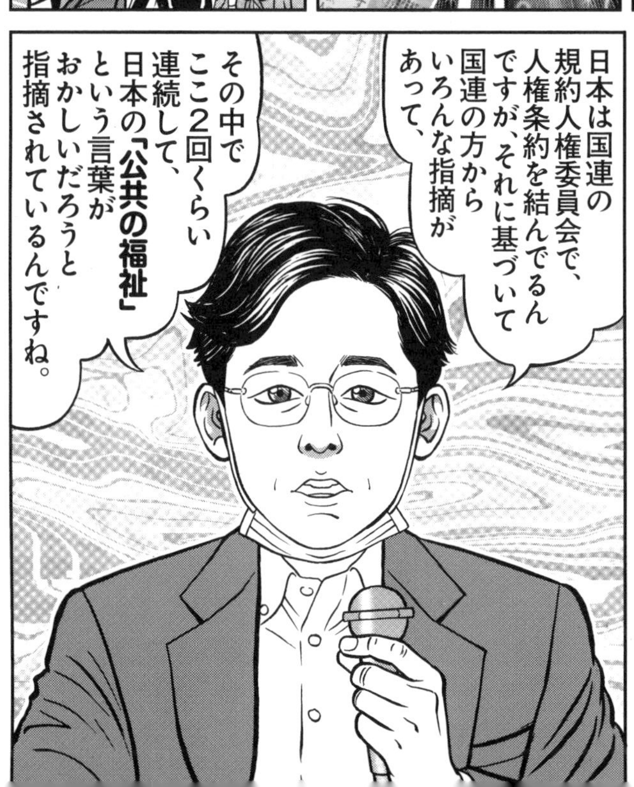
日本は国連の規約人権委員会で、人権条約を結んでるんですが、それに基づいて国連の方からいろんな指摘があって、
その中でここ2回くらい連続して、日本の「公共の福祉」という言葉がおかしいだろうと指摘されているんですね。

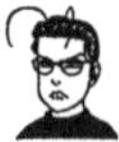
1年でたった4000人強（死因を問わず陽性者を入れて）しか死んでない新コロで、なんでワクチン打たなきゃならないの？副反応でガンガン死んでるじゃないか！

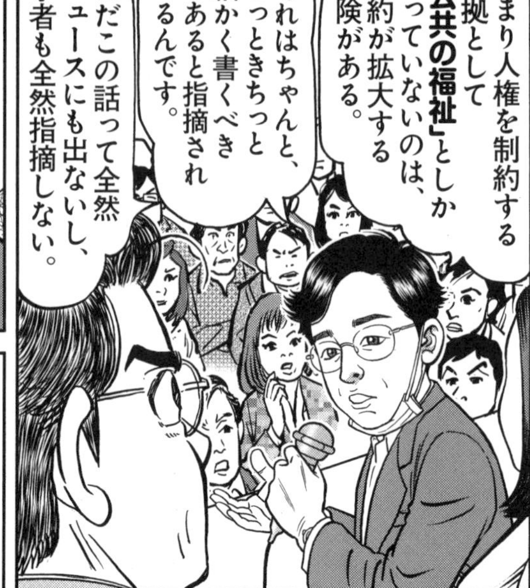
つまり人権を制約する根拠として「公共の福祉」としか言っていないのは、制約が拡大する危険がある。
それはちゃんと、もっときちっと細かく書くべきであると指摘されてるんです。
ただこの話って全然ニュースにも出ないし、学者も全然指摘しない。

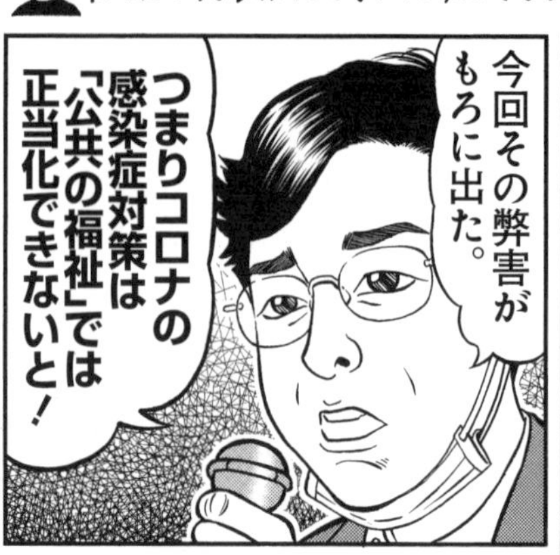
今回その弊害がもろに出た。
つまりコロナの感染症対策は「公共の福祉」では正当化できないと！

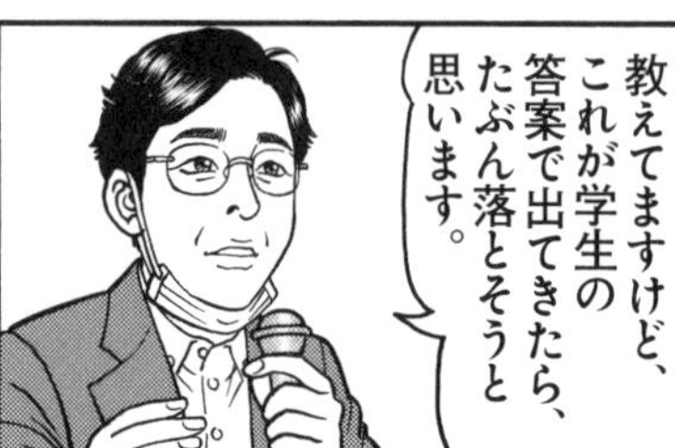
私、ロースクールで教えてますけど、これが学生の答案で出てきたら、たぶん落とそうと思います。

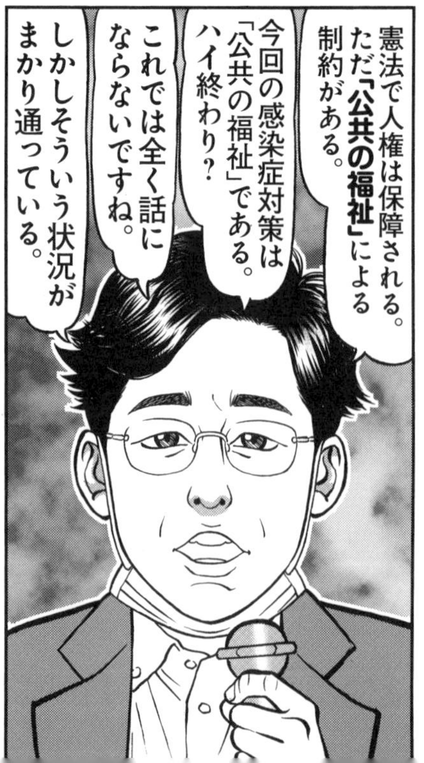
憲法で人権は保障される。ただ「公共の福祉」による制約がある。
今回の感染症対策は「公共の福祉」である。ハイ終わり？
これでは全く話にならないですね。
しかしそういう状況がまかり通っている。

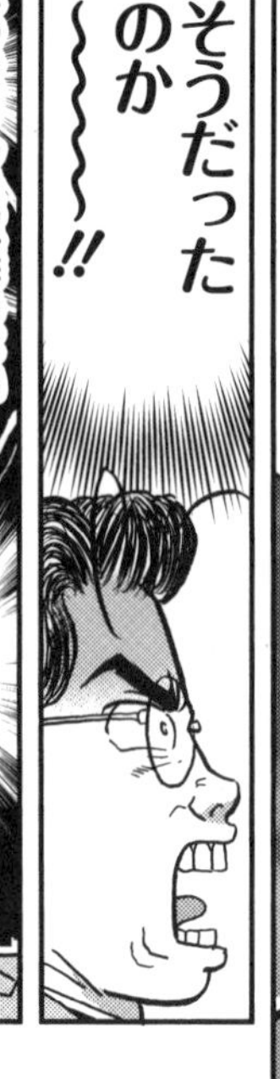
そうだったのか～～～！！

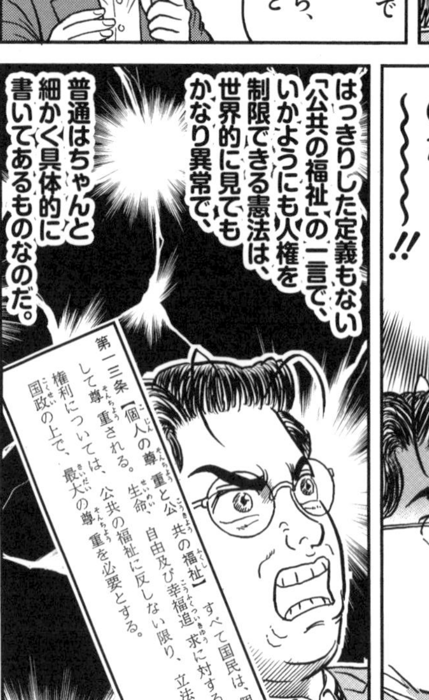
はっきりした定義もない「公共の福祉」の一言で、いかようにも人権を制限できる憲法は、世界的に見てもかなり異常で、
普通はちゃんと細かく具体的に書いてあるものなのだ。
第一三条【個人の尊重と公共の福祉】すべて国民は、個人として尊重される。生命、自由及び幸福追求に対する国民の権利については、公共の福祉に反しない限り、立法その他の国政の上で、最大の尊重を必要とする。

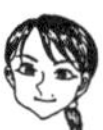

「ゴー宣道場」ニコニコとYouTubeチャンネルでは、畜群を拒否する者たちによる、重要な生放送を立て続けに行いました！東浩紀・三浦瑠麗両氏との『コロナ論緊急鼎談！』、宮沢孝幸・萬田緑平両氏を招いた『コロナ禍と巨悪マスコミ』です！YouTubeは動画削除される可能性も高いので、ぜひ早めにご覧ください！

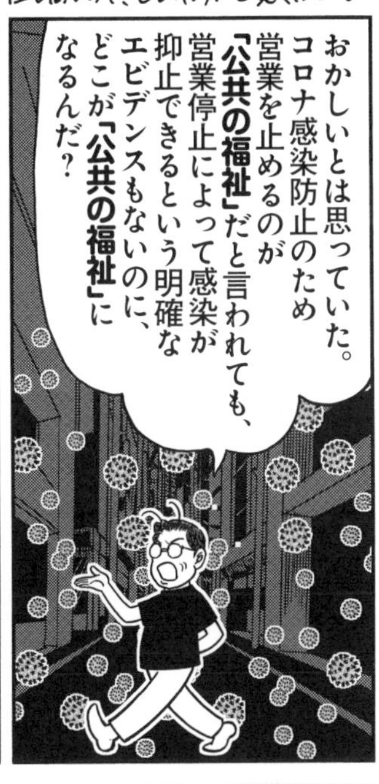

おかしいとは思っていた。
コロナ感染防止のため営業を止めるのが「公共の福祉」だと言われても、営業停止によって感染が抑止できるという明確なエビデンスもないのに、どこが「公共の福祉」になるんだ？

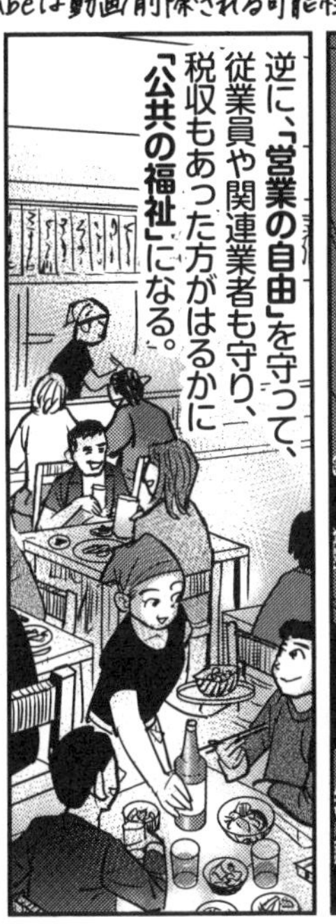

逆に、「営業の自由」を守って、従業員や関連業者も守り、税収もあった方がはるかに「公共の福祉」になる。

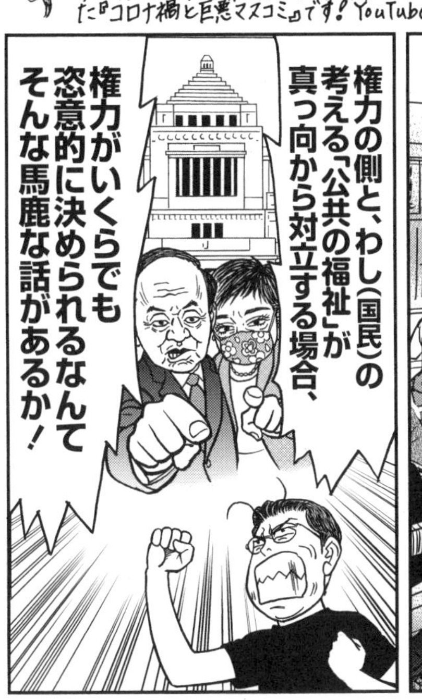

権力の側と、わし（国民）の考える「公共の福祉」が真っ向から対立する場合、
権力がいくらでも恣意的に決められるなんてそんな馬鹿な話があるか！

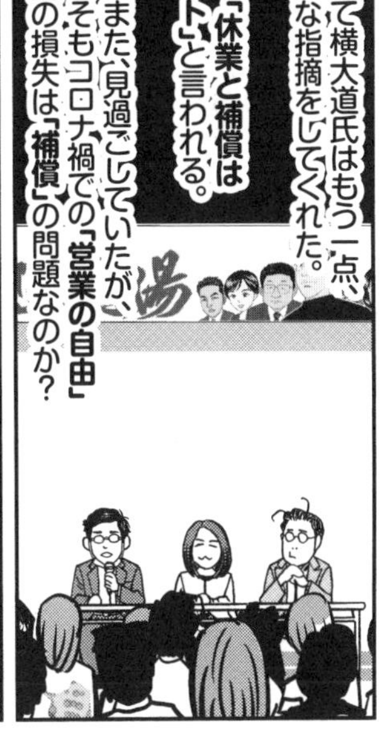

そして横大道氏はもう一点、重大な指摘をしてくれた。
よく「休業と補償はセット」と言われる。
これまた見過ごしていたが、そもそもコロナ禍での「営業の自由」停止の損失は「補償」の問題なのか？

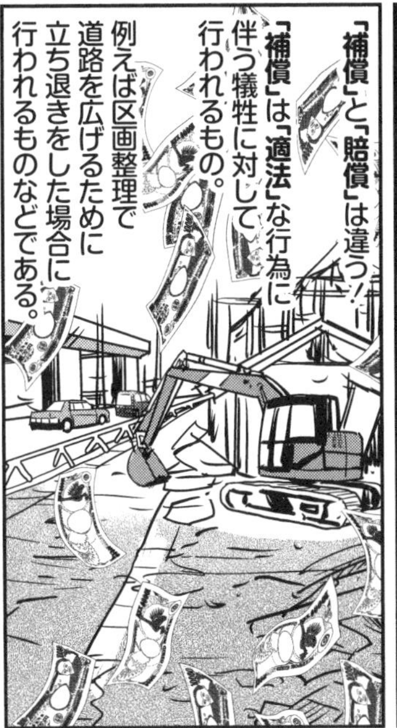

「補償」と「賠償」は違う！
「補償」は「適法」な行為に伴う犠牲に対して行われるもの。
例えば区画整理で道路を広げるために立ち退きをした場合に行われるものなどである。

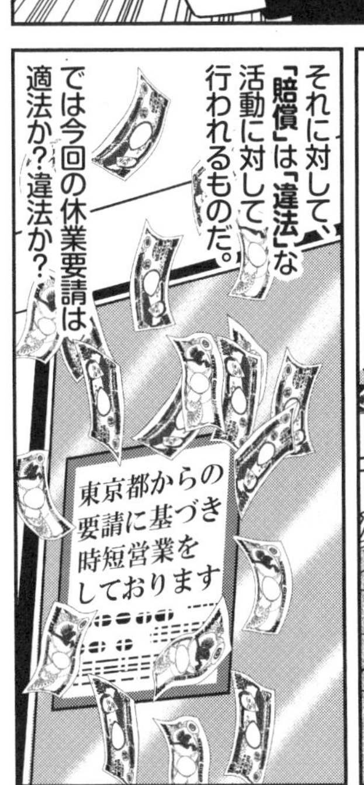

それに対して、「賠償」は「違法」な活動に対して行われるものだ。
では今回の休業要請は適法か？違法か？
東京都からの要請に基づき時短営業をしております

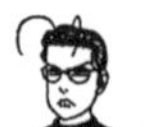

PCR全体主義の次はワクチンファシズムだ。コロナ禍は権威主義との戦いでもある。デマや陰謀論に影響されずにワクチンの危険性を伝えるのも、インフォームドコンセント・セカンドオピニオンの立場からは大事だろう。

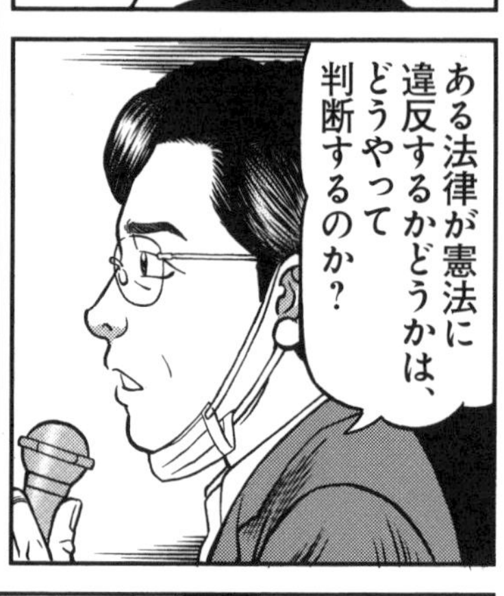

横大道氏の結論は明確だった。
その発言要旨を紹介しよう。
ある法律が憲法に違反するかどうかは、どうやって判断するのか？

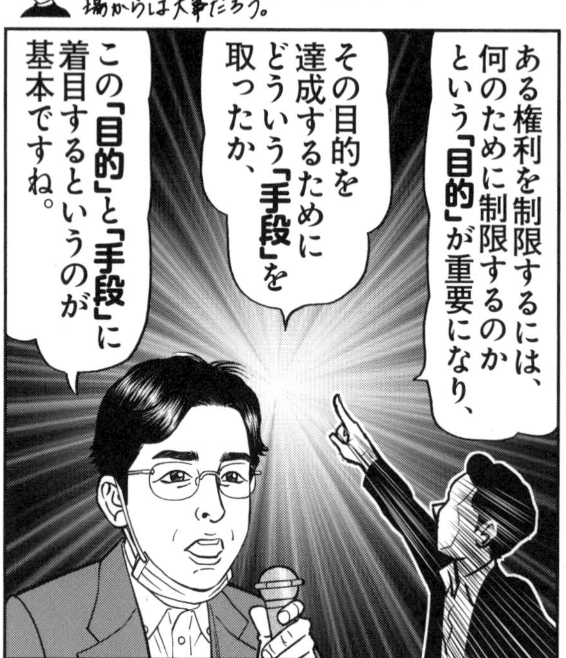

ある権利を制限するには、何のために制限するのかという「目的」が重要になり、
その目的を達成するためにどういう「手段」を取ったか、
この「目的」と「手段」に着目するというのが基本ですね。

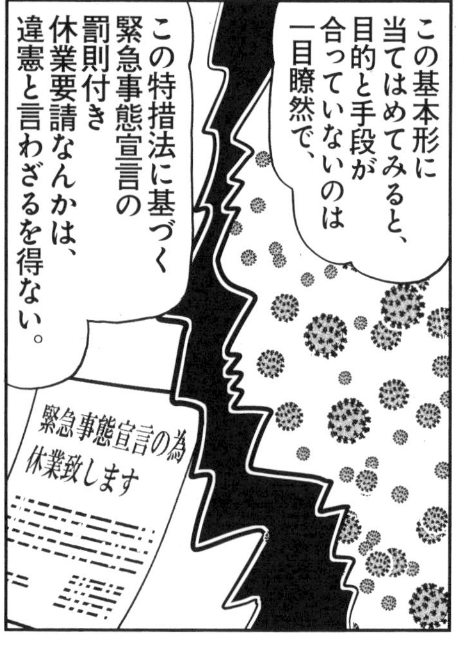

この基本形に当てはめてみると、目的と手段が合っていないのは一目瞭然で、
この特措法に基づく緊急事態宣言の罰則付き休業要請なんかは、違憲と言わざるを得ない。
緊急事態宣言の為
休業致します

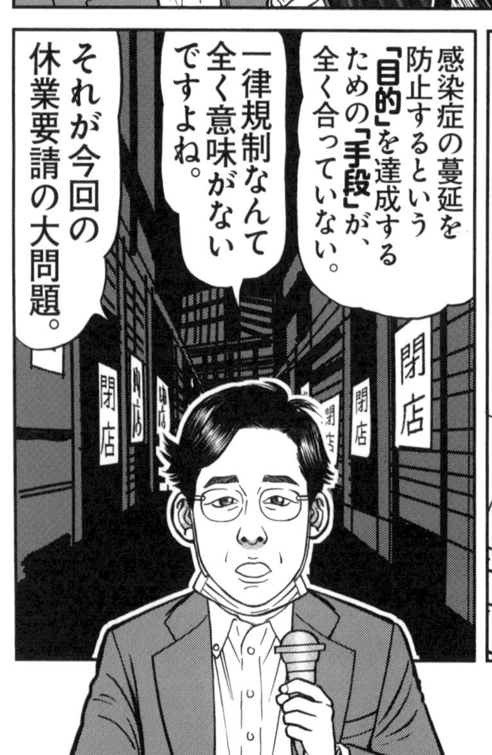

感染症の蔓延を防止するというための「目的」を達成するための「手段」が、全く合っていない。
一律規制なんて全く意味がないですよね。
それが今回の休業要請の大問題。
閉店
閉店
閉店

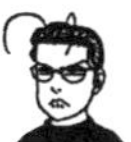

飲食店のみなさんは「補償」ではなく、「賠償」を要求していいんだぞ。君たちはマゾか！

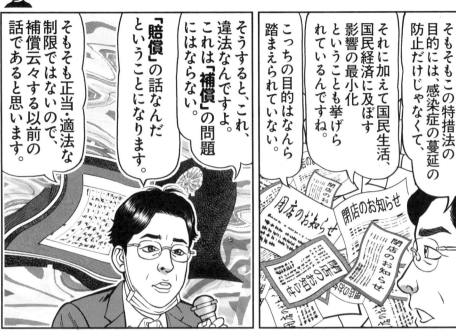

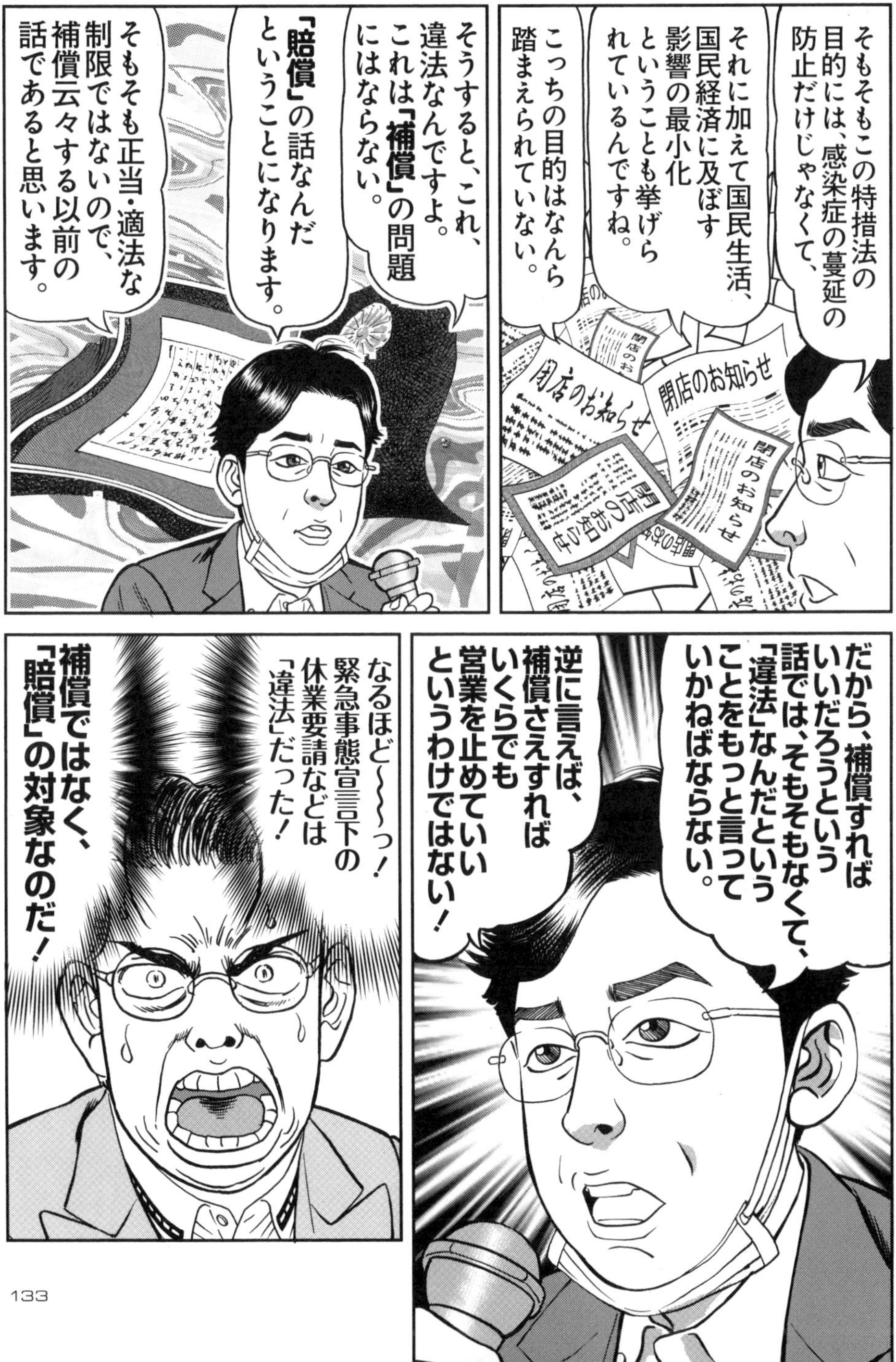

そもそもこの特措法の目的には、感染症の蔓延の防止だけじゃなくて、
それに加えて国民生活、国民経済に及ぼす影響の最小化ということも挙げられているんですね。
こっちの目的はなんら踏まえられていない。
閉店のお知らせ

そうすると、これ、違法なんですよ。これは「補償」の問題にはならない。
「賠償」の話なんだということになります。
そもそも正当・適法な制限ではないので、補償云々する以前の話であると思います。

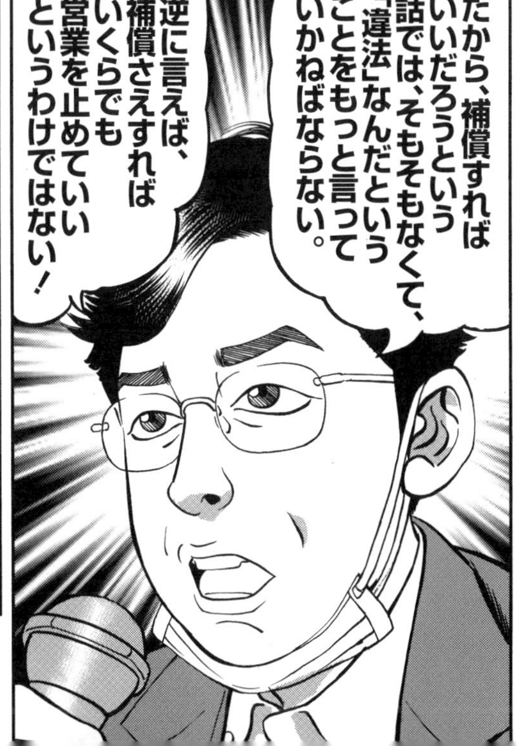

だから、補償すればいいだろうという話では、そもそもなくて、「違法」なんだということをもっと言っていかねばならない。
逆に言えば、補償さえすればいくらでも営業を止めていいというわけではない！

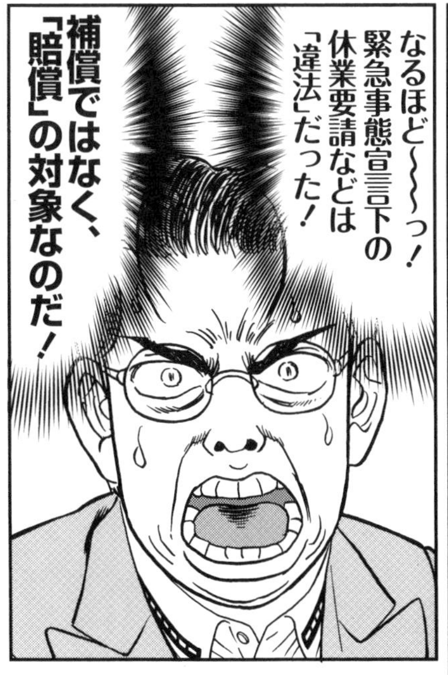

なるほど～～っ！緊急事態宣言下の休業要請などは「違法」だった！
補償ではなく、「賠償」の対象なのだ！

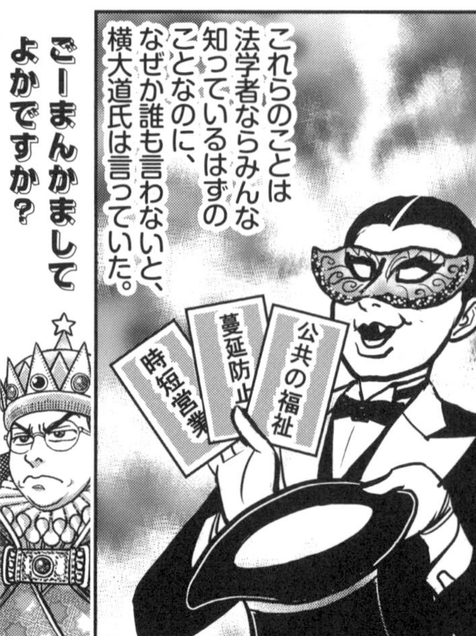
憲法の「公共の福祉」は
危険なマジック・ワードだ！
これらのことは
法学者ならみんな
知っているはずの
ことなのに、
なぜか誰も言わないと、
横大道氏は言っていた。
公共の福祉
蔓延防止
時短営業

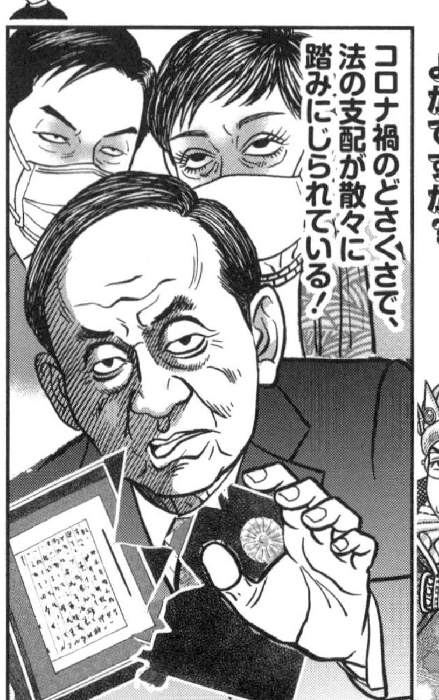
ごーまんかまして
よかですか？
コロナ禍のどさくさで、
法の支配が散々に
踏みにじられている！

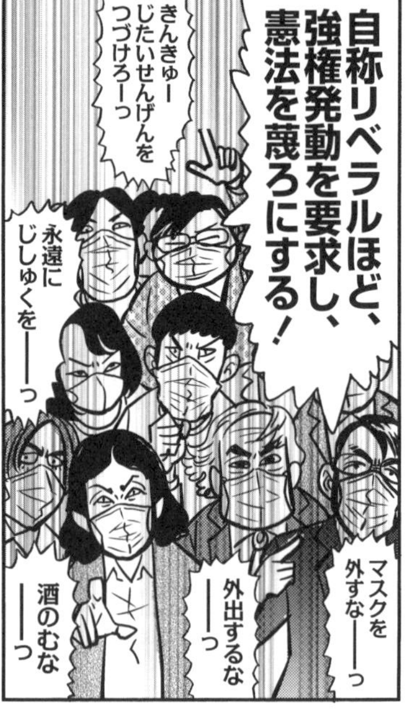
自称リベラルほど、
強権発動を要求し、
憲法を蔑ろにする！
きんきゅー
じたいせんげんを
つづけろーっ
永遠に
じしゅくを――
っ
マスクを
外すな――っ
外出するな
――っ
酒のむな
――っ

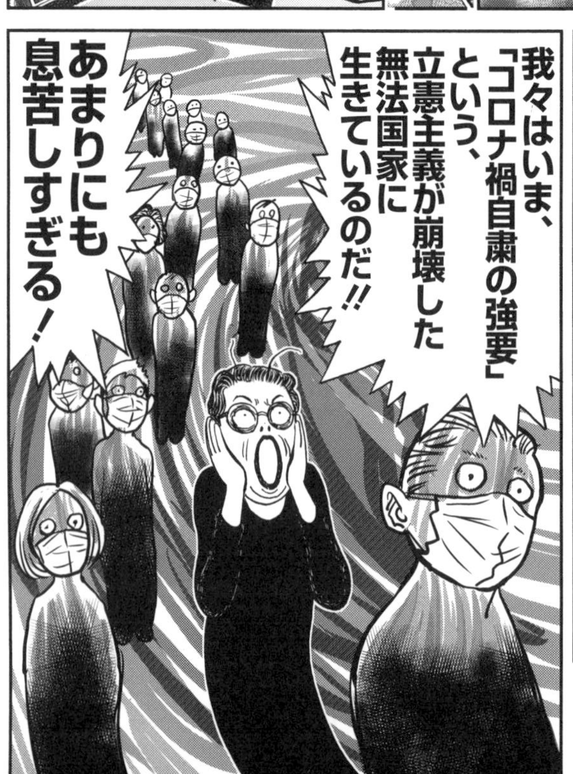
我々はいま、
「コロナ禍自粛の強要」
という、
立憲主義が崩壊した
無法国家に
生きているのだ!!
あまりにも
息苦しすぎる！

特別対談

横大道 聡 × 小林よしのり

慶應義塾大学法務研究科（法科大学院）教授

日本は法治国家ではなく「人治国家」なのか？

コロナ禍で発令された緊急事態宣言と日本国憲法における「公共の福祉」

コロナ禍となって2年足らず。この間に政府は「感染拡大に歯止めをかけるため」として、広く国民に対して多くの権利を制限してきた。なかでも、飲食店を狙い撃ちにした長期にわたる「営業自粛」の要請（命令）は、業界全体に壊滅的なダメージをもたらしたと言えるだろう。コロナで炙り出されたのは、日本が法治国家として機能しているのか？　という大いなる疑念だった。今回、慶應義塾大学大学院法務研究科教授の横大道聡氏を招き、時に「ゆるふわ立憲主義」と揶揄されることもあった、コロナ禍における日本人の憲法観を論じた。

小林　日本がコロナ禍に見舞われてから、東京では（2021年8月現在までに）計4回の緊急事態宣言が出されている。今年に入って、いわゆる「特措法」（新型インフルエンザ等対策特別措置法）を改正して、新たに「まん防」（まん延防止等重点措置）による締め付けも行われてきたが、わしに言わせれば、緊急事態宣言もまん防も、憲法違反そのもの。こんな法的根拠すら覚束ない「悪法」が、すでに1年半以上も国民の私権を著しく制限しているなんてバカげた話ですよ。だが、このような異常な状況になっているにもかかわらず、かつて平和安全法制や9条の改正論議でやかましいほどに声を上げていた憲法学者たちは、揃いも揃ってダンマリを決め込んでいる。日本の「憲法学の権威」と言われる長谷部恭男（早稲田大学法学学術院教授）も例に漏れずで、自分が高齢者だからコロナを恐れているのだろう。「感染拡大を防ぐためなら多少国民の権利が制限されても仕方がない」くらいにしか考えてないんじゃないか。つくづく、権威は信用ならん！　と思うよ。ただ、そんな腰抜けなアカデミズムが閉塞するのを尻目に、堂々と政府によるコロナ対策の違憲性を指摘していたのが、若き憲法学者の横大道さんだった。「象牙の塔」と揶揄される凝り固まった学者の世界では、非常に勇気が要るこ

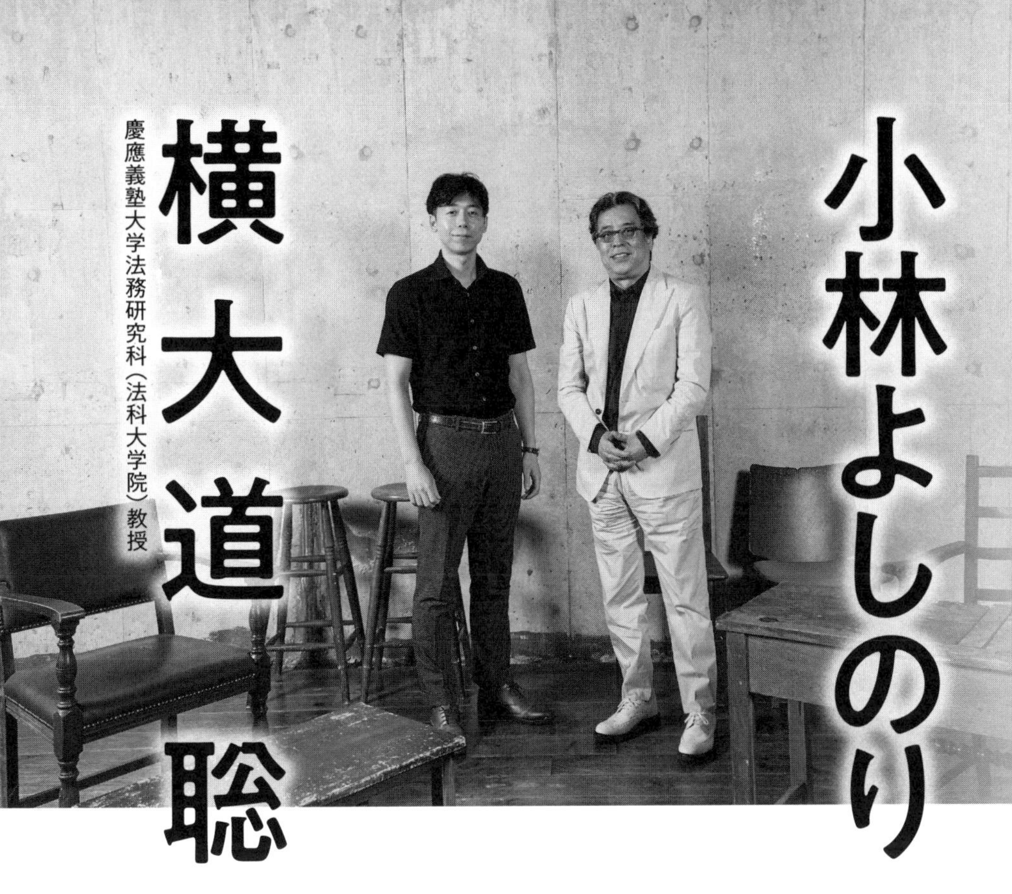

小林よしのり
横大道聡

慶應義塾大学法務研究科（法科大学院）教授

とだし、正々堂々とした立ち居振る舞いだと思いますよ。

横大道　そう言っていただけるのは嬉しいですが、控えめに見ても、今の日本のコロナ対策は問題が多すぎると言わざるをえませんから。

日本においては現憲法下で「ロックダウン」は可能なのか？

小林　だが、今は表現の自由や言論の自由すら保障されない異様な空気に包まれている。わしが「ワクチンなんか打ってたまるか！」と接種券を破り捨てる動画をYouTubeに投稿したら、単なるパフォーマンスなのに、理由の説明など一切なく即刻削除……。ネットメディアが自由と言われたのはもはや過去の話ですよ。動画のなかでワクチンの話題を口にしようものなら、片っ端から弾かれる事態になっているし、わしもYouTubeよりニコニコ動画のほうをメインで使わざるを得なくなってしまった（※編集部註：9月1日、小林氏のYouTu beチャンネルはアカウント停止措置に）。憲法にかかわる問題だからわしは訴えているのに、ネットでもこんな言論統制がまかり通っているんじゃ、伝えなければいけないことがあっても何も言えんじゃないか！　しかも、言論の場を担う、社会の木鐸（ぼくたく）であるはずの新聞もスクラムを組んで「日本もロックダウン（都市封鎖）するべきだ！」と、菅義偉総理（当時）に詰め寄る始末。総理も総理で「諸外国のロックダウンは、感染対策の決め手にならなかった」と慎重な姿勢を示すものの、ロックダウンそのものの法的是非には触れない……。そんなことだから、「日本でもロックダウンは可能」と考える人がここまで多くなったのかもしれないが、現憲法下において、真のロックダウンなどできるわけないですよね？

横大道　定義にもよりますが、一般に想定されるような強いロックダウンは、私はできないと考えています。ただ、「ロックダウンは憲法上可能」とメディアで発言する憲法学者がいるのも事実です。

小林　え！　学者のなかにもそんなデタラメな人がいるの!?　確かに、変異したデルタ株が爆発的に感染拡大しているように見えた8月初めに、専門家分科会の尾身茂会長が「現状を脱せない場合、ロックダウンの法制化に向けた議論をせざるを得なくなる」との見解を示している。一日の新規陽性者が過去最多の2万5000人を超えた8月20日には、全国知事会が緊急事態宣言の全国拡大を政府に提言して、8月1日時点で要請していたロックダウンを改めて政府に求めた。ただ、尾身会長は医系技官出身で厚生労働省お抱えの「御用学者」に等しい。全国の知事どもも高齢者の人気取りのために行動制限の強化を求めているにすぎないわけだが、なぜ、専門家である憲法学者までもが「ロックダウンは可能」などとふざけたことを言っているのか？

横大道　まず、憲法が保障する人権といえども、人の移動を制約することが絶対に許されないというわけではありません。では、人権の制約が許されるのはどうい

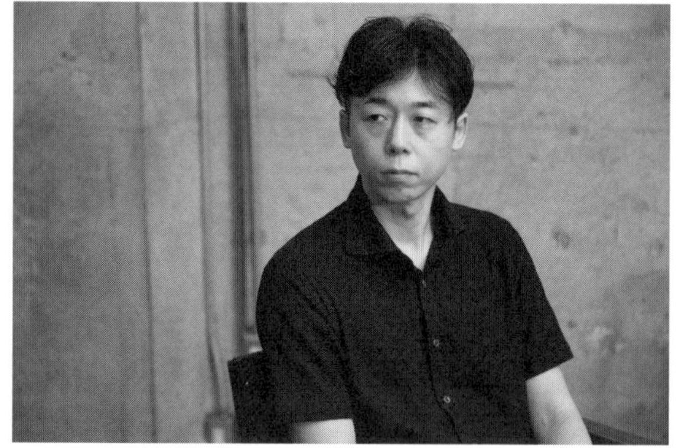

【PROFILE】
横大道聡（よこだいどう・さとし）
慶應義塾大学法務研究科（法科大学院）教授。1979年、新潟県生まれ。青山学院大学法学部卒業。慶應義塾大学大学院法学研究科博士課程単位取得退学。博士（法学）。鹿児島大学教育学部准教授などを経て、2018年から現職。比較憲法、表現の自由に精通する。『日常のなかの〈自由と安全〉―生活安全をめぐる法・政策・実務』、『統治のデザイン―日本の「憲法改正」を考えるために』（いずれも共著・弘文堂）、『憲法Ⅰ・Ⅱ』（共著・日本評論社）、『現代国家における表現の自由』（弘文堂）など著書多数

う場面かというと、基本的に、①人権を制約することについて非常に重要な「目的」があり、②その「目的」を達成するために必要不可欠な「手段」がとられている場合です。

世界の主要な国のロックダウン

国	外出制限	公共交通	企業活動	罰則
米国	州によって不要不急の外出は原則禁止。食料や医薬品の買い出し、散歩は可	地下鉄は減便	一部を除き出勤停止	出勤停止違反で事業者に罰則
英国	買い出しや散歩以外の外出は原則禁止。公共の場で2人以上集まることを禁止	地下鉄は減便	必要な場合以外は在宅勤務	外出禁止違反の個人に30ポンド（約8400円）の罰金。違反者が多く、130ポンド（約1万8000円）に引き上げ
フランス	買い出しやジョギング以外の外出は原則禁止。外出時は理由を記した証明書の携行を義務づけ	地下鉄は減便	在宅勤務できない人のみ通勤可	最大で3750ユーロ（約45万円）の罰金と6か月の禁固刑
イタリア	原則禁止。外出時は理由を記した書面を携行	鉄道はほぼ停止	生活に直結しない企業活動は全面停止	正当な理由のない外出に、最大で3000ユーロ（約35万円）の罰金

小林　法的には、そういうことなのかぁ……。ただ、わしはそれ以前に、基本的人権として移動の自由はもちろん、営業の自由をはじめとする自由が、憲法でちゃんと保障されていると思っている。自明のこととして受け止めているんです。

ほとんどの人権を制限するロックダウンは過剰な手段

横大道　ロックダウンは「都市封鎖」と訳されるように、一般的には、外出禁止や自宅待機、交通遮断、店舗閉鎖などの措置がとられ、これを守らないと罰則が科せられます。海外に目を向ければ、スーパーなどの生活必需品や、ドラッグストアなどの医薬品を販売する店舗の営業は許され、それらを購入するために人々が外出したり、散歩など最低限の運動のために屋外に出ることは認められる。つまり、このような「例外規定」も設けられるのが一般的な運用方法と言えるでしょう。それでも、ひと度、ロックダウンが行われれば、小林先生がおっしゃるように、移動の自由のみならず、集会の自由、営業の自由、信教の自由、表現の自由……など、およそほとんどの人権が広範に制約を受けることになります。

小林　そう！　だから、そんなことはできるわけがない。

横大道　「ロックダウンは憲法上可能」と主張する人たちの理屈は、「たとえ憲法が保障する人権であっても、『公共の福祉』のために必要な場合には、法律により制約することも許される」というものでしょう。つまり、「コロナ対策は非常に重要であり、そのためにはロックダウンが必要不可欠」と言えるならば、「必要最小限の規制としてロックダウンは憲法上許される」というロジックになるわけです。ただ、このような説明ではいまひとつ腑に落ちませんよね。

小林　「公共の福祉」のためなら、自由を制限することを認める……という考えに対して、わしはずっと疑念を抱いてきた。というのも、「公共」というくらいだから「公」の問題なんだが、そもそも子供の死者がここに至るまで0人であるように、弱毒の新型コロナはそれほど大した問題ではない、と考えている。つまり、この大前提の部分を政府は間違えているということ。実際、現在のコロナによる全国の死者数は一日数十人足らずで推移しているが、肺炎による死者は例年10万人にも達する。これを単純に日割りすれば、一日200～300人も死んでいるわけです。今回の東京五輪はコロナの感染拡大で無観客（宮城県を除く）となったが、1998年の長野冬季五輪はインフルエンザの大流行のピークと重なり、開会式が行われた週だけで、子供の感染者が全国で49万人も出ていたものの、すべての会場で観客を入れて競技が行われた。これに対して、東京五輪の開会式が行われた週の全国の新規陽性者は3万人にも達しておらず、無観客開催は〝コロナ脳〟に侵された知事や専門家が断行した愚策ということがわかるでしょう。弱いコロナへの対策として、移動の自由をはじめとする基本的人権を制約していいのか！　ということです。権利を過剰に制限するコロナ対策が「公共の福祉」に資するという前提自体が間違っとる!!

横大道　今、二つの重要な指摘がありました。一つめは、そもそもコロナは、これほどまで恐れなければならないほど危険な感染症なのか？　という指摘。これは、人権を制約する「目的」に関係します。二つめは、権利の制限が過剰ではないか？という指摘。これは、人権を制約する「手段」に関係する。これまでしばしば見られた議論は、感染のまん延を防ぐという「目的」は確かに重要だが、その「手段」があまりに過剰ではないか？　というものでした。小林先生の指摘は、そもそも「目的」自体が重要ではなかったのではないか？　そこまで恐れる必要のない感染症に、政権や国民がパニックに陥った結果、あまりに過剰な権利制限が行われているのではないか？　というものだと理解しました。

小林　政府や知事、そして専門家は、酒を悪者にして、ついには〝令和の禁酒法〟まで出した。酒に罪はないわけで、狂っとるとしか言いようがない。わしは飲食店が不憫でならんよ。

横大道　感染症のまん延防止という「目的」は非常に重要だと考える人のなかに

「緊急事態宣言」と「まん延防止等重点措置」

	緊急事態宣言	まん延防止等重点措置
対象地域	都道府県	都道府県内の区域（知事が指定）
発出の目安	感染状況がもっとも深刻な「ステージ4」	「ステージ3」相当。感染が局地的、急速に拡大の場合は「ステージ2」での発出も
期間	2年以内（合計1年を超えない範囲で延長可）	6か月以内（何度でも延長可）
飲食店対策	時短、休業の要請も命令も可能	時短営業のみ要請、命令が可能
罰則	30万円以下の過料	20万円以下の過料
国会報告	義務づけ（発出、延長、区域の変更時）	付帯決議で「速やかに報告」（法的拘束力なし）

も、小林先生のように、規制は過剰ではないかと疑問を抱く人も少なくなかった。例えば、飲食店に対する営業時間の短縮要請や休業要請。アクリル板や換気設備を店内に取りつけたり、入店人数を制限したり、毎回アルコール消毒をきちんと行ったりして、しっかりと感染対策を講じているお店と、そうした対応を一切とらずに「3密」状態で営業しているお店を区別せず、ただ「飲食店」というだけで一括りにして規制してきました。こうした規制は果たして「必要不可欠」なのか？　という疑問が生じるのは当然の話で、実際、大手飲食チェーンのグローバルダイニング社が規制当局である東京都を相手取り、訴訟を起こして大きなニュースになりました。先ほど触れた「ロックダウンは憲法上可能なのか？」という問いも、この疑問の延長線上にあります。つまり、なぜ一律にすべての人の外出を制限する規制が「必要不可欠」なのか？　というのが問題の核心です。この疑問を解消せずに、一足飛びにロックダウンを行おうとしていることこそが問題なのです。知事や専門家の一部は「ロックダウンを検討しろ」と口々に叫んでいますが、その前に議論しなければならないことは山ほどあります。

これまでのコロナ対策は「公共の福祉」に適うのか？

小林　その通りだよ。ステイホームを強いられた結果、女性へのDVや子供の虐待は急増した。休業要請を受け入れた飲食業に多い非正規雇用の従業員は経済苦に陥り、仕事にあぶれた女性の自殺も社会問題化している。大学生は、せっかく苦労して入学したのに授業はすべてオンラインなので、友人もできず、孤独に苦しむ毎日。小さな子供たちも、遊ぶのが仕事なのに外にも出られず、その多くが何らかのかたちで心身に支障をきたしている……。コロナ対策は、「公共の福祉」に資するために行っているんじゃないのか？　これでは、公共を破壊し、未来ある若者たちに多大なる犠牲を強いているだけだ！

横大道　確かに、そうした問題は置き去りにされたままです。

小林　もはや、公共のほうがとち狂っている状態で、本来行わなければならない「公共を守るための対策」は一切打たれていない。移動の自由はもちろん、営業の自由、教育を受ける権利……と、これらすべては憲法が保障しているのだから、その通りに守ってほしい。もともとわしは保守だから、国ごとに歴史のなかで培われた暗黙のルールを国民が守っていれば、それでいいという考えで、憲法をそれほど大事だとは思っていなかったんです。ところがここにきて、そんなわしが憲法を守ってほしい！　基本的人権を守ってほしい!!　と、強く願うようになった（苦笑）。というのも、「公共の福祉」のためなら、基本的人権を制限しても構わないということに、いつの間にか問題がすり替わってしまっているからです。今、行われているコロナ対策は、一体どれくらい「公共の福祉」に適っているんですか？

横大道　今の質問にお答えするために、やや遠回りですが、まず憲法の「公共の福祉」について説明しましょう。憲法に「公共の福祉」という言葉は、合計４回登場します。このうち人権一般に関して総論的に規定している12条と13条で言及されていることから、「公共の福祉」は、人権の制約を許容する「一般的な原理」として理解されています。裁判所がしばしば「基本的人権といえども絶対無制約ではなく、公共の福祉により制約を受ける」と述べるのは、このためです。

小林　百歩譲って、憲法が保障する権利が絶対的ではないとして、どういう場合に権利の制限が許されるのか？

「公共の福祉」を理由にした人権制約を世界が問題視

横大道　人権の制約が正当化されるのは、人権を制限することによって得られる利益と、それを制限しないでおくことによって得られる利益とを比較して、前者の利益が後者の利益よりも価値が高いと認められる場合です。この基準によって、１９６０年代頃までの裁判や学説は人権の制約を正当化してきました。

小林　ほう。

横大道　しかし、この考え方には、比較をするための基準が必ずしも明確ではないという弱点があった。特に、社会全体の利益と個人の利益を比較して、判断を下すことが多い憲法の分野では、概して、社会全体の利益が優先される可能性が高くなりがちです。実際の裁判でも、人権の制約が容認されることが大半だったため、批判されてきました。そこで、これを綿密に行うために登場したのが、「目的・手段審査」です。まず、人権を制約するのは何のためか？　どのような権利・利益を守り、あるいは促進するためなのか？など規制の「目的」を問います。そして、その「目的」を達成するためにとられた「手段」が有効なのか？　有効だとしても、それによって制約される権利・利益との関係で妥当なのか？　などを問うわけで

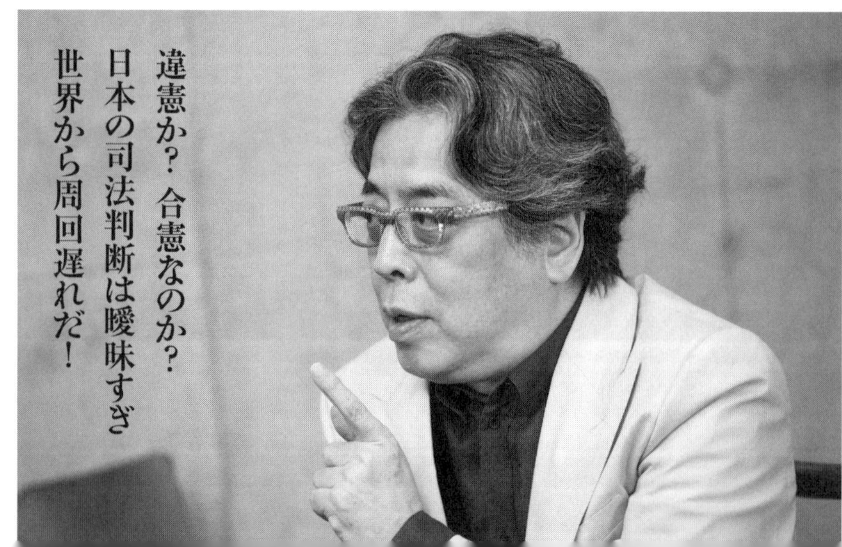
違憲か？ 合憲なのか？
日本の司法判断は曖昧すぎ
世界から周回遅れだ！

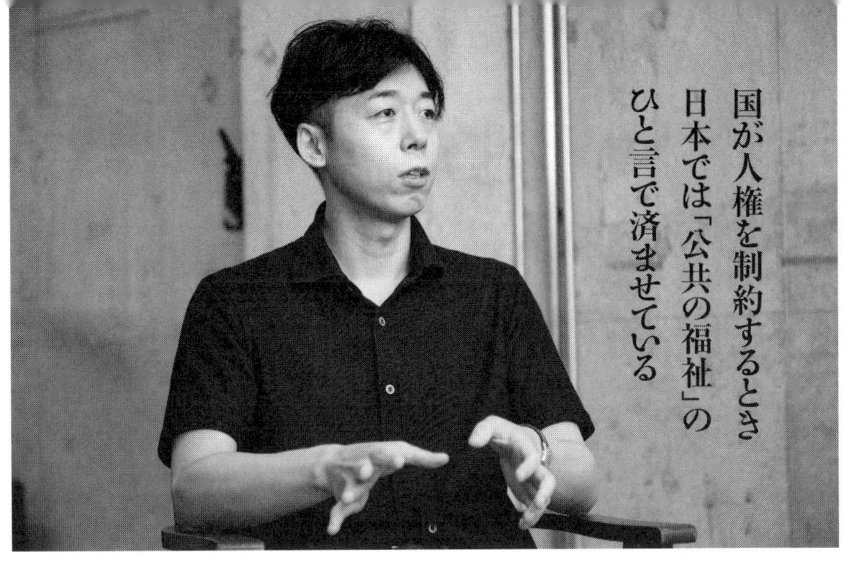

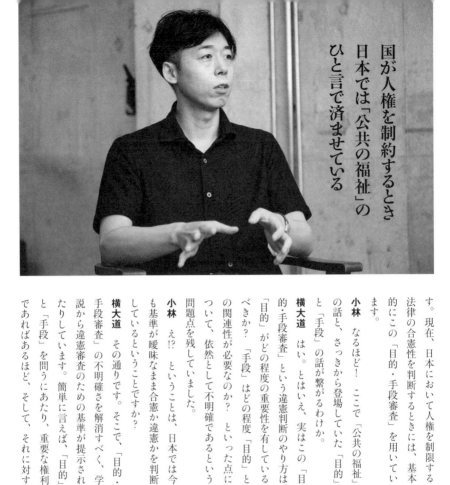

国が人権を制約するとき日本では「公共の福祉」のひと言で済ませている

す。現在、日本において人権を制限する法律の合憲性を判断するときには、基本的にこの「目的・手段審査」を用いています。

小林　なるほど！　ここで「公共の福祉」の話と、さっきから登場していた「目的」と「手段」の話が繋がるわけか。

横大道　はい。とはいえ、実はこの「目的・手段審査」という違憲判断のやり方は、「目的」がどの程度の重要性を有しているべきか？　「手段」はどの程度「目的」との関連性が必要なのか？　といった点について、依然として不明確であるという問題点を残していました。

小林　え!?　ということは、日本では今も基準が曖昧なまま合憲か違憲かを判断しているということですか？

横大道　その通りです。そこで、「目的・手段審査」の不明確さを解消すべく、学説から違憲審査のための基準が提示されたりしています。簡単に言えば、「目的」と「手段」を問うにあたり、重要な権利であればあるほど、そして、それに対する制約が強ければ強いほど、「目的」と「手段」の関係を厳密に検証しましょう、という議論です。世界では、このやり方がスタンダードになっていると言えるでしょう。ところが、日本の裁判所はこのような学説の議論を全面的には採用せず、1960年代に人権制約を正当化してきた基準や、いまだに曖昧なままの「目的・手段審査」を好む傾向があります。「自ら基準を立てて自分を縛ることはしない」と明言する裁判官もいるくらいです。

小林　日本の違憲判断をする裁判所は、そんなにいい加減なのか!?　人権の制約という極めて重大なことが行われ、それが違憲かどうか判断する基準が、日本は世界から周回遅れということじゃないですか！

横大道　先ほど小林先生は「公共の福祉」について、疑念を抱いているとおっしゃいましたが、現に日本では人権を制約できる場合を、憲法で「公共の福祉」というひと言で済ませてしまっている……。そんな日本の状況を、国連の自由権規約委員会は何度も問題視しています。1966年に国連総会で採択された「市民的及び政治的権利に関する国際規約（自由権規約）」は、締約国に対して、権利の実現のためにとった措置などについて報告することを定めています。これまでに日本は政府報告書を6回提出していますが、そのなかで自由権規約委員会は「公共の福祉」を問題視しており、たとえば、直近の2014年には、「公共の福祉」を理由とした人権の制限について、『「公共の福祉」の概念が曖昧で制限がなく、規約の下で許容されている制限を超える制限を許容し得ることに、改めて懸念を表明する』と批判しています。これはほんの一例ですが、「公共の福祉」を理由にした日本の権利制約のあり方には、国際社会から厳しい視線が送られているのです。

小林　これは驚きだ！　日本では「公共の福祉」のためなら権利が制限されるのも仕方ないと、何となく考えがちだが、国際的にはそんな理屈は通らないということか。わしが「公共の福祉」に抱いていた疑念は正しかったわけだ（笑）。

横大道　実際、自由権規約委員を務めた日本の国際法学者・安藤仁介京都大学名誉教授も、かつてある論文のなかで、「筆者の調べえた限りでは、日本国憲法の『公共の福祉』に見合う〝人権の制限事由〟を規定する憲法は、ほとんど見当たらず」、『公共の福祉』による人権制限の行き過ぎに対し、明示の歯止め規定を欠いていることは、日本国憲法の大きな問題点」であり、「『公共の福祉』が、人権全般に対する制限事由とされている〝制限方式〟もまた問題である」と述べています。

小林　日本の憲法学者はこの事実を知っているんですか？

横大道　当然、知っています。

小林　それなのに、「ロックダウンは憲法上可能」などとバカなことを言う憲法学者がいるのか!?　まったくの欺瞞じゃないか！　日本のマスコミは、国連から「日本の刑事司法制度は遅れている」と批判されるとすぐ大々的にニュースにするが、憲法の「公共の福祉」が問題視されても一切報道しない。学者もマスコミも都合の悪いことは黙殺して、口をつぐんでいる。実にデタラメな話だ！

横大道　私はロースクールで教えていますが、学生が「憲法は人権を保障しているが、公共の福祉による制約がある。新

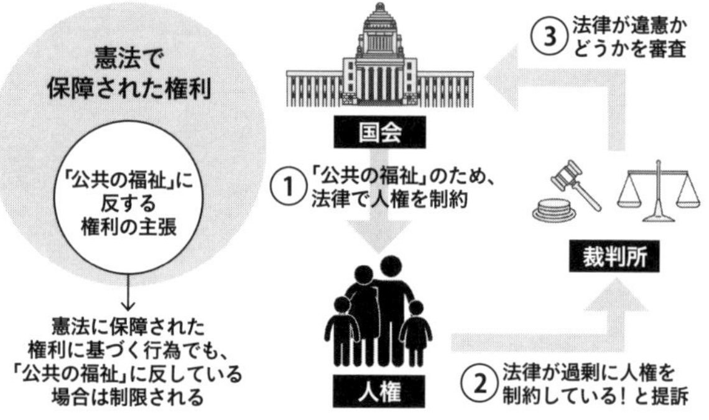

公共の福祉と人権の制限
憲法で保障された権利
「公共の福祉」に反する権利の主張
憲法に保障された権利に基づく行為でも、「公共の福祉」に反している場合は制限される
国会
①「公共の福祉」のため、法律で人権を制約
人権
②法律が過剰に人権を制約している！と提訴
裁判所
③法律が違憲かどうかを審査

型コロナの感染まん延の防止は公共の福祉に該当するから、移動の自由や営業の自由は制約される」という答案を書いてきたら、まず落としますね（笑）。

小林　だが現実には、デキの悪い学生の答案に書いてあるようなデタラメがまかり通っているのが、今の日本なんだよ！　では、諸外国ではコロナ対策で権利を制限するとき、どんなやり方をしているんですか？

感染者の行動制限を除けば日本のコロナ対策は過剰だ

横大道　例えば、ドイツ基本法（憲法）を見ると、移動の自由について11条1項で「すべてのドイツ人は、連邦の全領域内における移動の自由を享有する」と定め、同2項でこれが制限される場合を次のように、非常に細かく規定しています。「この権利は、法律によって、または法律の根拠に基づいてのみ、かつ、十分な生活基盤がなく、その結果公衆に特別の負担が生ずる場合、または、連邦もしくはラント（州）の存立もしくは自由で民主的な基本秩序に対する差し迫った危険を防止するために必要な場合、伝染病の危険、自然災害もしくは特に重大な災害事故に対処するために必要な場合、少年が放置されないように保護し、もしくは犯罪行為を防止するために必要な場合のみ、制限することが許される」。コロナ対策に焦点を絞れば、ドイツの憲法は「伝染病の危険」と明記していますね。これに対して、日本国憲法は「公共の福祉」というひと言で済ませているわけです。

小林　憲法は国の最高法規だというのに、なんて雑な扱いなんだ……。憲法学者は、「公共の福祉」を理由にした現在の日本のコロナ対策をどう捉えているのか。

横大道　先ほどの話とも重なりますが、法律を新たに制定するか、改正するなどして、より強制的な措置を講じることの是非について新聞などで問われた際、憲法学者はだいたい次のように答えています。①基本的人権といえども絶対的に無制約に保障されるものではなく、「公共の福祉」により制約を受ける、②社会公共にとって重大な危険をもたらす恐れがあることが客観的に立証できるのであれば、その活動は憲法によって保護された活動とはいえないから、強制力をもって禁止したとしても合憲である。③憲法で保障される活動であっても、社会公共の安全を守るために必要不可欠で、その目的を実現するために厳密に適合した規制手段であれば、強制力を伴う措置であっても合憲である――と。この主張自体が間違っているわけではないですが、感染者の強制的な入院・隔離措置や飲食店の営業規制、そして今、取り沙汰されているロックダウンについても、すべての状況に対してこの種の指摘を繰り返すばかりで、具体的な措置が憲法に違反するかどうかを判断する際に役には立ちません。

小林　では、横大道さんは、より強制的なコロナ対策をどう考えますか？

横大道　コロナ問題の本質は、移動、集会、営業、飲酒など、個々の行為それ自体が感染を発生させているわけでも、感染拡大の具体的な危険を発生させているわけでもないものの、人々がこれまで通りに移動したり、店を営業したりすることで、コロナのまん延が生じてしまう……という点にあります。だから、行政は広く一律に規制の網をかけようとするわけです。ただ、コロナのまん延防止という「目的」が必要不可欠なものだとしても、感染対策を講じたうえでの行為と、マスクなしの外出、大人数での会食、路上飲みなど、感染対策を行わない行為とを区別しない規制は、そもそも、「目的を実現するために厳密に適合した規制手段」と言えるのか？　ということです。

小林　なるほど。確かに、感染対策を講じた行為と、感染をまん延させかねない行為との区別さえせずに、「強制的な措置でも合憲」とする意見はかなり乱暴だ。

横大道　逆に言えば、新型コロナウイルスに実際に感染している人やその疑いが強い人が、これまで通りの日常活動を行うことだけが、感染拡大の具体的な危険を引き起こす行為ということ。従って、本来ならこうした行為を規制することだけが、「目的を実現するために厳密に適合した規制手段」であり、これを上回る規制はいずれも「過剰」になるのではないか。

小林　素晴らしい！　「真に危険な行為」以外は、やはり自由であるべきで、制限などできんのだよ。

海外におけるコロナ対策では緊急事態条項を使わない国も

横大道　これまで憲法学は、憲法上保障される行為は、それ自体が具体的危険や損害を発生させるものではない限り、広く保障されなければならないとしてきました。だからこそ、科学的知見が十分に備わっていなくても、ひとたび問題が生じたときには深刻で不可逆的な被害が発生する場合には、何もしないのではなく、必要な対策をとるべき……という「予防原則」に基づく規制に対して批判的でした。具体的危険が発生しない場合でも、権利が制限されかねないからです。ところが、そんな憲法学が、どういうわけかコロナの問題となると、この考え方を忘れてしまったかのようです……。ロックダウン合憲派は、こうした疑問や矛盾に対して、「必要不可欠であることが立証できれば、ロックダウンは可能」と繰り返すだけで、なぜ、目的との関係で過剰な規制であるといえるロックダウンが「必要不可欠な手段」と言えるのかという根本的な問いについて何も答えていません。

小林　そういうことか。ロックダウン合憲派の憲法学者は、強制力を伴う措置を行っても違憲とはならない前提を設けたうえで、「合憲」と言っているにすぎないのだから、そりゃあ合憲なのは当たり前だよ。汚いやり方だな。

横大道　日本のコロナ対策は、目的との関係で、ほとんど常に「過剰」な規制となります。これを憲法学的に正当化することは非常に困難であり、コロナの感染拡大を機に持ち上がった緊急事態条項の議論は、本来、この文脈で検討しなければならないはずです。緊急事態条項とは、広い意味では戦争や災害、今回のコロナのようなパンデミック（世界的大流行）などの非常時において、通常の統治プロセスから外れた手法をとることを認める憲法上の規定を意味します。その多くは、法律の根拠なく政令を制定できるなど、政府に緊急事態の対応を一任する内容ですが、具体的な制度設計のあり方は多種多様で、政府に一任するやり方だけとは限りません。平時では許されない人権の制約を、例外的に認める規定を設ける例も多く、これは実は、通常の立法措置による対応を前提としつつ、その際にとられる過激な人権制約に対して憲法上の根拠を与えようとするものです。つまり、緊急事態条項イコール政府への白紙委任ではないのです。

小林　日本の左派が反対している緊急事態条項とは、ずいぶん中身が違うな。世界では憲法に緊急事態条項がある国はどのくらいあるんですか？

横大道　およそ90％です。現代のほとんどの国家が、緊急事態条項のある憲法典を持っています。小林先生が指摘したように、日本でしばしば聞かれる「緊急事態条項は立憲主義に反する」といった主張は、その意味で極めて不正確ですね。こうした主張をする人がよく持ち出すのが、「ワイマール憲法下のドイツで、緊急事態条項がナチスの台頭を招いた」という歴史です。

小林　ああ。ワイマール共和国の末期、首相に上り詰めたナチスのヒトラーが緊急事態条項を濫用して、全権委任法の制定に成功した結果、議会制民主主義は死んだ。そして、独裁者となったヒトラーは、やがて第2次世界大戦を引き起こすわけだ。日本の左派は、憲法に緊急事態条項を新設することに意欲的な安倍晋三元総理をヒトラーになぞらえて、緊急事態条項のような危険な代物を権力者に渡してはならない！　と熱心に批判していたのを思い出すよ。

横大道　そうした主張をする人は、ヒトラーの台頭のような事態を招かないように工夫を凝らして、緊急事態条項を設けているその後の世界の動向をフォローできていないと言わざるをえません。諸外国の緊急事態条項の制度設計を見ると、「誰が、どのように緊急事態かどうかを判定し」、「緊急事態の下で、誰にどのような権限が与えられ」、「誰のどの権利がど

憲法に「緊急事態条項」を新設することへの賛否の声

	賛成派の主張	反対派の主張
感染防止	緊急事態条項があれば、行動制限や休業要請で感染拡大を防げた	新型インフル特措法など、既存の法律の改正で対応できる
憲法に新設する必要性	憲法に盛り込めば、国民が法律より重く受け止める	憲法は国家権力を縛るものであり、緊急事態条項は過去に乱用された
緊急時の国政選挙の延長	衆参両議院の任期は憲法で定められているため、緊急事態条項は必要	国会議員の任期延長は、参議院の緊急集会で対処可能
首相への権力集中	政府の権限強化によって無用な混乱を避け、緊急事態下の感染防止対策、物資輸送や救援活動を迅速にできる	国家権力の暴走により国民の権利が脅かされる恐れがある。立憲主義の大前提に反する
地方自治	法律と同じ効力を持つ政令が出せるようになり、地方自治体の長に対し必要な指示を出すことができる	地方自治を破壊するばかりか、三権分立さえ危うくなる

の程度まで制限されることが認められるのか」、そして「誰がどのようにして緊急事態を終結させるのか」など、緊急事態の永続化を防ぎ、独裁へと転化してしまわないようさまざまな工夫が見られます。

小林　へえ。緊急事態条項に反対している論者は、緊急事態条項を使わずにコロナ対策を行っている国が多いと言っているようだけど、実際はどうなの？

横大道　例えば欧州では、憲法の緊急事態条項に基づく緊急事態宣言をせず、通常の法律でコロナに対処している国もあります。すべて調べたわけではありませんが、フランスやドイツ、アイルランドなど十数か国が、現実にそうしていました。ただ、なぜ緊急事態条項を使わなかったのかについては、もう少し立ち入った検証が必要でしょう。例えば、憲法上、緊急事態宣言をするしないにかかわらず、感染症対策を理由とした権利の制限が明文で認められているケースもあり、こうした国では宣言を出さずとも対応ができる。また、これとは反対に、緊急事態の発動が戦争や内乱に限定した規定となっているため、今回のコロナ対応では、そもそも使うことができなかったという国もあります。

小林　横大道さんは、今回のコロナ対策に限らず、今後も日本が緊急事態に対処するためには、どのような法律の建て付けにすればいいと考えますか？

「休業と補償はセット」の嘘 政府が支払うべきは賠償金

横大道　ウイルスをまん延させる具体的な危険がある感染者を強制隔離するような人権制約なら、現在の憲法のままでも憲法上も許容しえます。ただし、今行われているような、抽象的な危険だけで一律に広く規制の網をかけるような手法は、現行法体系ではにわかには認めがたい。本来は、憲法まで立ち戻り、公衆衛生上の緊急事態に際しての人権制約にきちんと法的な根拠を与えたうえで、同時に行政に歯止めをかける議論も必要でしょう。欧州評議会のヴェニス委員会（憲法問題についての諮問機関）が、「緊急事態に関する規定は憲法に設けるべきである」と明言しているように、そうした緊急事態に対処するための法律に憲法上の根拠を与えることを検討するべきでしょう。その意味では、今回の新型コロナ問題への対応に限った話ではなく、将来への備えとして、緊急事態条項について議論することは有意義です。緊急事態条項をただただ危険視して、頭から議論することを否定する立場に私は与しません。今、日本が失いかけている「法の支配」を取り戻すためにも、憲法に平時と緊急時との〝切り替えスイッチ〟として「公衆衛生上の緊急事態条項」を新たに設け、人権制約の根拠とその歯止めを一体で盛り込むことの意義は小さくない。ただ、現在は感染者が爆発的に増加し、緊急事態宣言が発出されているさなかでもあり、拙速な議論は避けなければならない。

小林　感染拡大が小康状態になった昨年夏、議論する時間はいくらでもあったはずだが、政府も国会議員もそれをやらな

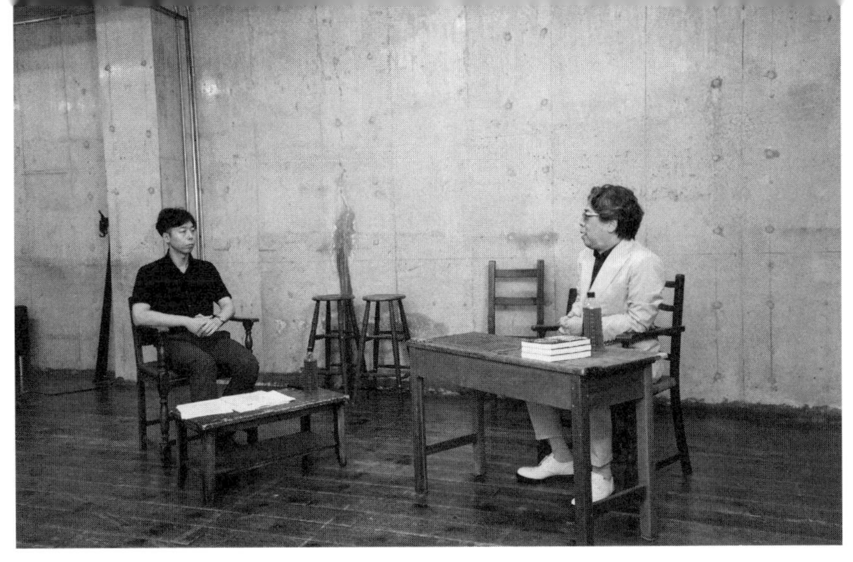

かった……。

横大道　本来なら、要請や命令を発するための要件や効果、期間、延長方法、事業者への損失補償などについて定めておくべきでした。ところが、精緻な議論をすることなく、感染拡大のたびに「お願いベース」の対策を場当たり的に繰り返し、「お願い」だから補償は必要ない。「協力金」だから法的根拠はなくていい……というふうな雑な議論しか行ってこなかったのが、日本のコロナ対策の実情で、先ほど述べたように、まさに法の支配が失われつつある……。危機に対応した法制度をパッケージで議論しておく時間的余裕はいくらでもあったのに、その場しのぎの対応に終始し、サボってきたと言っていい。

小林　わしは現憲法下ではロックダウンなどできるはずないと思っているが、日本は今後も「お願いベース」のコロナ対策を続けるのだろう……。それどころか、お願いだから、「補償金」ではなく、あくまでも「協力金」としているように、政府はこの手法に味をしめている節さえある。だが、実際に外食産業の倒産が増えているように、飲食店を潰すようなことを対策としてやっておきながら、補償もしないなんてことが許されるのか！

横大道　補償については、まず「憲法上の補償」と「政策上の補償」とに区別しなければなりません。憲法29条3項は、「私有財産は、正当な補償の下に、これを公共のために用ひることができる」と定めており、正当な補償があれば、私有財産を公共のために用いてもいいのです。つまり、国や地方公共団体の「適法」な活動であっても、正当な「補償」が必要であるということで、これと「違法」な活動に対する「賠償」とは区別されます。憲法29条3項の「補償」が必要な場合とは、広く社会公共のために、特定の個人に対して「特別の犠牲」を強いている場合を指します。

小林　そうか！　よく「休業と補償はセット」などと言うものだから、危うく騙されかけた。そもそも、休業や時短営業は、営業の自由を制限しているのだから、当然、違法だ。とすると、政府の活動（営業自粛や時短営業の要請）は違法だから、飲食店に支払われるべきは「補償」ではなく、「賠償」ということになる。

横大道　その通りです。飲食店の営業などは、憲法22条1項の職業選択の自由の行使であるとともに、財産権の行使としての側面があります。だから、規制が「適法」「正当」であっても、憲法29条3項の損失補償が求められることもあるのです。ただ、現実に、緊急事態宣言やまん防でとられた措置は、個々の事業者らの置かれた状況や講じている措置の違いをまったく考慮せず一律に規制しており、職業の自由をはじめとする憲法上の権利を過剰に制約していた……。到底正当化されず、私は違憲と考えています。

小林　なるほど。

横大道　現在の罰則付き休業要請が憲法上の権利を「違法」に制約しているなら、たとえ補償しても、当然ですが、違法であった制約が適法になるわけではない。「金さえ払えば、権利を制約してもよい」とはなりませんよね。せいぜい、「補償をしている分だけ、制限の程度が弱くなり、制限を正当化する余地が大きくなる」だけでしょう。しかし、現在の協力金程度の金額では、規制を合憲とする理屈としてはまったく不十分です。

小林　不十分だから、現実に飲食店の倒産や廃業が相次いでいるわけだ。

横大道　政府は時短営業、営業自粛要請などは「特別の犠牲」には該当しない以上、損失補償は憲法上必要ではない、と主張しており、これを支持する学者もいます。なるほど、飲食店一般、一定面積以上の集客施設を対象にしているので、特定性は低く、営業すること自体が不可能になっているわけではない店も多いので、「特別の犠牲」ではない……とも言えそうです。ただ、私は先ほども言ったように、緊急事態宣言下で行われた罰則付きの休業要請は「目的」と「手段」が合っていないことが明白で、違憲であると捉えている。当然、賠償の問題になると考えています。また、仮に規制が合憲だとしても、憲法上の補償は必要だと思います。というのも、飲食店の営業それ自体が具体的な危険を発生させているわけではないからです。それに、飲食店への休業要請の

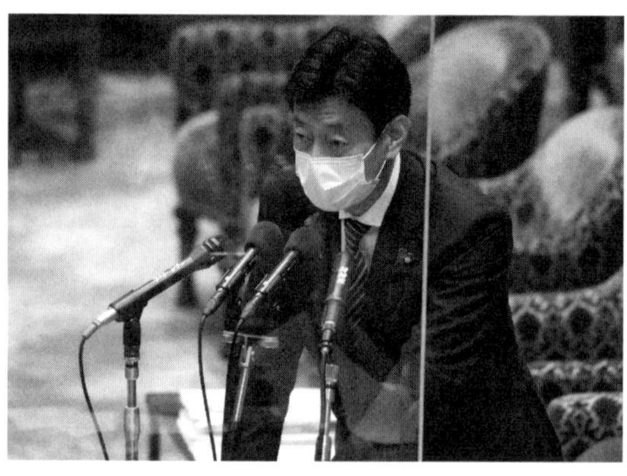

7月8日、西村康稔経済再生担当相（当時）は、酒類卸事業者に、酒類提供を続ける飲食店との取引をやめるよう求めた。さらに、金融機関に飲食店の情報を流し、自粛を守るよう働きかけてもらうと発言したが、「恫喝」との批判を浴び、即日撤回した　写真／朝日新聞社

理由を人流の抑制のためと言うが、そのための手段は、企業にテレワークを義務づけたり、公共交通機関を止めたり、ほかにまだまだあるのに、飲食店がある意味、狙い撃ち的に〝犠牲〟になっていると見る余地がある。やはり補償は必要と私は思いますね。

小林　そもそも問題なのは、日本のコロナ対策が「お願いベース」に終始していることだ。

横大道　現在、政府が打ち出しているコロナ対策の法的根拠になっているのは2012年に成立した新型インフル特措法で、これを今回の新型コロナに当てはめるかたちで運用しています。もともとの特措法の建て付けは、緊急事態宣言を出し、国民の移動制限や飲食店の休業や時短営業などを要請するというもの。従わない場合には指示を出し、店名を公表することもできる。要請という名の通り、あくまでも「お願いベース」にとどまるので、法的強制力のある措置よりも国民の権利や自由を尊重したマイルドな手法であるとして、支持する声も少なくなかった。一方で、「お願いベース」ゆえに、従わなくても罰則はありませんでした。だから、法学者の多くは、要請に従うことは法的義務ではないと考えています。ところが、実際に政府が要請を行うと、国全体が驚くほど厳格に自粛したのです。同調圧力が強い国民性や、それゆえに登場した自粛警察などによって、「お願い」は事実上の強制力として機能し、少なくとも当初は予想外に大きな効果がありました。

小林　それはそれで問題だよ。自由を進んで放棄し、自ら手足を縛ってくれと権力に願い出ているようなものだ。

「お願いベース」の要請に終始　日本の「法の支配」は脆い！

横大道　同調圧力や世間の空気の力に味をしめたのか、法的根拠が曖昧なまま、「お願い」が乱発されましたね。今年7月に西村康稔経済再生担当相（当時）が、酒類販売業者に対して、営業時間短縮要請や休業要請に従わない飲食店に酒を販売しないよう「お願い」したのが典型でしょう。さすがに、これに対しては多くの批判があり、すぐに撤回されましたが。

小林　当然だよ！　こんな体たらくを目の当たりにして、わしは憲法に緊急事態条項を設けるべき！　と言うのをためらうようになった。公がここまで狂うなか、真っ当な議論ができる法学者も感染症の専門家もいないのなら、国は崩壊してしまう……。コロナ対策を絶好のチャンスと捉えて、緊急事態条項をつくるべきだと主張する保守派にも同意できん。「大して恐くないコロナの感染拡大は、緊急事態ではない」と主張する者が誰一人としていない現状を見れば、右派の動きは非常に危うい。

横大道　世界的にはWHO（世界保健機関）がコロナを危険視する宣言まで出したように、諸外国が私権の制限を伴う感染対策に走るのは理解できますが、少なくとも当初日本においては、コロナはそれほど酷い状況ではなかった。にもかかわらず、1回目の緊急事態宣言を出して対応している段階から、「おかしいのではないか?」という小林先生の問題意識に応えるような議論はほとんど見当たりませんでしたね。

小林　違憲の疑いが極めて濃厚な行動制限を要請する政府も政府だが、唯々諾々とこれに従う国民も国民だよ。こんな国なら、いっそのことタリバンに支配してもらったほうがいい。日本は民主主義の法治国家ではなかったのか！　法学者はこうした手法をどう見ているんですか？

横大道　この国の法治主義や法の支配は、かくも脆かったのか……という忸怩たる思いは私個人にも強くあります。例えば、小林先生もよくご存じの法哲学者の井上達夫東京大学名誉教授は、「お願いベース」の規制が、無責任な権力の濫用を招いており、法の支配が蹂躙され続けていると手厳しく批判しています。憲法学者の曽我部真裕京都大学教授も、強制力を伴わない「お願いベース」で、緩やかな規制を緩やかにしか統制しない日本のコロナ対策を、厳しい人権制約を行うものの、事後の救済・監視措置とセットにしているフランスのような「硬質な立憲主義」と対比させて、「ゆるふわ立憲主義」と名付けて批判しています。

小林　だが、日本の緩やかな規制は、「お願いベース」の要請をたやすく受け入れる従順な国民性を前提にしたものだろう。同調圧力が強いこの国では、明文化された法律より、世間の目を気にする……。一方の法律のほうも命令ではなく、あくまでも「お願いベース」の要請に終始しており、事実上、他人の目を気にする世間のルール（空気）に頼っている。これではタリバンと同じで、もはや日本は法治国家ではない！

違法な人権制約が横行する現状は憲法の軽さが招いた

横大道　法律は国民の代表たる国会議員が立法するもので、自分たちの意思が法律になっていると言い換えてもいい。この法律に従って、世の中が動いているわけです。しかし、自分たちが選んだ代表（権力者）だからといって、まともに動くかどうかわからないので、歯止めとして憲法がある。一方、慣習法は成文法に違反しない限りは尊重するが、基本的には成文法が優先されるのが大原則です。

小林　ということは、今の日本の惨状は憲法の機能不全が招いていると言えるだろう。憲法が機能していれば、「お願いベース」で国民の多くが自粛するような慣習法の暴走を止められたはずだ。ところが、真っ先に憲法を蔑ろにしてしまったから、もうどうにもならん。一番悪いのは、まず憲法を遵守する義務があるのに、まったくそうしていない政治家どもだ。

横大道　憲法が軽すぎるのは、日本が抱える大きな問題です。日本国憲法は見た目は立派でも、人権制約に対する実質的な歯止めになっておらず、権力担当者からも軽んじられているような状態。また、そうした権力担当者の姿勢を厳しく批判してきたリベラル勢力も、コロナ対策については、より過激な人権の制約を求め

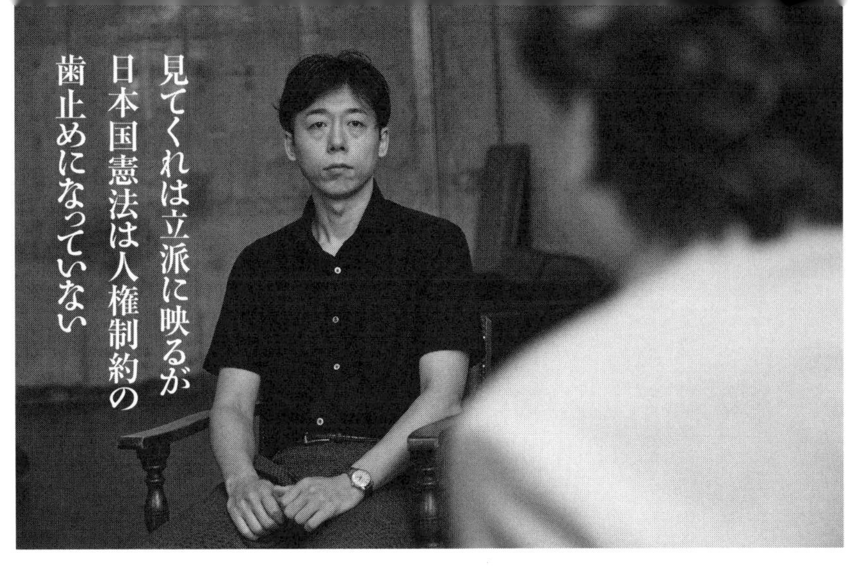

見てくれは立派に映るが日本国憲法は人権制約の歯止めになっていない

るありさまです……。コロナ対策を理由とした人権の制約に対してきちんと「NO！」と言えない状況は、「ゆるふわ立憲主義」ならぬ「はりぼて立憲主義」と命名してもいいかもしれません。

小林　「はりぼて立憲主義」か。貧ぼっちゃまくんみたいだな（笑）。

横大道　阿川尚之同志社大学特別客員教授は、米国人と日本人の憲法観を対比して、「アメリカ人は憲法を大切にするが、神聖視はしない。それに対し日本人は憲法を神聖視するものの、それほど大切にはしない」と指摘し、「極論すれば、憲法は神聖であるがゆえに、細かいことを気にする必要はない。神聖さえ保てれば内容についていちいち悩む必要はない、改正する必要もない。大方の（日本）人はおそらく無意識のうちに、そう考えているという印象さえ受ける」とまで言っています。日本では憲法が役に立っていないのでは？　という国民の感覚にはこうした背景があるのかもしれません。

小林　憲法に指一本触れるな！　という護憲派もどうかと思うが、確かに保守派にはそういうところがあるな。

横大道　例えば、戦争の放棄や戦力の不保持を定めた9条が典型で、条文を読むと日本が軍隊やそれに類する武力を持つことはできないだろうと思えますが、現実には、条文の解釈によって自衛隊を保有している……。憲法に書かれていることをそのまま守らなくても、別にいいんだという感覚が、政治家にも国民にもあるのでしょう。2014年に集団的自衛権行使の一部容認の是非を巡って、日本中で大きな議論になったとき、新聞社がアンケートで「平和安全法制は違憲と思うか？」と問うと、半数くらいが「はい」と答えました。ところが、次に「では、違憲である平和安全法制は廃止するべきか？」という質問では、「はい」という回答が目に見えて減ったのです。この結果から見て取れるのは、国民の多くは憲法が守られていなくても、さほど気にしておらず、違憲な状態であったとしても、すぐに是正しなくてもよいと考えているという日本人の憲法観でした。これまでの政治が憲法を軽く扱ってきた結果、国民意識にもそうした軽さが反映されたのではないか、という分析も出ているくらいです。

小林　憲法が機能しないから、権利を一律に制限するようなムチャクチャなコロナ対策がまかり通っているわけだが、その責任の一端は我われ国民の側にもあるということか。成文法が弱ければ、同調圧力の強い日本では、世間の掟のような慣習法が勝る。わしがもっとも危惧しているのは、ワクチン接種が事実上強制されつつある現状だ。安全性がきちんと確認されていないばかりか、接種後に死亡するワクチン関連死は7月末の時点で919件を数え、1000人を超えるのは時間の問題だが、分科会はろくに原因究明もしていない。接種は高齢者から進んでいるので、若年層が接種するようになれば死者は減るという見方もあるが、コロナワクチンは免疫に作用するので、免疫力の強い若年層のほうが重篤な副反応が出る恐れさえある……。それにもかかわらず、「接種しろ！」という圧力は日に日に強まるばかりだ。

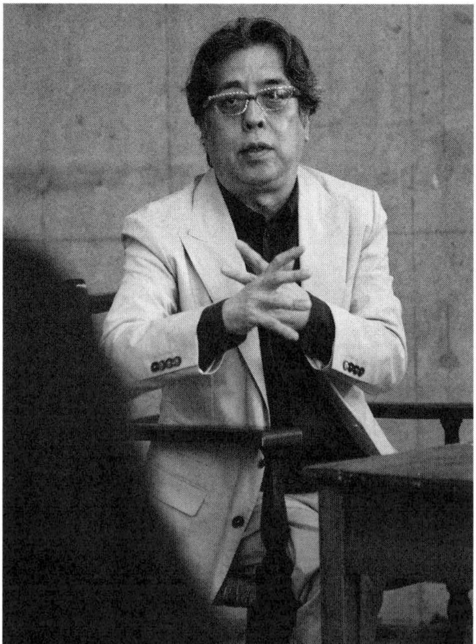

横大道　日本ではかつて強制接種・集団接種が行われていましたが、ワクチン接種による薬害があり、接種義務は撤廃され、被害者に対する救済制度が拡充されていったという歴史があります。こうした経緯もあり、ワクチンの強制接種は許されず、仮に法制化を目論んでも違憲になる可能性が高い。そもそも、ワクチンの副反応による健康被害を完全に防ぐことは困難とされています。副反応発生の医学的機序（メカニズム）が明らかにされておらず、個体側の免疫作用による反応である以上、正確な予測はほぼ不可能と言っていいからです。

小林　1980年代後半、HIV（ヒト

「薬害エイズ訴訟」の経験から薬禍の悲惨さは身に沁みている

免疫不全ウイルス）に汚染された血液製剤が流通し、投与された患者がエイズを発症して多数の死者を出した薬害エイズ事件が大問題となった。このときも専門家たちは、当初から発症率は低いと楽観していた……。わしはその後の訴訟に関わり、その顛末を『ゴーマニズム宣言スペシャル 脱正義論』（初版1996年・幻冬舎）にまとめたくらいで、薬禍による被害がいかに深刻で、取り返しがつかないものか、痛いほど知っているんだよ。

横大道 今回のコロナワクチンについては、重症化を予防する効果は認められているものの、感染予防効果は確認されていないようですから、社会防衛ではなく個人防衛のための接種ということになります。従って、社会全体の利益のために接種を強制するという理屈は、法的にも簡単には成り立たないでしょう。

小林 それを聞いて少しだけ安心したけど、問題は同調圧力なんだよなぁ。「お願いベース」の自粛要請を、多くの国民が驚くほど従順に受け入れたのと同じことが再び起こりそうで、息が詰まるよ。

横大道 日本の予防接種は、過去の集団接種体制の反省から、予診を十分にしたうえでの個別接種に転換し、接種後のリスクの低減を目指してきました。ところが、今回のコロナワクチンでは、集団接種体制で、禁忌者の設定を具体的に行わないまま、十分な予診もせず、初対面の医師が流れ作業的に注射している……。確かに、急いでワクチン接種数を増やしていく必要があったことは理解しますが、個々の患者に対するきめ細かい対応ができているか、疑問も残ります。

小林 さらに問題なのは、欧米に続き日本でも申請の受け付けが始まったワクチンパスポート（接種証明書）だ。現時点では海外渡航者向けのみに発行しているが、早晩、先行する欧米のように、パスポートの提示なしには映画館や美術館、レストランには入れず、県境を越えた移動もできなくなるだろう……。ワクチンの接種は個人の自由と厚生労働省も明言しているのに、パスポートが全面導入されたら、「ワクチンを打たない自由」などないも同然じゃないか！ 個人の思想信条から接種しない人もいれば、健康上の理由で打たない人もいる。棲み分けをすれば、非接種者が差別の標的になるのは間違いない。差別を助長するような政策を国が推し進めていいものなのか？ これでは事実上の「強制接種」だ！

接種は事実上の「強制」!? 忍び寄るワクチンファシズム

横大道 ワクチンパスポートがなければ公的なサービスを受けられなくなったり、不利益を被るようなことになるようなら、事実上、接種を強制していることに等しいので、憲法上の問題になります。

小林 ということは、映画鑑賞や外食など私的サービスでの不利益は甘んじて受けろ、ということじゃないですか……。欧米と同様に、日本もワクチンパスポートを「経済再開のため」という口実で導入したが、海外では若年層向けのサービスを提供する店や施設は大打撃を受けていると聞く。接種率の低い若者はパスポートなんて持っておらず、自分の好きな店に行けなくなったからだ。経済を回すためと言いながら、ワクチンパスポートは業種による店の差別まで引き起こしている。翻って日本では、テレビを観ていると「あなたとあなたの大切な人を守るためにも、ワクチン接種を」という政府のCMが目につくようになった。語り口は優しいが、「大切な人を守るため」という美辞麗句で、接種を拒む者は社会からスポイルされていく……。先の戦争を振り返るまでもなく、全体主義は優しい顔で忍び寄る。今や日本では、そこかしこでワクチンファシズムが横行している。

横大道　確かに、私的サービスの面でワクチンを打たない自由が事実上制限されたとしても、法的な歯止めは期待できないというのが実情です。

テレビ、ネットも異論を排除 コロナ禍で進む言論統制

小林　わしはコロナワクチンなど死んでも打たないが、ワクチンに限らず、コロナに関してわしの意見がテレビで取り上げられることはない。異論があるなら対談しようと持ちかけても実現することはないし、実際、テレビ朝日の玉川徹（報道局員）や岡田晴恵（白鷗大学教授）は逃げよった。「コロナは非常に恐いウイルス」という主張に対して、「いや、それほど恐いウイルスではないんじゃないか？」という疑問があってもいいじゃないか。公平性・公正性が求められるメディアで両論併記さえままならなくなってしまったことに、つくづく恐怖を感じるよ。

横大道　法的には、放送法1条で放送の不偏不党、4条で公平・公正原則を規定しています。両論併記は、4条1項4号で「意見が対立している問題については、できるだけ多くの角度から論点を明らかにすること」と定めている。2016年に電波行政の所管官庁である総務省の高市早苗大臣（当時）が、放送法違反を理由に放送局に停波を命じる可能性があることに言及すると、大反対の声がテレビ業界から上がりました。学説でも、表現の自由の観点から、放送法4条の規定は、「法的拘束力のない倫理規定にすぎない」とする説明が通説です。つまり、従わなくても違法ではないのです。

小林　高市を応援しておけばよかったな（苦笑）。ただ、今のテレビ番組には「コロナは恐くない」と主張する人間はまず出演できない……。ネットメディアも同様で、先ほど話したように、ＹｏｕＴｕｂｅで流すと片っ端から削除されてしまう。わしの表現の自由を憲法は保障してくれんのか？

横大道　２０２１年にＴｗｉｔｔｅｒ社がまだ現職だった米国のトランプ大統領のアカウントを永久凍結したのを見れば、今やネットメディア企業やSNS企業は、テレビ局以上に力を持っていると言えるかもしれません。それにもかかわらず、まったく拘束されないままでいいのか、という問題は議論になりつつあります。ただ、ＹｏｕＴｕｂｅやＴｗｉｔｔｅｒは私企業で、規約に削除する場合がある

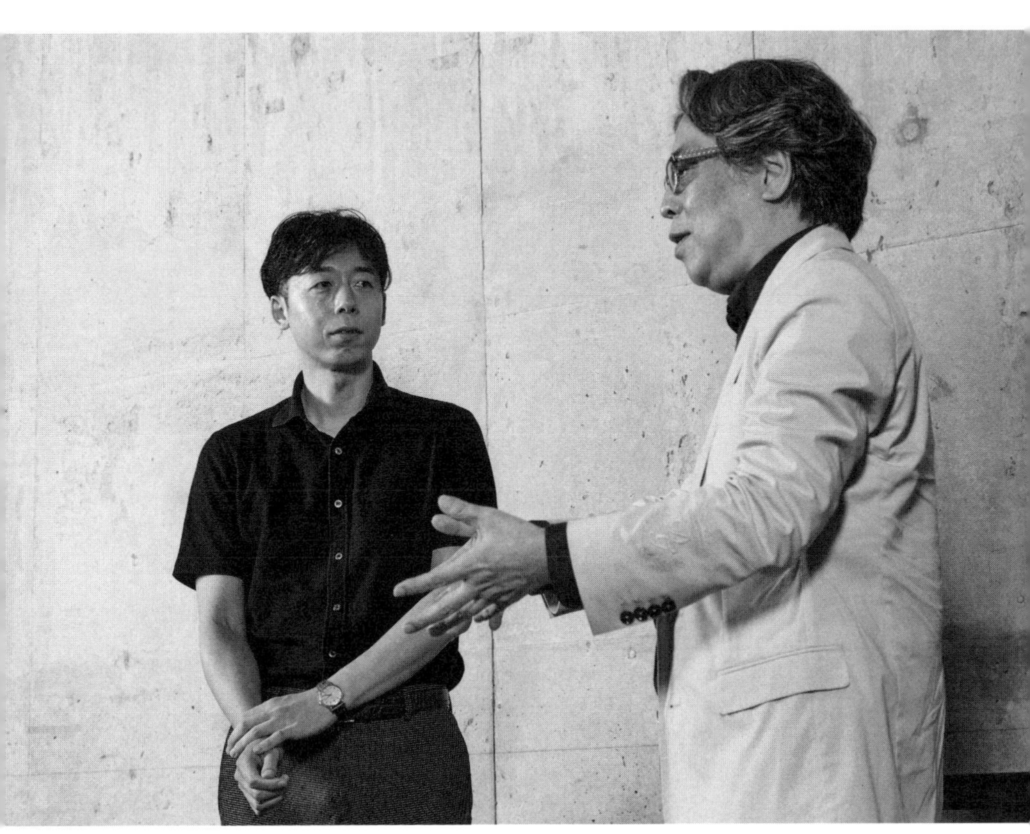

旨が書いてあり、それに同意してユーザーはサービスを利用しているというのが前提です。ネットメディア企業は必ずしも中立・公平とは言えないし、中立・公平でなければならないとも言えないのは事実でしょう。憲法論として考えると、YouTubeにも営業の自由があるし、サービスの提供はある種の表現とも言える。これを規制するには公平・中立を担保するための法律を新たにつくる必要がありますが、その際、ここでも「目的」と「手段」が問われます。これをパスするような法律ができれば、小林先生の主張が通るようになります。

小林　じゃあ、事ここに至っても現状では、わしの表現の自由は誰も保障してくれないということ?

横大道　そうですね。YouTubeが用意している異議申し立ての手続きのほかに手段はない、というのが実情でしょう。法が整備されていない今は、残念ながら……。

小林　マジか!

　取材・文/齊藤武宏　撮影/浅野将司

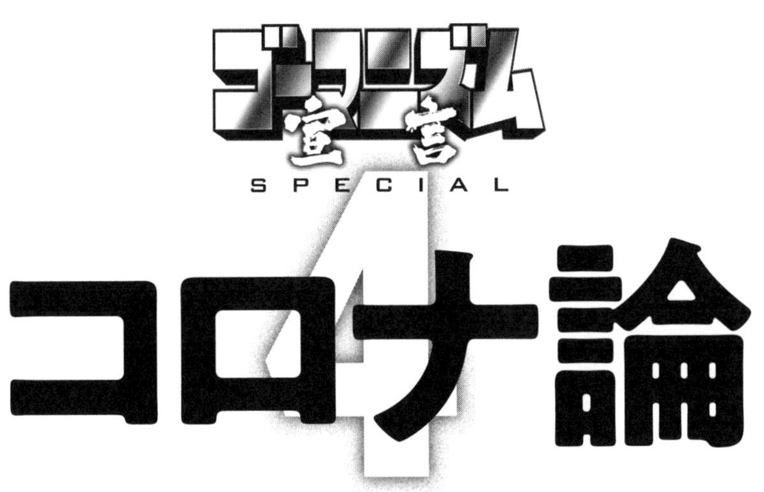
ゴーマニズム宣言
SPECIAL
コロナ論4

第11章｜新コロは腸を目指す

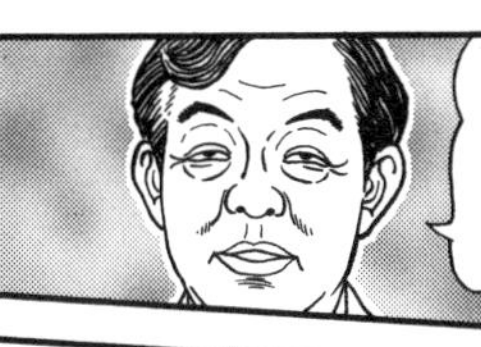
マスクはワクチンと同じ効果があります。

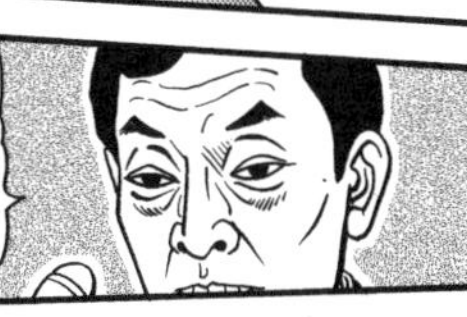
変異株はマスクをつけていても感染する。

マスクは不織布で二重マスクがいい。

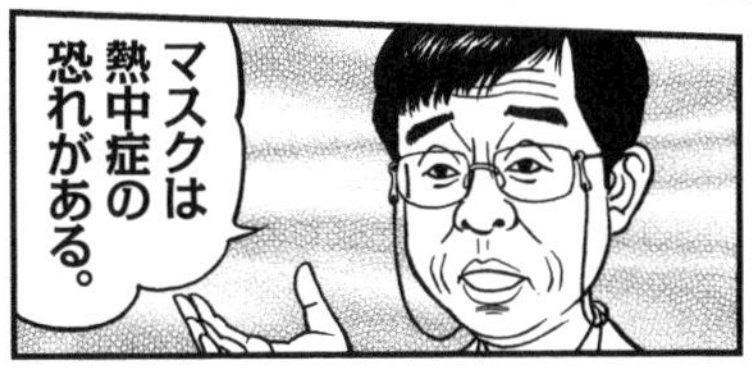
マスクは熱中症の恐れがある。

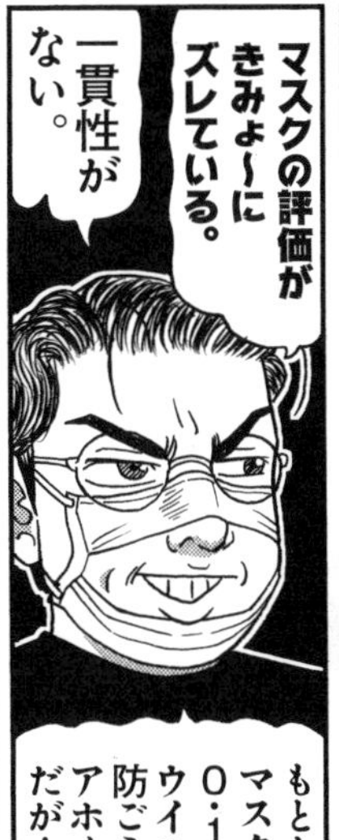
マスクの評価がきみょ～にズレている。
一貫性がない。

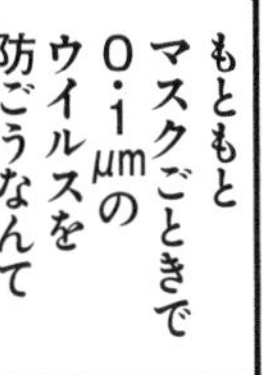
もともとマスクごときで0.1μmのウイルスを防ごうなんてアホくさいのだが…。

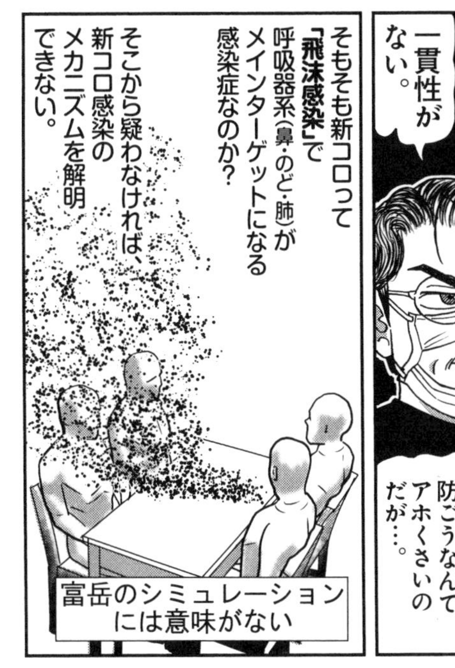
そもそも新コロって「飛沫感染」で呼吸器系(鼻・のど・肺)がメインターゲットになる感染症なのか?
そこから疑わなければ、新コロ感染のメカニズムを解明できない。
富岳のシミュレーションには意味がない

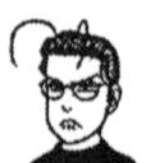

尾身茂や分科会や自称・専門家の言うことを、一切信じてはいけない！彼らはこの一年半、正しいことを言ったことがない！彼らは馬鹿である!!

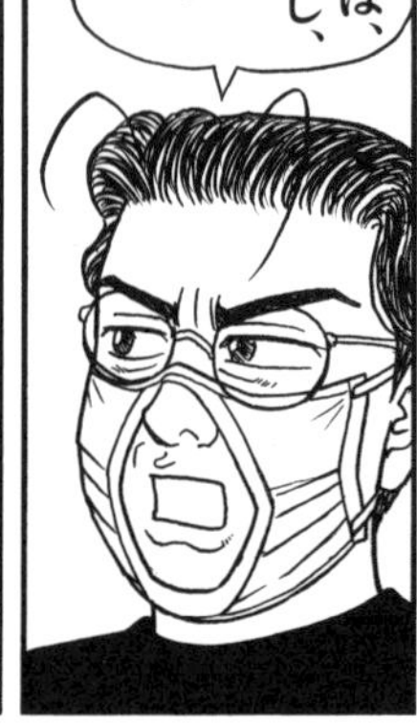

新型コロナウイルスは、どのようにして感染し、体内をどのように通過して、どのような症状を起こすのか、説明しておこう。

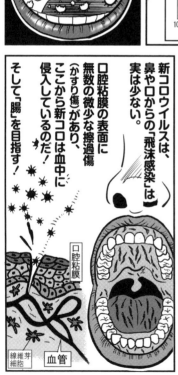

新コロウイルスは口や鼻から入って、粘膜に曝露するが、少々の量では細胞内に侵入（感染）できない。

感染するには、数万個のウイルスが必要になる。

日本はPCR検査をCt値40～45で測定しているので数個のウイルスのカケラで「陽性」になってしまう。

20サイクルまでで陽性が出ると、唾液中に人に感染させる可能性のあるウイルスがある
20サイクルを超えると、圧倒的にカケラしか検出されない
35サイクル以上では生きたウイルスがほとんどない
サンプル数
感染性ウイルス検出率
Ct値増幅回数
200 150 100 50
100 80 60 40 20 0
10 15 20 25 30 35

口腔内では、膨大な白血球が出動してきて、新コロウイルスを破壊するので、その死骸やカケラしか残らなくなる。

PCR検査で見つけている陽性者は、イコール感染者ではない！

「陽性」になってても「感染」してないから、無症状の人ばかりになるのだ。

ウイルスが細胞内に侵入しなければ「感染」にはならない。

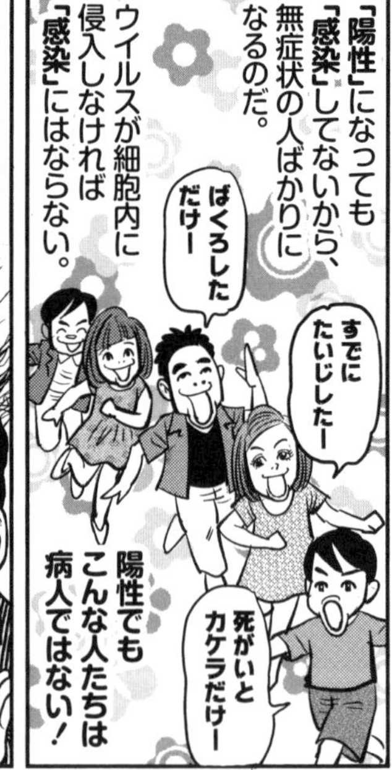

すでにたいじしたー
ばくろしただけー
死がいとカケラだけー

陽性でもこんな人たちは病人ではない！

鼻や口の粘膜から「感染」しても、自然免疫の強い人はウイルスを退治してしまって、無症状になる。

漫才師の海原はるか・かなたは73歳でコロナ感染して、全く元気なままだった。

新コロウイルスは、鼻や口からの「飛沫感染」は実は少ない。

口腔粘膜の表面に無数の微少な擦過傷（かすり傷）があり、ここから新コロは血中に侵入しているのだ！

そして「腸」を目指す！

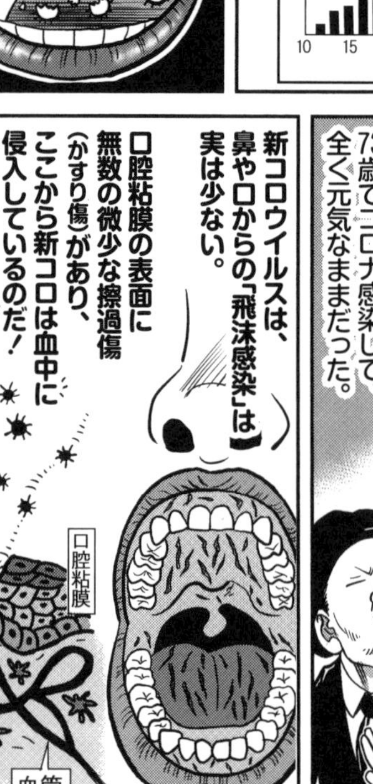

口腔粘膜
線維芽細胞
血管

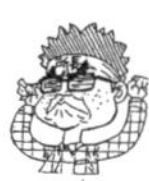

『ゴー宣』の原点は権威主義への懐疑。それが完全に正しいと、こうも証明されるとは！ 権力公認の権威など全部死ね！ ブログマガジン「小林よしのりライジング」でも毎週馬鹿権威を粉砕中！ コロナ禍終結までは毎週土曜日夜8時、ニコニコ＆YouTubeで生放送「オドレら正気か？」配信!!

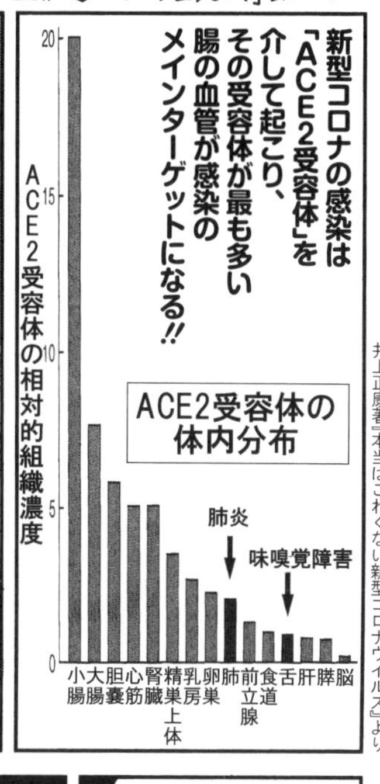

新型コロナの感染は「ACE2受容体」を介して起こり、その受容体が最も多い腸の血管が感染のメインターゲットになる!!
ACE2受容体の体内分布
ACE2受容体の相対的組織濃度
肺炎
味嗅覚障害
小腸
大腸
胆嚢
心筋
腎臓
精巣上体
乳房
卵巣
肺
前立腺
食道
舌
肝
膵
脳

井上正康著『本当はこわくない新型コロナウイルス』より

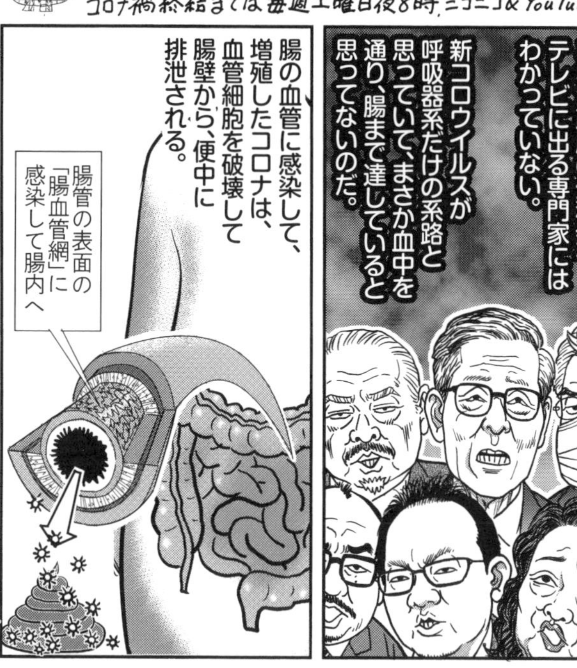

これが政府の分科会や、テレビに出る専門家にはわかっていない。
新コロウイルスが呼吸器系だけの系路と思っていて、まさか血中を通り、腸まで達していると思ってないのだ。
腸の血管に感染して、増殖したコロナは、血管細胞を破壊して腸壁から、便中に排泄される。
腸管の表面の「腸血管網」に感染して腸内へ

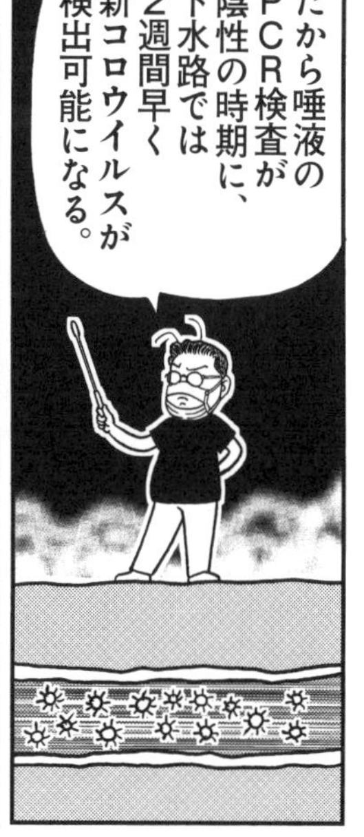

だから唾液のPCR検査が陰性の時期に、下水路では2週間早く新コロウイルスが検出可能になる。

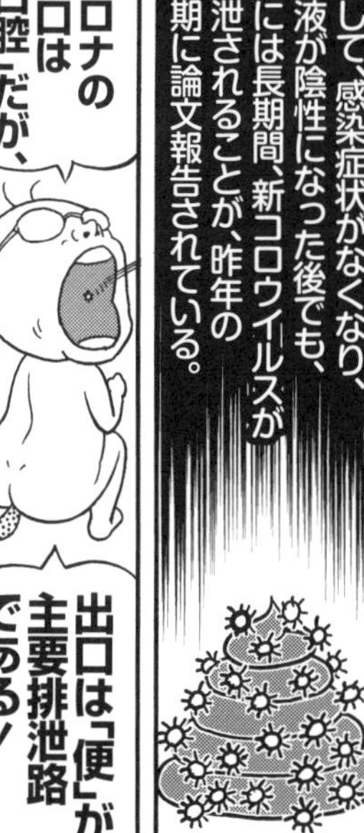

そして、感染症状がなくなり、唾液が陰性になった後でも、便には長期間、新コロウイルスが排泄されることが、昨年の早期に論文報告されている。
コロナの入口は「口腔」だが、
出口は「便」が主要排泄路である！

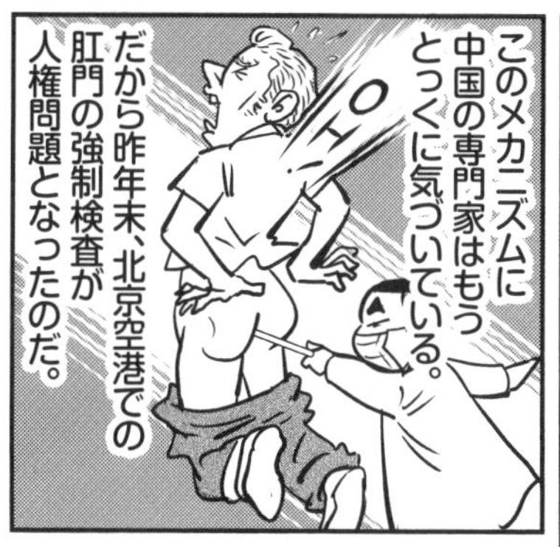

このメカニズムに中国の専門家はもうとっくに気づいている。
だから昨年末、北京空港での肛門の強制検査が人権問題となったのだ。

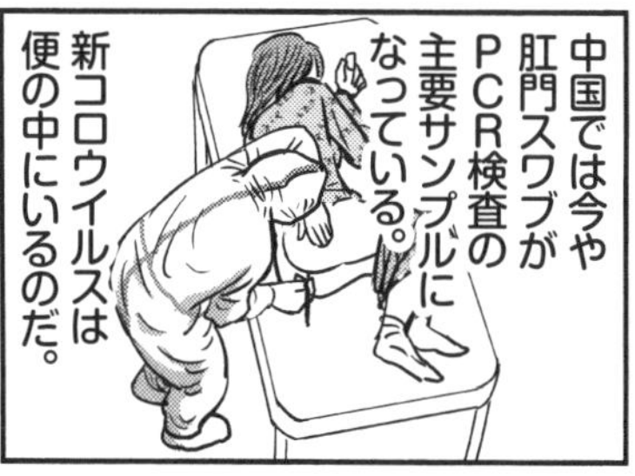

中国では今や肛門スワブがPCR検査の主要サンプルになっている。
新コロウイルスは便の中にいるのだ。

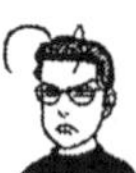

「営業の自由」や「移動の自由」を制限し「禁酒法」まで作った感染対策を正当化させる理屈が「公共の福祉」だが、これが国連から非難されていることをいずれ描く。

今までマスク、マスクとうるさくエセ専門家が言ってきたが、新コロのメインターゲットが**「肺」**ではなく**「腸」**だということになれば、今までの感染対策が根底から崩壊する。

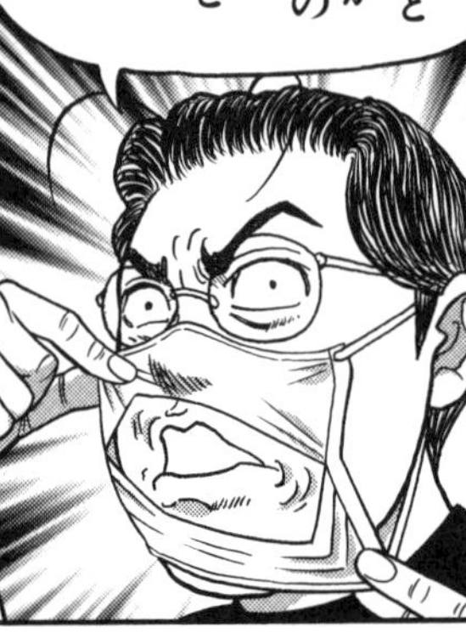

だから**「ゴー宣道場」**では、毎月のように開催して、この1年以上もの間、打ち上げで、マスクなしで、50名もの設営隊が酒飲み放題で宴会してるのに、一人の感染者も出ていない。

基本的に体調万全の者しか集まっていないが、50名全員にPCR検査すれば、誰か**「陽性」**になるに違いない。

PCRをやるから**「陽性者」**が出るだけで、それは**「感染者」**でもなければ**「患者」**でもない。病人ではないのだ。

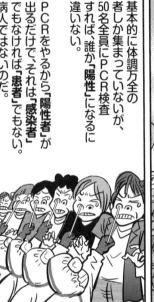

わしの親戚の女性が最近、会社でPCR検査を受けさせられ、**「陽性」**が出たが、38度の熱が1日だけ出て、翌日には平熱。10日間も自宅隔離させられ、たいくつさで、くさってしまっていた。

つまら〜ん
はやく会社に行きた〜い

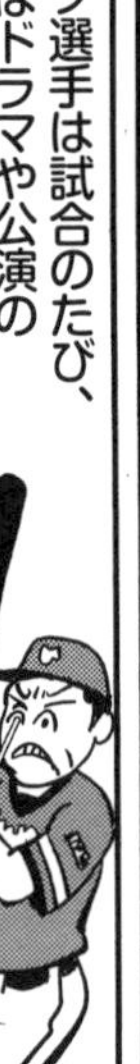

スポーツ選手は試合のたび、芸能人はドラマや公演のため、ひんぱんにPCRをやらされるから、やたらと**「陽性反応」**が出て、活動を停止させられている。

ほとんどの者が**「陽性」**でも**「無症状」**のまま終わるので、社会的にムダが大きすぎる。

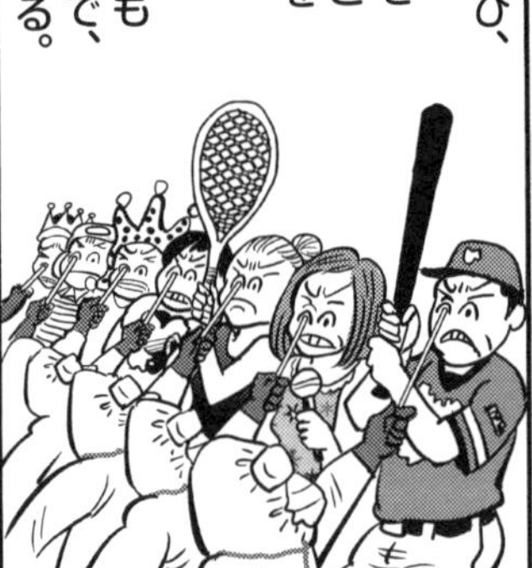

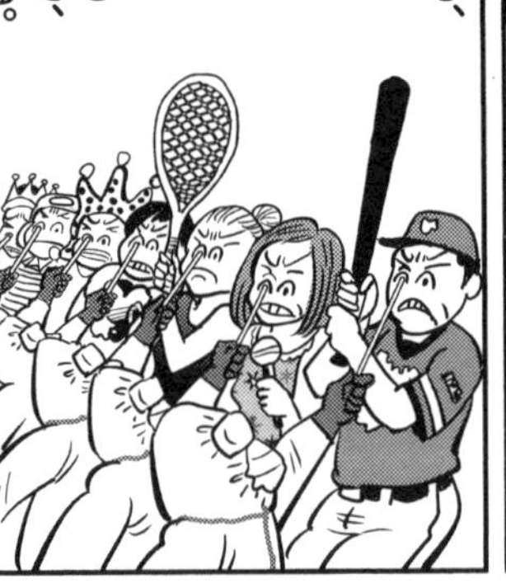

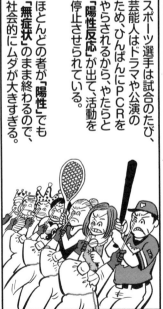

元気なら外出しても、移動しても、仕事しても、いいはずだし、それは憲法で保障されている。

他国の憲法にはない「公共の福祉」というあいまいな概念で、国民の「自由」や「人権」を侵害してはならない！

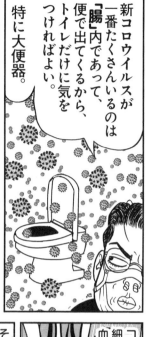

新コロウイルスが
一番たくさんいるのは
「腸」内であって、
便で出てくるから、
トイレだけに気を
つければよい。
特に大便器。

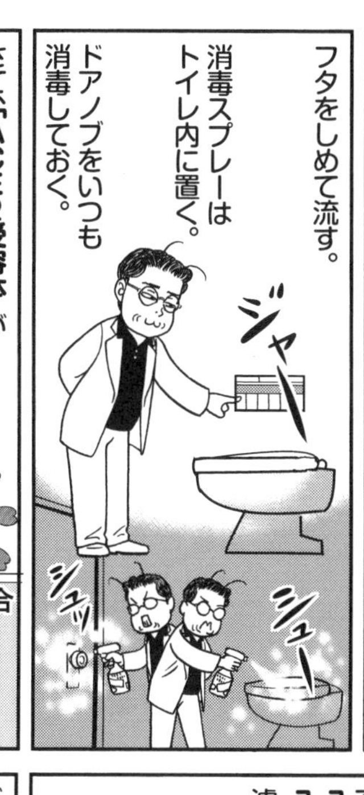
フタをしめて流す。
ジャー
消毒スプレーは
トイレ内に置く。
シュー
シュッ
ドアノブをいつも
消毒しておく。

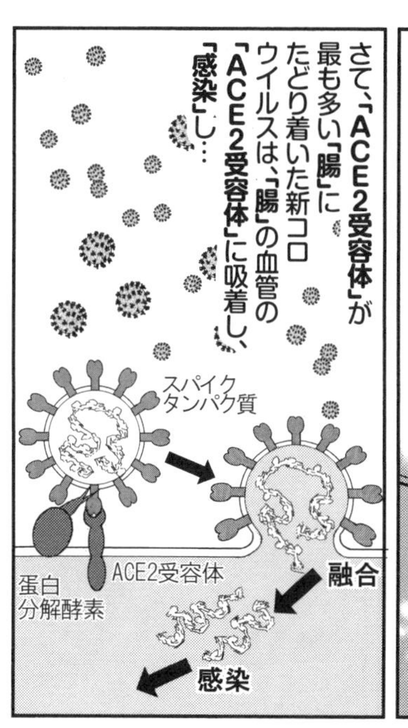
さて、「ACE2受容体」が
最も多い「腸」に
たどり着いた新コロ
ウイルスは、「腸」の血管の
「ACE2受容体」に吸着し、
「感染」し…
スパイク
タンパク質
ACE2受容体
蛋白
分解酵素
融合
感染

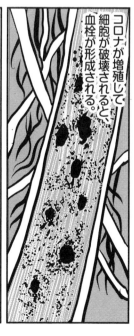

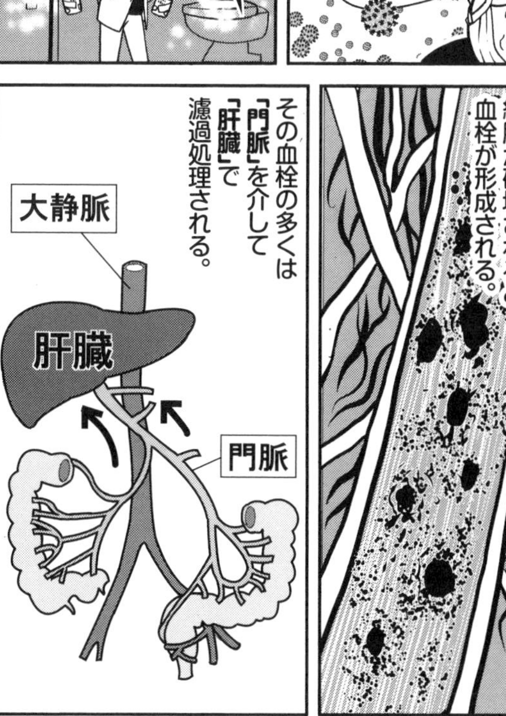
コロナが増殖して
細胞が破壊されると、
血栓が形成される。
その血栓の多くは
「門脈」を介して
「肝臓」で
濾過処理される。
大静脈
肝臓
門脈

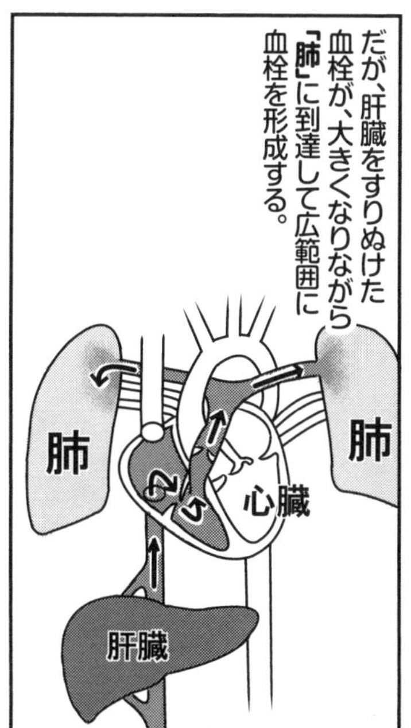
だが、肝臓をすりぬけた
血栓が、大きくなりながら
「肺」に到達して広範囲に
血栓を形成する。
肺
肺
心臓
肝臓

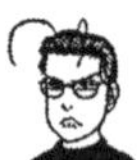
常に鼻をほじっていると言う泉美木蘭氏との共著『新型コロナー専門家を問い質す』(光文社)は、去年の早い段階から新コロはインフルエンザ以下と見ぬいていた素人がいたことを歴史に残す書だ。データ量が凄いから将来にわたって使える書である。

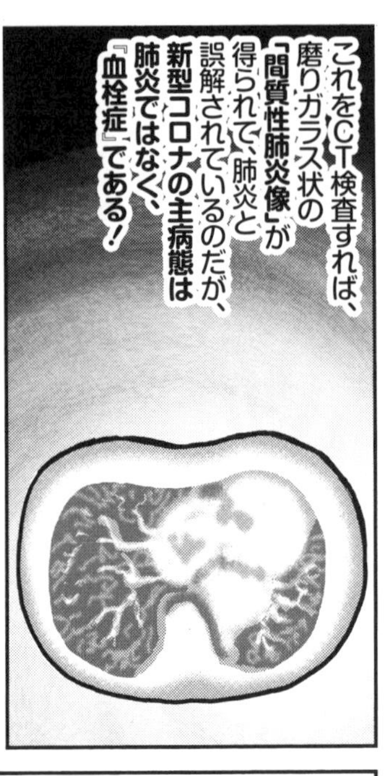
これをCT検査すれば、磨りガラス状の「間質性肺炎像」が得られて、肺炎と誤解されているのだが、新型コロナの主病態は肺炎ではなく、『血栓症』である!

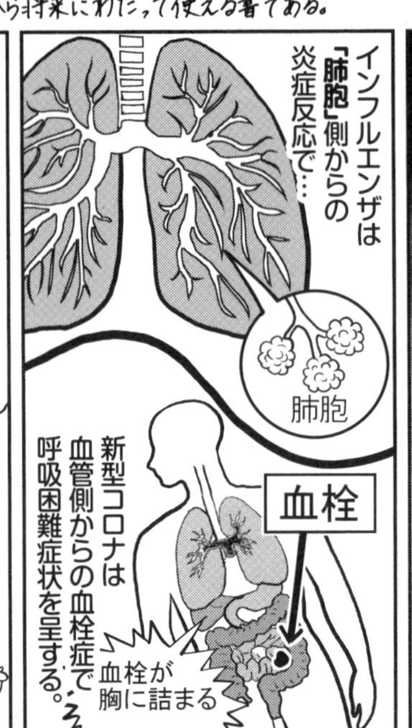
インフルエンザは「肺胞」側からの炎症反応で…
肺胞
新型コロナは血管側からの血栓症で呼吸困難症状を呈する。
血栓
血栓が胸に詰まる

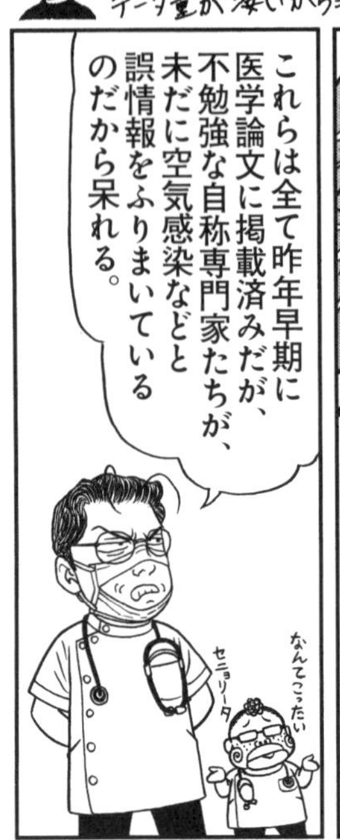
これらは全て昨年早期に医学論文に掲載済みだが、不勉強な自称専門家たちが、未だに空気感染などと誤情報をふりまいているのだから呆れる。
なんてこったい
セニョリータ

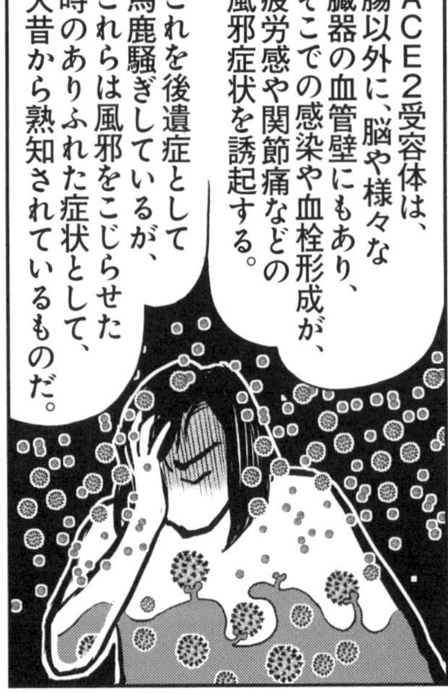
ACE2受容体は、腸以外に、脳や様々な臓器の血管壁にもあり、そこでの感染や血栓形成が、疲労感や関節痛などの風邪症状を誘起する。
これを後遺症として馬鹿騒ぎしているが、これらは風邪をこじらせた時のありふれた症状として、大昔から熟知されているものだ。

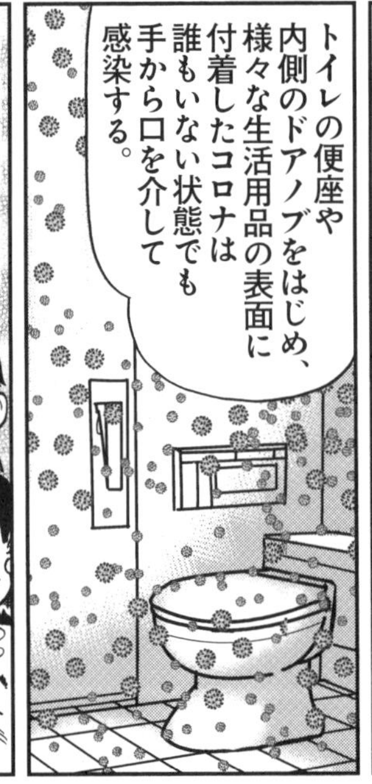
トイレの便座や内側のドアノブをはじめ、様々な生活用品の表面に付着したコロナは誰もいない状態でも手から口を介して感染する。

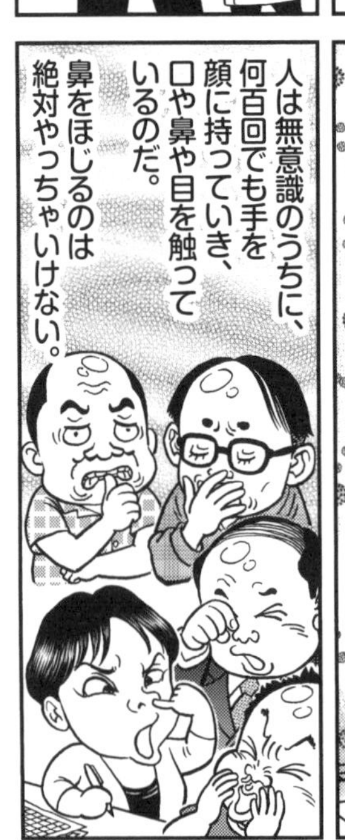
人は無意識のうちに、何百回でも手を顔に持っていき、口や鼻や目を触っているのだ。
鼻をほじるのは絶対やっちゃいけない。

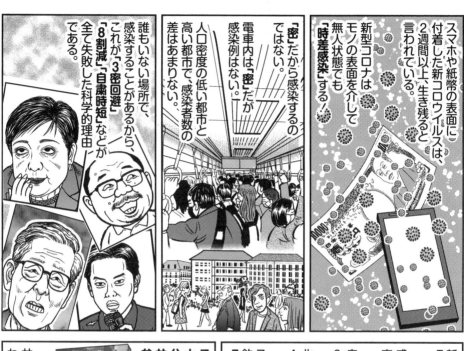

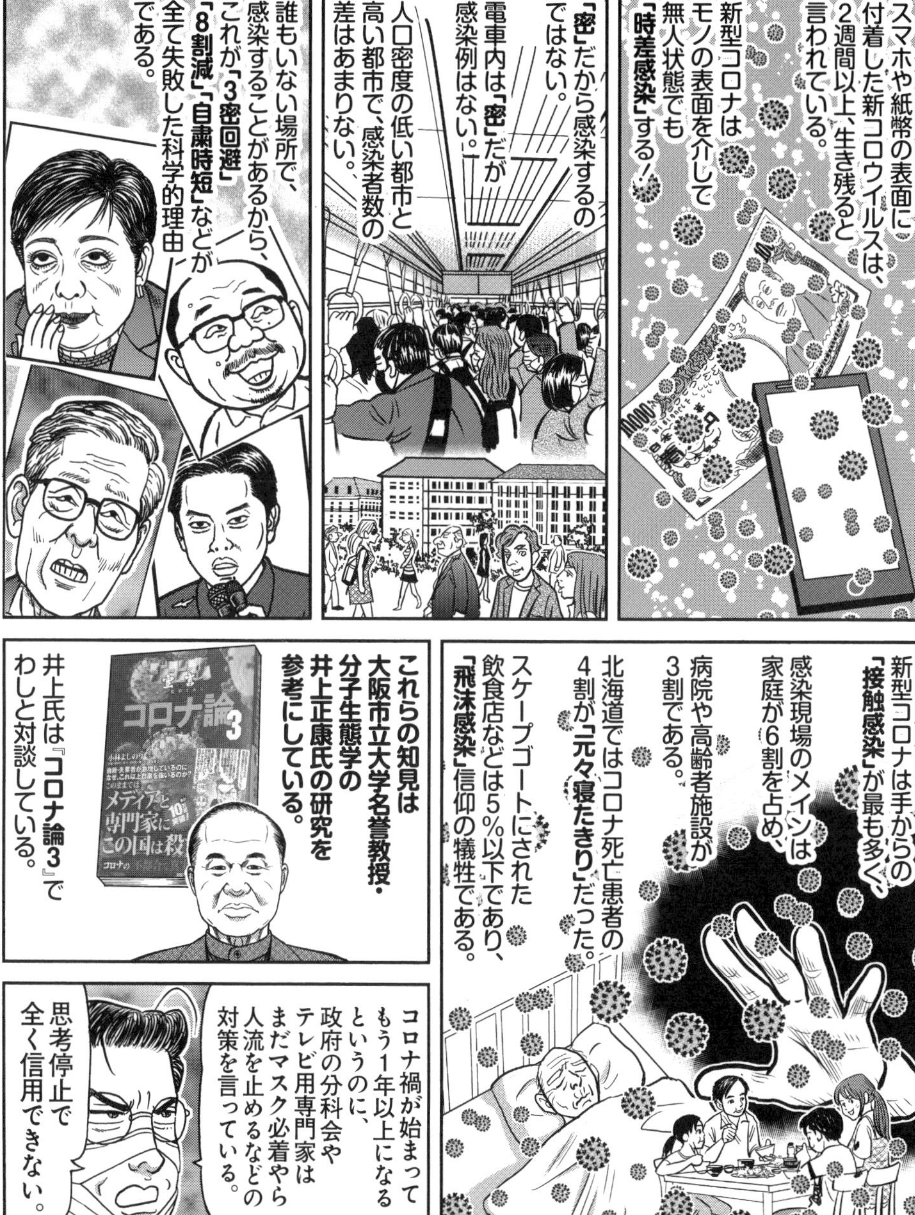

スマホや紙幣の表面に
付着した新コロウイルスは、
2週間以上、生き残ると
言われている。
新型コロナは
モノの表面を介して
無人状態でも
「**時差感染**」する！

「**密**」だから感染するの
ではない。
電車内は「**密**」だが
感染例はない。
人口密度の低い都市と
高い都市で、感染者数の
差はあまりない。

誰もいない場所で、
感染することがあるから、
これが「**3密回避**」
「**8割減**」「**自粛時短**」などが
全て失敗した科学的理由
である。

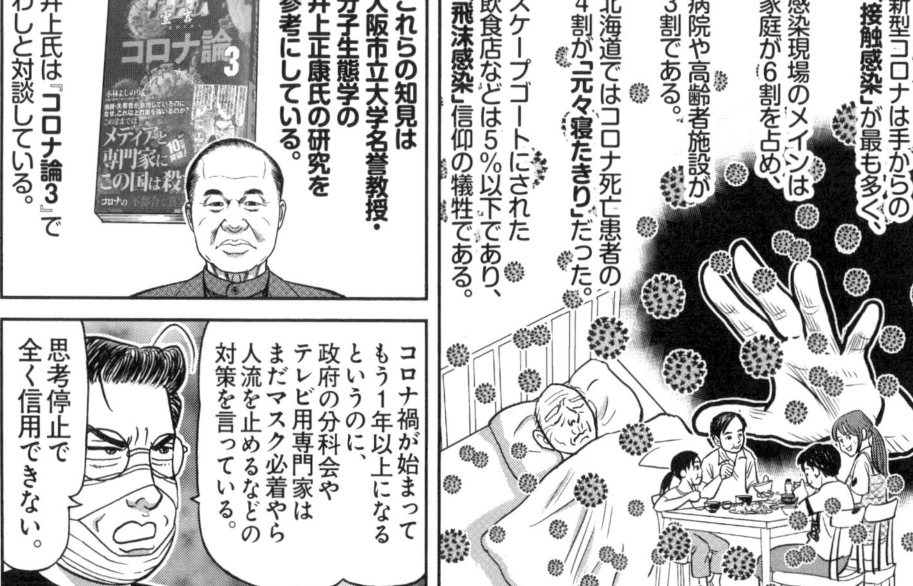
新型コロナは手からの
「接触感染」が最も多く、
感染現場のメインは
家庭が6割を占め、
病院や高齢者施設が
3割である。
北海道ではコロナ死亡患者の
4割が「元々寝たきり」だった。
スケープゴートにされた
飲食店などは5%以下であり、
「飛沫感染」信仰の犠牲である。
これらの知見は
大阪市立大学名誉教授・
分子生態学の
井上正康氏の研究を
参考にしている。
コロナ論3
井上氏は『コロナ論3』で
わしと対談している。
コロナ禍が始まって
もう1年以上になる
というのに、
政府の分科会や
テレビ用専門家は
まだマスク必着やら
人流を止めるなどの
対策を言っている。
思考停止で
全く信用できない。

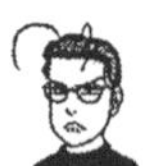

コロナワクチンは果たしてワクチンなのか？「遺伝子改変剤」と言った方が正確だろう。日本人はすでに何度もコロナに曝露・感染して、記憶免疫を持っているのに、なぜワクチンが要るのか？

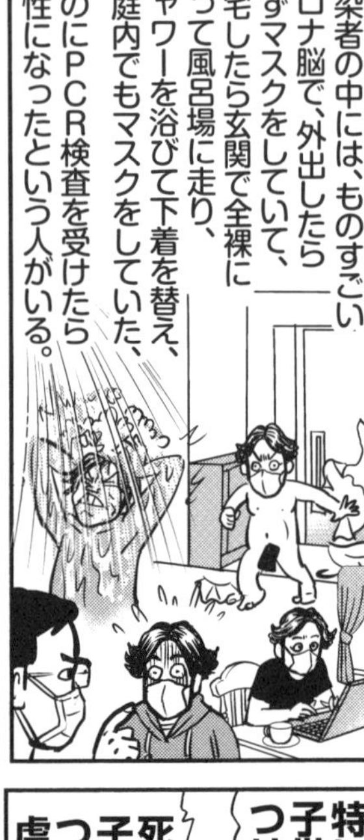

感染者の中には、ものすごいコロナ脳で、外出したら必ずマスクをしていて、帰宅したら玄関で全裸になって風呂場に走り、シャワーを浴びて下着を替え、家庭内でもマスクをしていた、なのにPCR検査を受けたら陽性になったという人がいる。

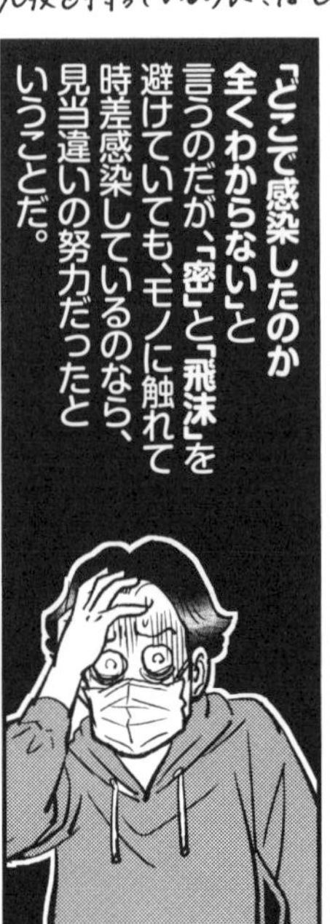

「どこで感染したのか全くわからない」と言うのだが、「密」と「飛沫」を避けていても、モノに触れて時差感染しているのなら、見当違いの努力だったということだ。

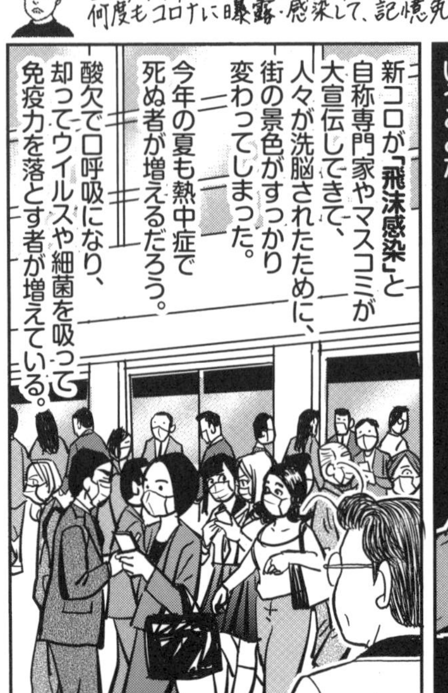

新コロが「飛沫感染」と自称専門家やマスコミが大宣伝してきて、人々が洗脳されたために、街の景色がすっかり変わってしまった。
今年の夏も熱中症で死ぬ者が増えるだろう。
酸欠で口呼吸になり、却ってウイルスや細菌を吸って免疫力を落とす者が増えている。

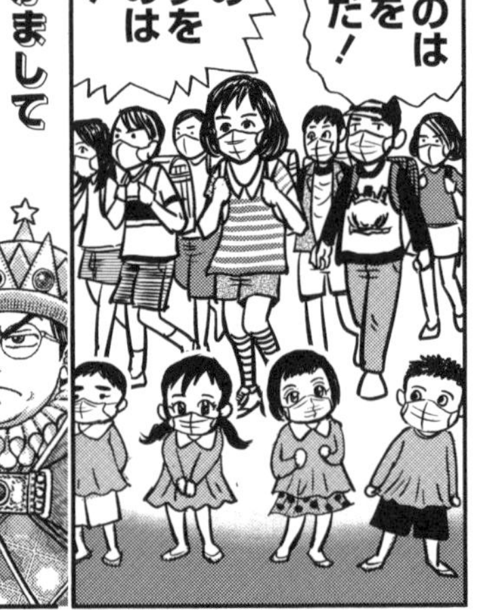

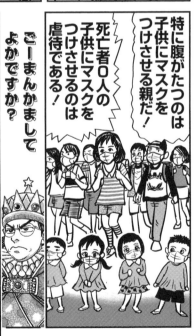

特に腹がたつのは子供にマスクをつけさせる親だ！
死亡者0人の子供にマスクをつけさせるのは虐待である！

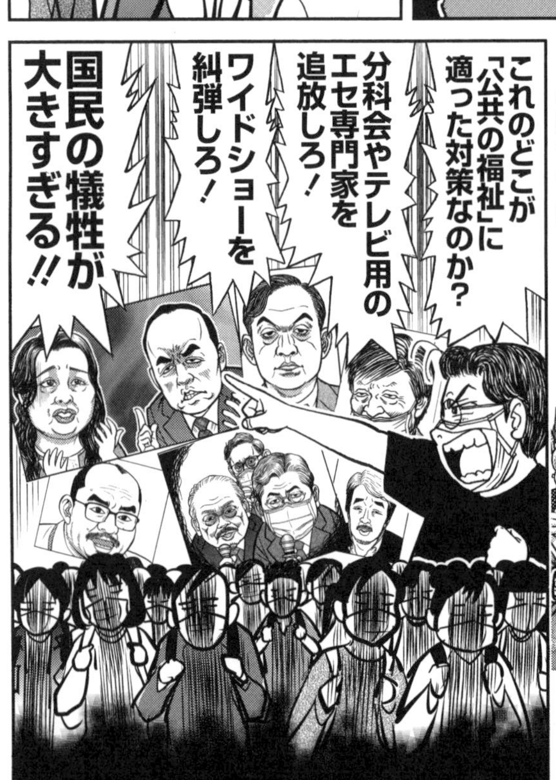

ごーまんかましてよかですか？
これのどこが「公共の福祉」に適った対策なのか？
分科会やテレビ用のエセ専門家を追放しろ！
ワイドショーを糾弾しろ！
国民の犠牲が大きすぎる!!

感染リスクが高い場所は「トイレ」だった!?なぜ、政府は下水疫学調査を行わない?

現在、新型コロナの感染経路でもっとも多いのが「家庭内」で、経路がわかっている人の約65%に上る。次いで多いのが「職場」で約15%。この二つで全体のおよそ8割を占めている。政府は「人流抑制」や「3密回避」を繰り返し訴えてきたが、この数字を見る限り感染対策の前提が間違っていると言わざるをえない。なぜなら、新型コロナウイルスは、ウイルスの表面を覆うスパイクタンパク質がヒトの細胞にあるACE2という受容体に結合することで感染に至るとされており、このACE2がもっとも多く存在しているのが小腸だからだ。

生体防御学に精通する大阪市立大学名誉教授の井上正康氏によれば、ACE2はかつて肺の血管で血圧を制御するタンパク質と考えられてきた。だが、研究が進んだことで、実はACE2は全身の臓器に点在しており、ウイルスの侵入経路としての役割も担っていることが明らかになったという。

本章でも触れられているが、新型コロナウイルスは体内に侵入(暴露)すると、ACE2がもっとも多い小腸を目指す。そして、適当なACE2受容体を見つけて結合(感染)。増殖したウイルスは血液を通じて全身を駆け巡り、さまざまな症状を引き起こす……といった塩梅だ。

井上氏は、新型コロナが急性胃腸炎を起こすノロウイルスと似通った性質を持つことも指摘している。インフルエンザウイルスなど、エンベロープ(脂質性の膜)を持つウイルスは、胃酸で感染力を失うのだが、新型コロナはエンベロープウイルスであるにもかかわらず小腸に到達するという見立てだ。

コロナ患者の症状に下痢が多いのはこのためだろう。実際、2020年2月に大規模クラスターが発生したダイヤモンド・プリンセス号でも、もっとも多くウイルスが検出されたのはトイレの床だった。また、新型コロナと酷似しているSARSウイルスが流行した韓国では、マンションの下水管を伝い、下の階で感染が広がったケースもあったという。

欧州では早くから国を挙げて下水疫学調査を本格化!

この事実に逸早く気づいたのが中国だ。2020年2月、患者の糞便からウイルスの分離に成功し、その後のPCR検査は喉、鼻だけではなく肛門でも実施している。同様の観点から、世界では下水疫

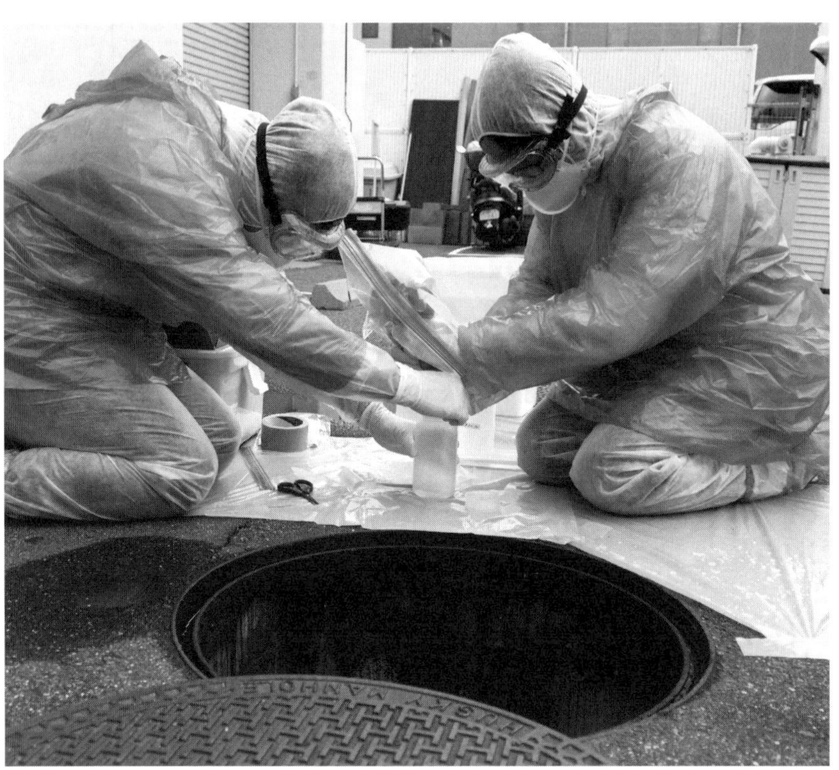

京都市の民間企業「島津テクノリサーチ」が、基本料金7万円(税別)で建物の下水をPCR検査するサービスを始めた。陽性の疑いがある人すべてに検査を実施するより安上がりで、早期発見にも役立つという　写真／朝日新聞社

学調査により感染状況を素早く把握しようとする動きが目立ってきた。PCR検査は発熱などの自覚症状がある人が受けるので無症状者は把握できないが、下水からはより実態に近いデータを集められ、流行を10日以上早く検知できるからだ。

先鞭をつけた英国では、2021年6月から270か所の下水処理施設で新型コロナウイルスの濃度を測定する調査を開始。7月の感染爆発の予兆を捉えていた可能性が指摘されている。欧州委員会も、10月までに遺伝子検査装置による排水監視システムの導入を加盟国に勧告。人口15万人以上の都市の下水処理場で、感染拡大中は週2回以上検査するよう求めている。

実は、日本でも散発的ではあるが、東京都をはじめ、いくつかの自治体が独自に下水疫学調査を行っている。ところが、政府は相変わらず「人流抑制」や「行動自粛」を繰り返し求めるばかりで、国として取り組む気配はない。日本のコロナ対策は世界から周回遅れになりつつあるのだ。

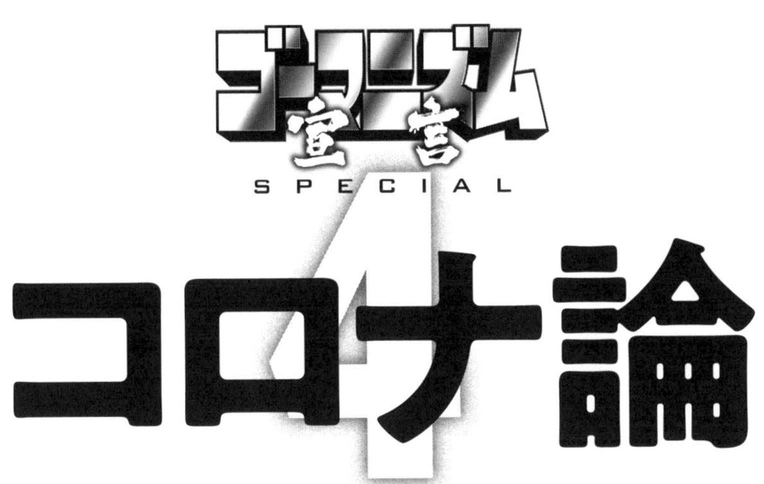
ゴーマニズム宣言
SPECIAL
コロナ論4

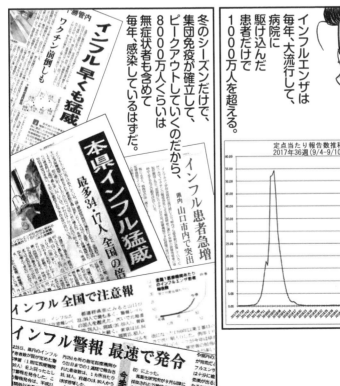

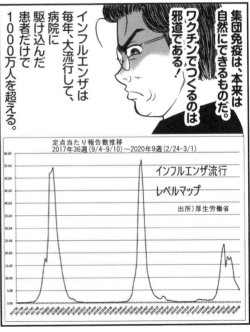

第12章　集団免疫はとっくにできている

集団免疫は、自然にできるものだ。ワクチンでつくるのは邪道である！

インフルエンザは毎年、大流行して、病院に駆け込んだ患者だけで1000万人を超える。

定点当たり報告数推移
2017年36週（9/4-9/10）～2020年9週（2/24-3/1）

インフルエンザ流行レベルマップ

出所）厚生労働省

冬のシーズンだけで、集団免疫が確立して、ピークアウトしていくのだから、8000万人くらいは無症状者も含めて毎年、感染しているはずだ。

インフル早くも猛威

ワクチン前倒しも

本県インフル猛威

最多34・17人 全国の倍

インフル患者急増

県内 山口市内で突出

インフル 全国で注意報

インフル警報 最速で発令

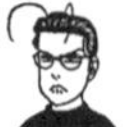

インドはデルタ株の発祥地とされているが、実は世界同時多発的にRNAウイルスが変異しているのだから、発祥地ではない。そのインドでデルタ株は膨大な陽性者と死者を出して、集団免疫をつくり、ピークアウトして終わった。

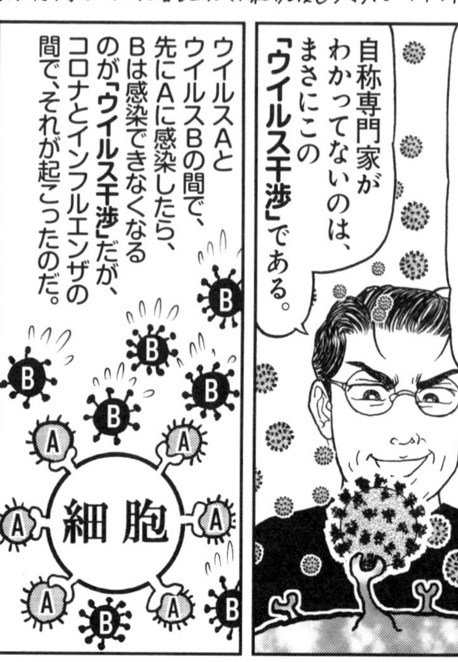
日本でのコロナ禍に関しては「ウイルス干渉」に気づかなければ、今の現象は説明できない。
自称専門家がわかってないのは、まさにこの「ウイルス干渉」である。
ウイルスAとウイルスBの間で、先にAに感染したら、Bは感染できなくなるのが「ウイルス干渉」だが、コロナとインフルエンザの間で、それが起こったのだ。
細胞
A
B

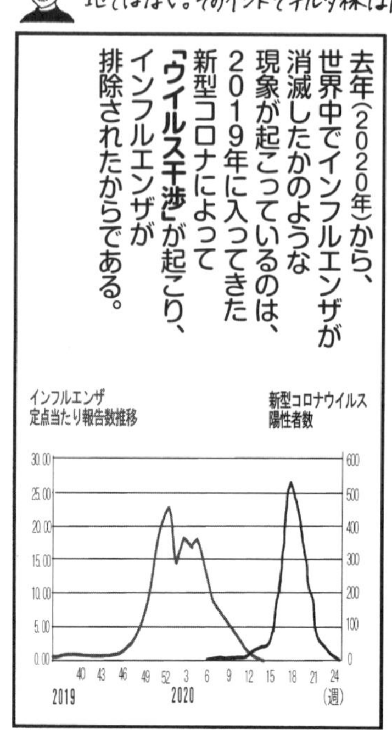
去年（2020年）から、世界中でインフルエンザが消滅したかのような現象が起こっているのは、2019年に入ってきた新型コロナによって「ウイルス干渉」が起こり、インフルエンザが排除されたからである。
インフルエンザ
定点当たり報告数推移
新型コロナウイルス
陽性者数
30.00
25.00
20.00
15.00
10.00
5.00
0.00
600
500
400
300
200
100
0
40 43 46 49 52 3 6 9 12 15 18 21 24
2019
2020
（週）

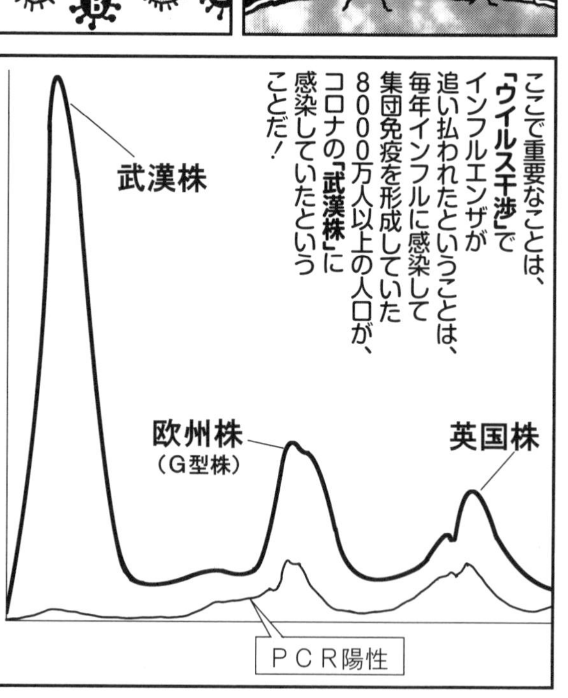
ここで重要なことは、「ウイルス干渉」で追い払われたというインフルエンザが毎年インフルに感染して集団免疫を形成していた8000万人以上の人口が、コロナの「武漢株」に感染していたということだ！
武漢株
欧州株
（G型株）
英国株
PCR陽性

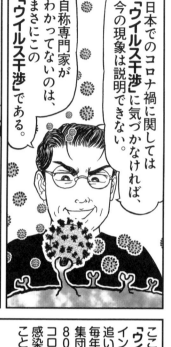

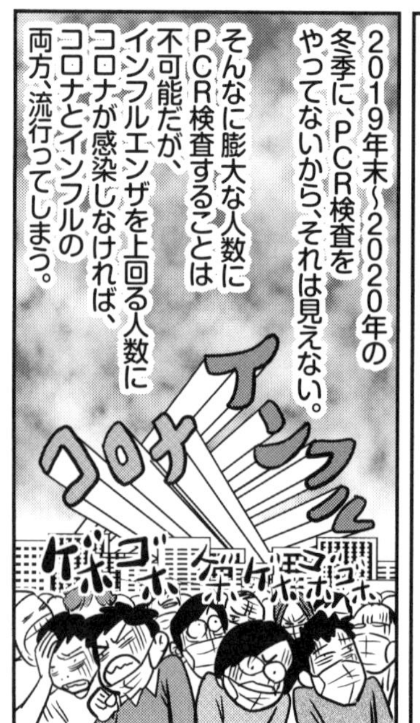
2019年末～2020年の冬季に、PCR検査をやってないから、それは見えない。
そんなに膨大な人数にPCR検査することは不可能だが、インフルエンザを上回る人数にコロナが感染しなければ、コロナとインフルの両方、流行ってしまう。
コロナ
インフル

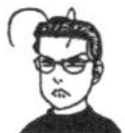

コロナはロックダウンじゃ止められないし、インフルエンザと同様に自然に集団免疫の壁に阻まれて終わる。「2週間後は日本もインド」説はもう聞き飽きた。日本では放っておいても、死者は圧倒的に少なくなるのはもうわかっただろう。

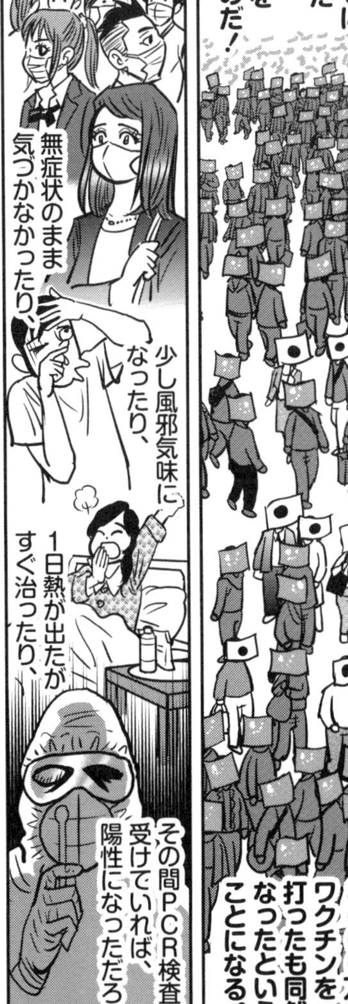

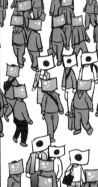

つまり2019年末〜2020年初頭までに、中国人が持ち込んだ「武漢株」によって、日本人は集団免疫を形成してしまったのだ！
それは8000万人にワクチンを打ったも同然になったということになる。
ほとんどの日本人は、すでにコロナに感染しているのだ。
無症状のまま気づかなかったり、
少し風邪気味になったり、
1日熱が出たがすぐ治ったり、
その間PCR検査を受けていれば、陽性になっただろう。

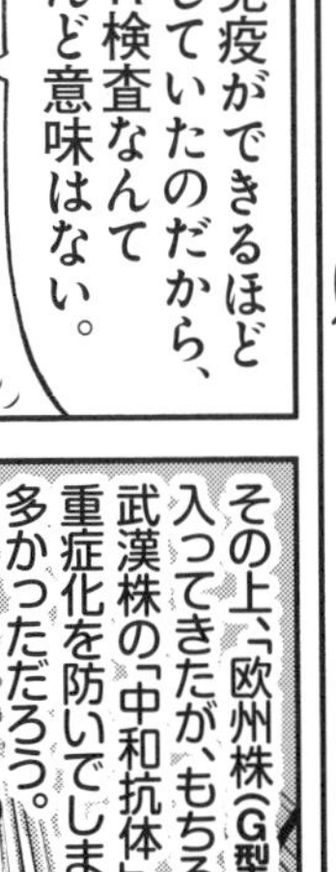

集団免疫ができるほど感染していたのだから、PCR検査なんてほとんど意味はない。

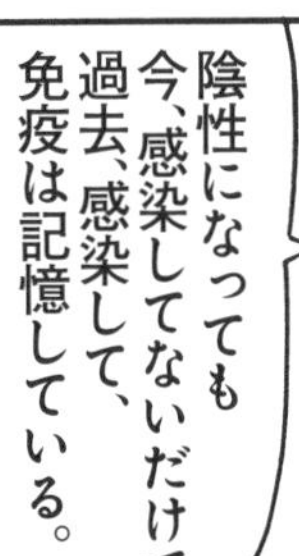

陰性になっても今、感染してないだけで過去、感染して、免疫は記憶している。

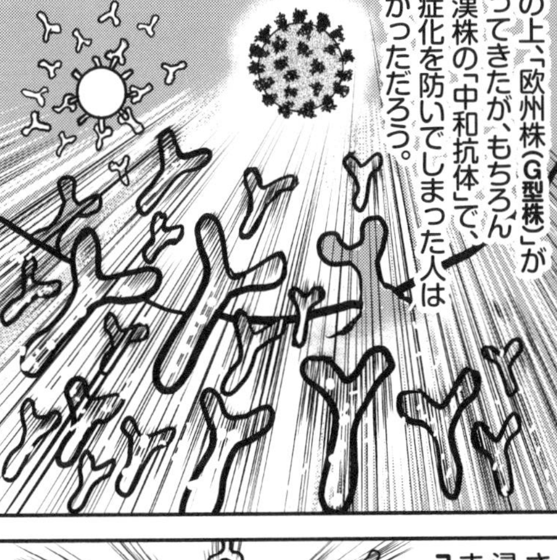

その上、「欧州株（G型株）」が入ってきたが、もちろん武漢株の「中和抗体」で、重症化を防いでしまった人は多かっただろう。

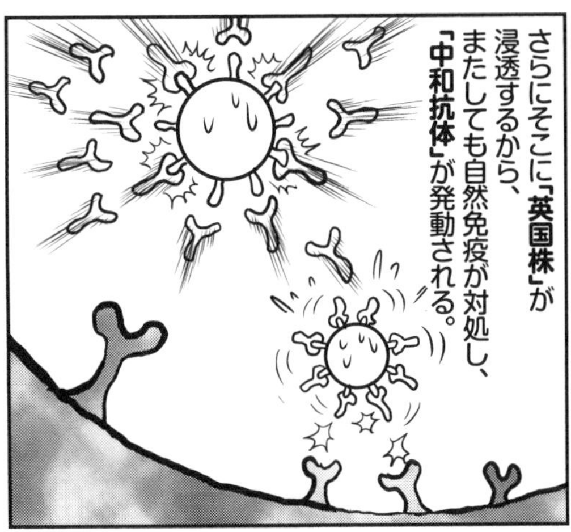

さらにそこに「英国株」が浸透するから、またしても自然免疫が対処し、「中和抗体」が発動される。

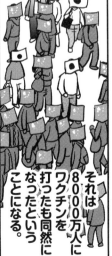

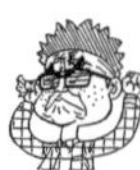

よしりん先生がブログで「千葉真一は自分の意志でワクチンを拒否したらしい。さすがだ！千葉真一は美学を貫いた」と書いたら「炎上」したらしい。ヒステリック臆病のコロナ脳には、サムライの死生観なんか絶対理解できない。詳しくはブログマガジン「小林よしのりライジング」で！ 毎週土曜8時の生放送「オドレら正気か？」も配信中！

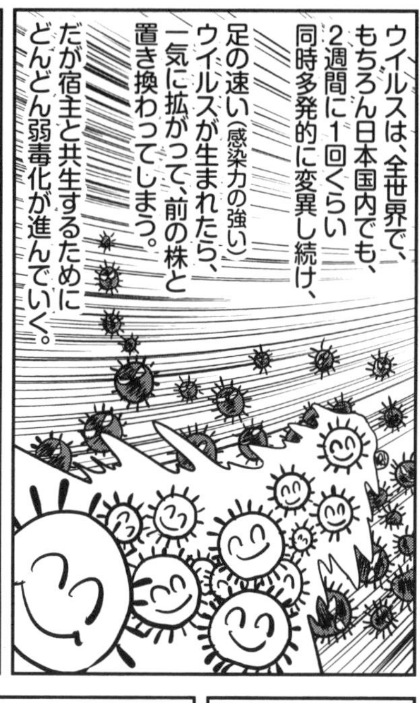

ウイルスは、全世界で、もちろん日本国内でも、2週間に1回くらい同時多発的に変異し続け、
足の速い(感染力の強い)ウイルスが生まれたら、一気に拡がって、前の株と置き換わってしまう。
だが宿主と共生するためにどんどん弱毒化が進んでいく。

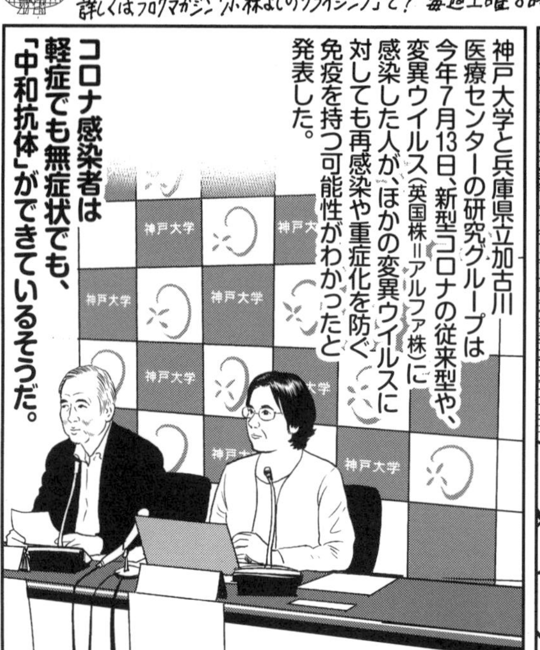

神戸大学と兵庫県立加古川医療センターの研究グループは今年7月13日、新型コロナの従来型や、変異ウイルス(英国株＝アルファ株)に感染した人が、ほかの変異ウイルスに対しても再感染や重症化を防ぐ免疫を持つ可能性がわかったと発表した。
神戸大学
コロナ感染者は軽症でも無症状でも、「中和抗体」ができているそうだ。

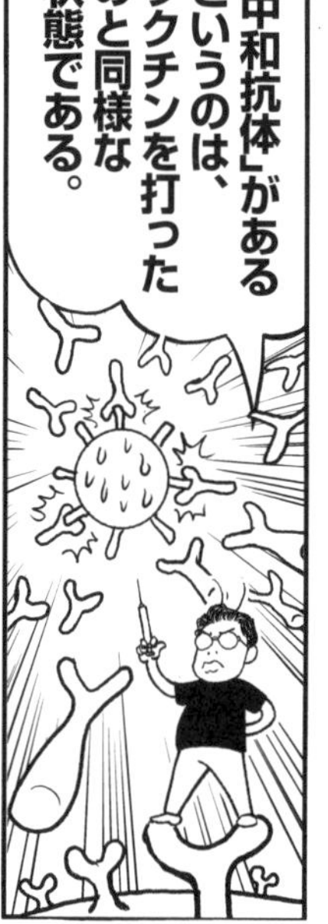

「中和抗体」があるというのは、ワクチンを打ったのと同様な状態である。

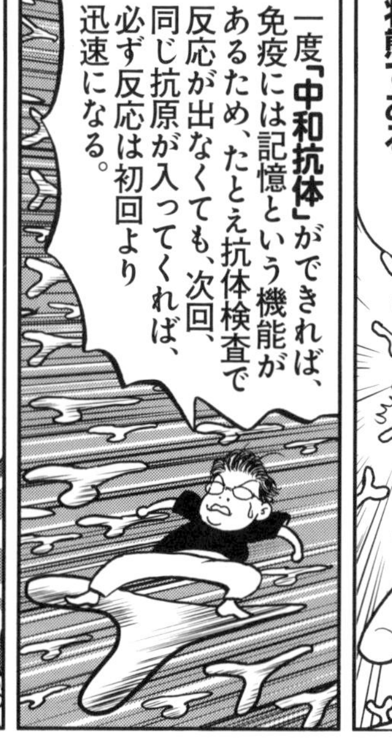

一度「中和抗体」ができれば、免疫には記憶という機能があるため、たとえ抗体検査で反応が出なくても、次回、同じ抗原が入ってくれば、必ず反応は初回より迅速になる。

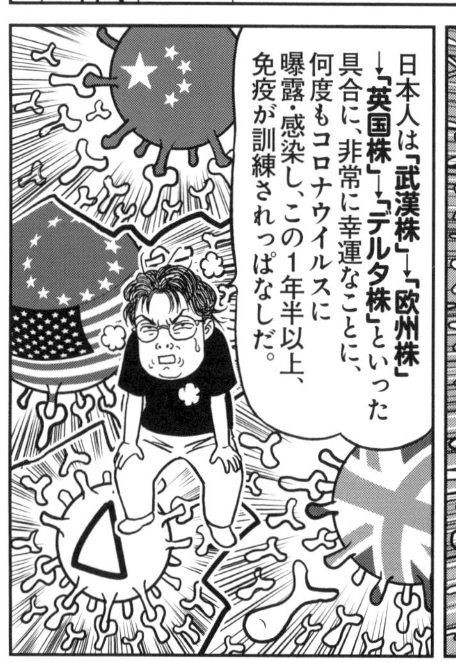

日本人は「武漢株」→「欧州株」→「英国株」→「デルタ株」といった具合に、非常に幸運なことに、何度もコロナウイルスに曝露・感染し、この1年半以上、免疫が訓練されっぱなしだ。

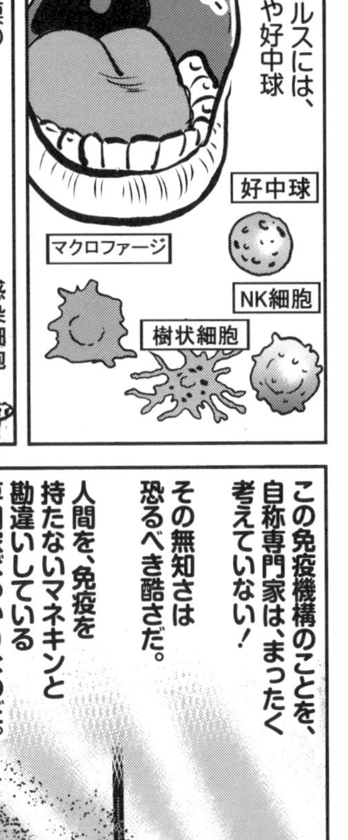
口中に侵入したウイルスには、まずマクロファージや好中球などの自然免疫が「警察」として出動し、処理してしまう。
好中球
マクロファージ
NK細胞
樹状細胞

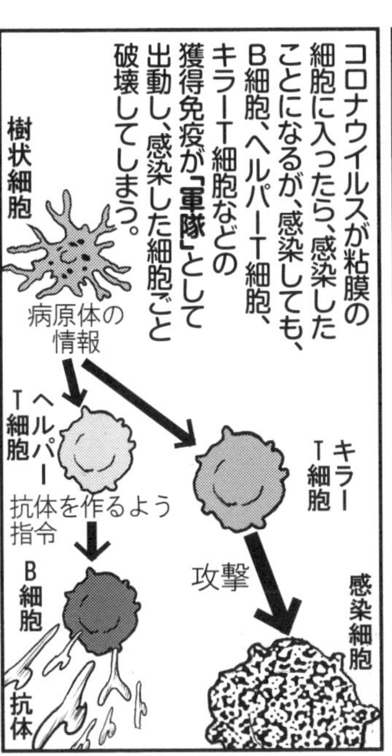
コロナウイルスが粘膜の細胞に入ったら、感染したことになるが、感染しても、B細胞、ヘルパーT細胞、キラーT細胞などの獲得免疫が「軍隊」として出動し、感染した細胞ごと破壊してしまう。
樹状細胞
病原体の情報
ヘルパーT細胞
キラーT細胞
抗体を作るよう指令
B細胞
攻撃
感染細胞
抗体

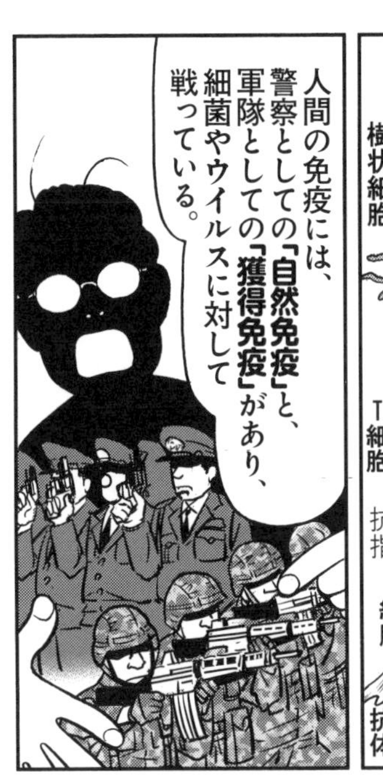
人間の免疫には、警察としての「自然免疫」と、軍隊としての「獲得免疫」があり、細菌やウイルスに対して戦っている。

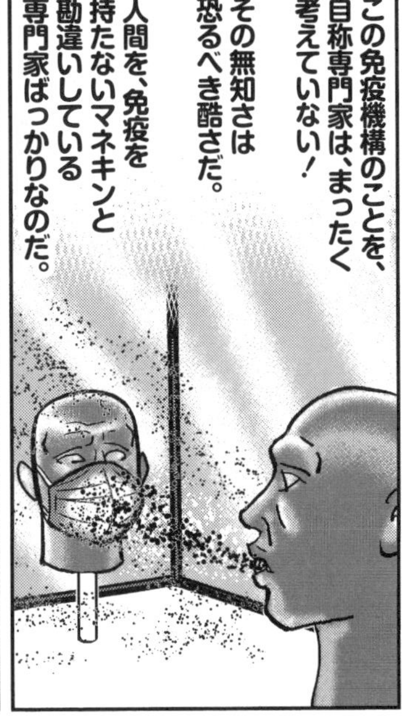
この免疫機構のことを、自称専門家は、まったく考えていない！
その無知さは恐るべき酷さだ。
人間を、免疫を持たないマネキンと勘違いしている専門家ばっかりなのだ。

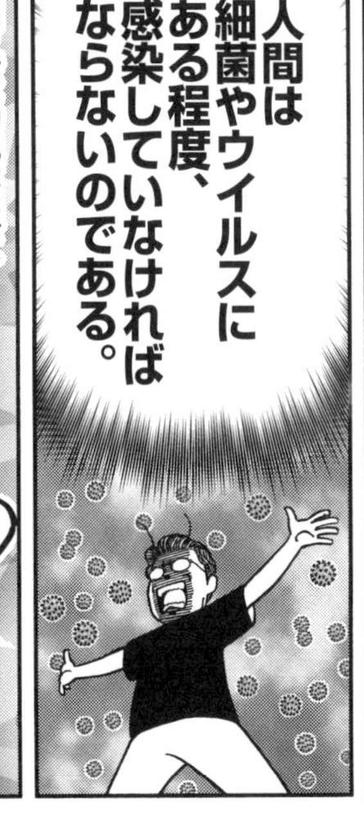
人間は細菌やウイルスにある程度、感染していなければならないのである。

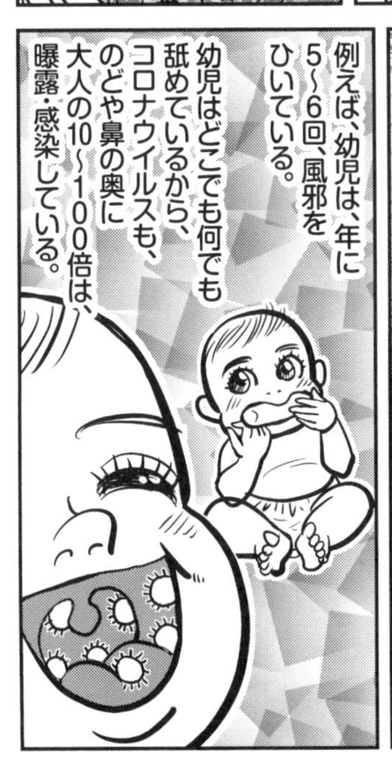
例えば、幼児は、年に5～6回、風邪をひいている。
幼児はどこでも何でも舐めているから、コロナウイルスも、のどや鼻の奥に大人の10～100倍は、曝露・感染している。

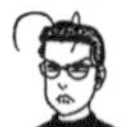

現在、デルタ株で感染者数が増えていると馬鹿がギャーギャー騒いでいる。だがPCR検査をやってなかった頃なら、陽性者は見えなかった！見えていたのは死亡者だ。それとて少数すぎて、報道の対象にはならない。つまり夏風邪とはそういうものなのだ。

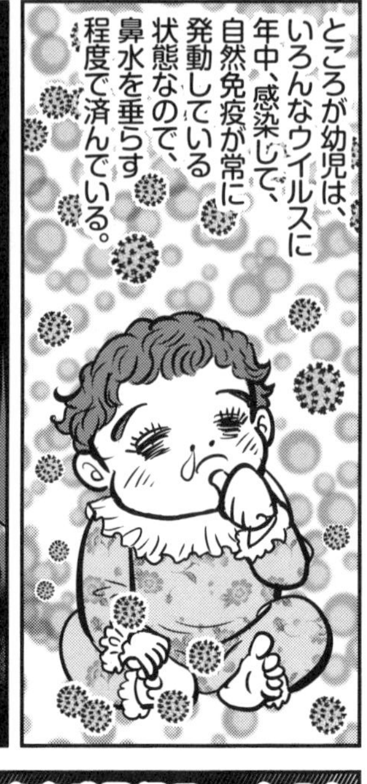

ところが幼児は、いろんなウイルスに年中、感染して、自然免疫が常に発動している状態なので、鼻水を垂らす程度で済んでいる。

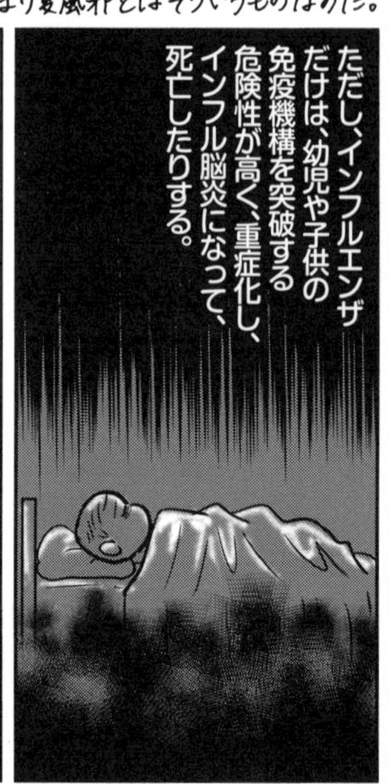

ただし、インフルエンザだけは、幼児や子供の免疫機構を突破する危険性が高く、重症化し、インフル脳炎になって、死亡したりする。

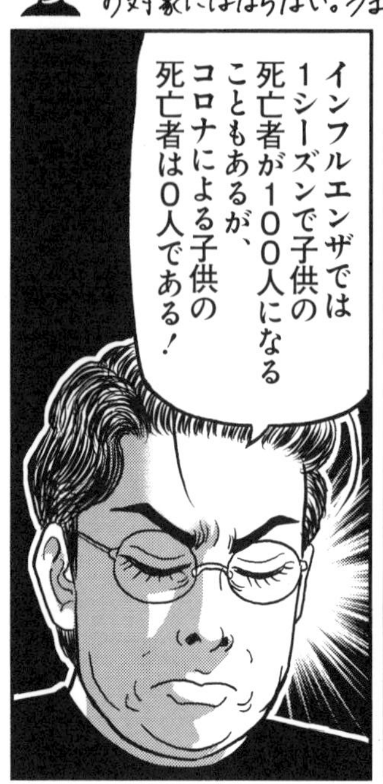

インフルエンザでは1シーズンで子供の死亡者が100人になることもあるが、コロナによる子供の死亡者は0人である！

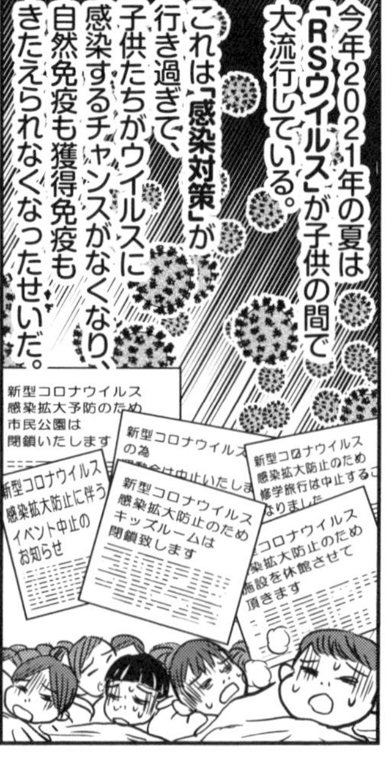

今年2021年の夏は「RSウイルス」が子供の間で大流行している。
これは「感染対策」が行き過ぎて、子供たちがウイルスに感染するチャンスがなくなり、自然免疫も獲得免疫もきたえられなくなったせいだ。
新型コロナウイルス
感染拡大予防のため
市民公園は
閉鎖いたします
新型コロナウイルス
の為
新型コロナウイルス
感染拡大防止のため
修学旅行は中止することになりました
新型コロナウイルス
感染拡大防止に伴う
イベント中止の
お知らせ
新型コロナウイルス
感染拡大防止のため
キッズルームは
閉鎖致します
コロナウイルス
感染拡大防止のため
施設を休館させて
頂きます

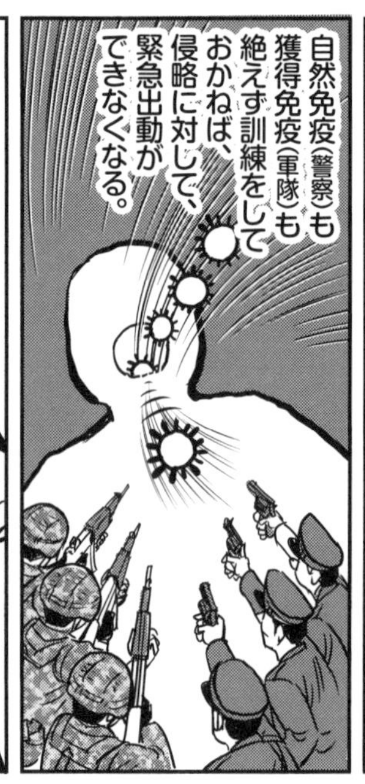

自然免疫（警察）も獲得免疫（軍隊）も絶えず訓練をしておかねば、侵略に対して、緊急出動ができなくなる。

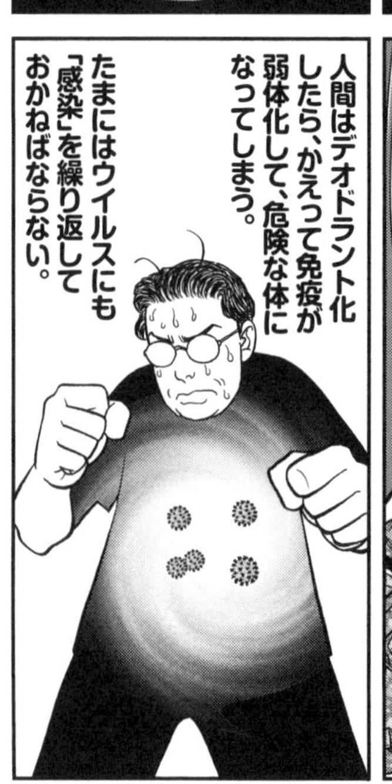

人間はデオドラント化したら、かえって免疫が弱体化して、危険な体になってしまう。
たまにはウイルスにも「感染」を繰り返しておかねばならない。

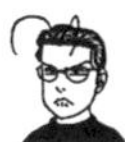

夏風邪が流行るときは、実は感染者・陽性者は増えていたのだ。だが、どこの病院だって診察していたから、初期診療で治していたので、重症化すらしない。すると死亡者も減る。それが夏風邪だ。

コロナ禍での過剰な感染対策は皮肉なことに、人間の免疫を弱体化させ、かえってコロナに感染したら、重症化しやすくなっている。

アルコール ハンド除菌

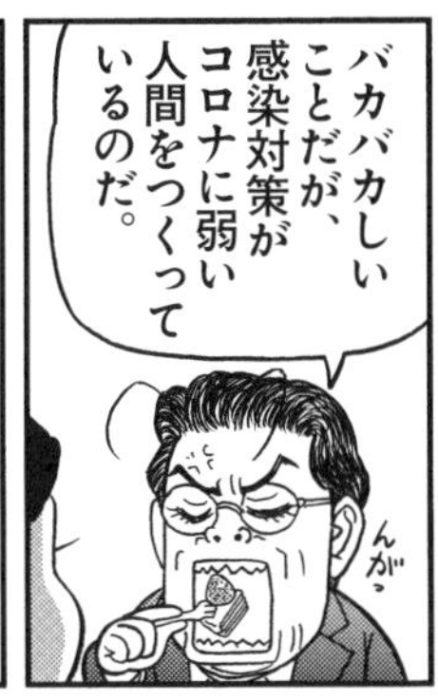
バカバカしいことだが、感染対策がコロナに弱い人間をつくっているのだ。
んがっ

日本人は、もともと風土病としてのコロナウイルス4種類と共存しているし、昔から「コロナ風邪」は流行っていたのだ。

	(発見された年代)	
HCoV-229E	(1960年代)	土着の風邪コロナ
HCoV-OC43	(1960年代)	
HCoV-NL63	(2000年代)	
HCoV-HKU1	(2000年代)	
SARS-CoV	(2002年)	
MERS-CoV	(2012年)	
SARS-CoV-2	(2019年)	

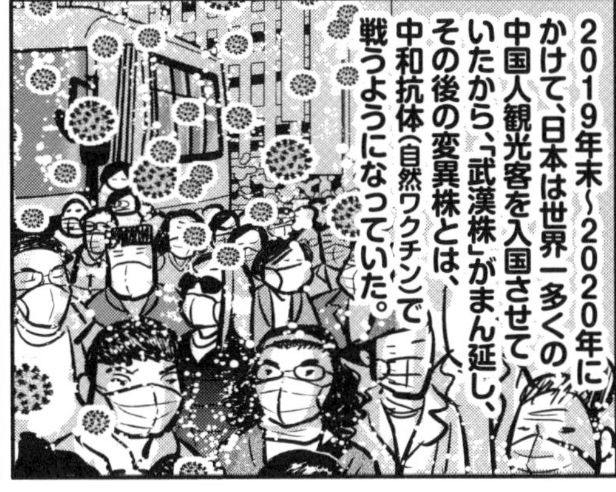
2019年末～2020年にかけて、日本は世界一多くの中国人観光客を入国させていたから、「武漢株」がまん延し、その後の変異株とは、中和抗体（自然ワクチン）で戦うようになっていた。

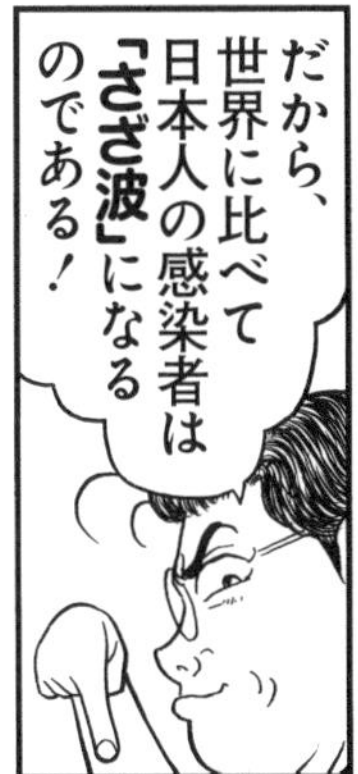
だから、世界に比べて日本人の感染者は「さざ波」になるのである！

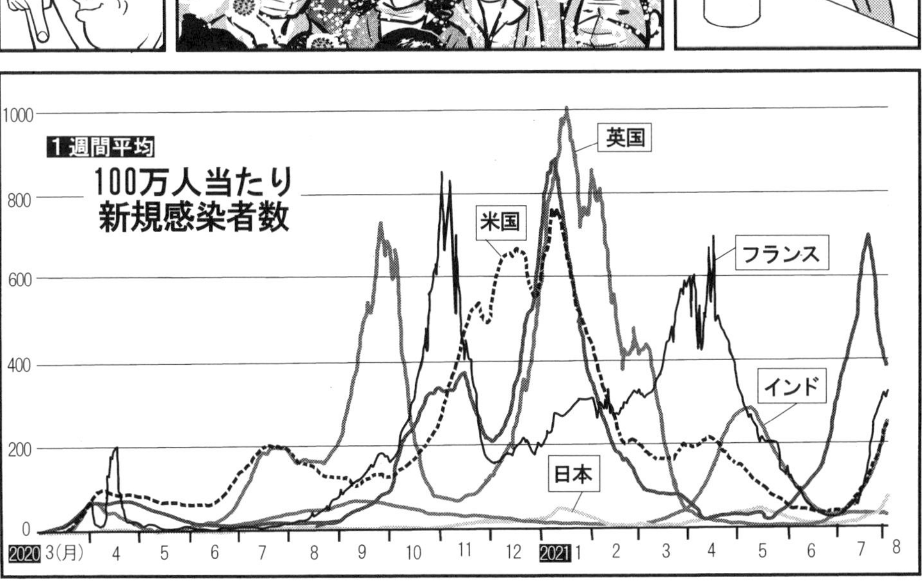
1週間平均
100万人当たり
新規感染者数
1000
800
600
400
200
0
英国
米国
フランス
インド
日本
2020 3(月)
4
5
6
7
8
9
10
11
12
2021 1
2
3
4
5
6
7
8

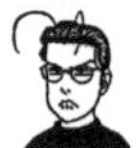
5類感染症に下げて、保健所で目詰まり起こさず、どこの病院でも初期治療を行なえば、コロナ禍はあっという間に終わる。毎日の感染者速報がなくなるから、平常に戻ってしまう。

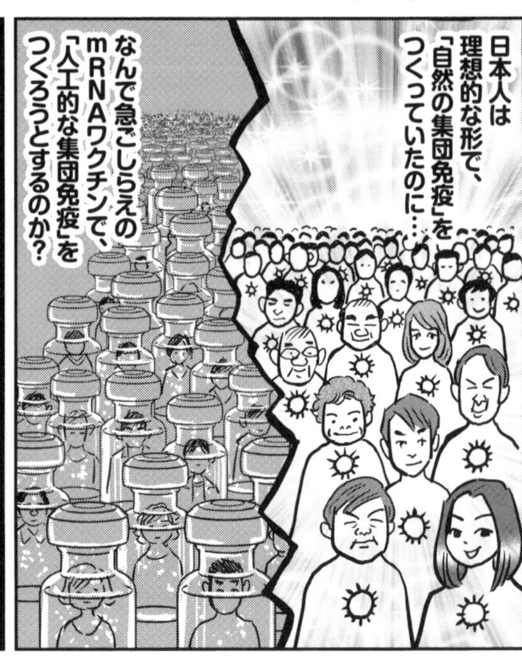
日本人は
理想的な形で、
「自然の集団免疫」を
つくっていたのに…
なんで急ごしらえの
mRNAワクチンで、
「人工的な集団免疫」を
つくろうとするのか？

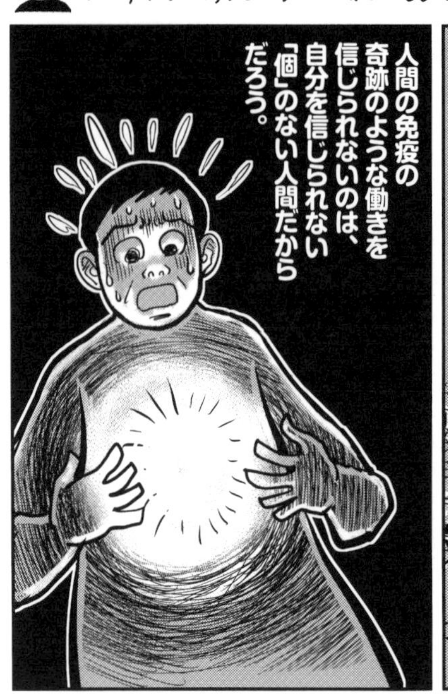
人間の免疫の
奇跡のような働きを
信じられないのは、
自分を信じられない
「個」のない人間だから
だろう。

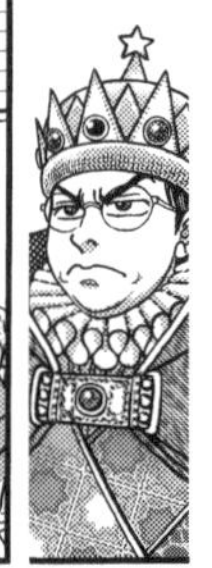
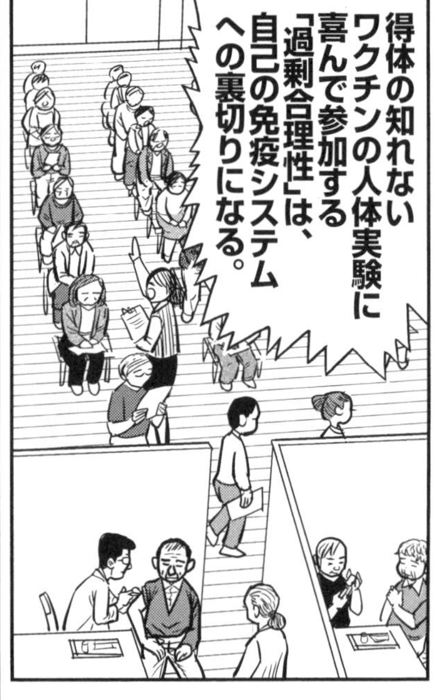
ごーまんかまして
よかですか？
得体の知れない
ワクチンの人体実験に
喜んで参加する
「過剰合理性」は、
自己の免疫システム
への裏切りになる。

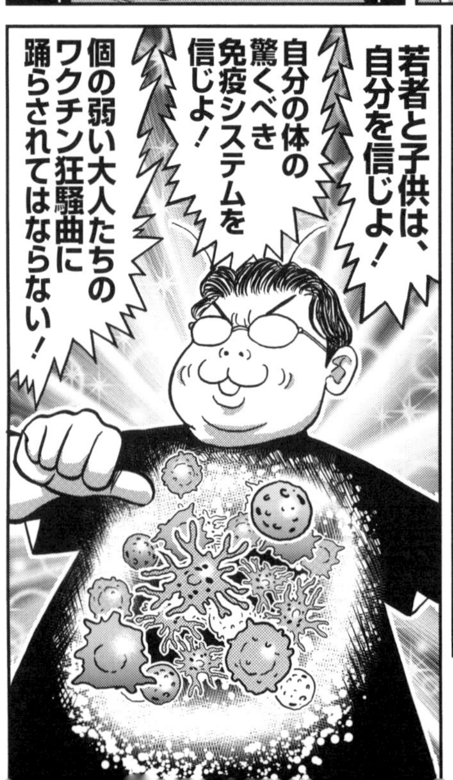
若者と子供は、
自分を信じよ！
自分の体の
驚くべき
免疫システムを
信じよ！
個の弱い大人たちの
ワクチン狂騒曲に
踊らされてはならない！

闘論席——〝コロナ脳〟が解かれるまでバカ騒ぎは続く

『週刊エコノミスト』2021年4月6日号より

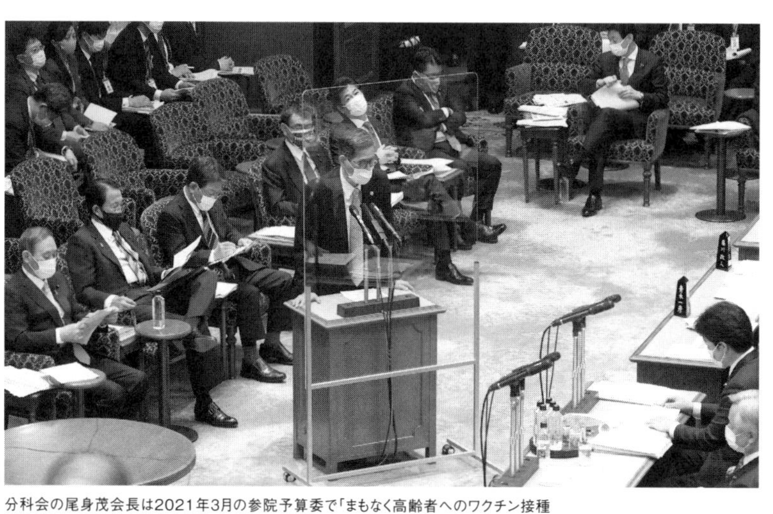

分科会の尾身茂会長は2021年3月の参院予算委で「まもなく高齢者へのワクチン接種が始まると、重症化や発症を予防する効果が期待できる。そうなれば、一般の方たちのこのウイルスに対するイメージはかなり変わってくると思う」とも述べた　写真／朝日新聞社

2021年3月5日、政府の新型コロナウイルス感染症対策分科会の尾身茂会長は、参院予算委員会で新型コロナ終息の時期を問われ、「今年の冬からさらに1年ほどがたてば、このウイルスに対する不安感や恐怖心が、だんだんと季節性インフルエンザのようなかたちになっていくと考えている。多くの人がインフルエンザと同じような気持ちを持ったときがいわば終息のような感じになるのではないか」と答えた。

要するに感染症の毒性そのものの問題ではなく、人々の不安感や恐怖心の問題らしい。わしがいう〝コロナ脳〟が解除されれば終息が訪れるということだ。

わしは最初から一貫して、新型コロナは季節性インフルエンザ以下の毒性だと言っている。尾身会長の発言がワクチンの普及を前提としているとしても、インフルエンザにはワクチンがあるにもかかわらず、毎年1000万人の患者が出ている。PCR検査をして「患者」にカウントされない無症状感染者まで炙り出せば、陽性者はその3倍はいるだろう。だからインフルエンザは、集団免疫が形成されて終息していたのだ。

免疫は1年もたないから、インフルエンザはまた翌年も流行し、集団免疫ができて、終息する。それを毎年繰り返していたのである。

新型コロナも同じだ。ワクチンが普及しても冬にはまた流行り、自然に終息する。それだけのことなのだ。

ところが日本ではマスコミが煽った恐怖ゆえに〝コロナ脳〟が強化されすぎて、経済的打撃が続き、家庭内に幽閉された女性と子供の自殺が増えている。日本では新型コロナ感染症による被害よりも、コロナ恐怖症による被害の方がケタ外れに大きくなってしまっているのだ。

これはインフォデミック（誤情報の拡散）であり、人災である。

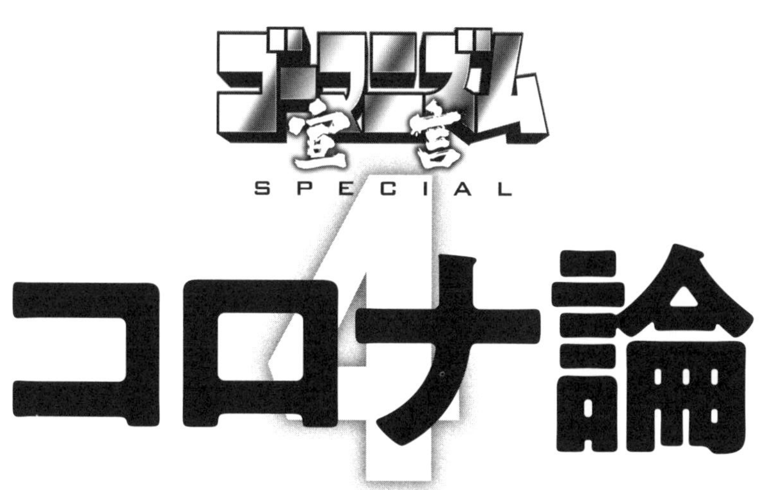
ゴーマニズム宣言
SPECIAL
コロナ論4

第13章｜若者はワクチン要らない

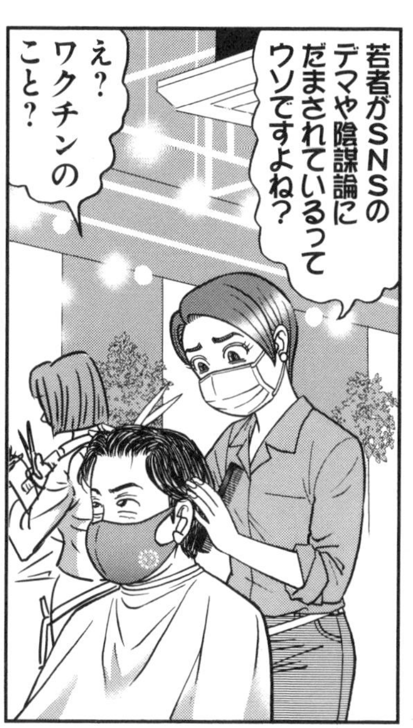
若者がSNSのデマや陰謀論にだまされているってウソですよね？
え？ワクチンのこと？

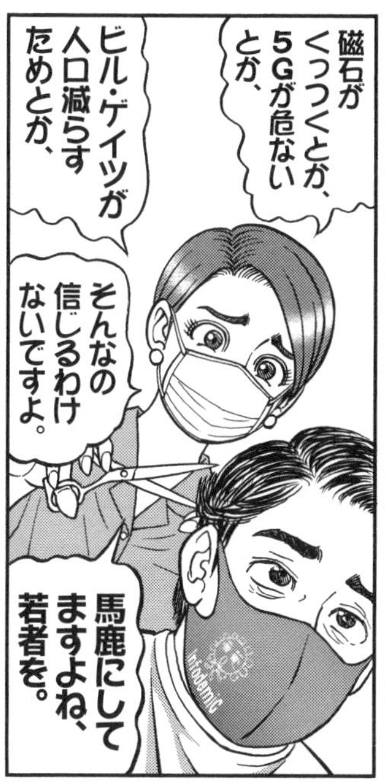
磁石がくっつくとか、5Gが危ないとか、
ビル・ゲイツが人口減らすためとか、
そんなの信じるわけないですよ。
馬鹿にしてますよね、若者を。

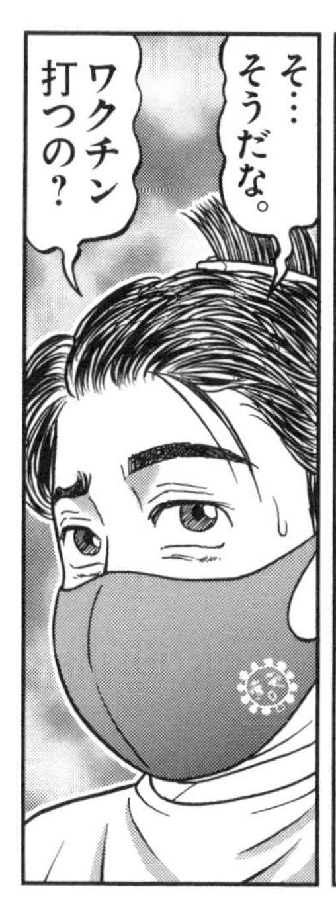
そ…そうだな。
ワクチン打つの？

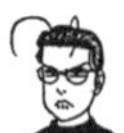

テレビ・マスコミは、ワクチンの副反応による死を、完全タブーにして、隠蔽するのだから凄い！コロナの重症者や死者は一人一人、取材して、克明に報じるくせに、ワクチンの重篤者や死者は、たった一人も報じない。恐ろしい連中だ。

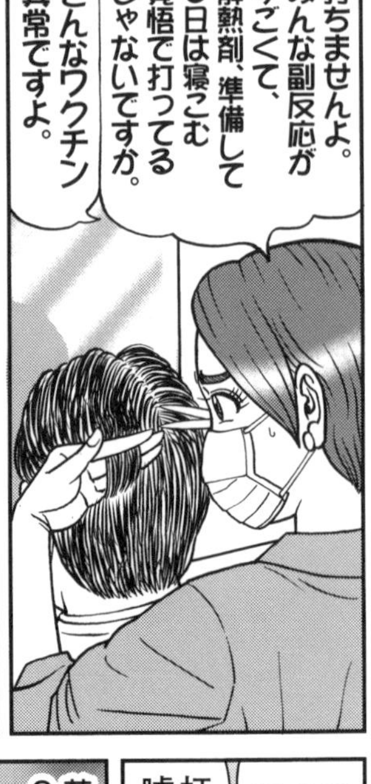
打ちませんよ。みんな副反応がすごくて、解熱剤、準備して3日は寝こむ覚悟で打ってるじゃないですか。
そんなワクチン異常ですよ。

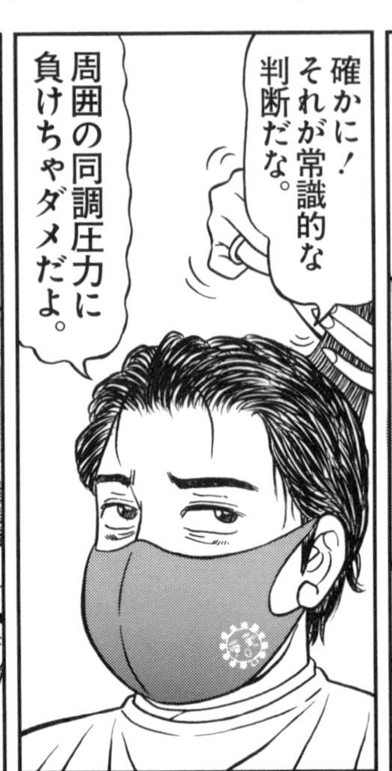
確かに！それが常識的な判断だな。
周囲の同調圧力に負けちゃダメだよ。

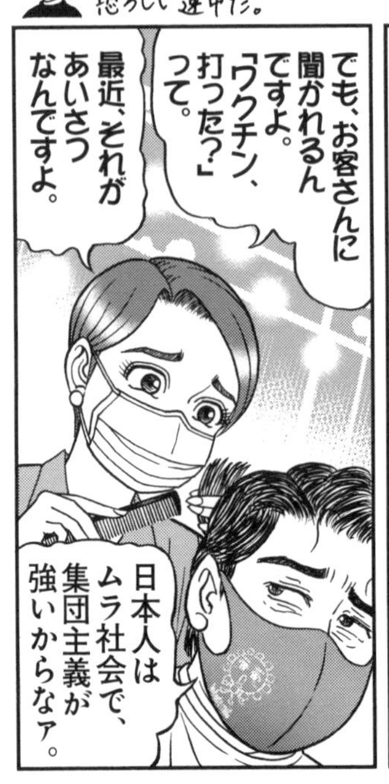
でも、お客さんに聞かれるんですよ。「ワクチン、打った？」って。
最近、それがあいさつなんですよ。
日本人はムラ社会で、集団主義が強いからなァ。

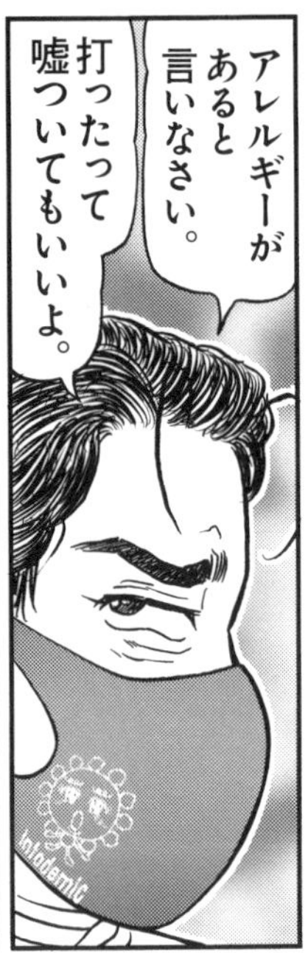
アレルギーがあると言いなさい。
打ったたって嘘ついてもいいよ。
Infodemic

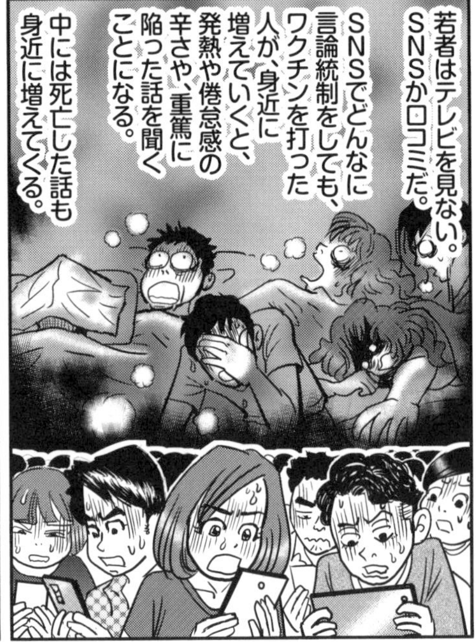
若者はテレビを見ない。SNSか口コミだ。
SNSでどんなに言論統制をしても、ワクチンを打った人が、身近に増えていくと、発熱や倦怠感の辛さや、重篤に陥った話を聞くことになる。
中には死亡した話も身近に増えてくる。

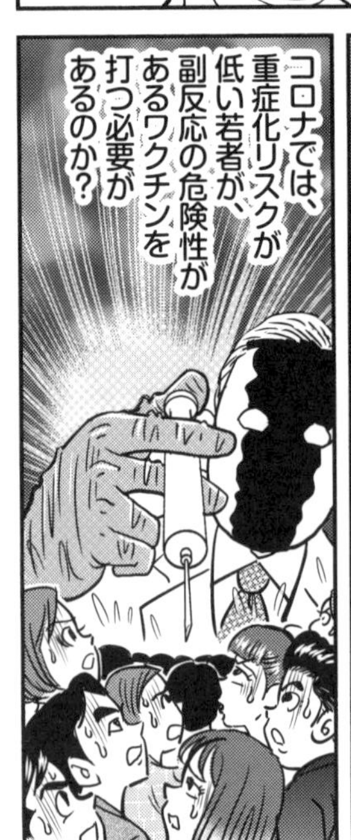
コロナでは、重症化リスクが低い若者が、副反応の危険性があるワクチンを打つ必要があるのか？

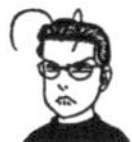

すでにワクチン接種して、9人の20代の男女、1人の16歳の少年が死亡している。それをマスコミは隠蔽している。今後も未来ある若者が秘かに殺されていくのだろう。恐ろしい！

ワクチン死亡者対比 101倍

インフルエンザワクチン
6人死亡/5649万回

死亡率
101倍

コロナワクチン（2021年8月8日時点）
1002人死亡/1億0291万3015回

厚生労働省発表（2021年8月25日）
日本のコロナワクチン接種後の状況
1093人死亡

副反応報告

男性	5,230人	重篤	1,280人
女性	16,772人	重篤	2,578人

性別不明54人 重篤9人　合計22,056人

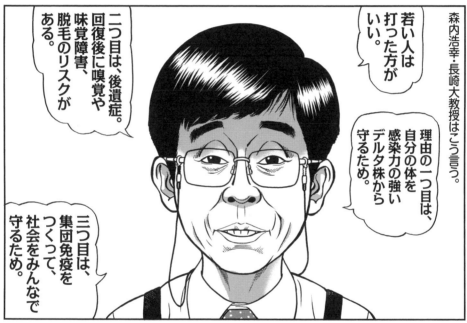

森内浩幸・長崎大教授はこう言う。

若い人は打った方がいい。

理由の一つ目は、自分の体を感染力の強いデルタ株から守るため。

二つ目は、後遺症。回復後に嗅覚や味覚障害、脱毛のリスクがある。

三つ目は、集団免疫をつくって、社会をみんなで守るため。

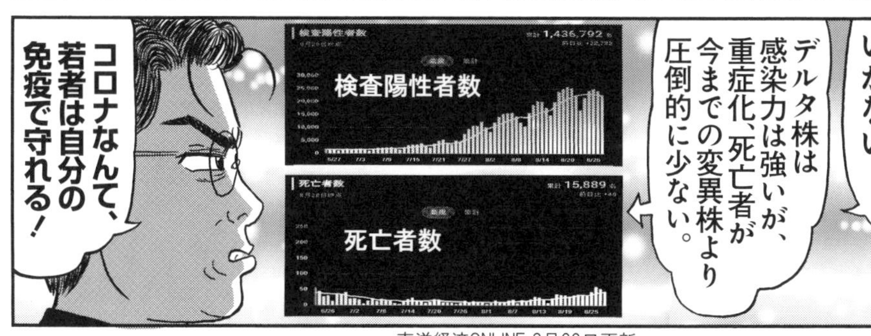
全然、納得がいかない。
デルタ株は感染力は強いが、重症化、死亡者が今までの変異株より圧倒的に少ない。
検査陽性者数
累計 1,436,792
検査陽性者数
死亡者数
累計 15,889
死亡者数
コロナなんて、若者は自分の免疫で守れる！

東洋経済ONLINE 8月29日更新

ワクチンの死者こそが、人の手による死者であり、殺人である！個人名と顔写真を報じて、遺族にコメントをとるべきだろう。

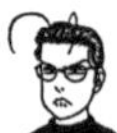

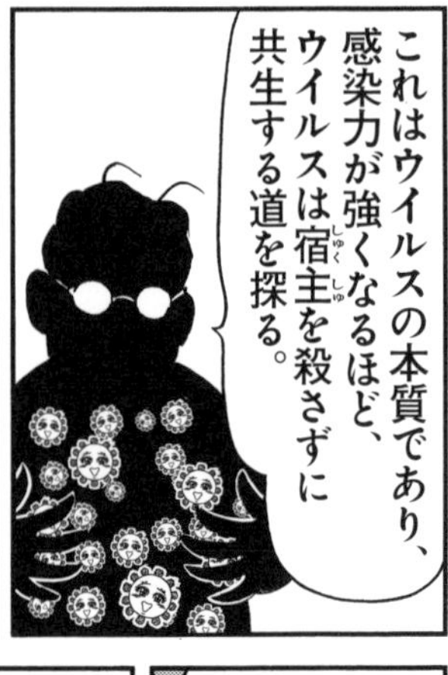
これはウイルスの本質であり、
感染力が強くなるほど、
ウイルスは宿主を殺さずに
共生する道を探る。

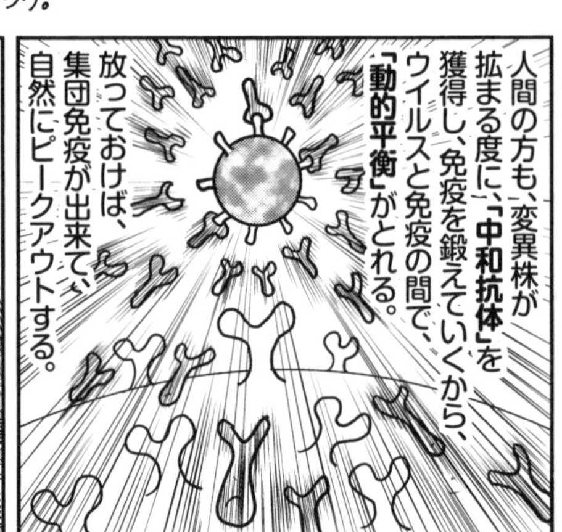
人間の方も、変異株が
拡まる度に、「中和抗体」を
獲得し、免疫を鍛えていくから、
ウイルスと免疫の間で、
「動的平衡」がとれる。
放っておけば、
集団免疫が出来て、
自然にピークアウトする。

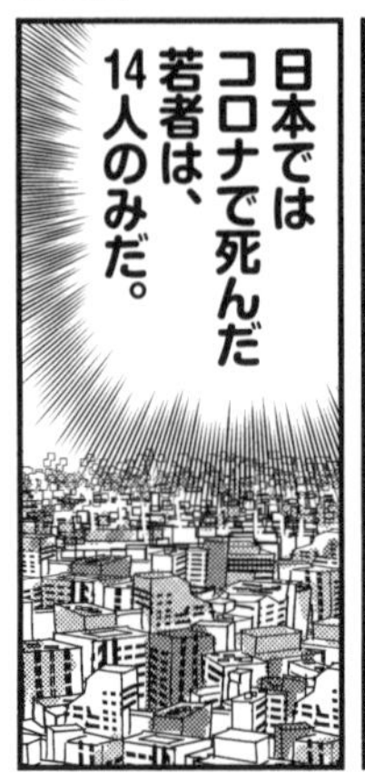
日本では
コロナで死んだ
若者は、
14人のみだ。

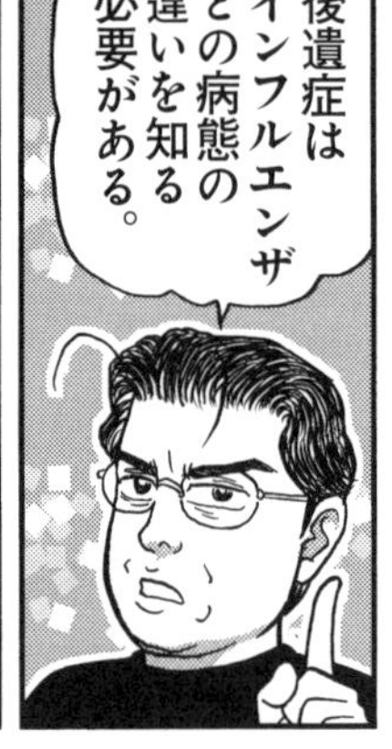
後遺症は
インフルエンザ
との病態の
違いを知る
必要がある。

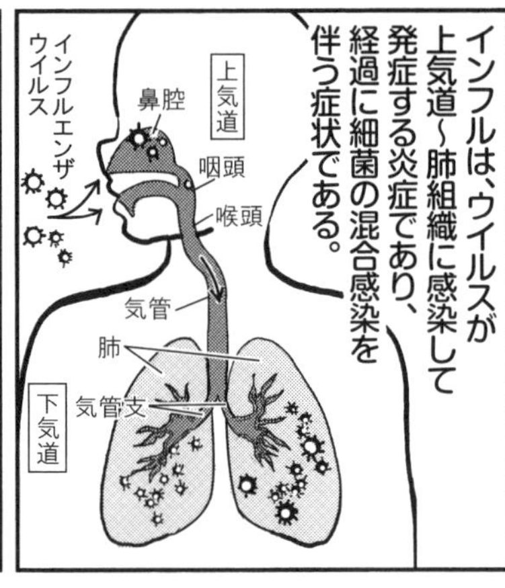
インフルは、ウイルスが
上気道～肺組織に感染して
発症する炎症であり、
経過に細菌の混合感染を
伴う症状である。
上気道
鼻腔
咽頭
喉頭
インフルエンザウイルス
気管
肺
気管支
下気道

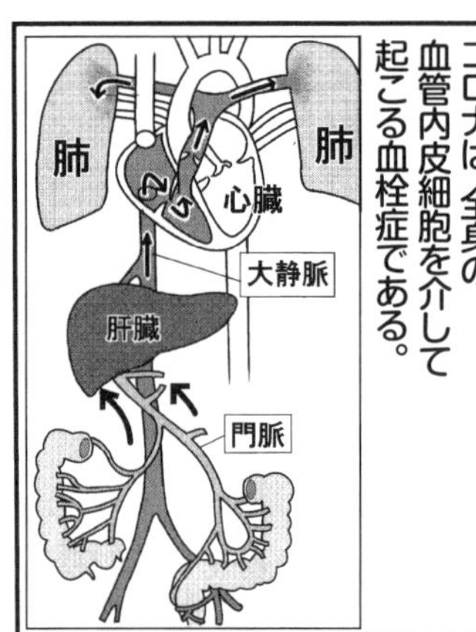
コロナは、全身の
血管内皮細胞を介して
起こる血栓症である。
肺
肺
心臓
大静脈
肝臓
門脈

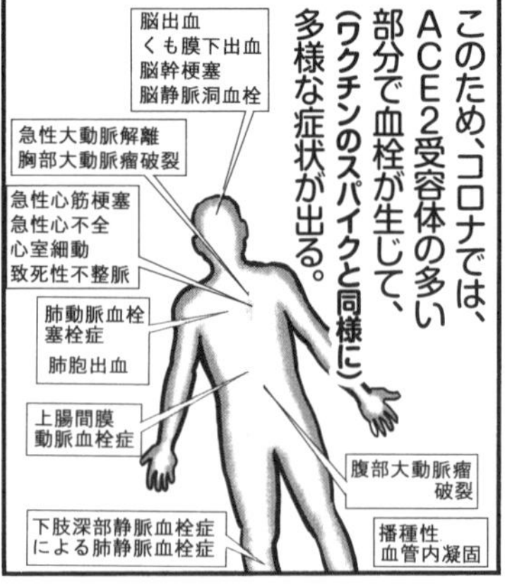
このため、コロナでは、
ACE2受容体の多い
部分で血栓が生じて、
（ワクチンのスパイクと同様に）
多様な症状が出る。
脳出血
くも膜下出血
脳幹梗塞
脳静脈洞血栓
急性大動脈解離
胸部大動脈瘤破裂
急性心筋梗塞
急性心不全
心室細動
致死性不整脈
肺動脈血栓
塞栓症
肺胞出血
上腸間膜
動脈血栓症
腹部大動脈瘤
破裂
下肢深部静脈血栓症
による肺静脈血栓症
播種性
血管内凝固

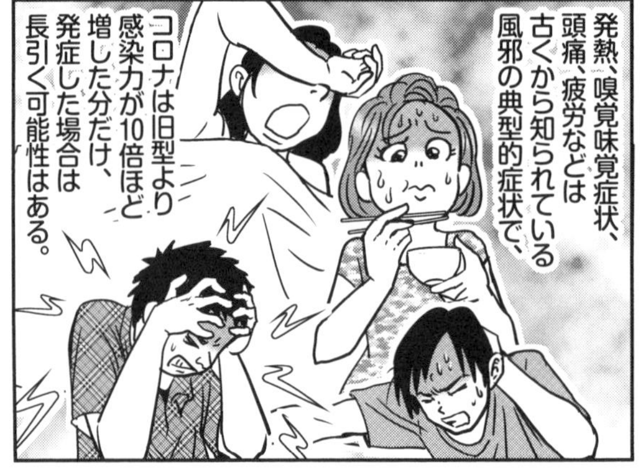
発熱、嗅覚味覚症状、
頭痛、疲労などは
古くから知られている
風邪の典型的症状で、
コロナは旧型より
感染力が10倍ほど
増した分だけ、
発症した場合は
長引く可能性はある。

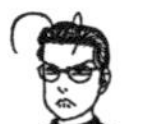

ワクチンに異物混入で2人死亡と言うが、もともとワクチンはmRNAという設計図を筋肉に入れて、毒性のスパイクタンパク質を作らせ、筋肉をポンプにして血中に侵入させ、血管内に生じた血栓を全身に運ぶ異物中の異物やんけ。

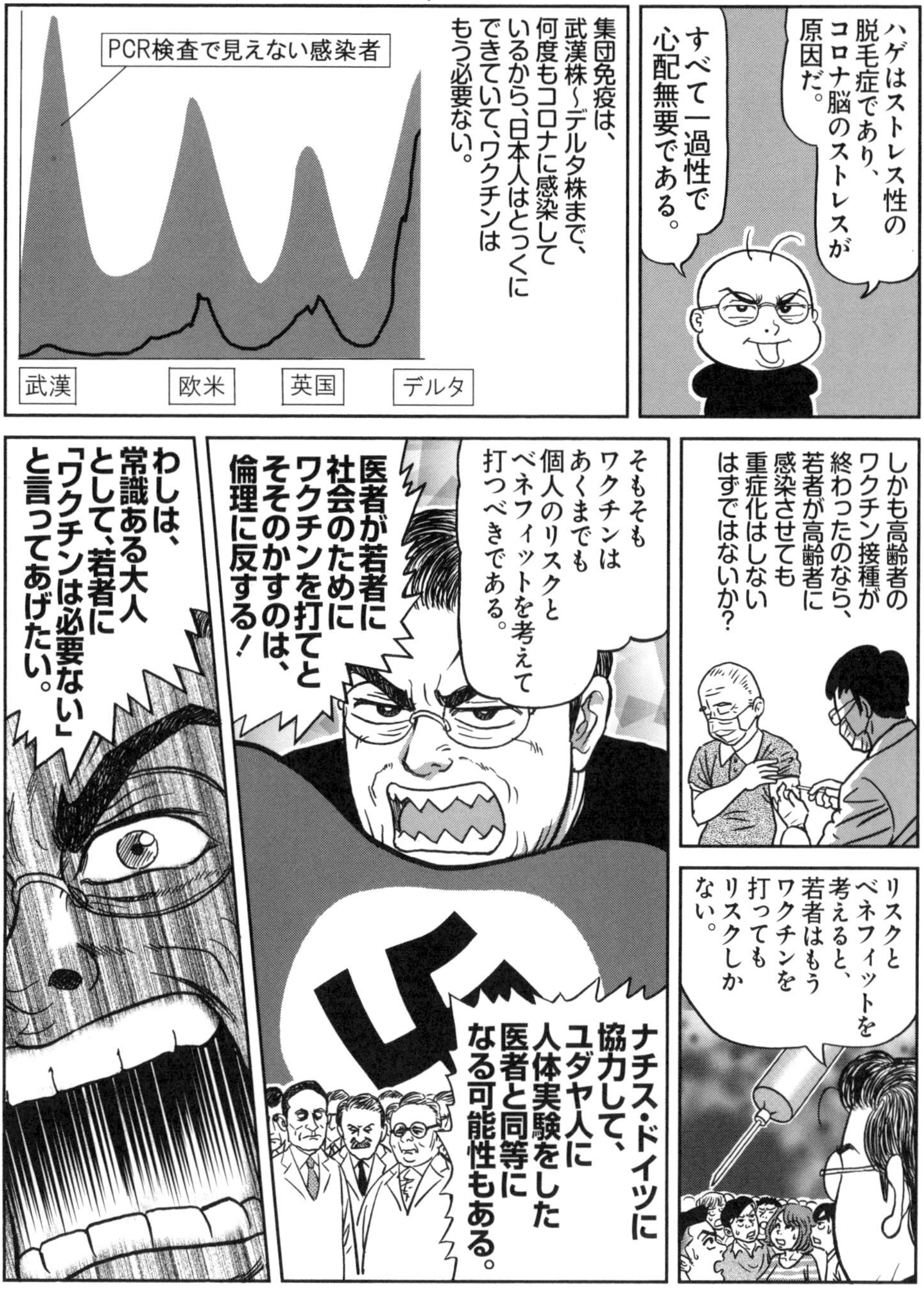

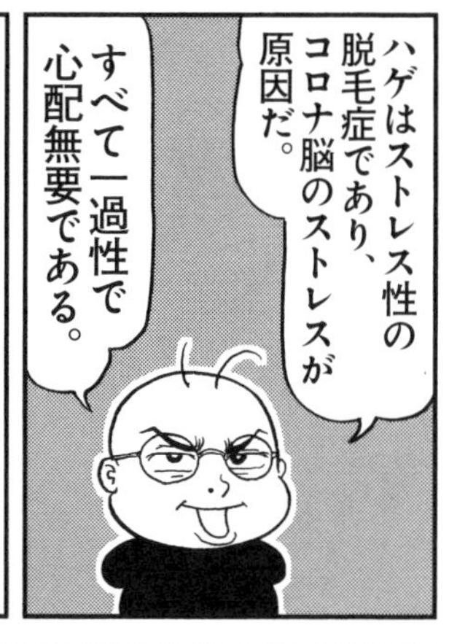

ハゲはストレス性の脱毛症であり、コロナ脳のストレスが原因だ。
すべて一過性で心配無要である。

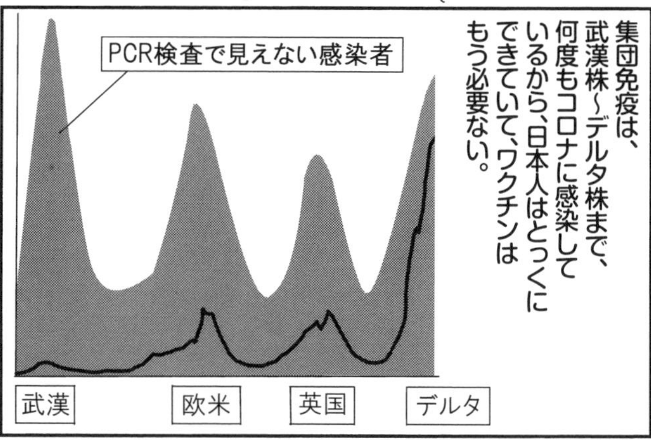

集団免疫は、武漢株～デルタ株まで、何度もコロナに感染しているから、日本人はとっくにできていて、ワクチンはもう必要ない。
PCR検査で見えない感染者
武漢
欧米
英国
デルタ

しかも高齢者のワクチン接種が終わったのなら、若者が高齢者に感染させても重症化はしないはずではないか？

リスクとベネフィットを考えると、若者はもうワクチンを打ってもリスクしかない。

そもそもワクチンはあくまでも個人のリスクとベネフィットを考えて打つべきである。

医者が若者に社会のためにワクチンを打てとそそのかすのは、倫理に反する！

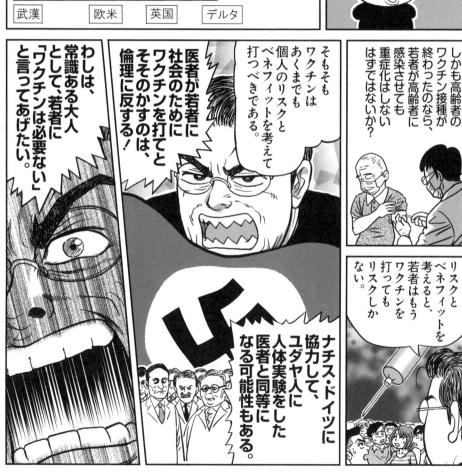

ナチス・ドイツに協力して、ユダヤ人に人体実験をした医者と同等になる可能性もある。

わしは、常識ある大人として、若者に「ワクチンは必要ない」と言ってあげたい。

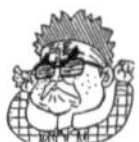
周りのコロナ脳からのワクチン圧力に苦しんでいる皆様！たとえ孤立しようと、どうか屈しないでください！Webマガジン「小林よしのりライジング」は、マスコミが隠すワクチン被害の実態など最新情報を配信！毎週土曜8時の生放送「オドレら正気か？」共々、多くの方々に支持いただいてます！ぜひご覧ください！あなたは決してひとりじゃない！

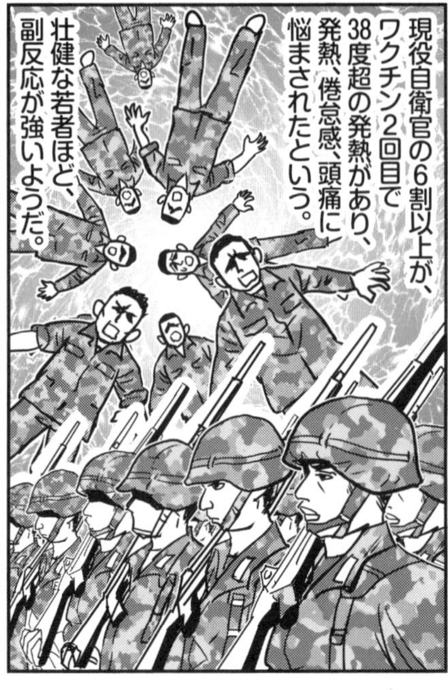

現役自衛官の6割以上が、ワクチン2回目で38度超の発熱があり、発熱、倦怠感、頭痛に悩まされたという。
壮健な若者ほど、副反応が強いようだ。

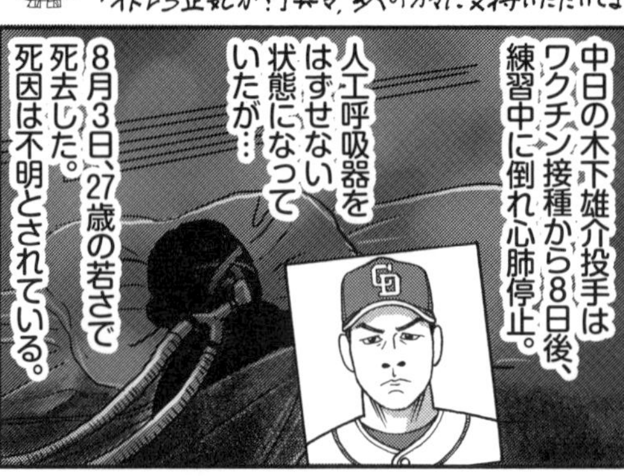

中日の木下雄介投手はワクチン接種から8日後、練習中に倒れ心肺停止。
人工呼吸器をはずせない状態になっていたが…
8月3日、27歳の若さで死去した。死因は不明とされている。

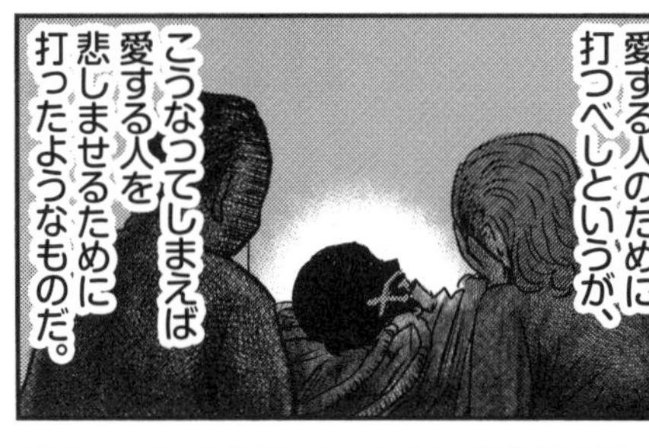

家族のために打つべしとか、愛する人のために打つべしというが、
こうなってしまえば愛する人を悲しませるために打ったようなものだ。

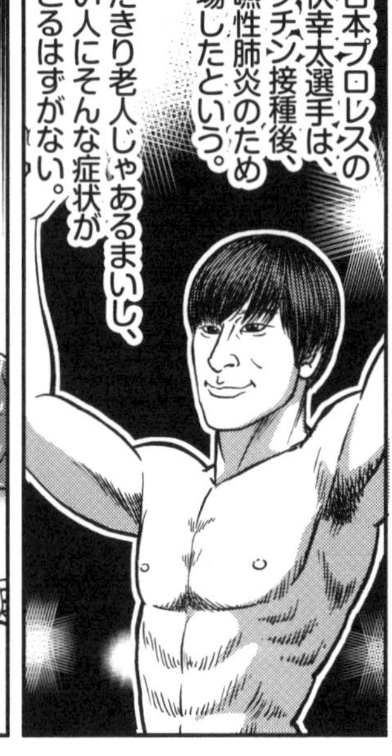

新日本プロレスの飯伏幸太選手は、ワクチン接種後、誤嚥性肺炎のため欠場したという。
寝たきり老人じゃあるまいし、若い人にそんな症状が起こるはずがない。

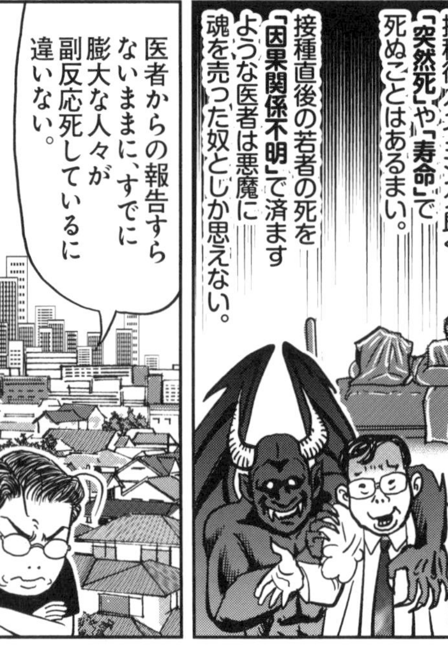

若くて健康な人間が、接種後、タイミング良く「突然死」や「寿命」で死ぬことはあるまい。
接種直後の若者の死を「因果関係不明」で済ますような医者は悪魔に魂を売った奴としか思えない。
医者からの報告すらないままに、すでに膨大な人々が副反応死しているに違いない。

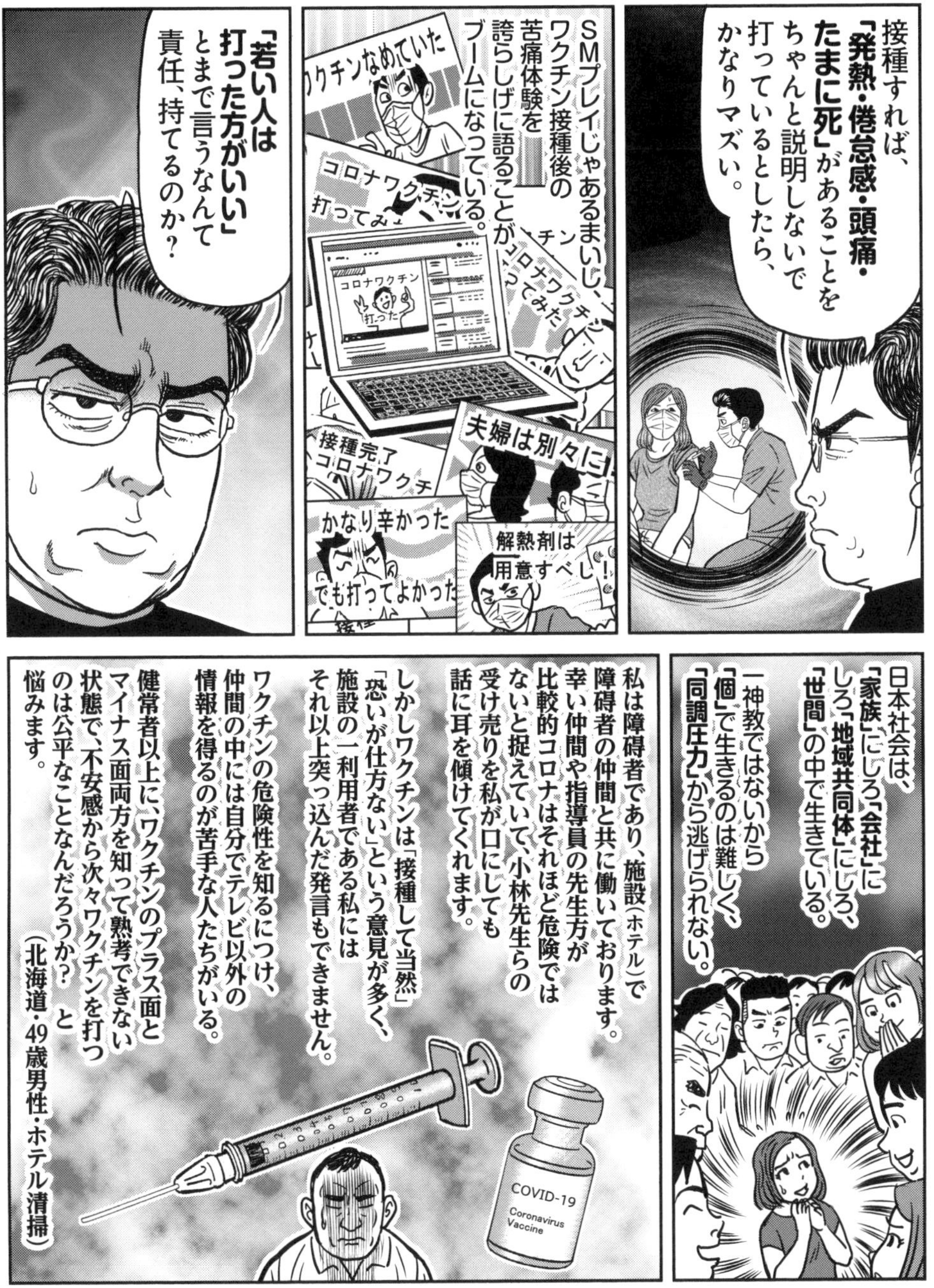

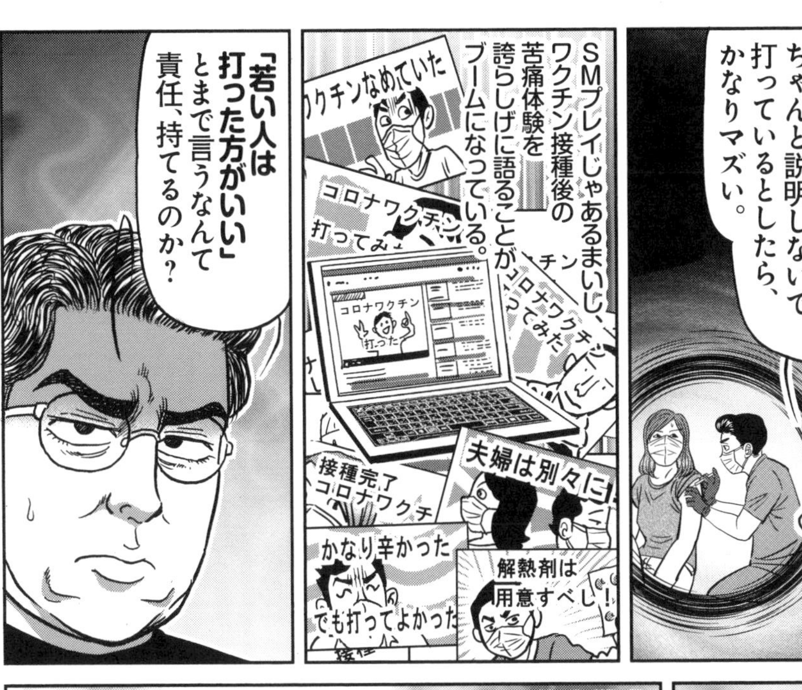
接種すれば、
「発熱・倦怠感・頭痛・
たまに死」があることを
ちゃんと説明しないで
打っているとしたら、
かなりマズい。
SMプレイじゃあるまいし、
ワクチン接種後の
苦痛体験を
誇らしげに語ることが
ブームになっている。
ワクチンなめていた
コロナワクチン
コロナワクチン
打ってみた
コロナワクチン
打った
夫婦は別々に
接種完了
コロナワクチ
かなり辛かった
でも打ってよかった
解熱剤は
用意すべし!
「若い人は
打った方がいい」
とまで言うなんて
責任、持てるのか?

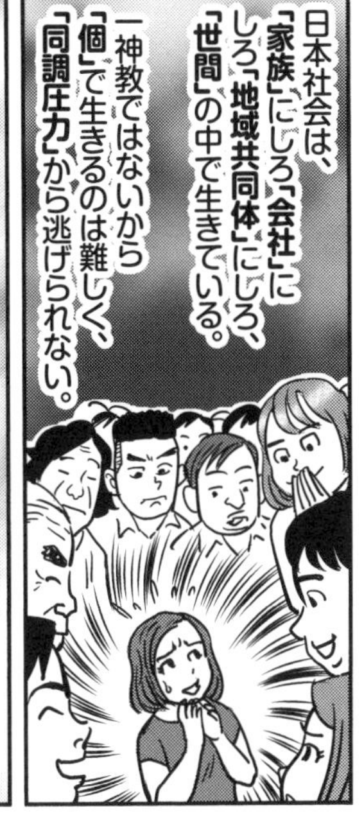
日本社会は、
「家族」にしろ「会社」に
しろ「地域共同体」にしろ、
「世間」の中で生きている。
一神教ではないから
「個」で生きるのは難しく、
「同調圧力」から逃げられない。

私は障碍者であり、施設（ホテル）で障碍者の仲間と共に働いております。幸い仲間や指導員の先生方が比較的コロナはそれほど危険ではないと捉えていて、小林先生らの受け売りを私が口にしても話に耳を傾けてくれます。

しかしワクチンは「接種して当然」「恐いが仕方ない」という意見が多く、施設の一利用者である私にはそれ以上突っ込んだ発言もできません。

ワクチンの危険性を知るにつけ、仲間の中には自分でテレビ以外の情報を得るのが苦手な人たちがいる。

健常者以上に、ワクチンのプラス面とマイナス面両方を知って熟考できない状態で、不安感から次々ワクチンを打つのは公平なことなんだろうか？　と悩みます。

（北海道・49歳男性・ホテル清掃）

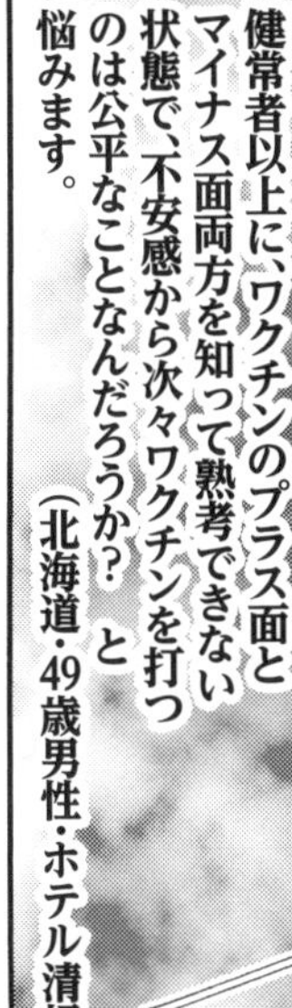
COVID-19
Coronavirus
Vaccine

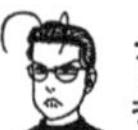

若者が死ねば、ワクチンを勧めた親が苦しみ、家族が苦しみ、友だちが悲しむ。ワクチンで集団免疫を目指すという設計主義が、実は膨大な不幸をバラまいているのである。

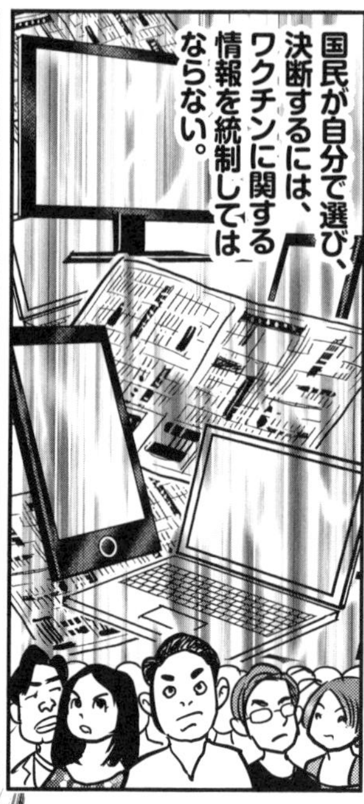

国民が自分で選び、決断するには、ワクチンに関する情報を統制してはならない。

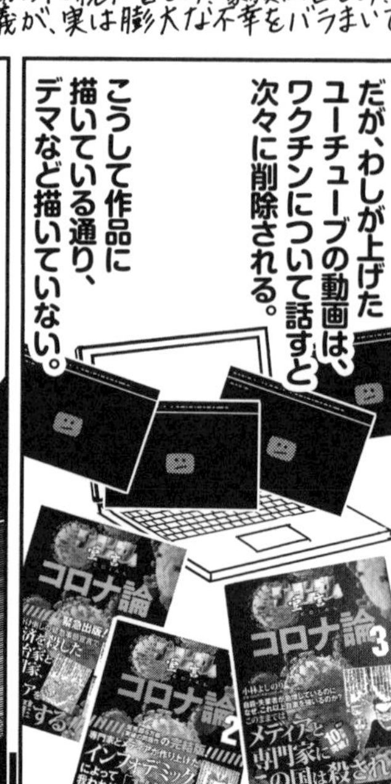

だが、わしが上げたユーチューブの動画は、ワクチンについて話すと次々に削除される。
こうして作品に描いている通り、デマなど描いていない。
コロナ論
コロナ論2
コロナ論3
メディアと専門家にこの国は殺される

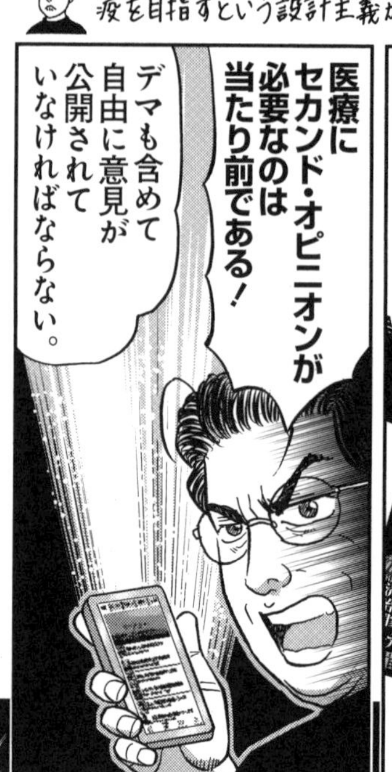

医療にセカンド・オピニオンが必要なのは当たり前である！
デマも含めて自由に意見が公開されていなければならない。

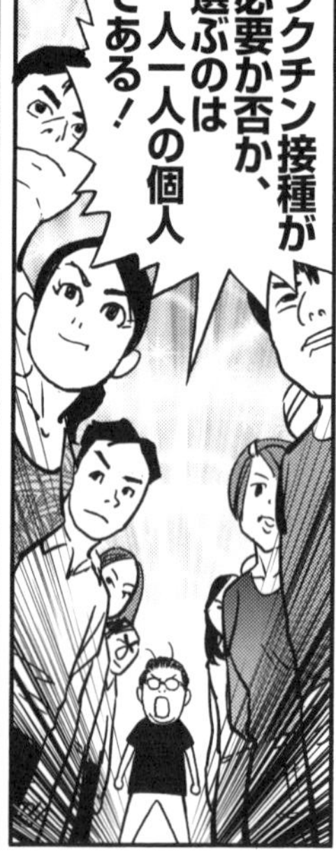

ワクチン接種が必要か否か、選ぶのは一人一人の個人である！

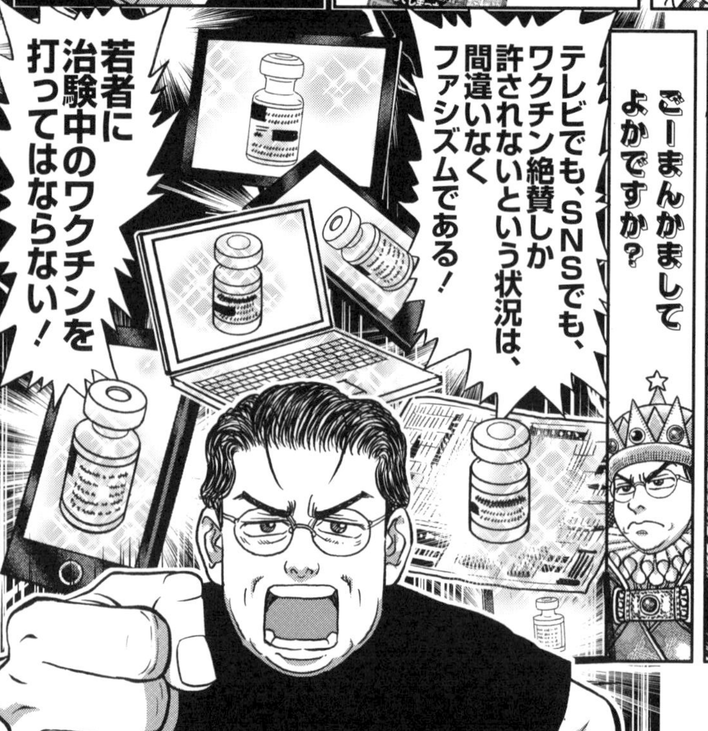

ごーまんかましてよかですか？
テレビでも、SNSでも、ワクチン絶賛しか許されないという状況は、間違いなくファシズムである！
若者に治験中のワクチンを打ってはならない！

感染拡大の「元凶」を封じ込めようと若者の接種率向上に躍起になる自治体

2021年8月26日、東京都モニタリング会議が発表したアンケート結果によれば、若年層では2割弱がコロナワクチンを「接種しない」と回答している。「おそらく接種しない」「絶対に接種しない」を合わせた割合は、20代男性19・0%、女性18・8%。30代男女はそれぞれ16・7%と19・1%だった。この数字を見ると、50代男性の12・1%や40代女性の10・5%に比べて、ワクチンを忌避する傾向が顕著に見て取れる。理由としては「感染しても重症化しないと思う」(20代男性)、「副反応が心配」(30代女性)など、中高年と比べてワクチンに対する意識の違いが浮き彫りとなる結果だった。

日本で感染者がもっとも多い東京都では、6~8月の期間で重症化率は20代0・1%、30代0・1%、40代0・6%と、50代の2・4%と比べて極めて低い水準にとどまっている。つまり、アンケート結果にある「感染しても重症化しない」という意見はおおむね事実であり、若者から「副反応が心配」という声が上がるのも、ワクチン接種後の死亡例が1155人(9月10日現在)にも達していることから無理もない話なのだ。

9月9日、北里大学の研究グループが全米の大規模電子医療記録データベースを基に、新型コロナ患者2万8095人を分析した結果が英医学雑誌に掲載された。これによると、「高齢」「男性」「2型糖尿病」「肥満」といった要因が重複するほど重症化リスクが高まることは明らかで、逆に言えば、基礎疾患のない健康な若者の重症化は稀ということだ。

ワクチンを忌避する若者の接種を促そうと、厚生労働省は「『ワクチンが原因で亡くなった』は誤解」などと、不安の払拭に躍起になっている。「ワクチン接種が原因で、何らかの病気による死亡者が増えるという知見は得られていません」と繰り返し強調するが、1000人超のワクチン関連死を今後も「因果関係なし」のひと言で片づけるつもりなら、若者の心は益々離れていくことになるだろう。

ワクチンを打った若者にはクルマや旅行券が当たる!

一方、自治体はさまざまなインセンティブを与えるなどして若者の接種率を上げようと前のめりになっている。

群馬県ではワクチン2回接種を完了した県内在住の20・30代を対象に、抽選でスポーツタイプ多目的車(SUV)を1

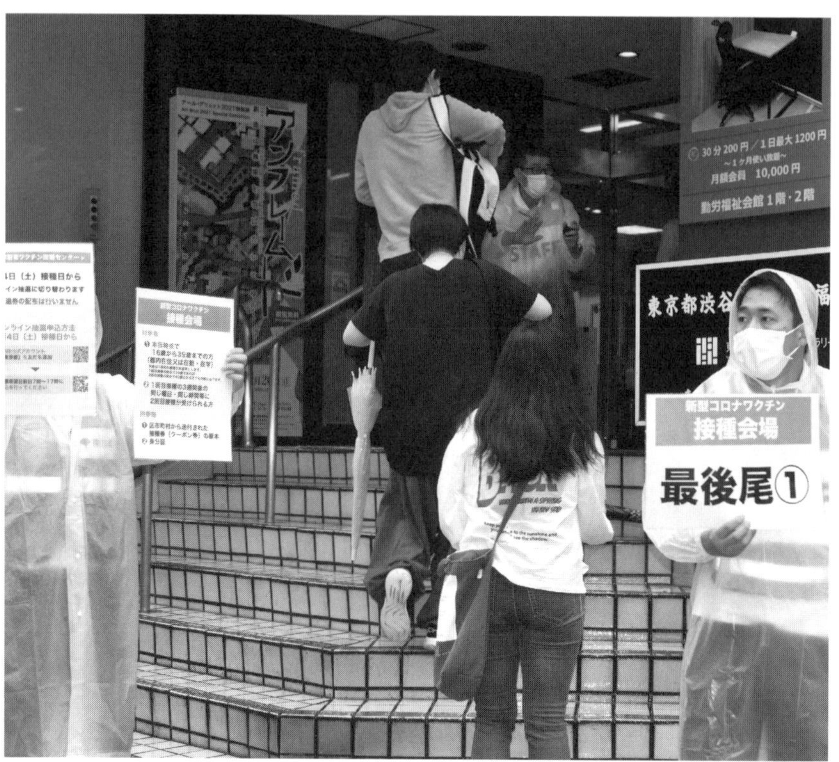
新型コロナワクチン
接種会場
最後尾①
30分200円／1日最大1200円
～1ヶ月使い放題～
月額会員　10,000円
勤労福祉会館 1階・2階

東京都が渋谷・公園通りに設置した若者向けのワクチン接種会場。予約なしで接種が受けられるため、開場初日の8月27日は予想以上の人出で混乱したが、9月に入って喧騒は収まりつつある　写真／朝日新聞社

名に、2万～5万円の旅行券を350名に贈るプレゼント企画を実施。愛知県でも若者限定で1万円の食事券2万枚を抽選で配るなど大盤振る舞いした。

そんななか、直接的な働きかけに打って出たのが東京都だ。8月27日、事前予約なしでワクチン接種が可能な「東京都若者ワクチン接種センター」をオープン。若者の街・渋谷の駅近に設けた接種会場ということもあり、開場初日には想定を大幅に上回る接種希望者が詰めかけ、現場は大混乱に陥った。

この事態を受け、メディアは「小池百合子東京都知事が毎日のように訴えていた『密』を、行政自らがつくり出している」と一斉に批判。都は混雑を避けるため接種を抽選方式に変更したが、今度は抽選を求める若者が長蛇の列をなすなど都のチグハグな対応ばかりが目立った。

現在は、オンライン抽選に切り替えたため会場周辺は平穏を取り戻している。ただ、ワクチン接種を巡る自治体の場当たり的な取り組みは今後も続くだろう。

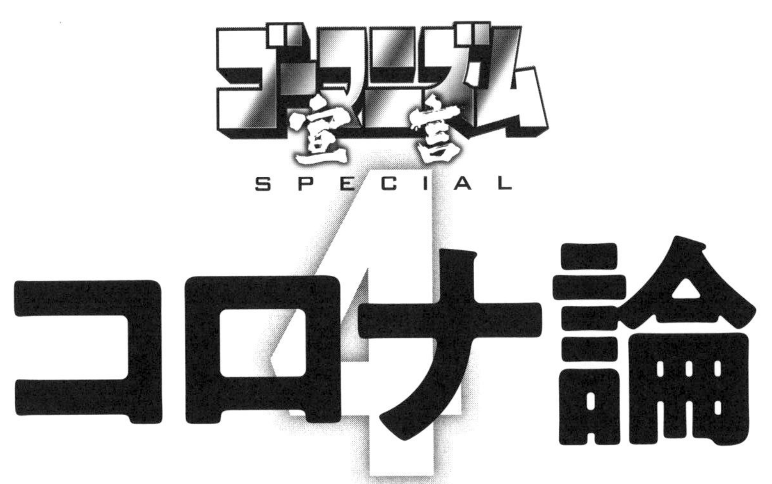
ゴーマニズム宣言
SPECIAL
コロナ論
4

第14章｜井上正康氏の緊急提言

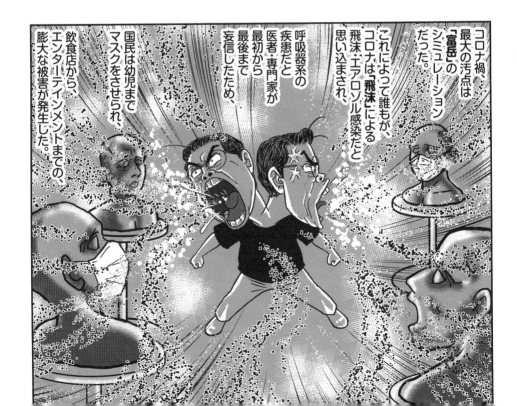

コロナ禍、最大の汚点は「富岳」のシミュレーションだった。

これによって誰もが、コロナは「飛沫」による飛沫・エアロゾル感染だと思い込まされ、

呼吸器系の疾患だと医者・専門家が最初から最後まで妄信したため、

国民は幼児までマスクをさせられ、

飲食店から、エンターテインメントまでの、膨大な被害が発生した。

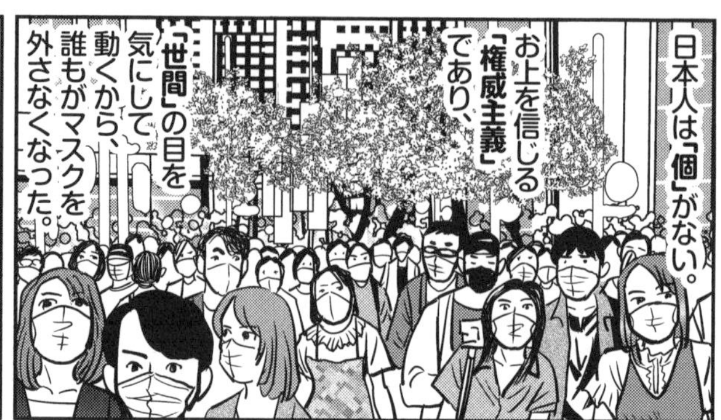
日本人は「個」がない。
お上を信じる「権威主義」であり、
「世間」の目を気にして動くから、誰もがマスクを外さなくなった。

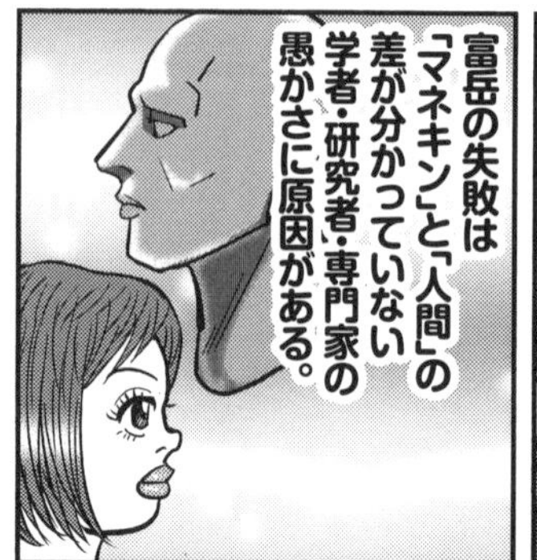
富岳の失敗は「マネキン」と「人間」の差が分かっていない学者・研究者・専門家の愚かさに原因がある。

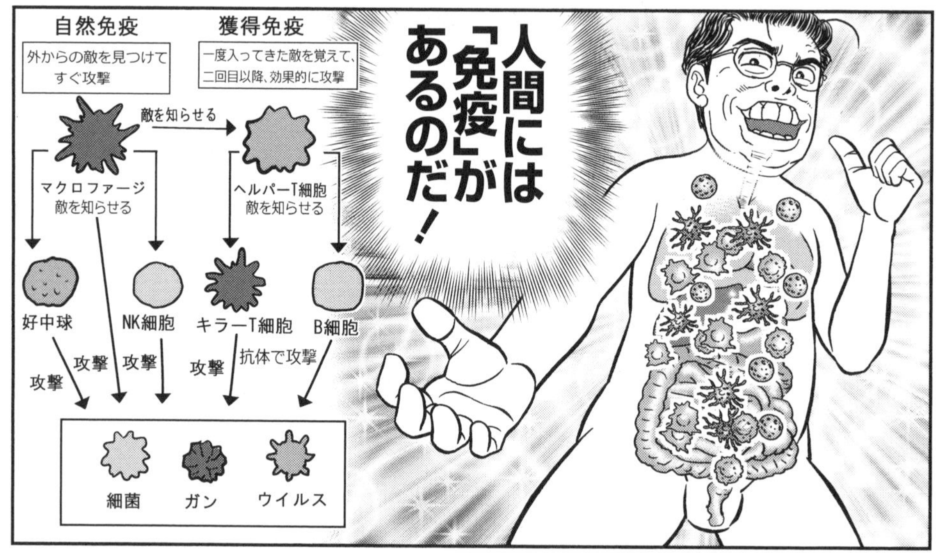
人間には「免疫」があるのだ！
自然免疫
外からの敵を見つけてすぐ攻撃
獲得免疫
一度入ってきた敵を覚えて、二回目以降、効果的に攻撃
敵を知らせる
マクロファージ
敵を知らせる
ヘルパーT細胞
敵を知らせる
好中球
NK細胞
キラーT細胞
B細胞
攻撃
攻撃
攻撃
攻撃
抗体で攻撃
細菌
ガン
ウイルス

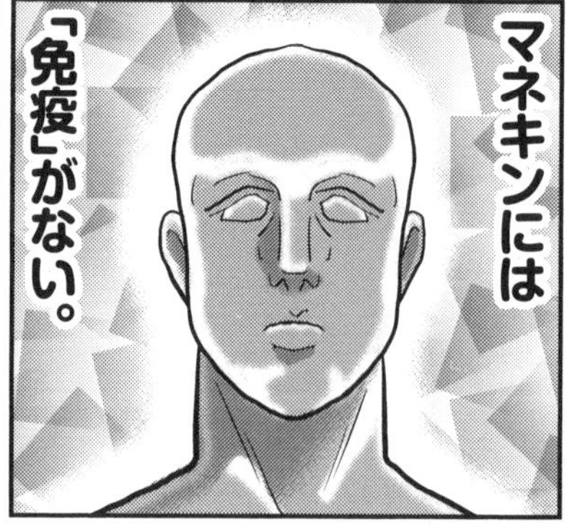
マネキンには「免疫」がない。

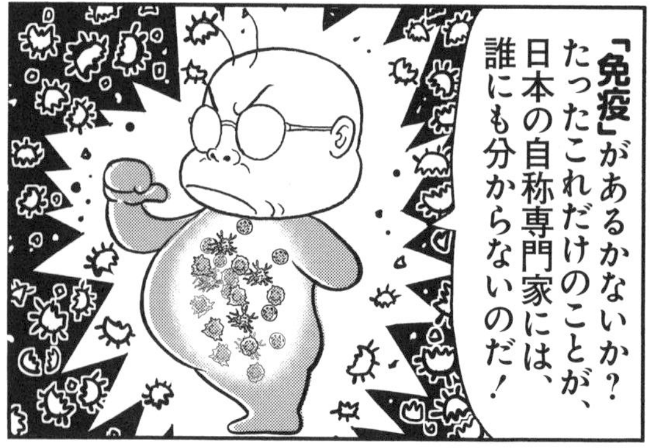
「免疫」があるかないか？たったこれだけのことが、日本の自称専門家には、誰にも分からないのだ！

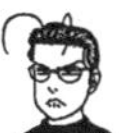

コロナウイルスは0.1μm。マスクの繊維の隙間と比較すると、鳥かごの穴を蚊（ウイルス）が通過するようなものだ。不織布マスクとて、隙間は0.1μm以下ではない。そもそも息ができるということは、マスクの上下左右から空気が出入りしているということだ。マスクは科学的に無意味である。

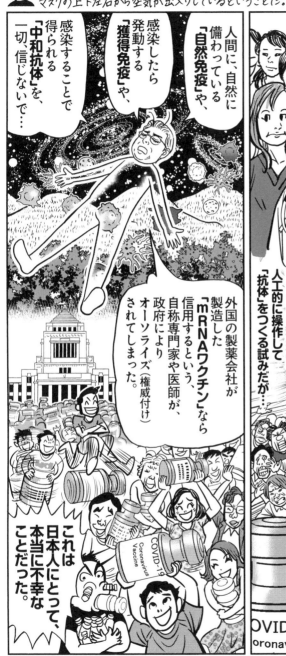

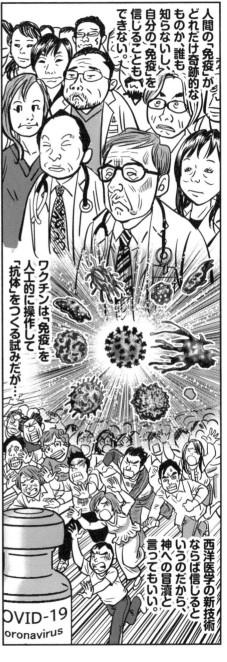

人間の「免疫」がどれだけ奇跡的なものか、誰も知らないし、自分の「免疫」を信じることもできない。
ワクチンは「免疫」を人工的に操作して「抗体」をつくる試みだが…
西洋医学の新技術ならば信じるというのだから、神への冒瀆と言ってもいい。
COVID-19
Coronavirus
人間に、自然に備わっている「自然免疫」や、
感染したら発動する「獲得免疫」や、
感染することで得られる「中和抗体」を、一切、信じないで…
外国の製薬会社が製造した「mRNAワクチン」なら信用するという、自称専門家や医師が、政府によりオーソライズ（権威付け）されてしまった。
これは日本人にとって、本当に不幸なことだった。
COVID-19
Coronavirus
Vaccine

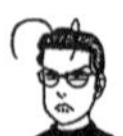

愛知の野外フェスで、マスクなしで騒いでいたら、たった30人の感染者が出たという。それは感染者ではなく、PCR検査で「陽性」になっただけだろう。ならば無症状で治ってしまう。猛暑の中でマスクをしてたら熱中症で死んだかもしれない。観客がマスクを拒否した判断は正しい。

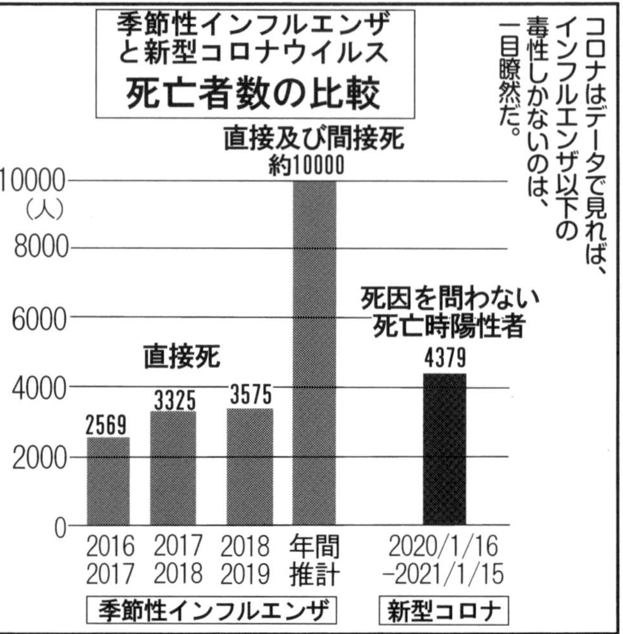
コロナはデータで見れば、インフルエンザ以下の毒性しかないのは、一目瞭然だ。
季節性インフルエンザと新型コロナウイルス
死亡者数の比較
直接及び間接死
約10000
10000
（人）
8000
6000
4000
2000
0
直接死
2569
3325
3575
死因を問わない死亡時陽性者
4379
2016 2017
2017 2018
2018 2019
年間推計
2020/1/16 −2021/1/15
季節性インフルエンザ
新型コロナ

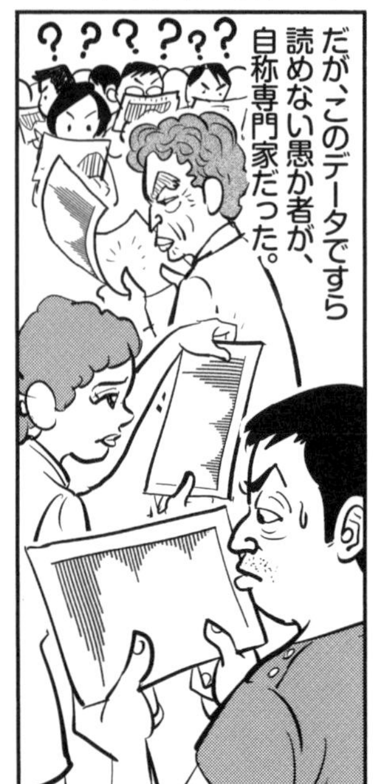
？？？？？？
だが、このデータですら読めない愚か者が、自称専門家だった。

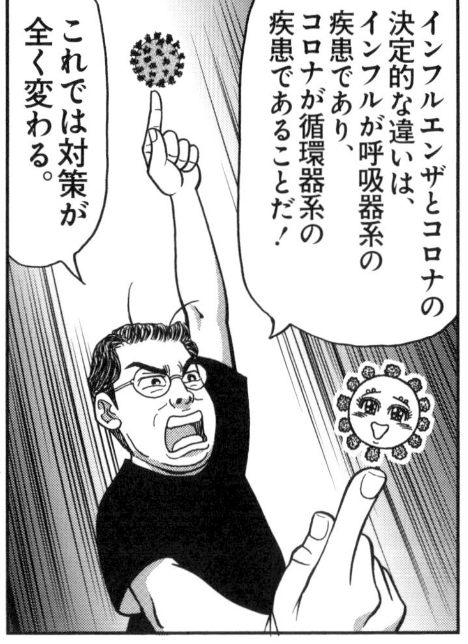
インフルエンザとコロナの決定的な違いは、インフルが呼吸器系の疾患であり、コロナが循環器系の疾患であることだ！
これでは対策が全く変わる。

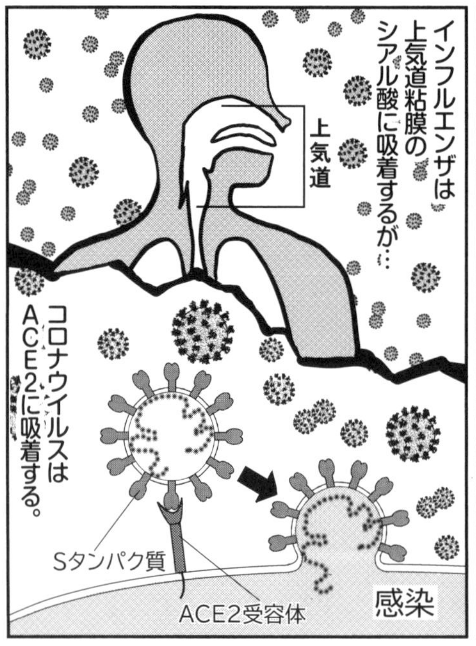
インフルエンザは上気道粘膜のシアル酸に吸着するが…
上気道
コロナウイルスはACE2に吸着する。
Sタンパク質
ACE2受容体
感染

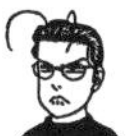
コロナは空気感染ではない。口内には無数の擦過傷があるから、そこから血中に入って腸に到達する。マスクは尻の穴にした方がいい。

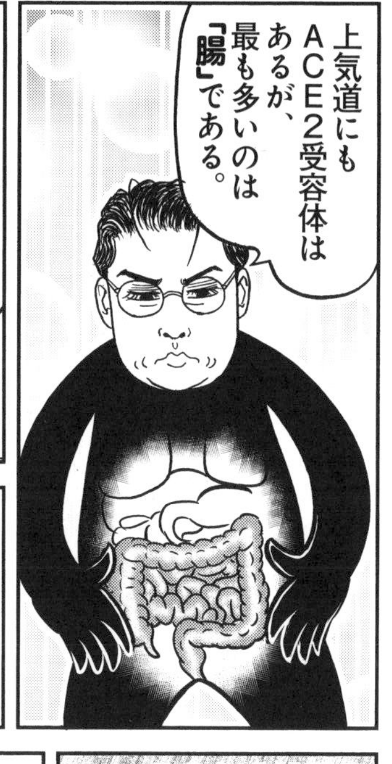
上気道にもACE2受容体はあるが、最も多いのは「腸」である。

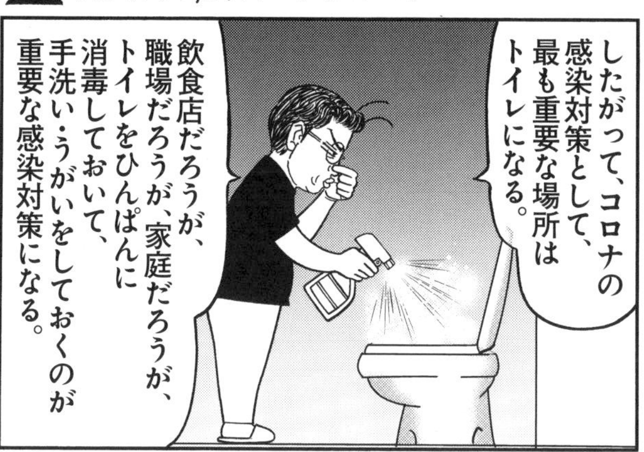
したがって、コロナの感染対策として、最も重要な場所はトイレになる。
飲食店だろうが、職場だろうが、家庭だろうが、トイレをひんぱんに消毒しておいて、手洗い・うがいをしておくのが重要な感染対策になる。
通勤電車には基本トイレがないから、感染しない。

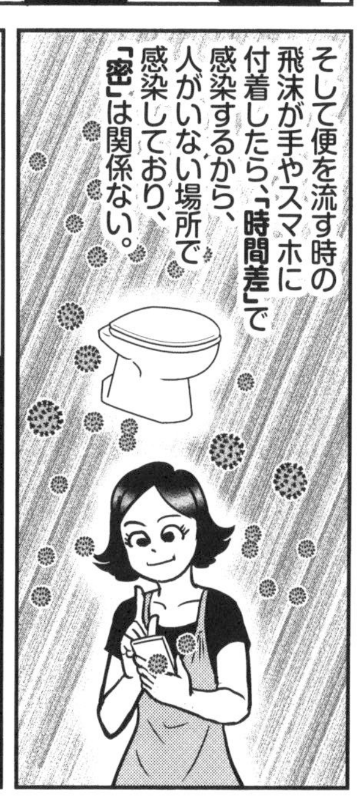
そして便を流す時の飛沫が手やスマホに付着したら、「時間差」で感染するから、人がいない場所で感染しており、「密」は関係ない。

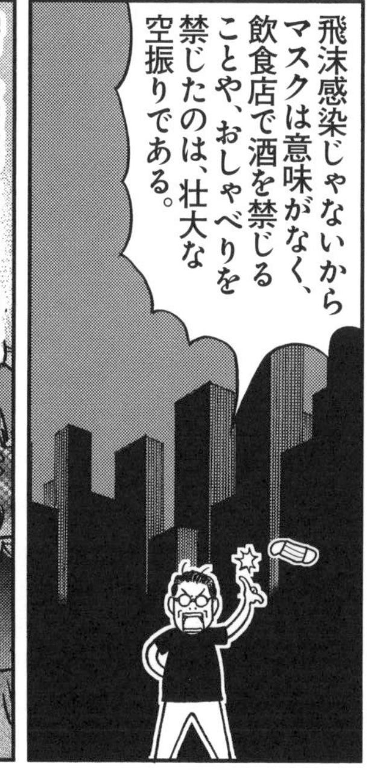
飛沫感染じゃないからマスクは意味がなく、飲食店で酒を禁じることや、おしゃべりを禁じたのは、壮大な空振りである。

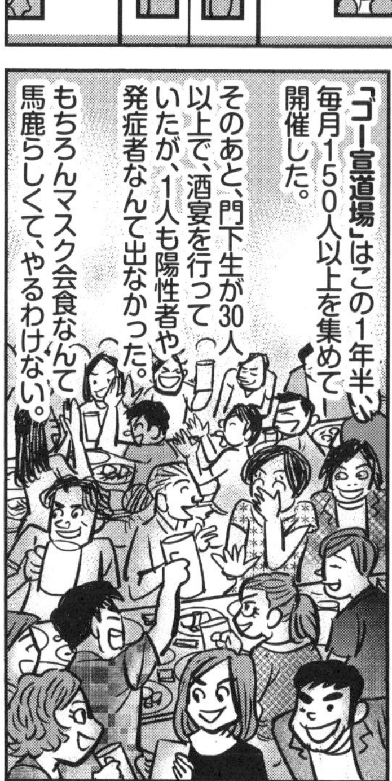
「ゴー宣道場」はこの1年半、毎月150人以上を集めて開催した。
そのあと、門下生が30人以上で、酒宴を行っていたが、1人も陽性者や発症者なんて出なかった。
もちろんマスク会食なんて馬鹿らしくて、やるわけない。

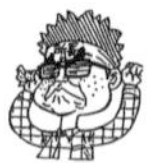

いつまで続く緊急事態宣言！どうせ冬になりゃ風邪は流行るんだから、これじゃー生緊急事態だ。効かないワクチンを何回打ってもコロナ禍は終わらない。本気でコロナ禍を終わらせたい人はテレビを消して、ニコニコチャンネルのブログマガジン「小林よしのりライジング」と土曜8時の生放送「オドレら正気か？」を読むべし、観るべし！

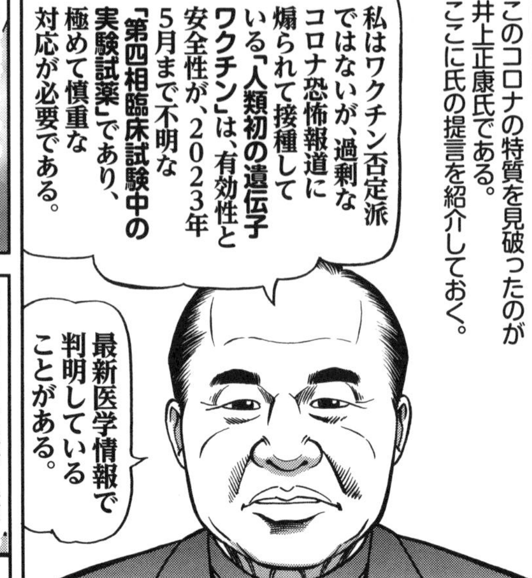

このコロナの特質を見破ったのが井上正康氏である。ここに氏の提言を紹介しておく。
私はワクチン否定派ではないが、過剰なコロナ恐怖報道に煽られて接種している「人類初の遺伝子ワクチン」は、有効性と安全性が、２０２３年５月まで不明な「第四相臨床試験中の実験試薬」であり、極めて慎重な対応が必要である。
最新医学情報で判明していることがある。

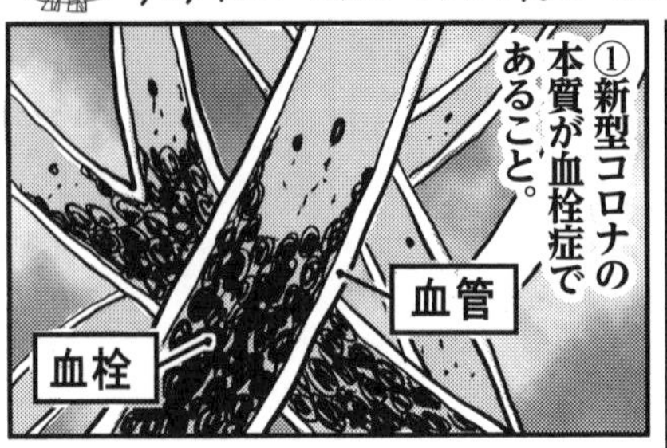

①新型コロナの本質が血栓症であること。
血管
血栓

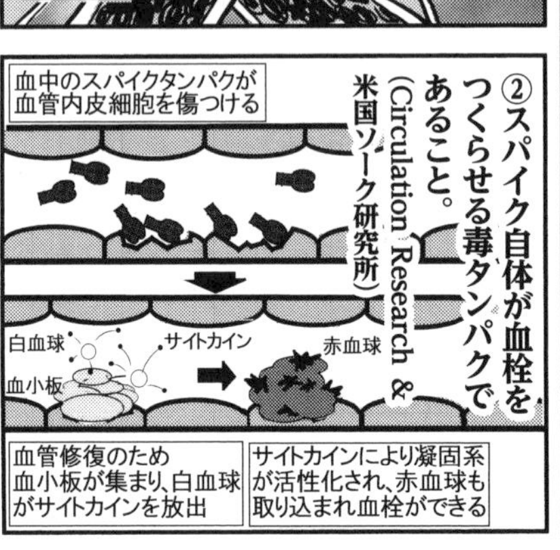

②スパイク自体が血栓をつくらせる毒タンパクであること。
（Circulation Research ＆ 米国ソーク研究所）
血中のスパイクタンパクが血管内皮細胞を傷つける
白血球
サイトカイン
赤血球
血小板
血管修復のため血小板が集まり、白血球がサイトカインを放出
サイトカインにより凝固系が活性化され、赤血球も取り込まれ血栓ができる

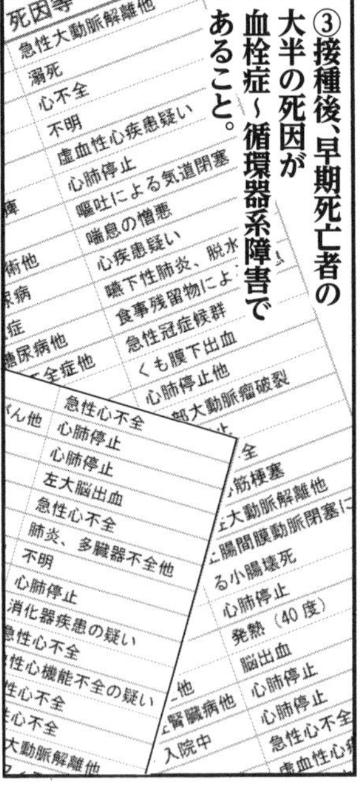

③接種後、早期死亡者の大半の死因が血栓症～循環器系障害であること。
死因等
急性大動脈解離他
溺死
心不全
不明
虚血性心疾患疑い
心肺停止
嘔吐による気道閉塞
喘息の憎悪
心疾患疑い
嚥下性肺炎、脱水
食事残留物によ
急性冠症候群
くも膜下出血
心肺停止他
急性心不全
心肺停止
心肺停止
左大脳出血
急性心不全
肺炎、多臓器不全他
不明
心肺停止
消化器疾患の疑い
急性心不全
急性心不全
性心機能不全の疑い
大動脈解離他
心肺停止
発熱（40度）
脳出血
心肺停止
心肺停止
急性心不全
入院中

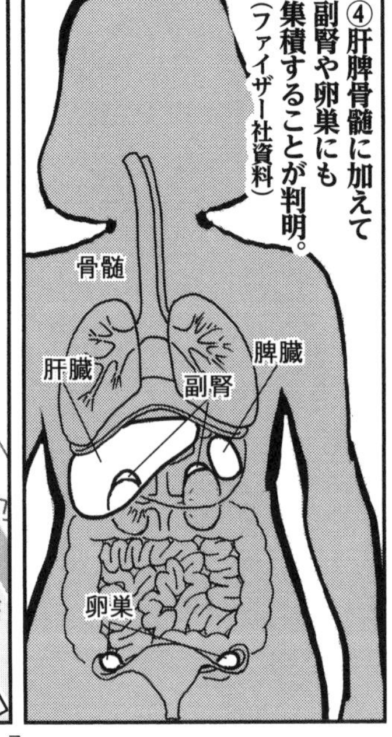

④肝脾骨髄に加えて副腎や卵巣にも集積することが判明。
（ファイザー社資料）
骨髄
肝臓
脾臓
副腎
卵巣

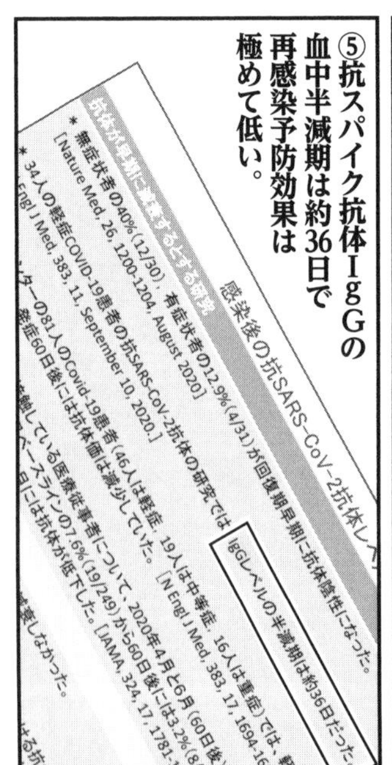

⑤抗スパイク抗体ＩｇＧの血中半減期は約36日で再感染予防効果は極めて低い。
感染後の抗SARS-CoV-2抗体
IgGレベルの半減期は約36日だった。

自民党政務調査会・新型コロナウイルスに関するワクチン対策ＰＴ資料

⑥大半の医師すら
これらの事実を知らず、
「接種の判断は個人の
責任」などは国家的
欺瞞である。

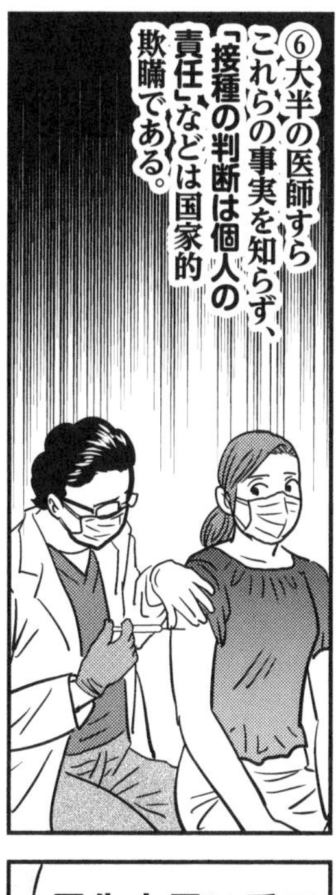

⑦短期間に重症副反応や
死者が激増している代物を
リスクが皆無の子供や
生殖世代に接種することは
狂気の沙汰である。

厚生労働省発表（2021年8月25日）
日本のコロナワクチン接種後の副反応疑い報告

1,093人死亡
（2021年8月20日時点）

副反応報告
22,056人

うち重篤者**3,867人**

⑧接種後に辛い
自覚症状が有れば
すぐに〝肺のCT画像と
血中のDダイマー〟を
検査依頼し、

不幸にも亡くなられた
場合は、家族が
〝病理解剖〟を依頼される
ことを強く勧めます。

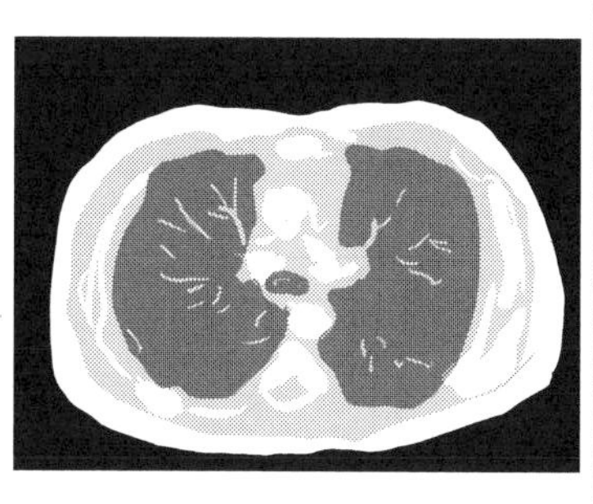

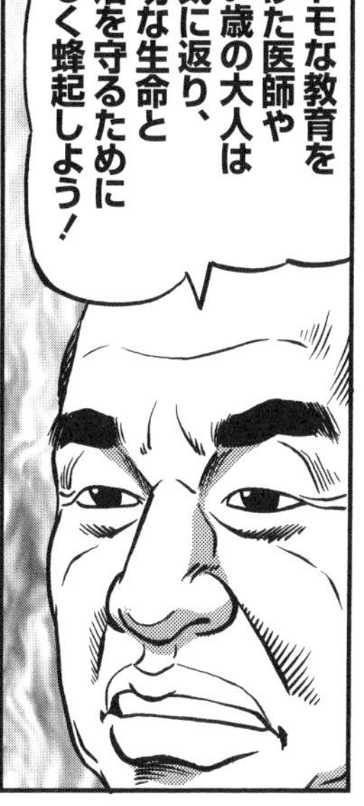
マトモな教育を
受けた医師や
いい歳の大人は
正気に返り、
大切な生命と
生活を守るために
正しく蜂起しよう！

死亡した場合は
「病理解剖の勧め」が
なくては、全症例が
「ワクチンとの因果関係不明」
として闇に葬られて
うやむやにされてしまいます。

ワクチン副反応の証明は
それほど困難であり、
余程のデータをそろえな
ければ無視されます。

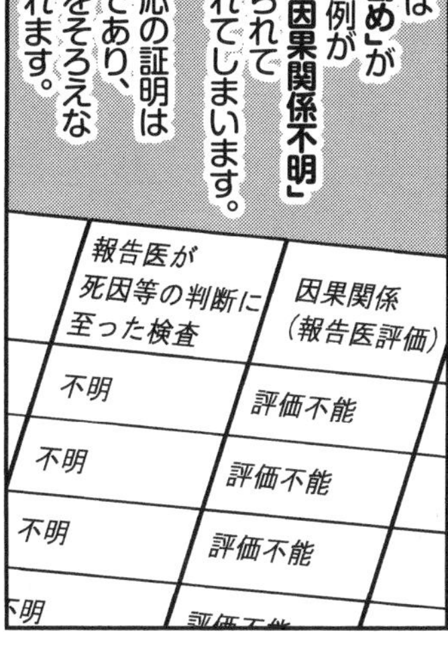

報告医が死因等の判断に至った検査	因果関係（報告医評価）
不明	評価不能
不明	評価不能
不明	評価不能
不明	評価不能

そのような理不尽な行政処理に
対抗する重要な証拠が、
「ワクチン関連死を証明する
生前の全身性血栓症（肺の
すりガラス状CT画像と
血中のDダイマーの測定値）と
死者の『病理解剖』」です。

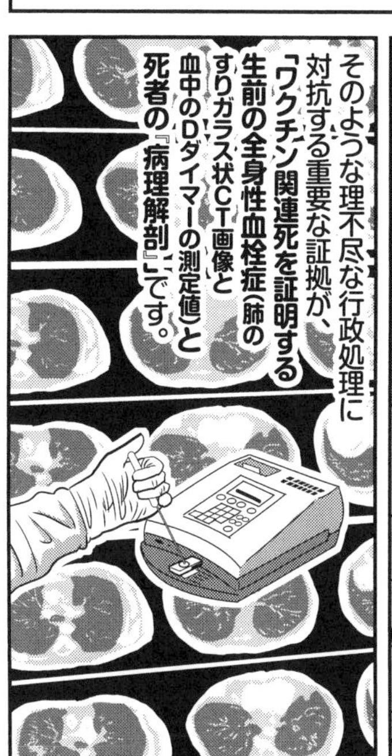

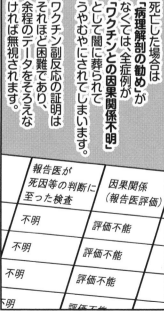

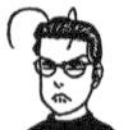
YouTubeはわしの動画を次々「削除」しているが、ワクチンの話題をしてなくても、小林よしのりの動画とみたら全て「削除」する。狂気の言論封殺だ！

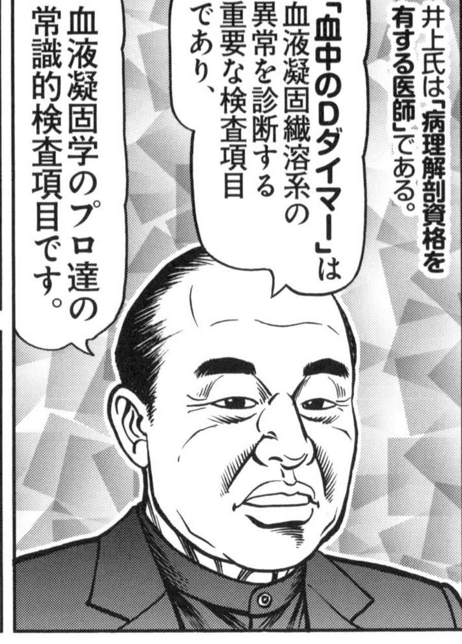
井上氏は「病理解剖資格を有する医師」である。
「血中のDダイマー」は血液凝固繊溶系の異常を診断する重要な検査項目であり、
血液凝固学のプロ達の常識的検査項目です。

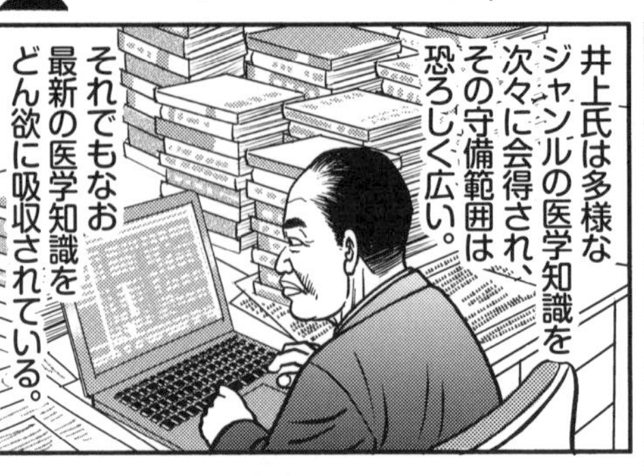
井上氏は多様なジャンルの医学知識を次々に会得され、その守備範囲は恐ろしく広い。
それでもなお最新の医学知識をどん欲に吸収されている。

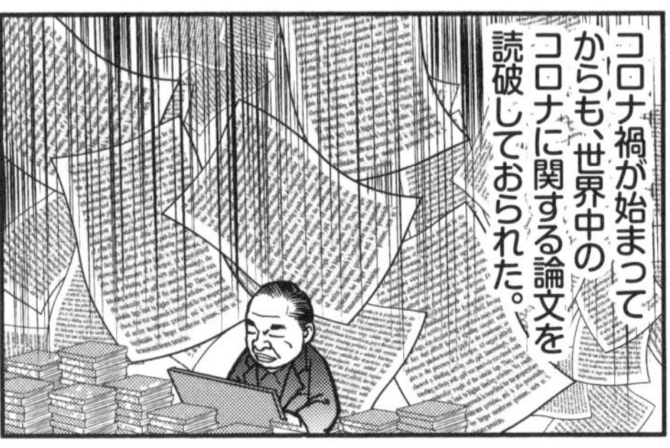
コロナ禍が始まってからも、世界中のコロナに関する論文を読破しておられた。

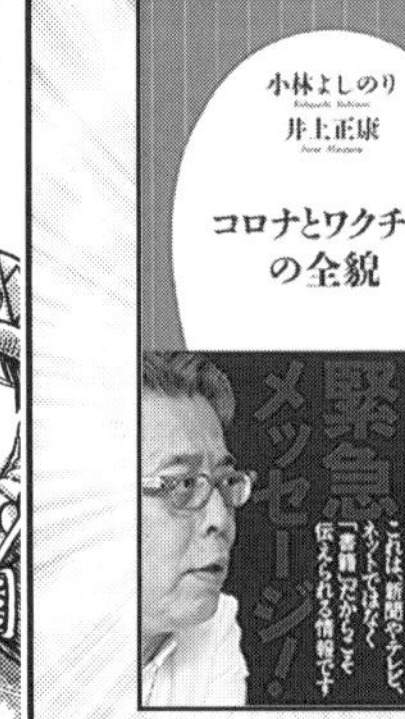
その井上氏と9月30日、小学館新書から、対談本を上梓することになった。
これこそが凡百のコロナ本と全く違う歴史的な決定本と言える！
小林よしのり
井上正康
コロナとワクチンの全貌
日本人への緊急メッセージ！
これは、新聞やテレビ、ネットではなく「書籍」だからこそ伝えられる情報です

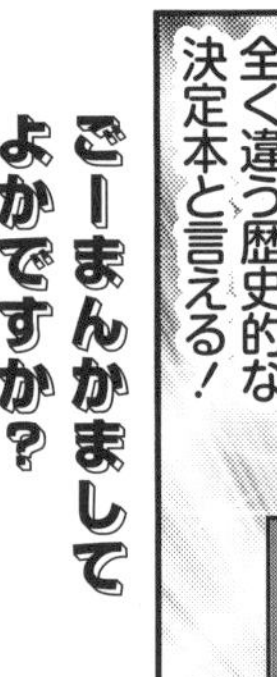
ごーまんかましてよかですか？

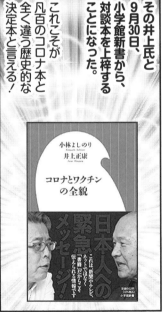

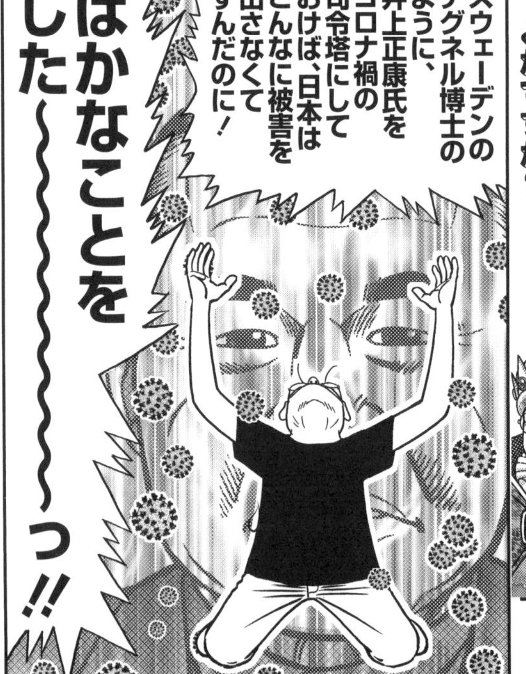
スウェーデンのテグネル博士のように、井上正康氏をコロナ禍の司令塔にしておけば、日本はこんなに被害を出さなくてすんだのに！
ばかなことをした～～～～～～っ!!

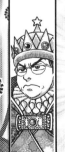

コロナワクチンは今も「治験段階」にあり世界の誰もが「安全」とは言い切れない！

コロナワクチンの有効性と安全性に慎重な対応を求める井上正康大阪市立大学名誉教授は、分子病態学や分子生理学など多岐にわたる研究活動に携ってきた。インド・ペルシャ湾航路の船医として感染症学にも通じ、熊本大学助教授としてワクチンの研究にも従事していた人物だ。

『ゴーマニズム宣言SPECIAL　コロナ論』シリーズ3巻では、著者・小林よしのりとの特別対談企画に登場。2021年9月には2人の共著『コロナとワクチンの全貌』（小学館新書）も上梓している。

井上氏のコロナワクチンへのスタンスは極めて明快だ。日本人はすでに新型コロナの集団免疫を獲得しており、もともと感染しにくい子供はもちろん、大人も接種する必要はない、と主張している。

今の時点でワクチンの効果には不明瞭な点が多く、日本ではすでに1000人超の接種後死亡例が積み上がっているように、その危険性が拭い切れないからだ。

この夏、「ワクチン先進国」と言われてきたイスラエルや英国で感染が再拡大した。専門家の多くが「感染は広がったが、重症化は防いでいる」といった評価を下すなか、井上氏は「重症者や死者が減少したのは、単にデルタ株が弱毒だったからではないか」と反論している。

あらゆる感染症について言えることだが、弱毒なウイルスほど宿主を傷めず、殺すこともないため、感染は広がりやすい。そして、ウイルスは流行の波ごとに弱毒化していくのが定説となっている。井上氏がコロナワクチンについて「打っても、打たなくても大差はない」と断じるのも、こうした前提があるからだ。

ワクチンを接種することで細胞の「自死」を引き起こす

さらに井上氏は、コロナワクチンは効果が疑わしいばかりか、危険性も孕んでいると警鐘を鳴らす。3月31日、ワクチン研究で世界の権威とされる米ソーク研究所が発表した「新型コロナウイルスの感染メカニズム」の論文は衝撃的だった。これによると、コロナウイルスがつくり出すスパイクタンパク質が、ヒトの細胞のACE2受容体に結合すると、血管の内皮細胞のミトコンドリアが暴走。細胞が「自死」するアポトーシスを引き起こすというのだ。これまで感染の仕組みは、コロナのスパイクタンパク質がACE2受容体に結合し、そこからウイルスのR

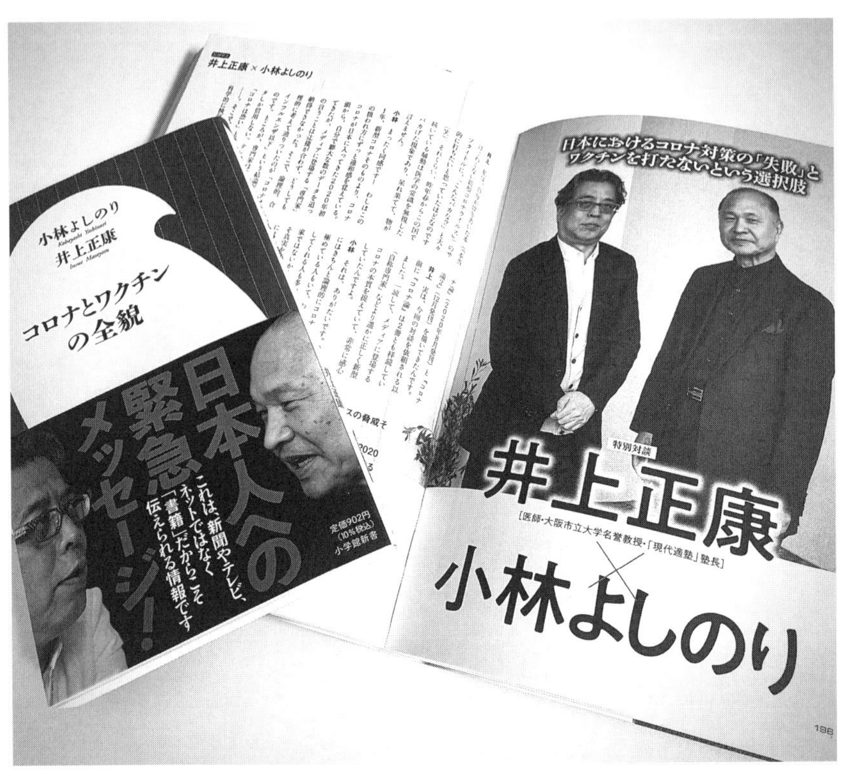
小林よしのり
井上正康
コロナとワクチンの全貌
日本人への緊急メッセージ！
これは、新聞やテレビ、ネットではなく「書籍」だからこそ伝えられる情報です
定価902円（10％税込）
小学館新書
井上正康×小林よしのり
日本におけるコロナ対策の「失敗」とワクチンを打たないという選択肢
特別対談
井上正康
［医師・大阪市立大学名誉教授・「現代適塾」塾長］
×
小林よしのり
198
著者・小林よしのりと井上正康氏の初めての対談を掲載した『ゴーマニズム宣言SPECIAL コロナ論3』（小社刊）と、先ごろ出版された2人の共著『コロナとワクチンの全貌』（小学館新書）

NAが細胞に侵入すると考えられてきた。ところが、今回の論文で明らかになったのは、スパイクタンパク質がACE2受容体に結合しただけで、細胞が「自死」してしまうという新事実だった。

日本でも接種が進んでいる米ファイザー社やモデルナ社のmRNAワクチンは、スパイクタンパク質でヒトの免疫反応を誘発し抗体をつくる仕組みだ。これを踏まえるなら、コロナワクチンが細胞の「自死」を引き起こす可能性は否定できない。井上氏が「スパイク自体が毒タンパク」と指摘しているように、スパイクを接種するコロナワクチンも「毒」という可能性があるということだ。

政府や専門家は、海外の治験データを頼りにワクチンの安全性を訴えている。確かに、海外第3相治験は終了したものの、参加者の経過観察は継続中で、今まさに事実上の「第4相治験」が世界で行われている。つまり、この壮大な「人体実験」が終了する日まで、誰も「安心・安全」などと言い切れないのだ。

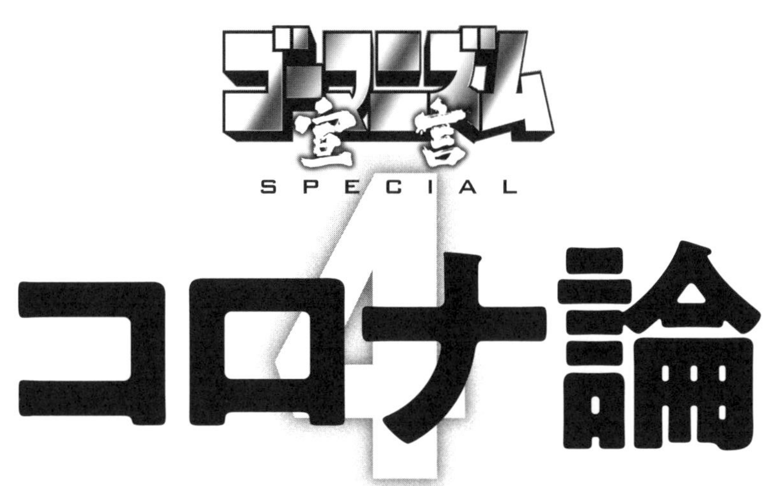
ゴーマニズム宣言
SPECIAL
コロナ論4

第15章 選択の自由がないワクチン

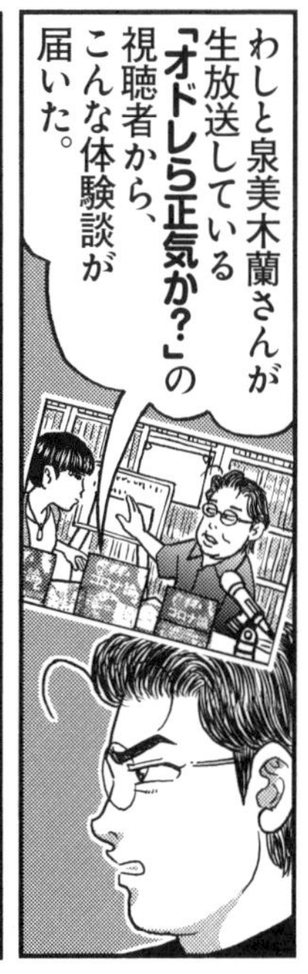
わしと泉美木蘭さんが生放送している「オドレら正気か?」の視聴者から、こんな体験談が届いた。

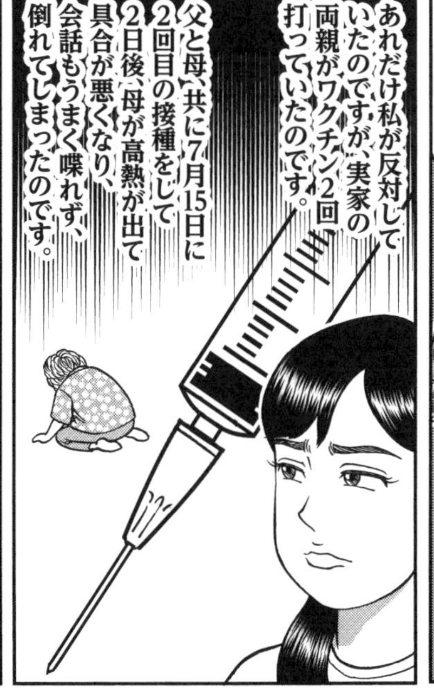
あれだけ私が反対していたのですが、実家の両親がワクチン2回打っていたのです。
父と母、共に7月15日に2回目の接種をして2日後、母が高熱が出て具合が悪くなり、会話もうまく喋れず、倒れてしまったのです。

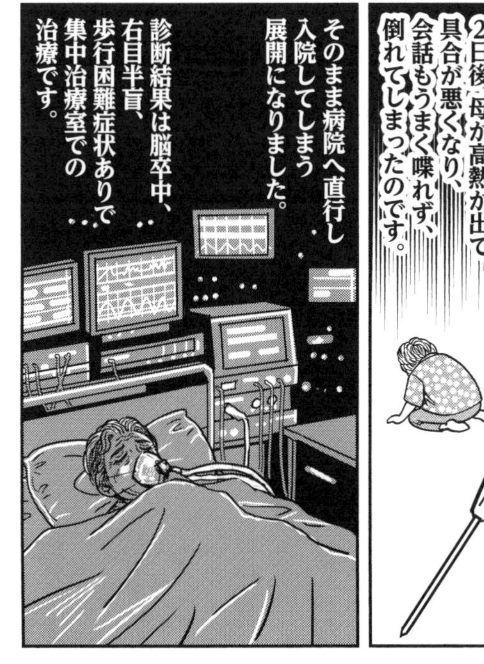
そのまま病院へ直行し入院してしまう展開になりました。
診断結果は脳卒中、右目半盲、歩行困難症状ありで集中治療室での治療です。…

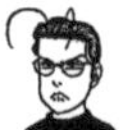

文藝春秋で、忽那賢志がこびナビをブレインにして、「読んではいけない反ワクチン本」という記事を書いた。「読んではいけない」というのだから、「焚書」感覚の奴なのだろう。ところがこの記事自体が全く非科学的なのだから呆れ果てた。

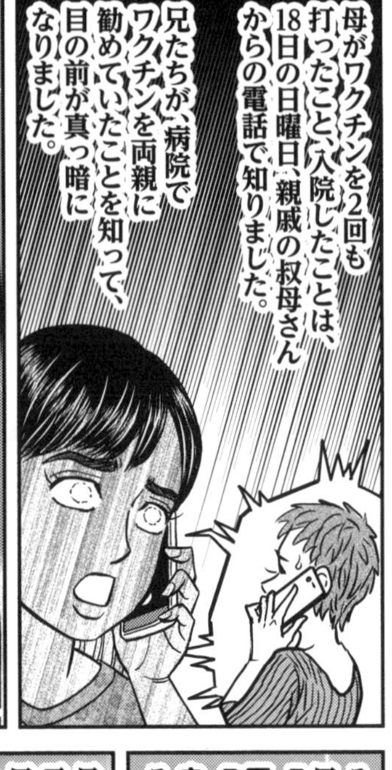
母がワクチンを2回も打ったこと、入院したことは、18日の日曜日、親戚の叔母さんからの電話で知りました。
兄たちが、病院でワクチンを両親に勧めていたことを知って、目の前が真っ暗になりました。

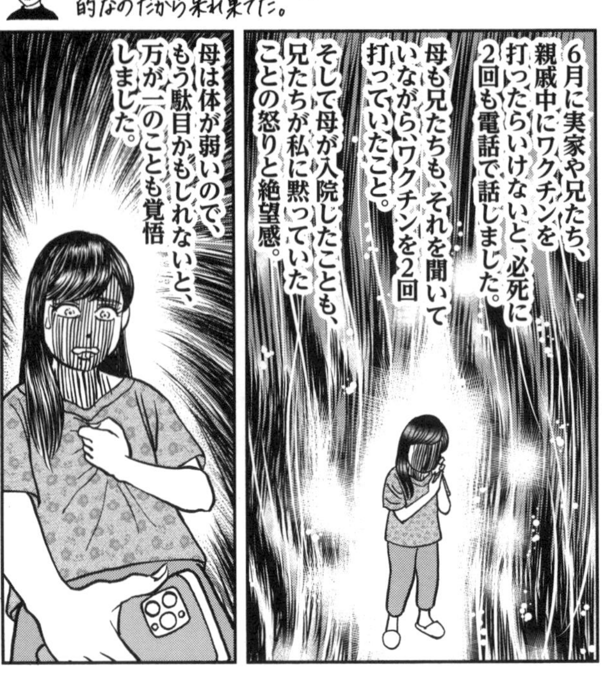
6月に実家や兄たち、親戚中にワクチンを打ったらいけないと、必死に2回も電話で話しました。
母も兄たちも、それを聞いていながら、ワクチンを2回打っていたこと。
そして母が入院したことも、兄たちが私に黙っていたことの怒りと絶望感。
母は体が弱いので、もう駄目かもしれないと、万が一のことも覚悟しました。

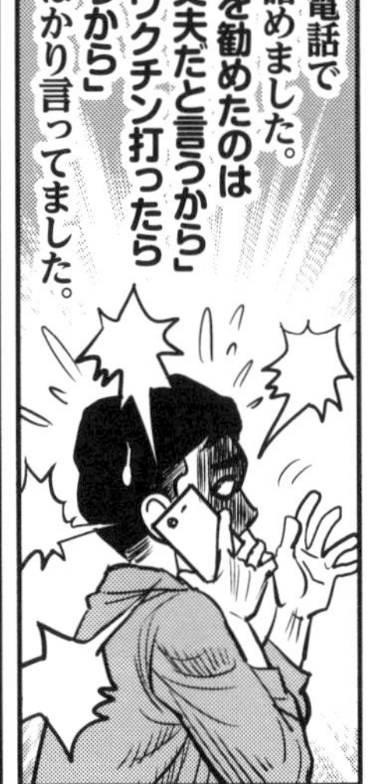
それから、電話で兄を問い詰めました。
「ワクチンを勧めたのは医者が大丈夫だと言うから」
「テレビでワクチン打ったら良いと言うから」
そんな事ばかり言ってました。

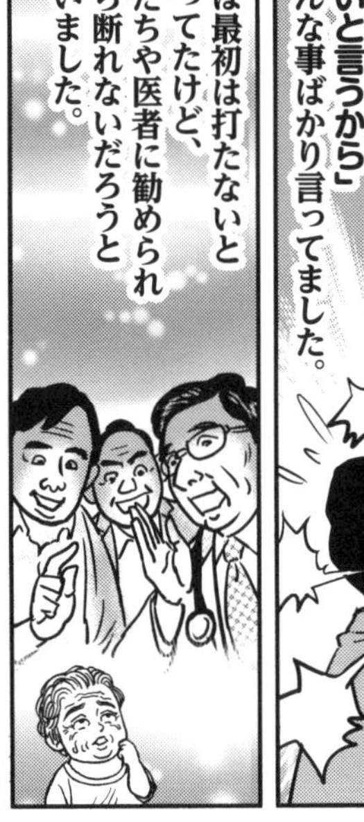
母は最初は打たないと言ってたけど、兄たちや医者に勧められたら断れないだろうと思いました。

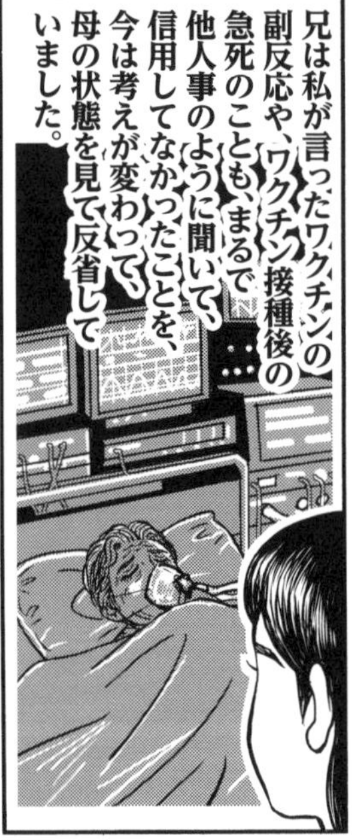
兄は私が言ったワクチンの副反応や、ワクチン接種後の急死のことも、まるで他人事のように聞いて、信用してなかったことを、今は考えが変わって、母の状態を見て反省していました。

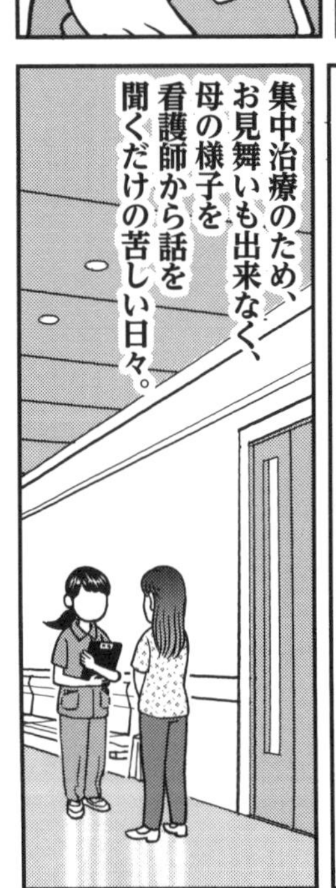
集中治療のため、お見舞いも出来なく、母の様子を看護師から話を聞くだけの苦しい日々。

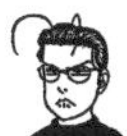

忽那記事の中で、井上正康氏の理論を、根拠なく「トンデモ理論」と決めつけているので、わしは「公開討論」を申し込んだ。忽那とこびナビVS井上氏とわしのネット生放送での討論だ。無観客で、会場はわしが用意、わしから忽那とこびナビにギャラを10万ずつ払うという条件だ。

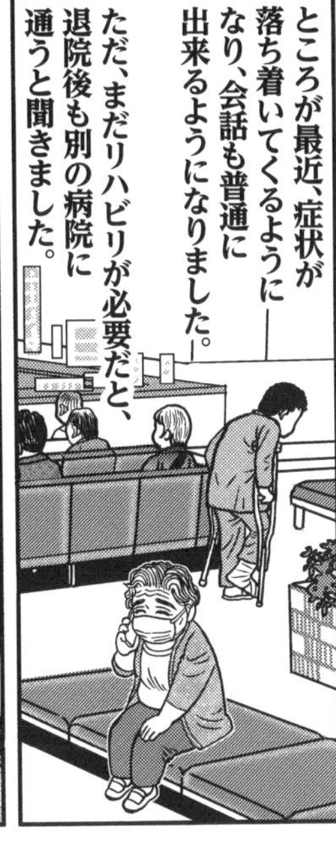

ところが最近、症状が落ち着いてくるようになり、会話も普通に出来るようになりました。
ただ、まだリハビリが必要だと、退院後も別の病院に通うと聞きました。

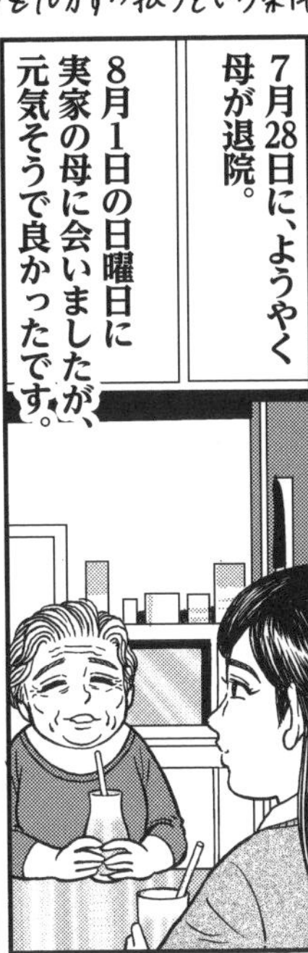

7月28日に、ようやく母が退院。
8月1日の日曜日に実家の母に会いましたが、元気そうで良かったです。

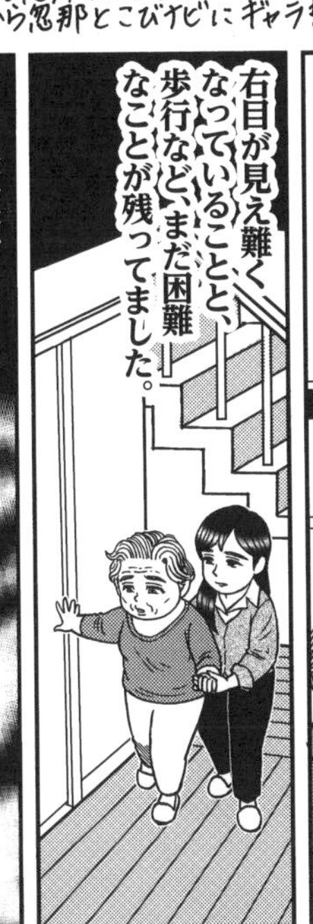

右目が見え難くなっていることと、歩行など、まだ困難なことが残ってました。

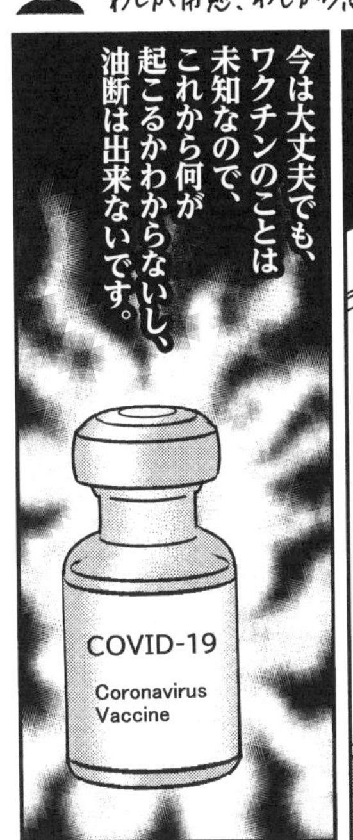

今は大丈夫でも、ワクチンのことは未知なので、これから何が起こるかわからないし、油断は出来ないです。
COVID-19
Coronavirus Vaccine

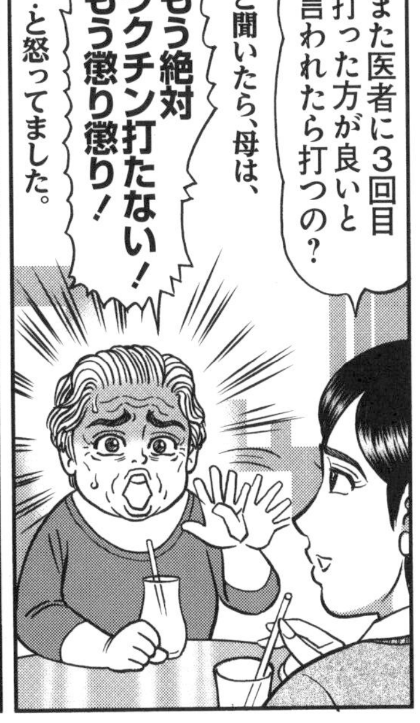

また医者に3回目打った方が良いと言われたら打つの？
と聞いたら、母は、
もう絶対ワクチン打たない！もう懲り懲り！
…と怒ってました。

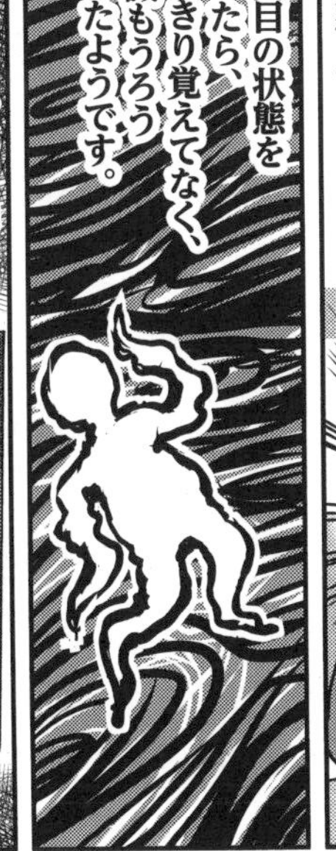

2回目の状態を聞いたら、はっきり覚えてなく、意識もうろうだったようです。

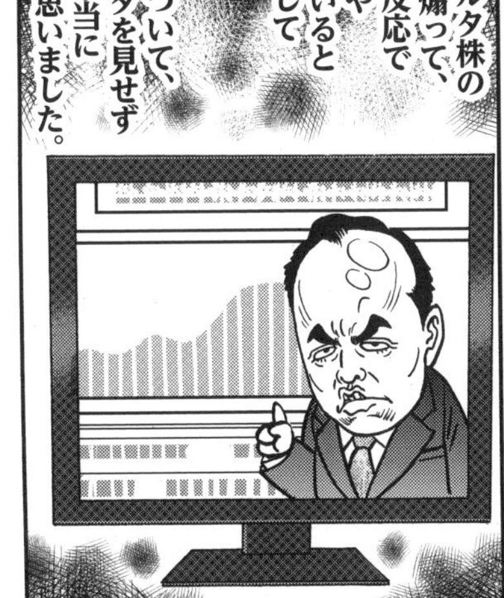

マスコミはデルタ株の感染者ばかり煽って、ワクチンの副反応で重篤になる人や死亡する人がいるということを隠しています。
重い副反応について、きちんとデータを見せず説明しない、本当に酷い状況だと思いました。

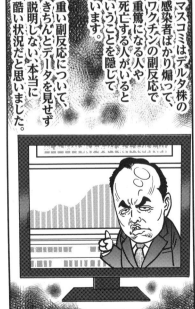

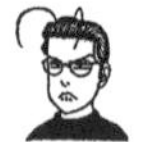

それでも忽那・こびナビ(木下・峰)は「公開討論」を逃げた！「医学部を出て来い」「論文を書いて来い」というのが、奴らの「逃げ口実」だ。井上正康氏は「大阪大学医学部の名誉教授」であり、大ベテランの医師であり、個人名入りの論文が膨大にある。こびナビの連中は、阿呆なのか？

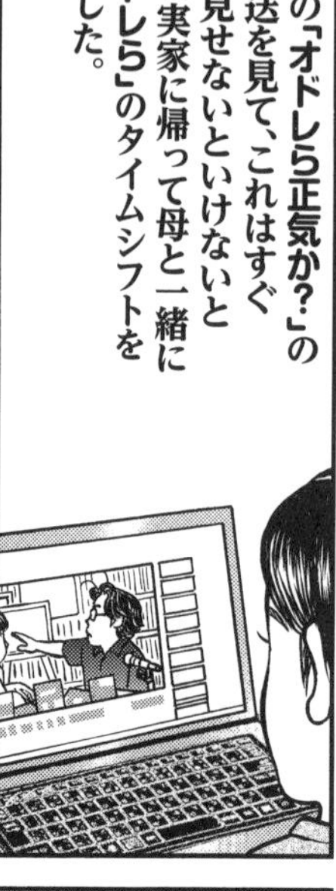
後日の「オドレら正気か?」の生放送を見て、これはすぐ母に見せないといけないと思い、実家に帰って母と一緒に「オドレら」のタイムシフトを見ました。

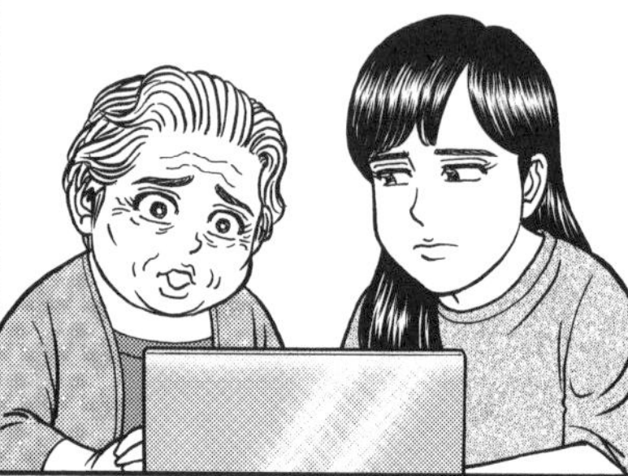
母は…医者は小林先生のように詳しく説明しなかったと、副反応の説明もただ熱が出るだけだから休んでおけば大丈夫、という簡単な説明だけで、ワクチン接種後の2、3日後の死者のことなど全然言わなかったと言ってました。

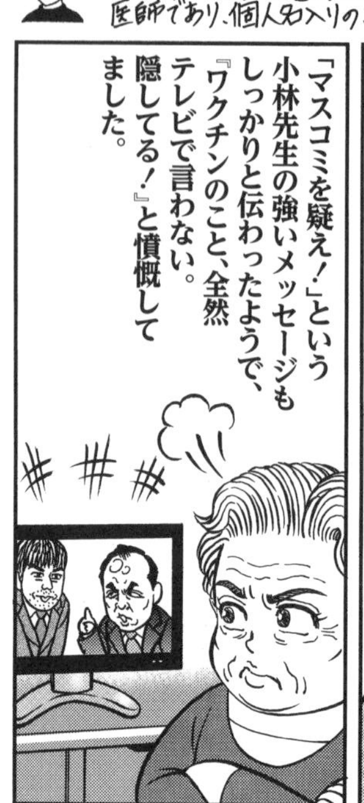
「マスコミを疑え！」という小林先生の強いメッセージもしっかりと伝わったようで、『ワクチンのこと、全然テレビで言わない。隠してる！』と憤慨してました。

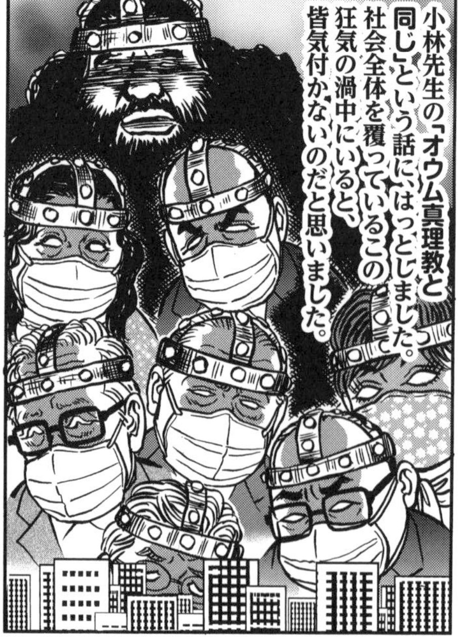
小林先生の「オウム真理教と同じ」という話に、はっとしました。社会全体を覆っているこの狂気の渦中にいると、皆気付かないのだと思いました。

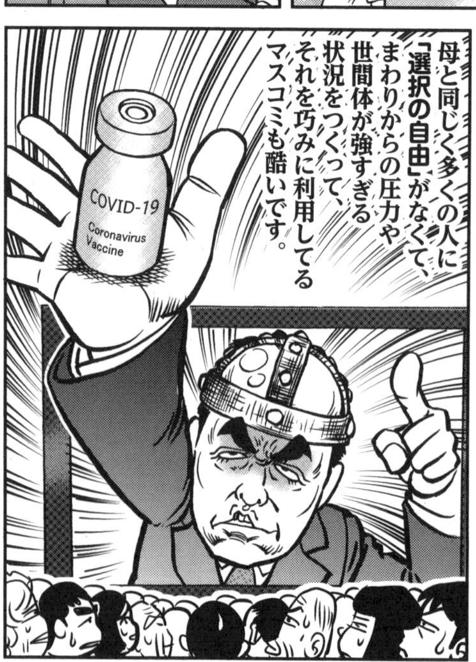
母と同じく多くの人に「選択の自由」がなくて、まわりからの圧力や世間体が強すぎる状況をつくって、それを巧みに利用してるマスコミも酷いです。
COVID-19
Coronavirus
Vaccine

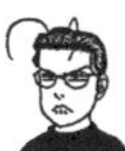

「こびナビ」は、製薬会社に「媚びて」、権力に「靡いて」、毒スパイクタンパクを体内で製造させる「ワクチン打て打て団」である。サリンを撒いたオウム真理教のようなものだ。

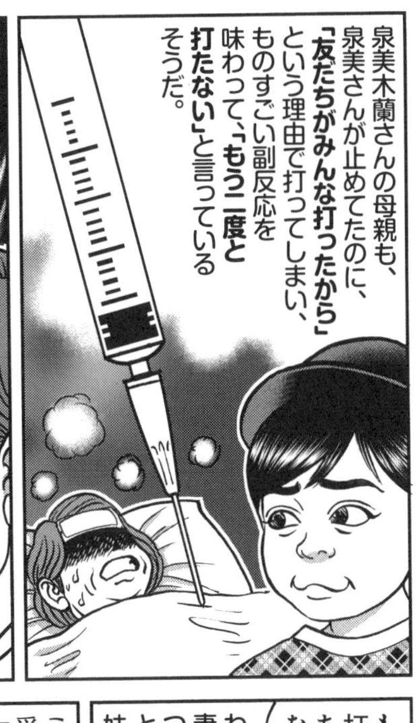

泉美木蘭さんの母親も、泉美さんが止めてたのに、**「友だちがみんな打ったから」**という理由で打ってしまい、ものすごい副反応を味わって、**「もう二度と打たない」**と言っているそうだ。

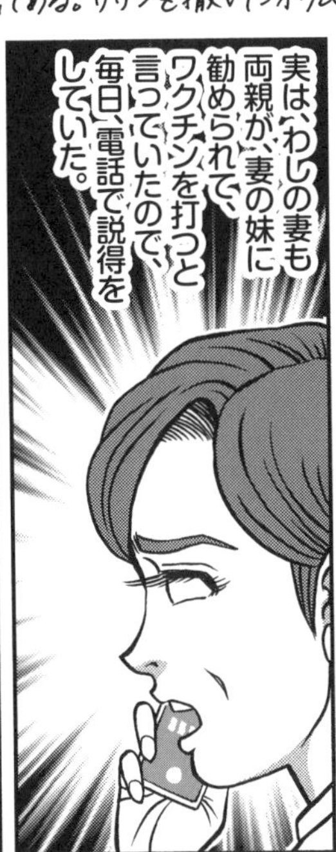

実は、わしの妻も両親が、妻の妹に勧められて、ワクチンを打つと言っていたので、毎日、電話で説得をしていた。

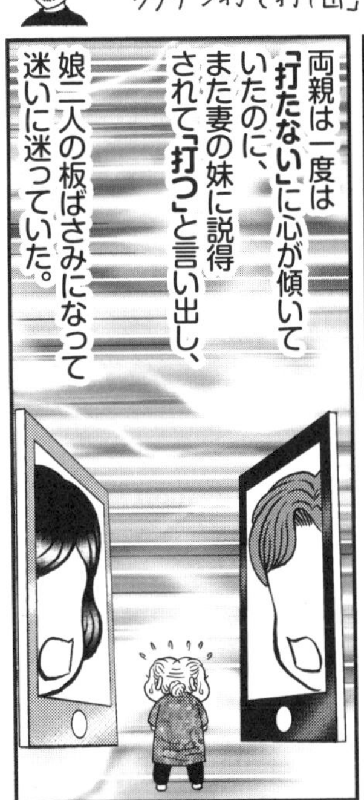

両親は一度は**「打たない」**に心が傾いていたのに、また妻の妹に説得されて**「打つ」**と言い出し、
娘二人の板ばさみになって迷いに迷っていた。

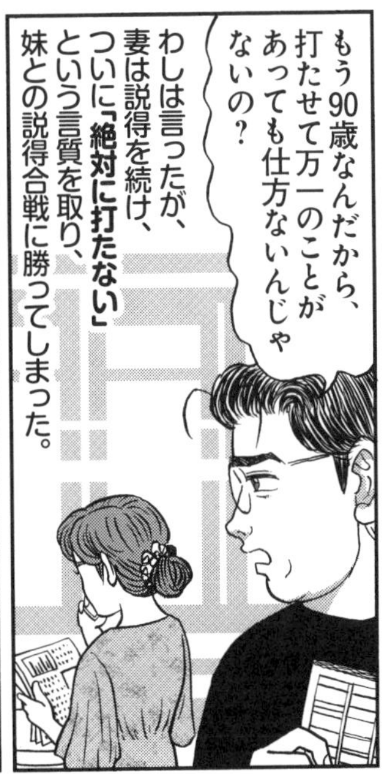

もう90歳なんだから、打たせて万一のことがあっても仕方ないんじゃないの？
わしは言ったが、妻は説得を続け、ついに**「絶対に打たない」**という言質を取り、妹との説得合戦に勝ってしまった。

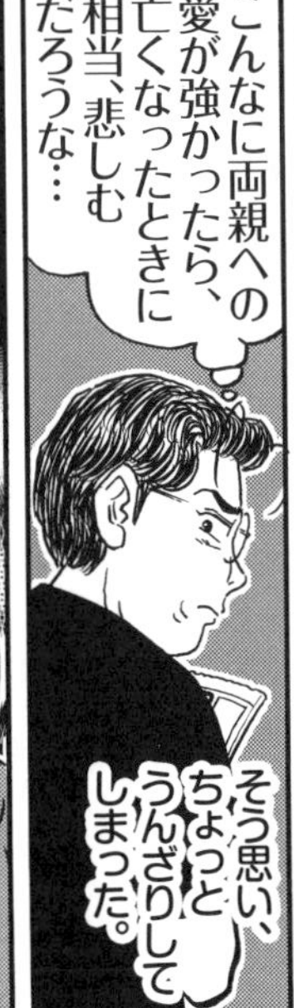

こんなに両親への愛が強かったら、亡くなったときに相当、悲しむだろうな…
そう思い、ちょっとうんざりしてしまった。

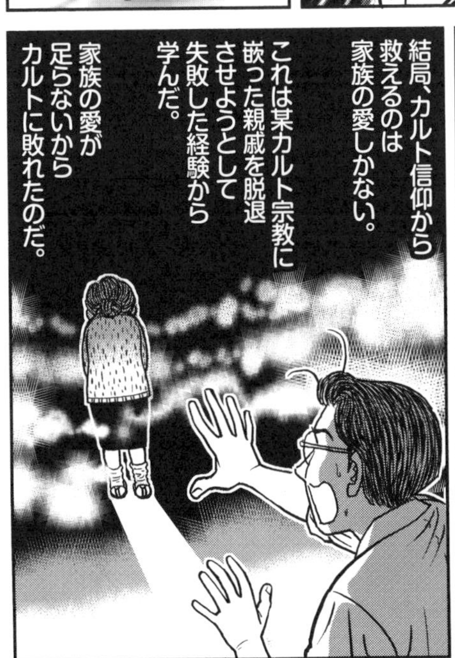

結局、カルト信仰から救えるのは家族の愛しかない。
これは某カルト宗教に嵌った親戚を脱退させようとして失敗した経験から学んだ。
家族の愛が足らないからカルトに敗れたのだ。

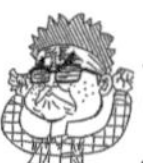

駐アフガニスタン日本大使館の大使らは、大混乱のアフガンに在留邦人と現地スタッフを置き去りにして、真っ先に逃げた！子供や若者の未来を奪って自粛やワクチンを強いるコロナ脳と同じ「我が身だけが大事」の日本人の劣化が止まらない！劣化を拒む人はWebマガジン「小林よしのりライジング」と土曜8時の生放送「オドレら正気か？」を見よ！

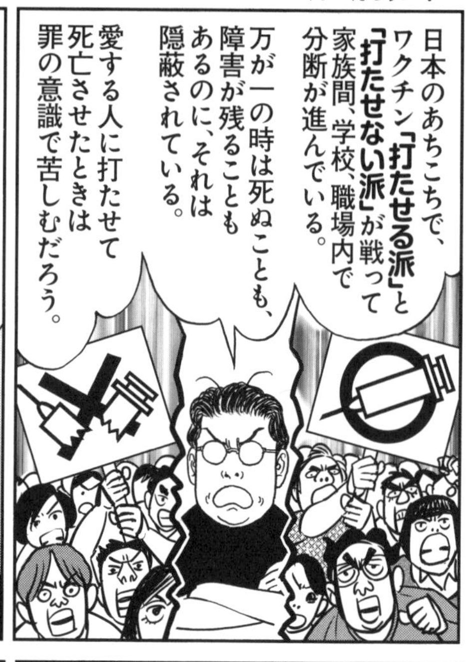
日本のあちこちで、ワクチン**「打たせる派」**と**「打たせない派」**が戦って家族間、学校、職場内で分断が進んでいる。
万が一の時は死ぬことも、障害が残ることもあるのに、それは隠蔽されている。
愛する人に打たせて死亡させたときは罪の意識で苦しむだろう。

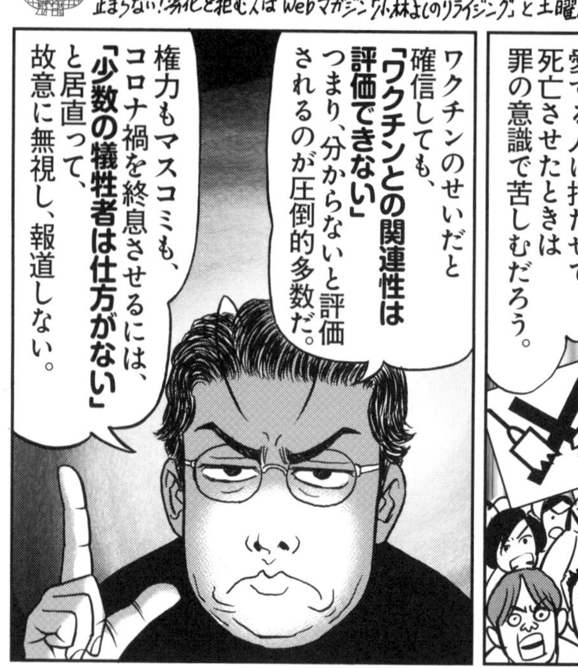
ワクチンのせいだと確信しても、**「ワクチンとの関連性は評価できない」**つまり、分からないと評価されるのが圧倒的多数だ。
権力もマスコミも、コロナ禍を終息させるには、**「少数の犠牲者は仕方がない」**と居直って、故意に無視し、報道しない。

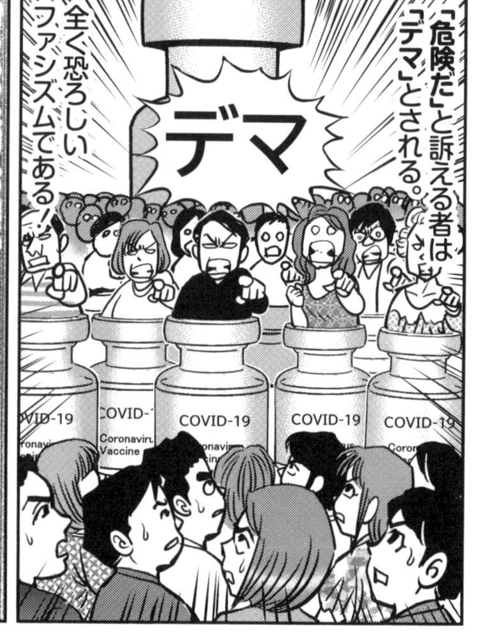
「危険だ」と訴える者は**「デマ」**とされる。
デマ
全く恐ろしいファシズムである！
COVID-19
COVID-19
COVID-19
COVID-19

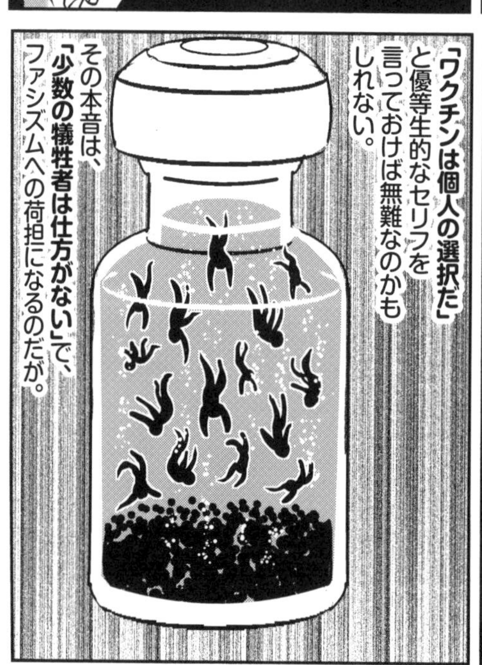
「ワクチンは個人の選択だ」と優等生的なセリフを言っておけば無難なのかもしれない。
その本音は、**「少数の犠牲者は仕方がない」**で、ファシズムへの荷担になるのだが。

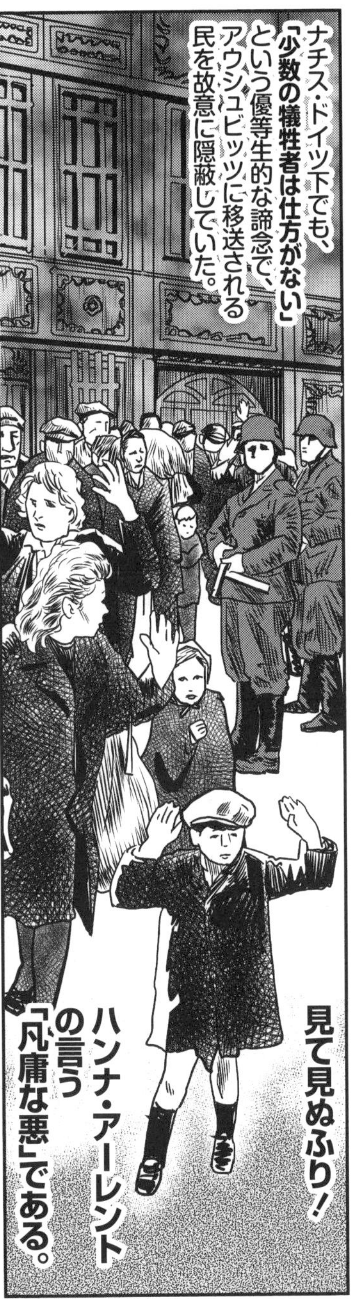
ナチス・ドイツ下でも、
「少数の犠牲者は仕方がない」
という優等生的な諦念で、
アウシュビッツに移送される
民を故意に隠蔽していた。
見て見ぬふり！
ハンナ・アーレント
の言う
「凡庸な悪」である。

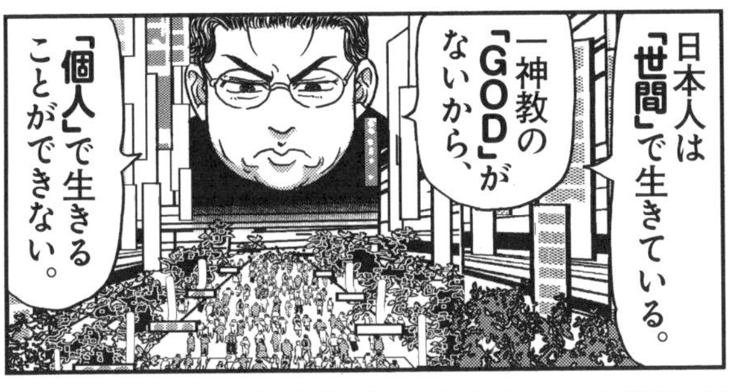
日本人は
「世間」で生きている。
一神教の
「GOD」が
ないから、
「個人」で生きる
ことができない。

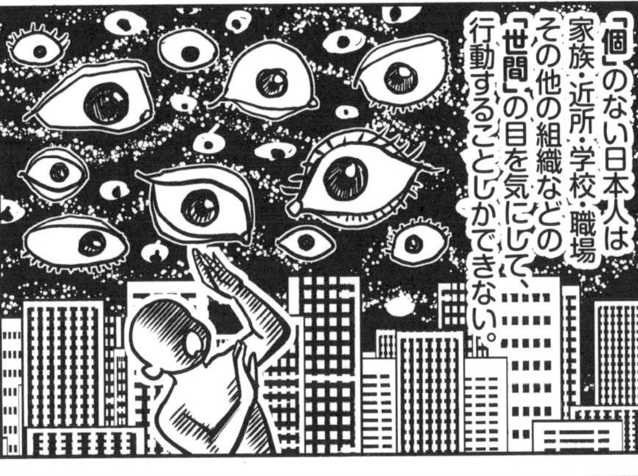
「個」のない日本人は
家族・近所・学校・職場
その他の組織などの
「世間」の目を気にして、
行動することしかできない。

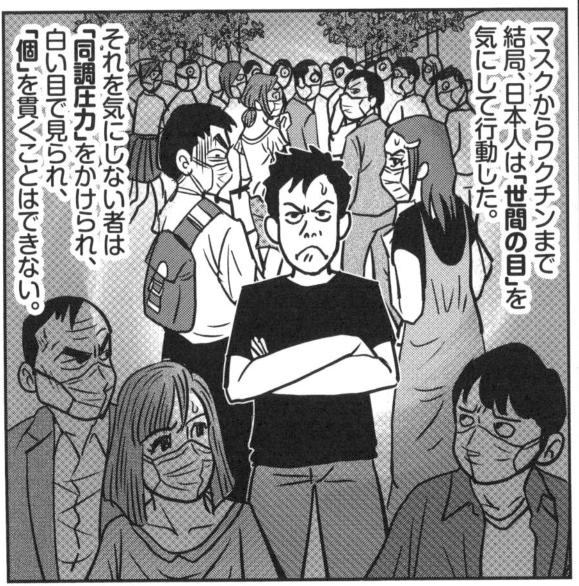
マスクからワクチンまで
結局、日本人は「世間の目」を
気にして行動した。
それを気にしない者は
「同調圧力」をかけられ、
白い目で見られ、
「個」を貫くことはできない。

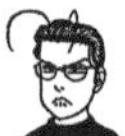

井上正康氏とわしの対談本『コロナとワクチンの全貌』（小学館新書）が発売された。「デマ」呼ばわりされぬよう、小学館の編集者とライターが、徹底的にファクトチェックして、制作した。コロナからワクチンまで、その全貌を解明している本はこれしかない！

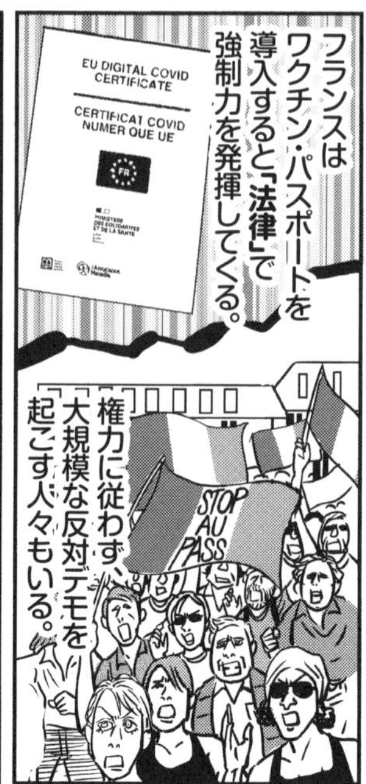

フランスはワクチン・パスポートを導入すると「法律」で強制力を発揮してくる。
EU DIGITAL COVID CERTIFICATE
CERTIFICAT COVID NUMER QUE UE
権力に従わず、大規模な反対デモを起こす人々もいる。
STOP AU PASS

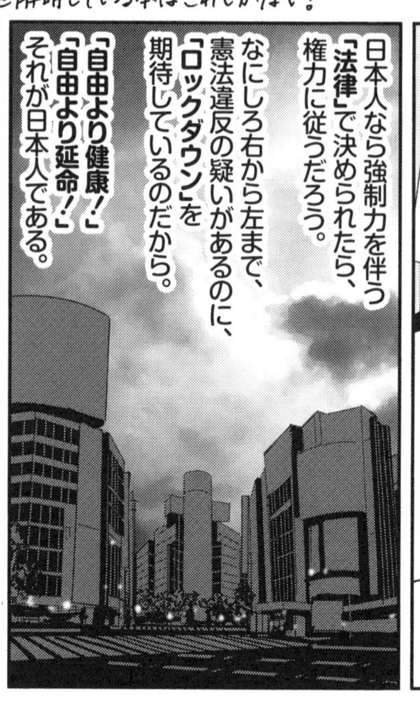

日本人なら強制力を伴う「法律」で決められたら、権力に従うだろう。
なにしろ右から左まで、憲法違反の疑いがあるのに、「ロックダウン」を期待しているのだから。
「自由より健康！」「自由より延命！」それが日本人である。

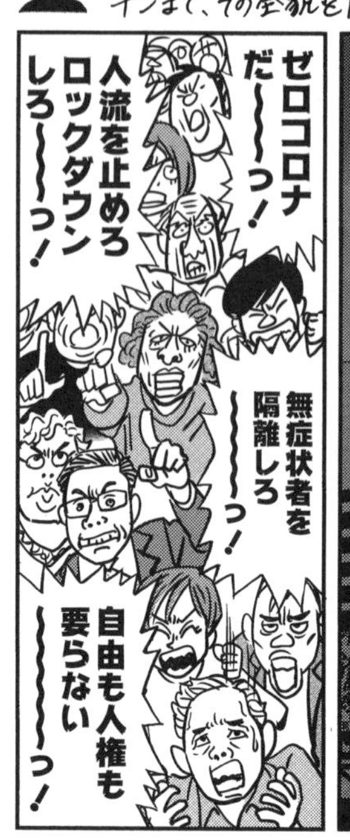

ゼロコロナだ～～っ！
人流を止めろロックダウンしろ～～っ！
無症状者を隔離しろ～～っ！
自由も人権も要らない～～～っ！

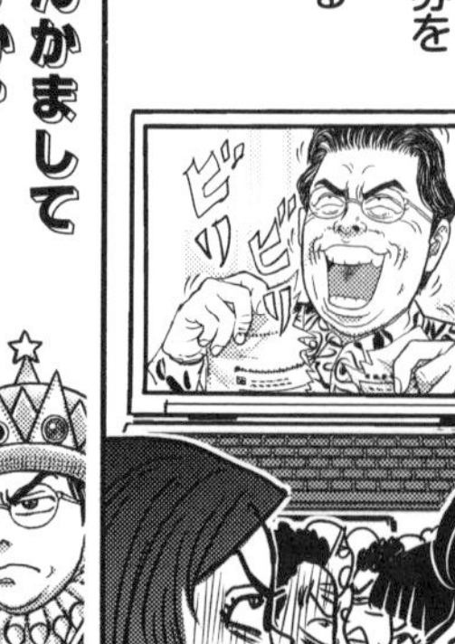

リベラル・サヨクは、わしのようにワクチン接種券を破り捨てる「個」の強すぎる人間が大嫌いである。
ビリ
ビリ
ビリ

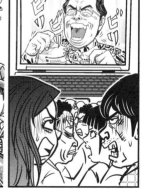

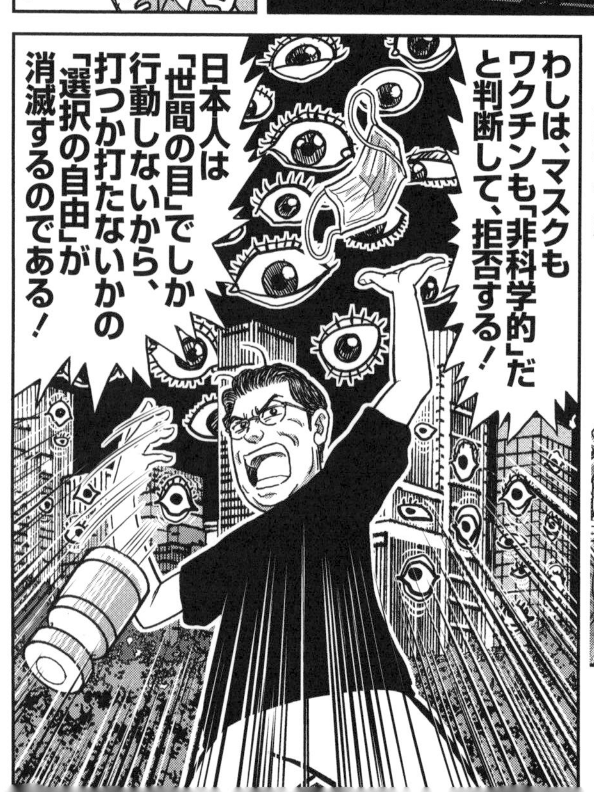

ごーまんかましてよかですか？
わしは、マスクもワクチンも「非科学的」だと判断して、拒否する！
日本人は「世間の目」でしか行動しないから、打つか打たないかの「選択の自由」が消滅するのである！

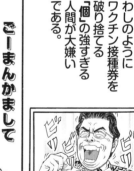

「ワクチンハラスメント」が急増するなか社員の接種を事実上強制する企業も

コロナワクチンの接種は、予防接種法の規定で「努力義務」にとどまっている。言い換えるなら、打つか、打たないかは個人の自由ということだ。ところが、家庭や職場、地域コミュニティなどで、ワクチン未接種の人を不当に差別する「ワクチンハラスメント」が横行している。日本弁護士連合会が2021年5月に実施した「新型コロナウイルス・ワクチン予防接種に係る人権・差別問題ホットライン」には、2日間で208件もの相談が寄せられたという。

打つか、打たないかの自由をもっとも早く奪われたのは、2月に先行接種が始まった医療従事者や介護業界の関係者だ。

弁護士会のホットラインには、「職場でワクチンを『受ける』『受けない』にチェックする表が貼り出され、『受けない』を選べる空気ではない」（看護師）といった声や、「実習先で『拒否するなら実習ができない可能性があり、単位が取得できない』と言われた」（看護学生）など、接種を半ば強制するようなハラスメント被害を受けた人たちからの相談が殺到。なかには、「職場から『打ちたくないのであればここでは働けない』と、事実上のクビを宣告された」（介護施設職員）と、解雇をちらつかせて接種を迫る悪質なケースもあったという。

先行する米国企業に追随しワタミが「原則接種」を表明

デルタ株の蔓延で感染が再拡大するなか、経済社会活動の再開を急ぐ米国では、連邦政府が出した指針に則って、すでにＧｏｏｇｌｅやユナイテッド航空など多くの民間企業で接種義務化が進んでいる。一方、日本でもこういった流れに追随して、社員に対して接種を促す企業が出始めた。過去に参議院議員も務めた渡邉美樹氏率いる外食チェーン大手・ワタミが、8月、全社員に対してコロナワクチンの「原則接種」を事実上義務付ける方針を発表したのだ。ワタミは焼肉屋や唐揚げ店への業態転換が功を奏したものの、莫大な先行投資が経営を圧迫。客を呼び戻すためには全社員のワクチン接種が不可避と考えたのだろう。だが、日本においては、接種はあくまでも「努力義務」にとどまり、事実上の強制は労働法規に抵触する恐れがある。

ワタミは、接種を望まない社員については毎週ＰＣＲ検査を実施。陰性が判明した社員は衣服に「安全マーク」をつけ

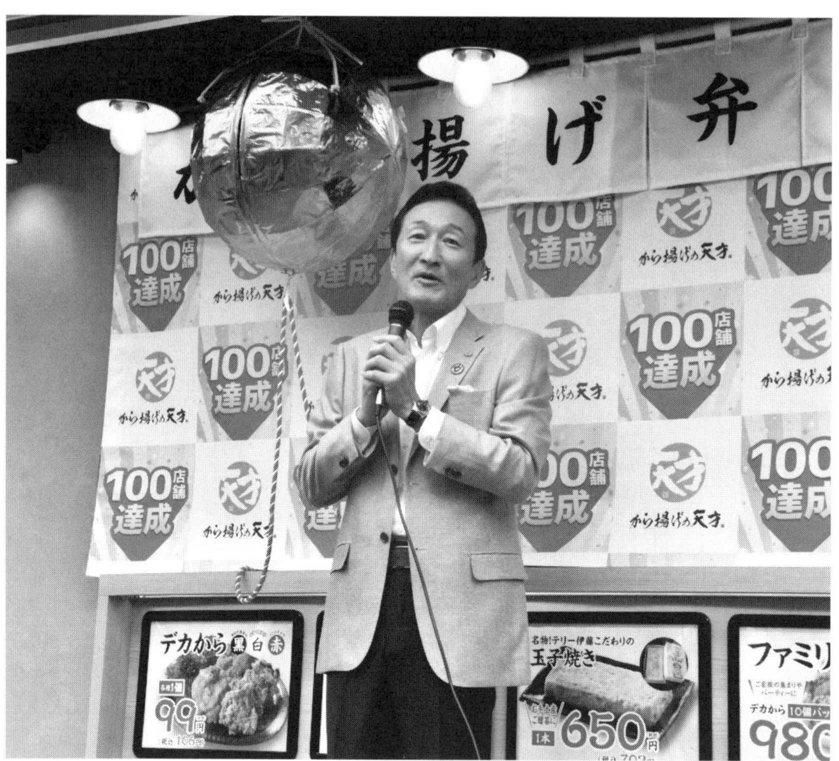
揚げ弁
100店舗達成
から揚げの天才
デカから 黒 白 赤
99円
玉子焼き
650円
ファミリ

ワタミの渡邉美樹代表取締役会長兼社長は、新規出店する新業態の店で11月から「安全マーク」を導入すると発表。対象については国内の社員1500人からアルバイト7000人に拡大する意向だという　写真／朝日新聞社

させると説明している。だが、一企業内で「打てる者」と「打たざる者」を棲み分けすること自体、あからさまなラベリングに他ならず、未接種の社員が待遇などの人事面で大きな不利益を被る可能性が高まるのは明らかだ。振り返れば、ワタミは社員の過労自殺に真摯に向き合わなかったことで、批判に晒された歴史がある。近年も勤務記録の改ざんや残業代未払いが問題になったが、「嫌なら辞めろ」というブラックな企業風土が今も根強く残っており、「原則接種」を拒んだ社員が会社に居づらくなることは間違いない。

一方、ワタミとは逆に、ワクチンの接種禁止を強制する企業も現れた。大手住宅メーカーのタマホームでは、ワンマン社長の号令の下、「ワクチン禁止令」が出され、接種した社員は無期限の自宅待機処分に。それでも働きたい社員は閑職に配置転換されるという……。

経営者の資質や企業風土によって、打つか、打たないかの選択の自由が蔑ろにされる空気が醸成されつつある。

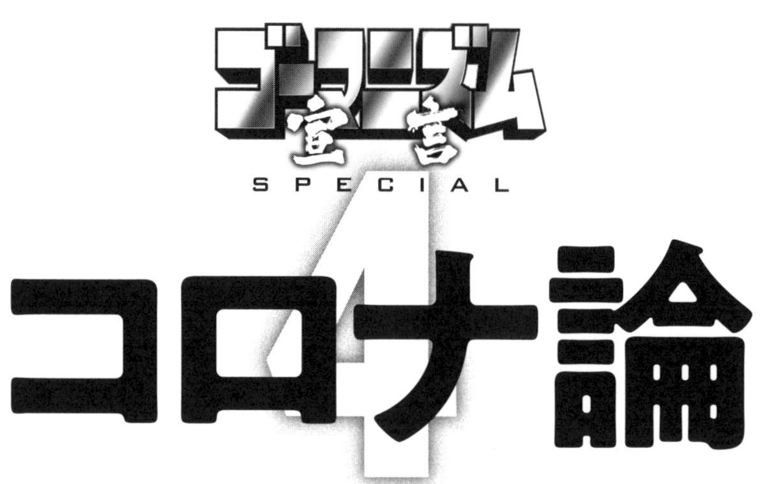
ゴーマニズム宣言
SPECIAL
コロナ論4

第16章 ワクチンで感染増えるという説

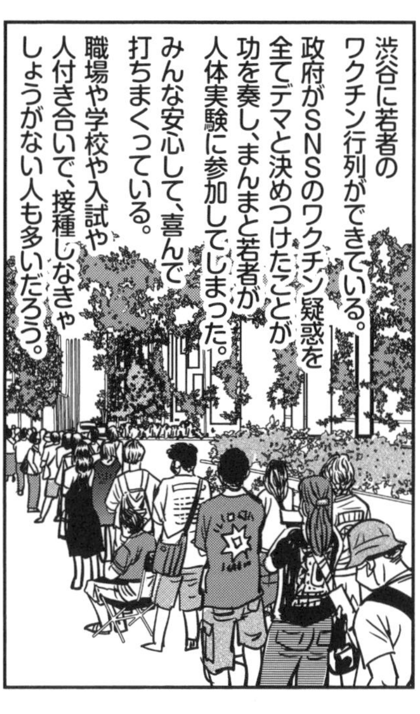
渋谷に若者のワクチン行列ができている。
政府がSNSのワクチン疑惑を全てデマと決めつけたことが功を奏し、まんまと若者が人体実験に参加してしまった。
みんな安心して、喜んで打ちまくっている。
職場や学校や入試や人付き合いで、接種しなきゃしょうがない人も多いだろう。

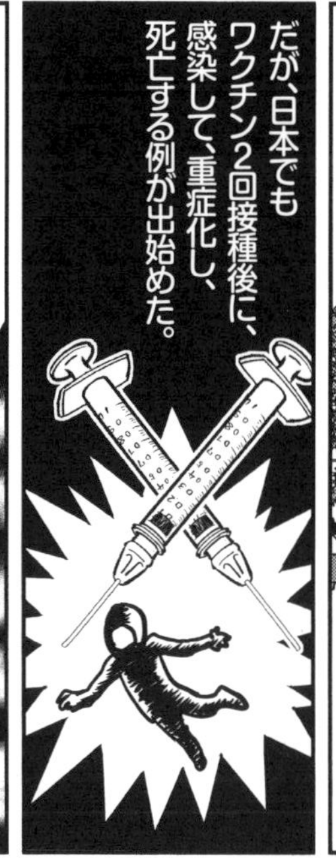
だが、日本でもワクチン2回接種後に、感染して、重症化し、死亡する例が出始めた。

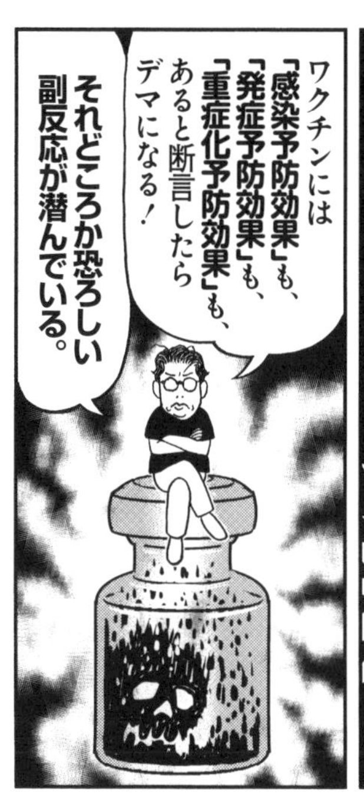
ワクチンには「感染予防効果」も、「発症予防効果」も、「重症化予防効果」も、あると断言したらデマになる！
それどころか恐ろしい副反応が潜んでいる。

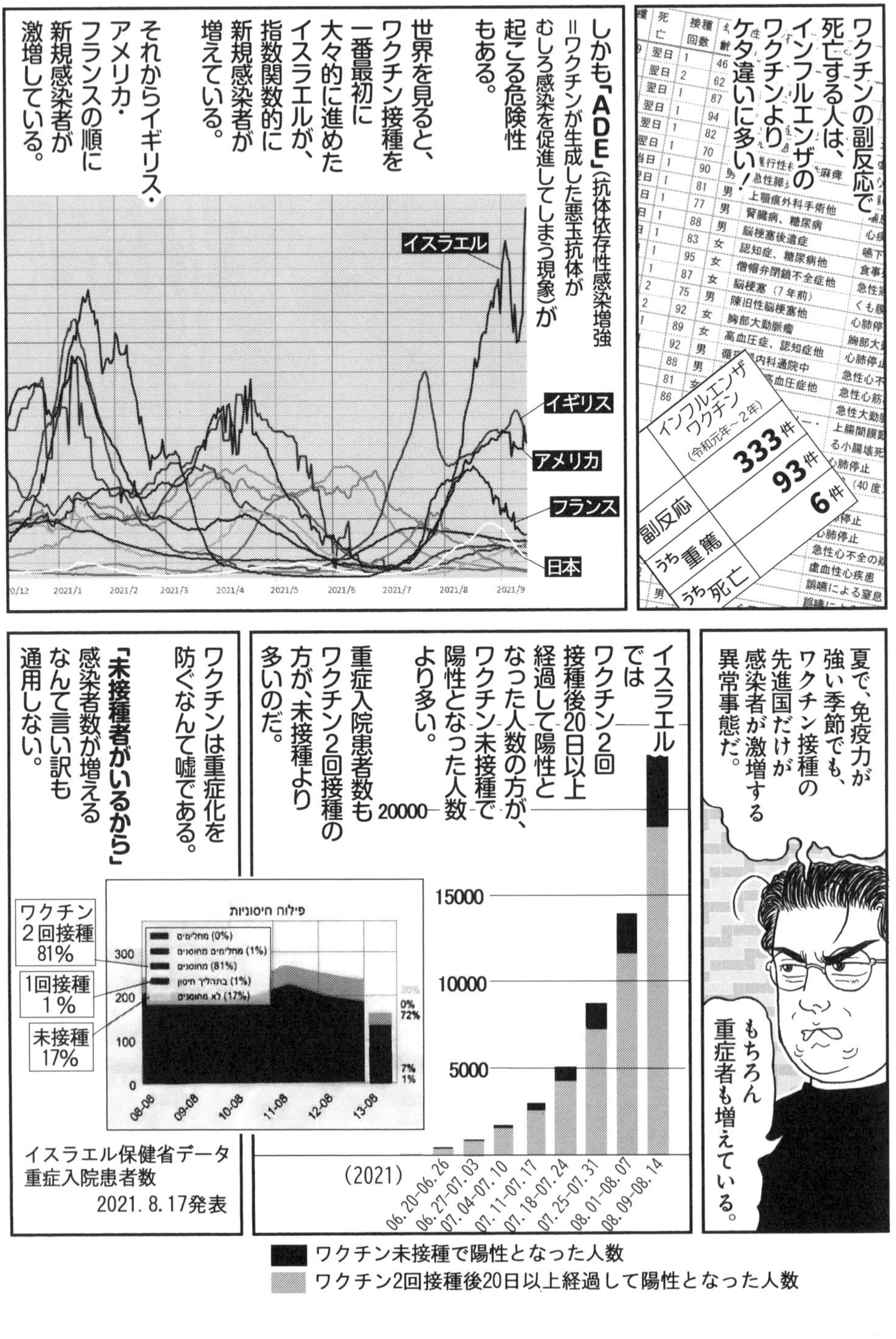

ワクチンの副反応で
死亡する人は、
インフルエンザの
ワクチンより
ケタ違いに多い！

インフルエンザ
ワクチン
（令和元年～2年）
副反応 333件
うち重篤 93件
うち死亡 6件

しかも「ADE」（抗体依存性感染増強
＝ワクチンが生成した悪玉抗体が
むしろ感染を促進してしまう現象）が
起こる危険性
もある。

世界を見ると、
ワクチン接種を
一番最初に
大々的に進めた
イスラエルが、
指数関数的に
新規感染者が
増えている。

それからイギリス・
アメリカ・
フランスの順に
新規感染者が
激増している。

イスラエル
イギリス
アメリカ
フランス
日本

0/12 2021/1 2021/2 2021/3 2021/4 2021/5 2021/6 2021/7 2021/8 2021/9

夏で、免疫力が
強い季節でも、
ワクチン接種の
先進国だけが
感染者が激増する
異常事態だ。

もちろん
重症者も増えている。

イスラエル
では
ワクチン2回
接種後20日以上
経過して陽性と
なった人数の方が、
ワクチン未接種で
陽性となった人数
より多い。

重症入院患者数も
ワクチン2回接種の
方が、未接種より
多いのだ。

20000
15000
10000
5000

(2021) 06.20-06.26 06.27-07.03 07.04-07.10 07.11-07.17 07.18-07.24 07.25-07.31 08.01-08.07 08.09-08.14

■ワクチン未接種で陽性となった人数
■ワクチン2回接種後20日以上経過して陽性となった人数

ワクチンは重症化を
防ぐなんて嘘である。

「未接種者がいるから」
感染者数が増える
なんて言い訳も
通用しない。

פילוח חיסוניות

מחלימים (0%)
מחלימים מחוסנים (1%)
מחוסנים (81%)
בתהליך חיסון (1%)
לא מחוסנים (17%)

300
200
100
0

08-08 09-08 10-08 11-08 12-08 13-08

20%
0%
72%
7%
1%

ワクチン
2回接種
81%

1回接種
1%

未接種
17%

イスラエル保健省データ
重症入院患者数
2021.8.17発表

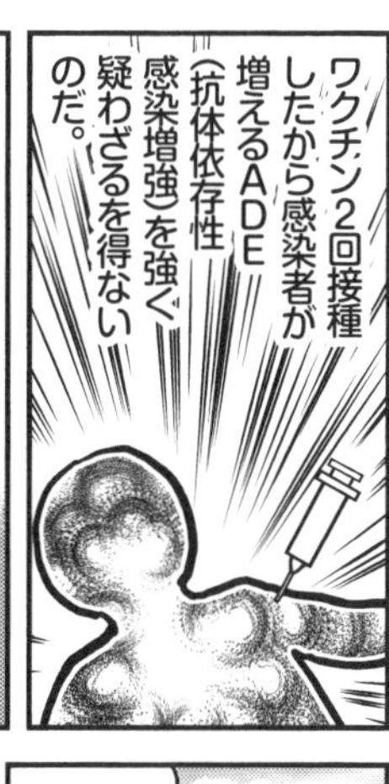
ワクチン2回接種したから感染者が増えるADE（抗体依存性感染増強）を強く疑わざるを得ないのだ。

宮坂昌之氏は、この本の中で、ワクチンで「ADE」は「起こりようがない」と書いている。

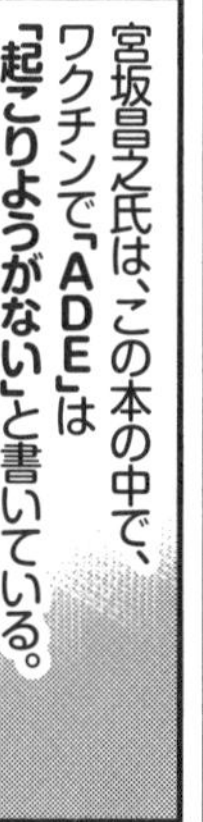
新型コロナワクチン
本当の「真実」
宮坂昌之
免疫学の第一人者が、全ての疑問に答える
COVID-19 Vaccine
●数年後に悪影響や副作用は出ない?
●変異株の感染を防げる?
●ワクチン以外の薬はないの?
●一生打ち続けないといけない? etc.
講談社現代新書

だが現実がそれを否定しているのではないか?

宮坂氏は免疫学の権威であり、0・1㎛のウイルスにマスクの網目は大きすぎるから役に立たないと言っていた。

ところが本書では、マスク肯定派に転向しているので驚いた。

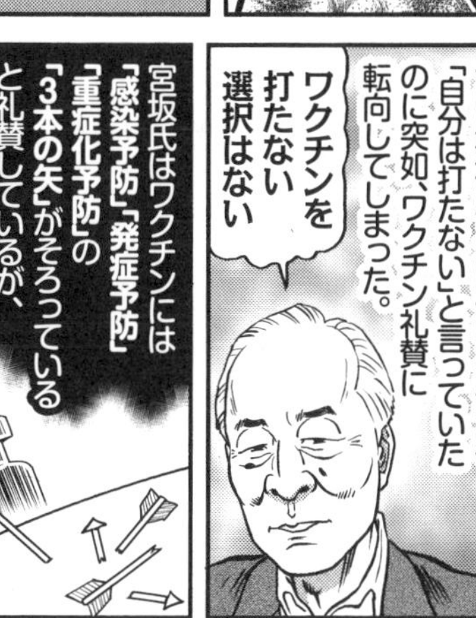
つい最近までコロナワクチンも「自分は打たない」と言っていたのに突如、ワクチン礼賛に転向してしまった。
ワクチンを打たない選択はない
宮坂氏はワクチンには「感染予防」「発症予防」「重症化予防」の「3本の矢」がそろっていると礼賛しているが、全部、破たんしてしまった。

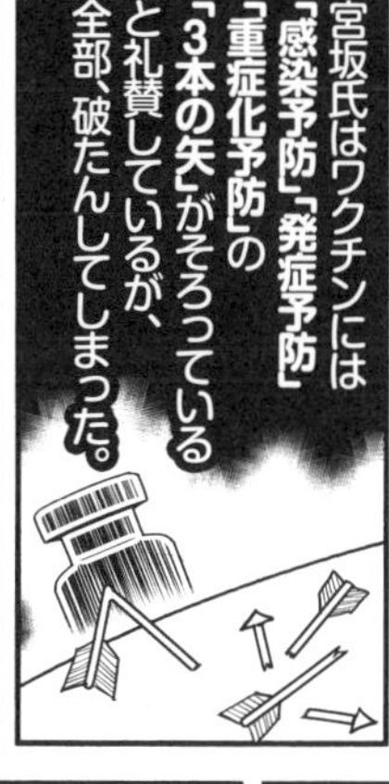
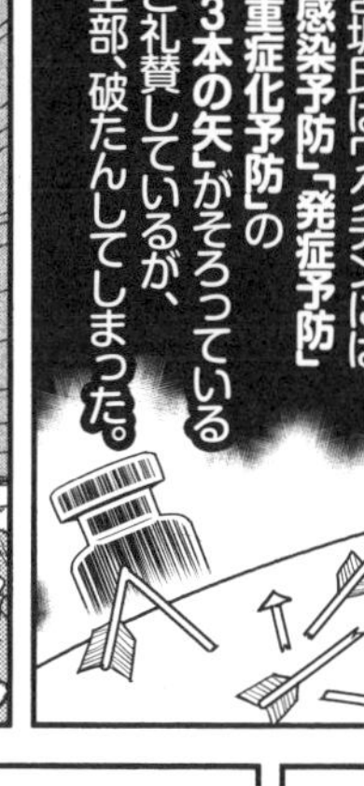
本書では、スウェーデンは「ロックダウン政策をせざるを得なくなった」と、完全なデマまで書いている。

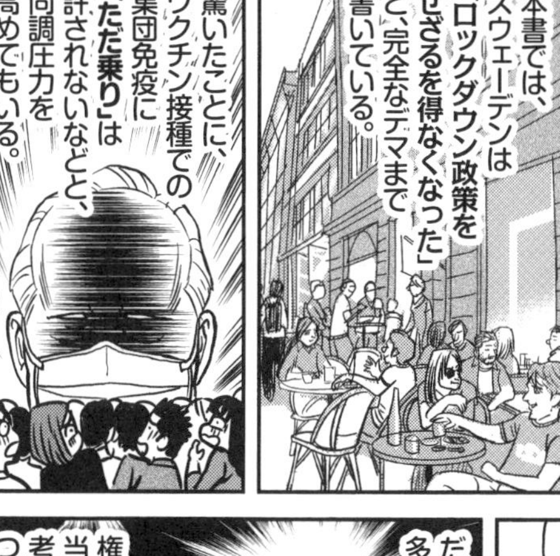
驚いたことに、ワクチン接種での集団免疫に「ただ乗り」は許されないなどと、同調圧力を高めでもいる。

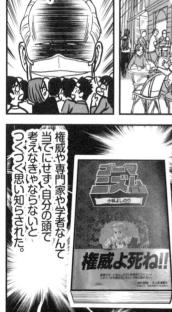

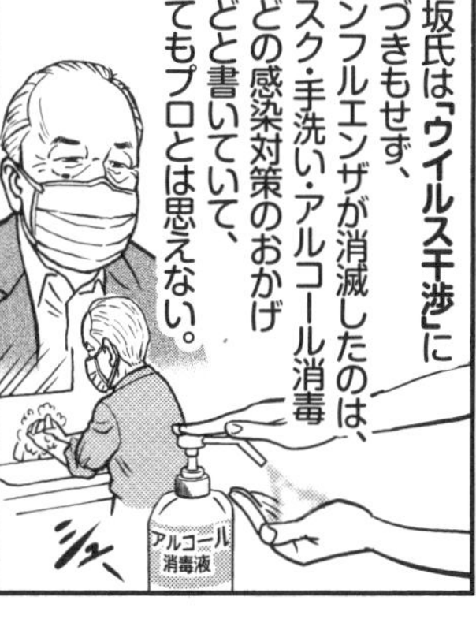
宮坂氏は「ウイルス干渉」に気づきもせず、インフルエンザが消滅したのは、マスク・手洗い・アルコール消毒などの感染対策のおかげなどと書いていて、とてもプロとは思えない。
シュ、
アルコール消毒液

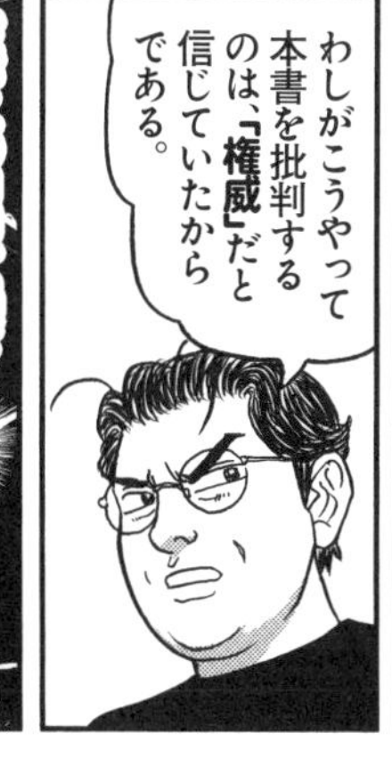
わしがこうやって本書を批判するのは、「権威」だと信じていたからである。

だがこのコロナ禍で多くの知識人に失望した。

ゴーマニズム宣言
小林よしのり
権威よ死ね!!

権威や専門家や学者なんて当てにせず、自分の頭で考えなきゃならないとつくづく思い知らされた。

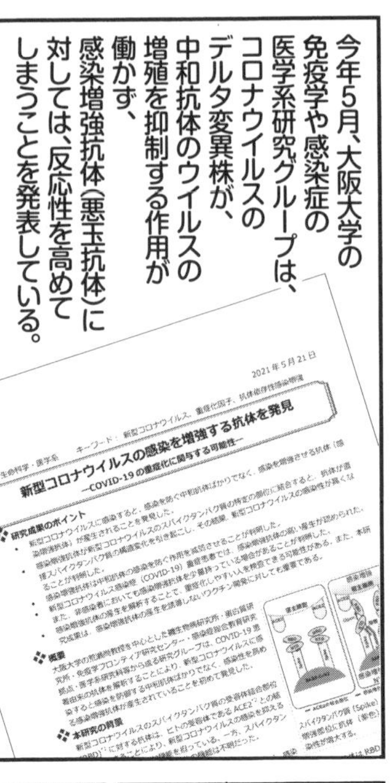
今年5月、大阪大学の
免疫学や感染症の
医学系研究グループは、
コロナウイルスの
デルタ変異株が、
中和抗体のウイルスの
増殖を抑制する作用が
働かず、
感染増強抗体（悪玉抗体）に
対しては、反応性を高めて
しまうことを発表している。
2021年5月21日
新型コロナウイルスの感染を増強する抗体を発見
―COVID-19の重症化に関与する可能性―
研究成果のポイント
概要
本研究の背景

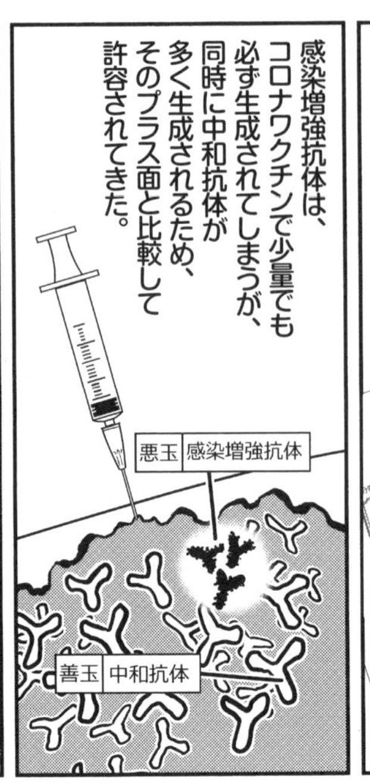
感染増強抗体は、
コロナワクチンで少量でも
必ず生成されてしまうが、
同時に中和抗体が
多く生成されるため、
そのプラス面と比較して
許容されてきた。
悪玉　感染増強抗体
善玉　中和抗体

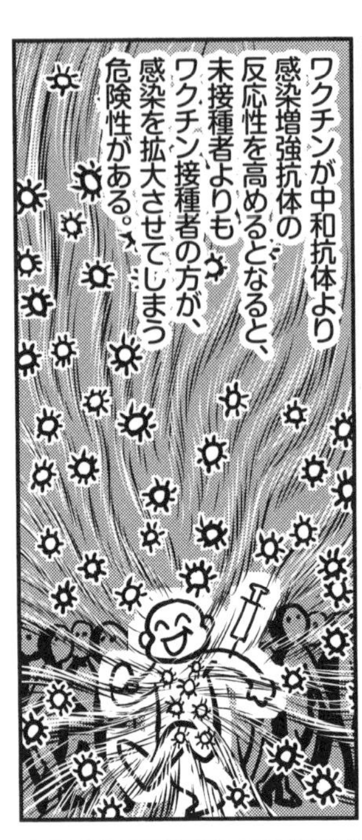
ワクチンが中和抗体より
感染増強抗体の
反応性を高めるとなると、
未接種者よりも
ワクチン接種者の方が、
感染を拡大させてしまう
危険性がある。

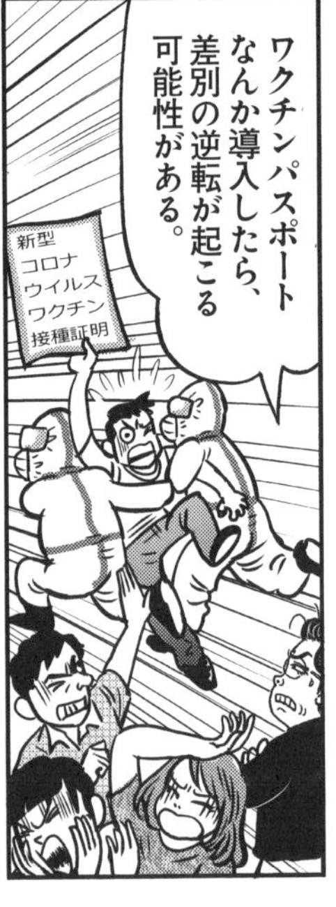
ワクチンパスポート
なんか導入したら、
差別の逆転が起こる
可能性がある。
新型
コロナ
ウイルス
ワクチン
接種証明

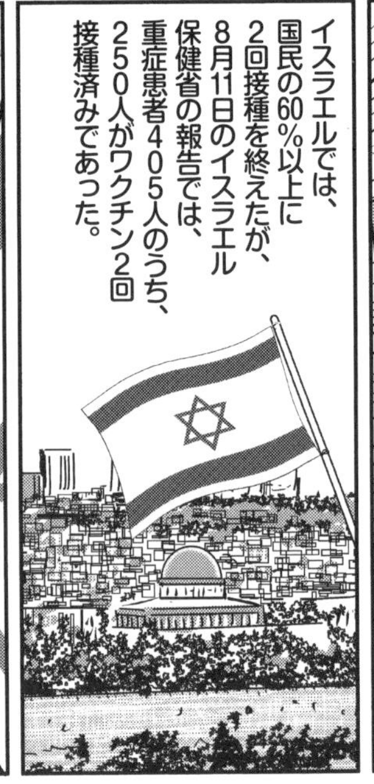
イスラエルでは、
国民の60%以上に
2回接種を終えたが、
8月11日のイスラエル
保健省の報告では、
重症患者405人のうち、
250人がワクチン2回
接種済みであった。

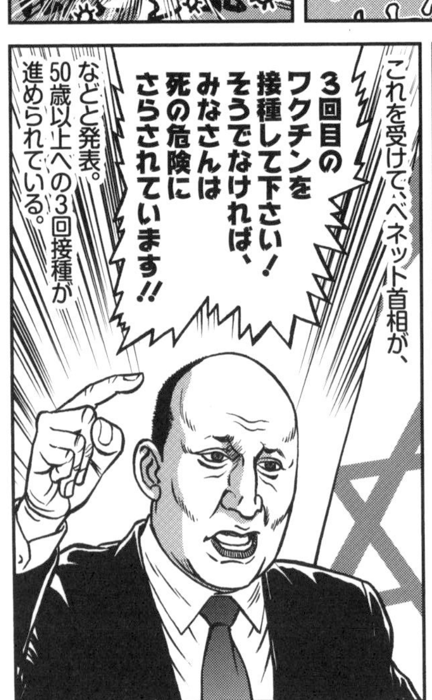
これを受けて、ベネット首相が、
3回目の
ワクチンを
接種して下さい！
そうでなければ、
みなさんは
死の危険に
さらされています!!
などと発表。
50歳以上への3回接種が
進められている。

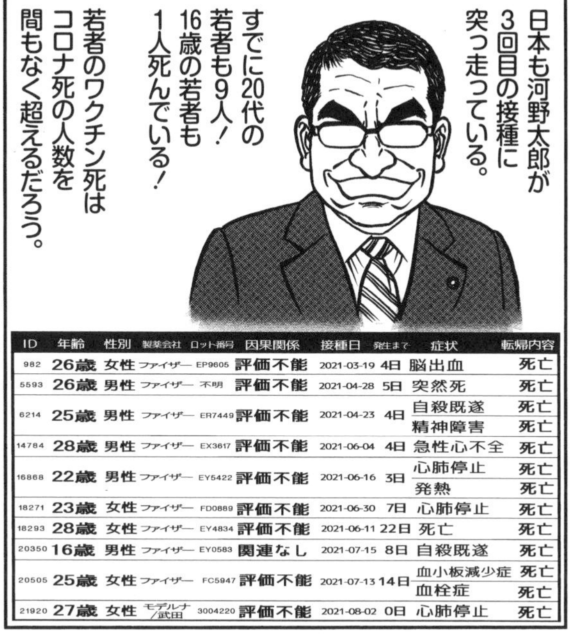
日本も河野太郎が
3回目の接種に
突っ走っている。
すでに20代の
若者も9人!
16歳の若者も
1人死んでいる!
若者のワクチン死は
コロナ死の人数を
間もなく超えるだろう。

ID	年齢	性別	製薬会社	ロット番号	因果関係	接種日	発生まで	症状	転帰内容
982	26歳	女性	ファイザー	EP9605	評価不能	2021-03-19	4日	脳出血	死亡
5593	26歳	男性	ファイザー	不明	評価不能	2021-04-28	5日	突然死	死亡
6214	25歳	男性	ファイザー	ER7449	評価不能	2021-04-23	4日	自殺既遂 精神障害	死亡 死亡
14784	28歳	男性	ファイザー	EX3617	評価不能	2021-06-04	4日	急性心不全	死亡
16868	22歳	男性	ファイザー	EY5422	評価不能	2021-06-16	3日	心肺停止 発熱	死亡 死亡
18271	23歳	女性	ファイザー	FD0889	評価不能	2021-06-30	7日	心肺停止	死亡
18293	28歳	女性	ファイザー	EY4834	評価不能	2021-06-11	22日	死亡	死亡
20350	16歳	男性	ファイザー	EY0583	関連なし	2021-07-15	8日	自殺既遂	死亡
20505	25歳	女性	ファイザー	FC5947	評価不能	2021-07-13	14日	血小板減少症 血栓症	死亡 死亡
21920	27歳	女性	モデルナ/武田	3004220	評価不能	2021-08-02	0日	心肺停止	死亡

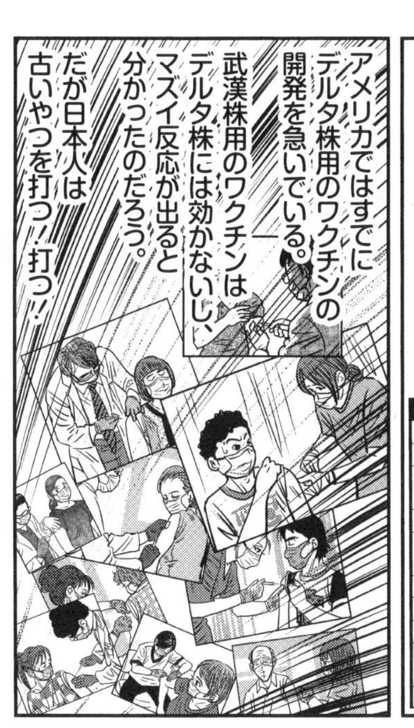
アメリカではすでに
デルタ株用のワクチンの
開発を急いでいる。
武漢株用のワクチンは
デルタ株には効かないし、
マズイ反応が出ると
分かったのだろう。
だが日本人は
古いやつを打つ!打つ!

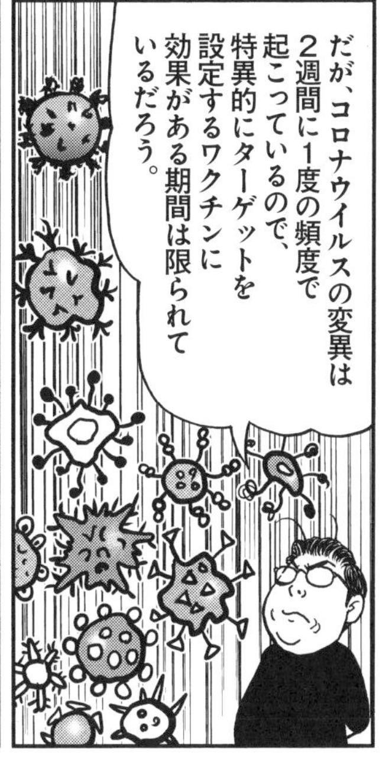
だが、コロナウイルスの変異は
2週間に1度の頻度で
起こっているので、
特異的にターゲットを
設定するワクチンに
効果がある期間は限られて
いるだろう。

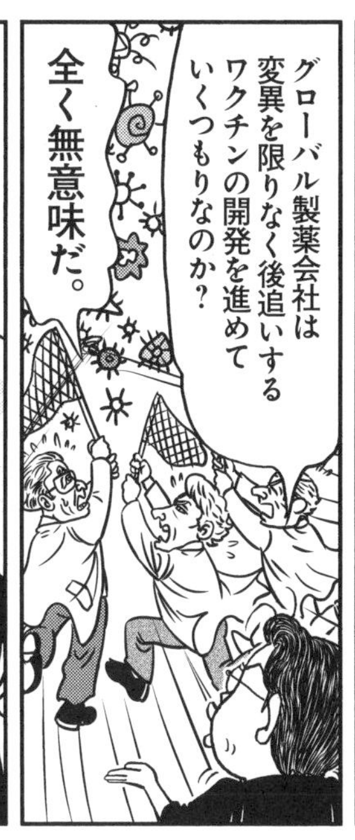
グローバル製薬会社は
変異を限りなく後追いする
ワクチンの開発を進めて
いくつもりなのか?
全く無意味だ。

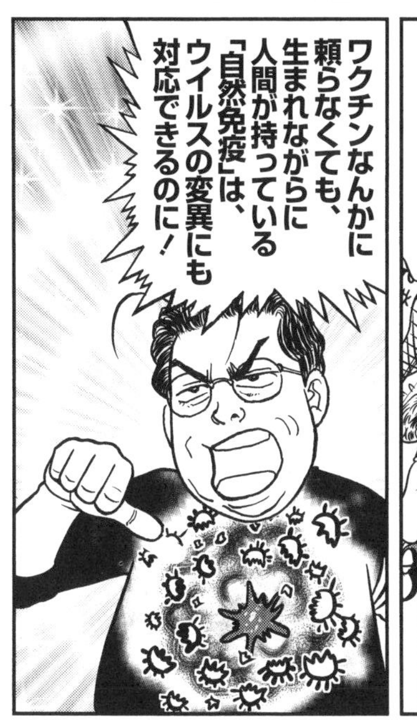
ワクチンなんかに
頼らなくても、
生まれながらに
人間が持っている
「自然免疫」は、
ウイルスの変異にも
対応できるのに!

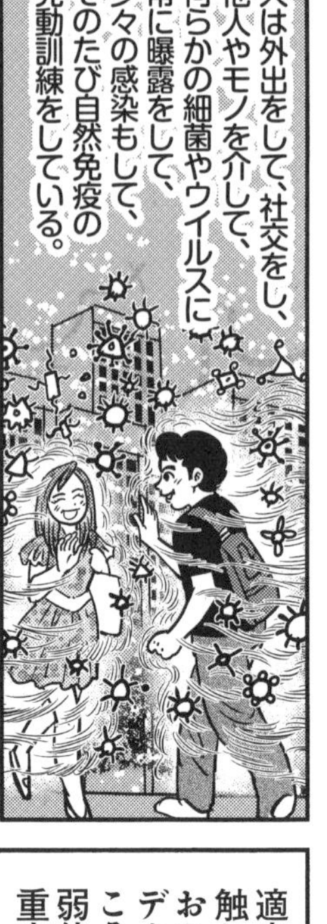

人は外出をして、社交をし、他人やモノを介して、何らかの細菌やウイルスに常に曝露をして、少々の感染もして、そのたび自然免疫の発動訓練をしている。

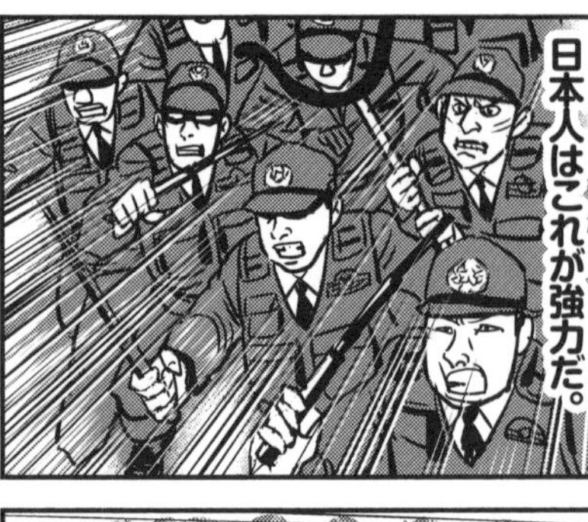

自然免疫は警察で、日本人はこれが強力だ。

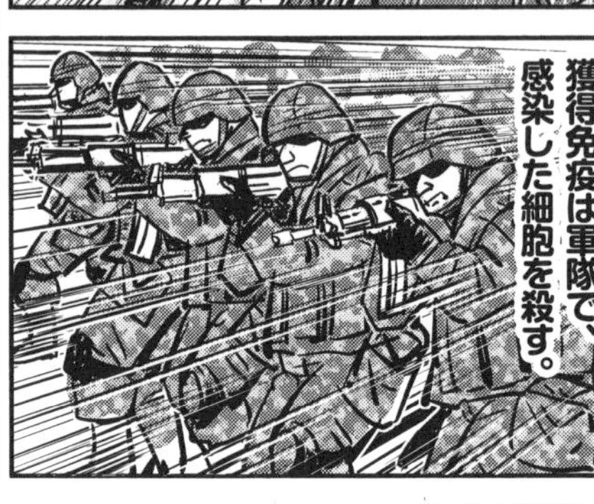

獲得免疫は軍隊で、感染した細胞を殺す。

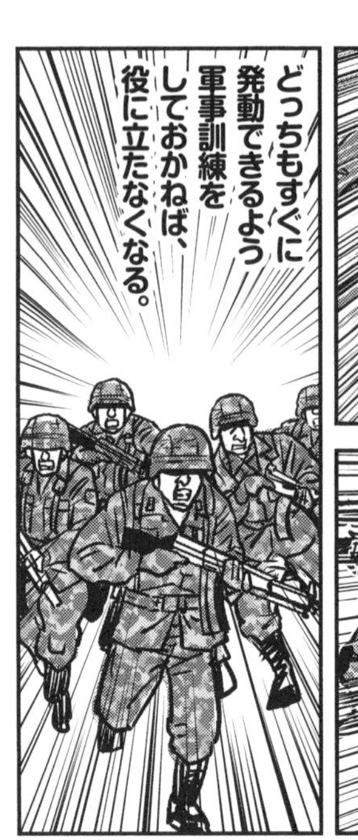

どっちもすぐに発動できるよう軍事訓練をしておかねば、役に立たなくなる。

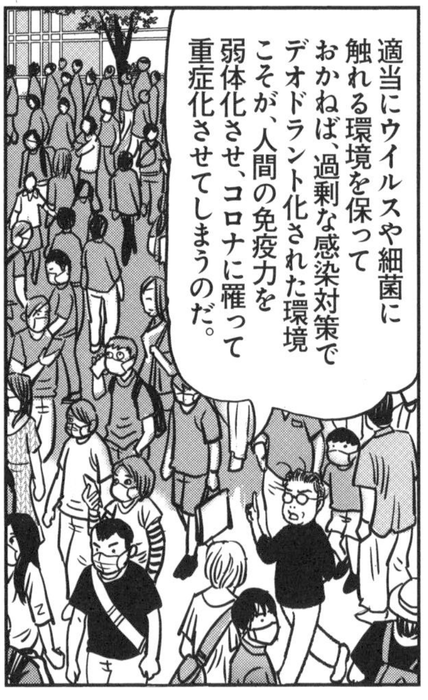

適当にウイルスや細菌に触れる環境を保っておかねば、過剰な感染対策でデオドラント化された環境こそが、人間の免疫力を弱体化させ、コロナに罹って重症化させてしまうのだ。

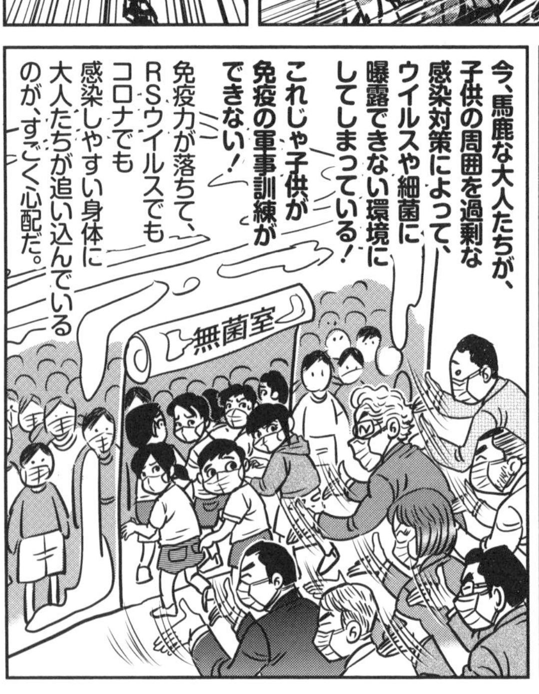

今、馬鹿な大人たちが、子供の周囲を過剰な感染対策によって、ウイルスや細菌に曝露できない環境にしてしまっている！
これじゃ子供が免疫の軍事訓練ができない！
免疫力が落ちて、RSウイルスでもコロナでも感染しやすい身体に大人たちが追い込んでいるのが、すごく心配だ。
無菌室

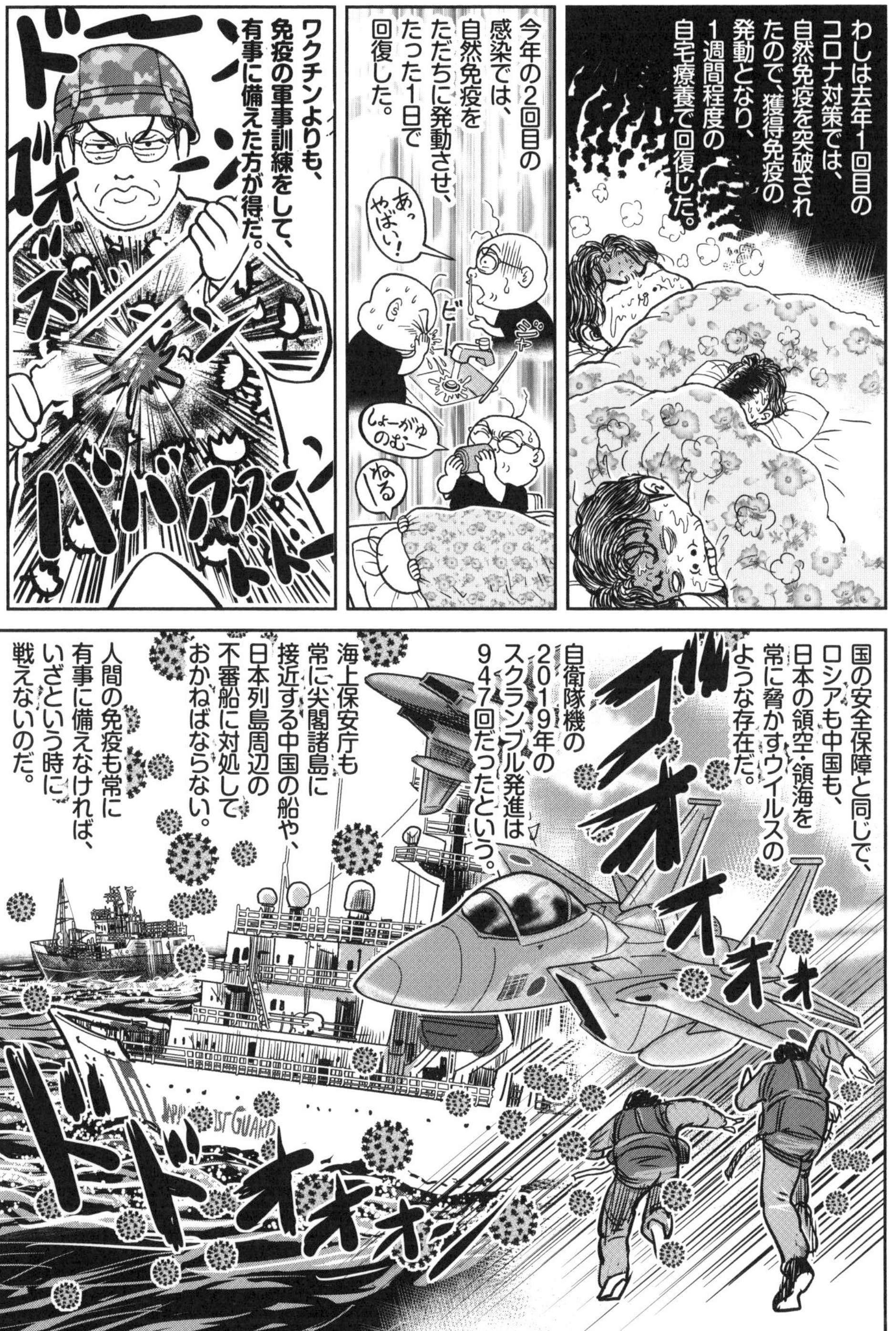

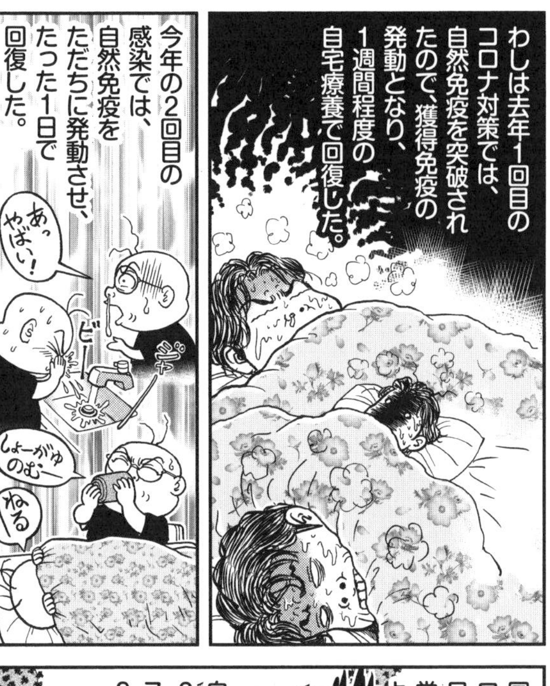
わしは去年1回目のコロナ対策では、自然免疫を突破されたので、獲得免疫の発動となり、1週間程度の自宅療養で回復した。
今年の2回目の感染では、自然免疫をただちに発動させ、たった1日で回復した。
あっやばい！
ビー
ジャー
しょーがゆのむー
ねる

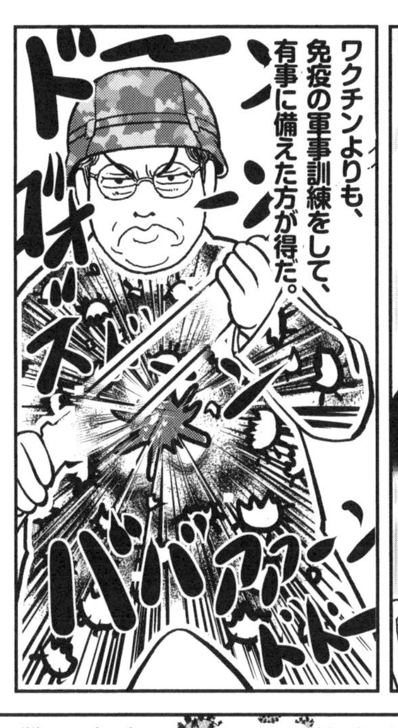
ワクチンよりも、免疫の軍事訓練をして、有事に備えた方が得だ。

ゴオオオオオ

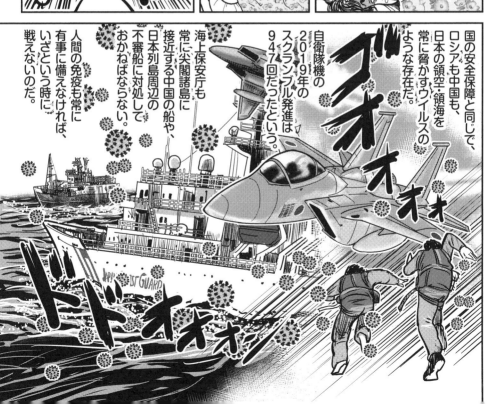

国の安全保障と同じで、ロシアも中国も、日本の領空・領海を常に脅かすウイルスのような存在だ。

自衛隊機の2019年のスクランブル発進は947回だったという。

海上保安庁も常に尖閣諸島に接近する中国の船や、日本列島周辺の不審船に対処しておかねばならない。

人間の免疫も常に有事に備えなければ、いざという時に戦えないのだ。

ドドオオオー

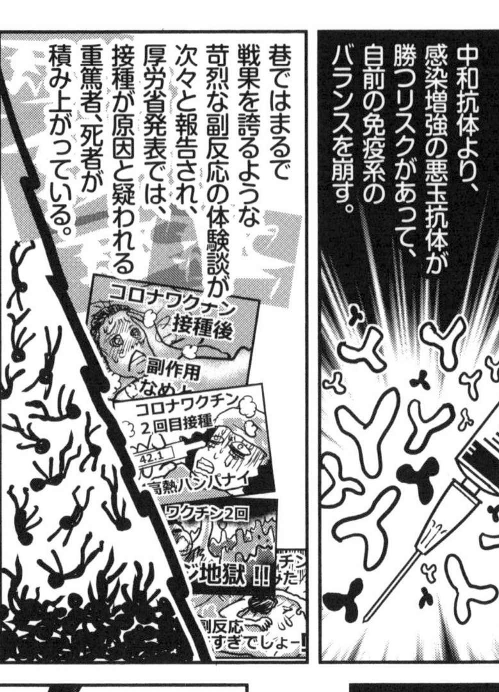
ワクチンを打つと、中和抗体だけでなく、悪玉抗体も同時に作る。
中和抗体より、感染増強の悪玉抗体が勝つリスクがあって、自前の免疫系のバランスを崩す。
巷ではまるで戦果を誇るような苛烈な副反応の体験談が次々と報告され、厚労省発表では、接種が原因と疑われる重篤者、死者が積み上がっている。
接種後
副作用
コロナワクチン
2回目接種
42.1
地獄!!

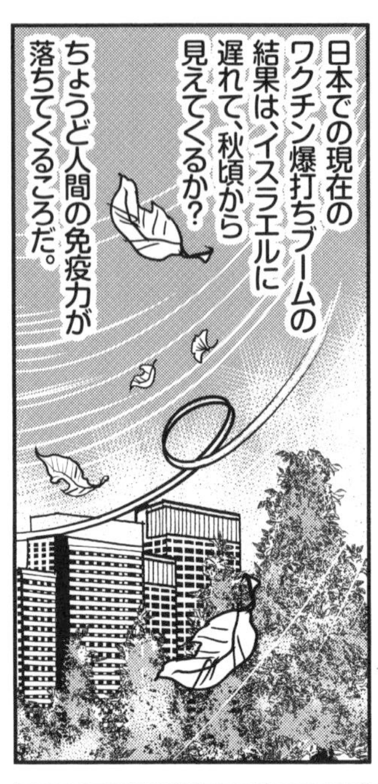
日本での現在のワクチン爆打ちブームの結果は、イスラエルに遅れて、秋頃から見えてくるか?
ちょうど人間の免疫力が落ちてくるころだ。

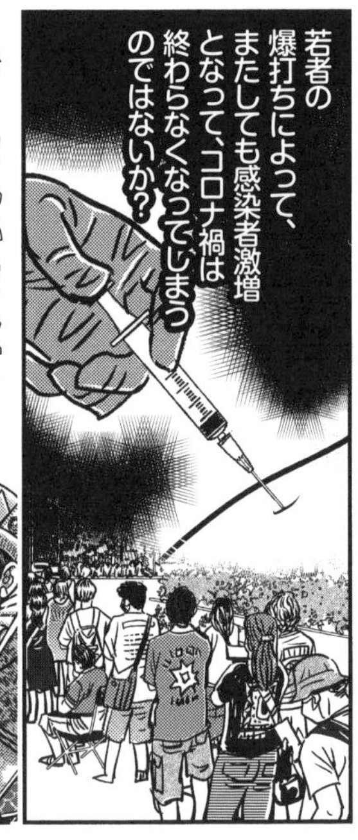
若者の爆打ちによって、またしても感染者激増となって、コロナ禍は終わらなくなってしまうのではないか?
ごーまんかましてよかですか?

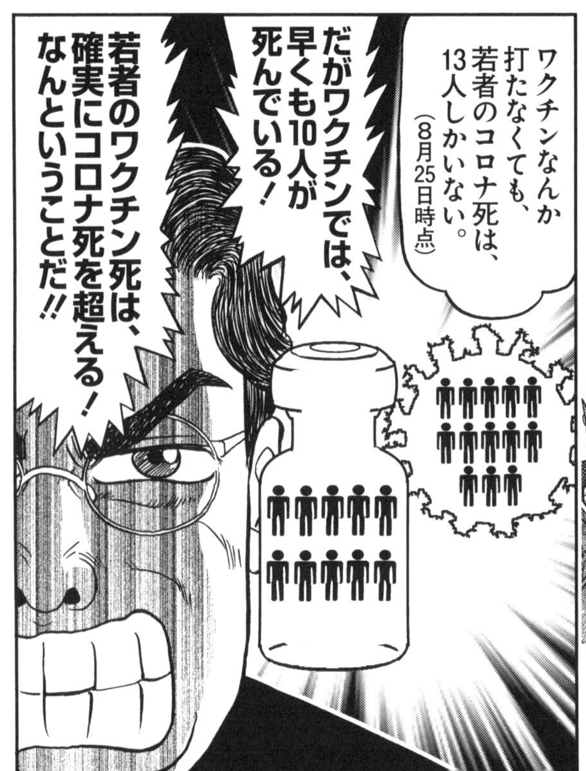
ワクチンなんか打たなくても、若者のコロナ死は、13人しかいない。（8月25日時点）
だがワクチンでは、早くも10人が死んでいる!
若者のワクチン死は、確実にコロナ死を超える!なんということだ!!

接種率8割のイスラエルで感染再拡大！ワクチン接種によるADE発生が原因か

ワクチン接種を推し進めてきた先進国で、新型コロナの感染が再拡大している。なかでも深刻なのが、世界の先頭を走ってきたイスラエルだ。

イスラエルは、2021年2月時点で高齢者の大多数が接種を済ませている。8月末には接種可能な12歳以上の国民の2回接種率は実に78％に達した。さらに、世界に先駆けて3回目のブースター接種にも着手していたが、8月に入って以降、デルタ株による感染が急拡大。9月8日現在、一日の新規感染者数が2万2291人を記録し、過去最多だった1月27日の1万1934人のおよそ2倍もの感染者を出しているのだ。

イスラエル保健省が7月下旬に公開したデータによれば、米ファイザー社製ワクチンの感染予防効果は1月～4月上旬まで95％だったが、6月下旬～7月上旬には39％まで急降下。重症化予防効果はいずれの期間も90％を上回っているというが、ここへきて、早い段階で接種を済ませた人の重症化リスクが高まっているとの見方が出てきている。

「ブレイクスルー感染」により日本でもクラスターが頻発

この疑念を裏付けるように、イスラエルでは8月の死者数が一気に増加に転じた。原因としてもっとも疑われているのは、ウイルス感染やワクチン接種によって体内にできた抗体が、ウイルスの感染をむしろ促進してしまうADE（抗体依存性感染増強）の可能性だ。日本の厚生労働省は、新型コロナワクチンを接種した人のうちADEが生じた報告はないと否定している。だが、海外に目を向けると、すでに真相の解明に乗り出す国も出てきているようだ。

8月9日、英国感染症協会はコロナワクチン接種後にデルタ株に感染したケースを調査し、ADEが発生した可能性があることを示唆する査読後の論文を発表した。これによれば、ワクチンを接種した人の中和抗体（善玉抗体）と促進抗体（悪玉抗体）のバランスは、武漢株に対しては中和に有利に働くものの、デルタ株に対しては、中和抗体とスパイクタンパクの親和性が低下。逆に促進抗体との親和性が上がるため、むしろウイルスに感染しやすく、かつ重症化しやすい環境を生み出してしまうというのだ。

何とも皮肉な結果だが、イスラエルで起きた感染再拡大は対岸の火事ではない。

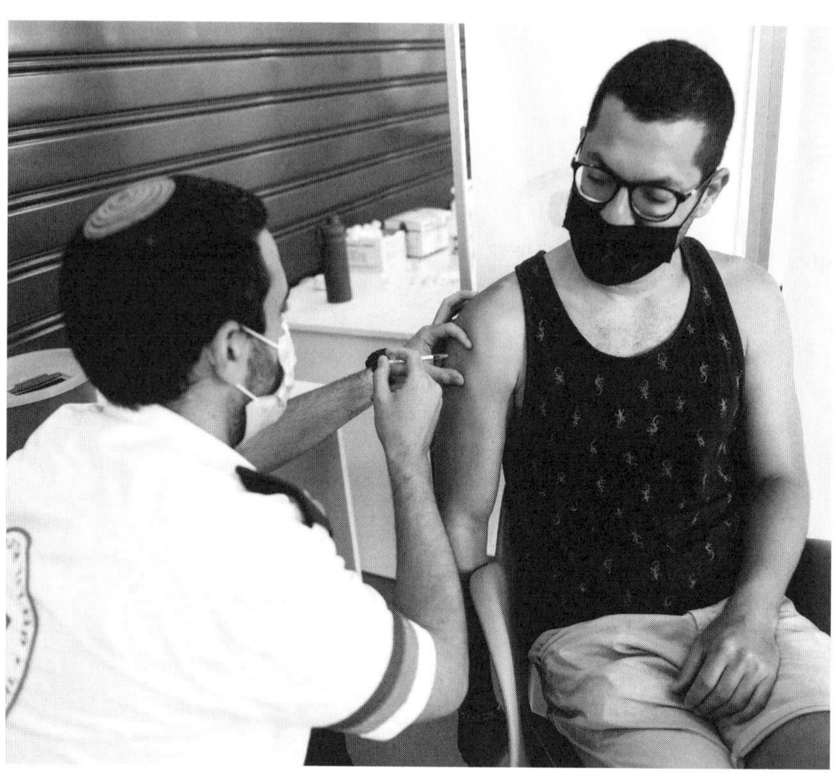

3回目の接種が進むイスラエル。コロナ対策を担う保健省の最高責任者は、現在の感染拡大を乗り越えても次の波が繰り返されるため、「定期的なブースター接種がニューノーマルになる」と予告している　写真／ロイター/アフロ

すでに、日本でもその〝兆候〟が現れているからだ。9月21日、福井県越前市の介護施設でクラスターが発生し、高齢者20人と職員13人のあわせて33人が新型コロナに感染したが、そのすべての人が5月までにワクチンの2回接種を済ませていた。また、翌22日には群馬県伊勢崎市の医療機関で入院患者17人と職員8人の計25人の陽性が判明。このうち24人は、すでにワクチンを2回接種していたことがわかっている。日本国内でも7月以降、ワクチンを打ち終えているにもかかわらず感染してしまう「ブレイクスルー感染」はたびたび報じられていた。

9月4日、イスラエルのコロナ対策責任者は、ワクチンの効果が大幅に低下していることを受けて、4回目のワクチン接種に向けて準備を進める考えを明らかにしている。ブースター接種が一回で不十分だとすれば、いったい何回打てば感染を防げるのか……？　世界はそう遠くない日に、イスラエルと同じ問題に対峙することになる。

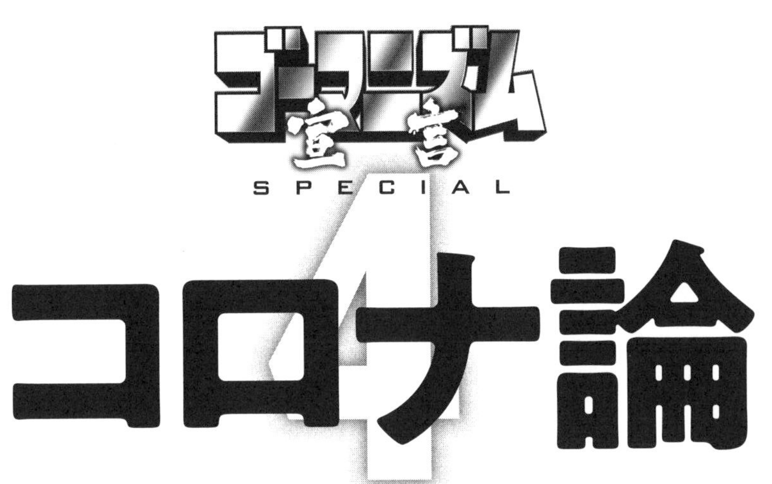
ゴーマニズム宣言
SPECIAL
コロナ論4

第17章　自然と人工の倫理

コロナ感染者の死は、愛する人や近親者にとって、悲しいけれども、誰も「罪悪感」を持たなくていい。

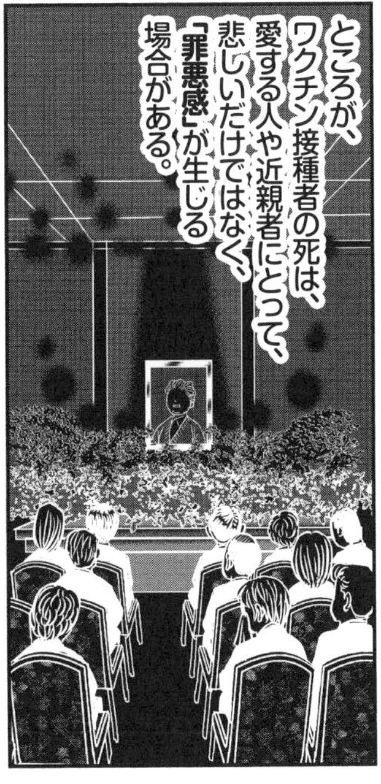
ところが、ワクチン接種者の死は、愛する人や近親者にとって、悲しいだけではなく、「罪悪感」が生じる場合がある。

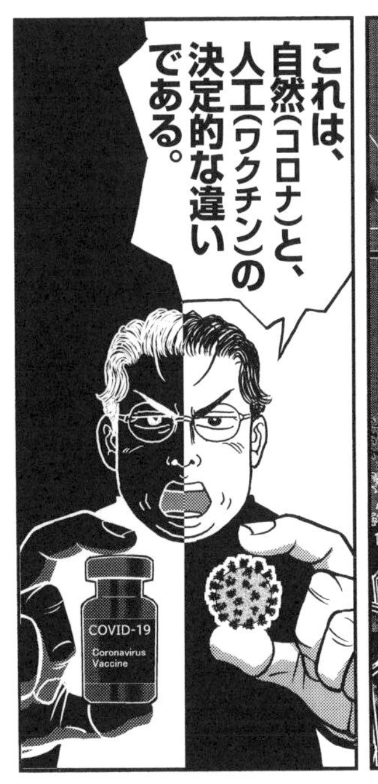
これは、自然（コロナ）と、人工（ワクチン）の決定的な違いである。
COVID-19
Coronavirus
Vaccine

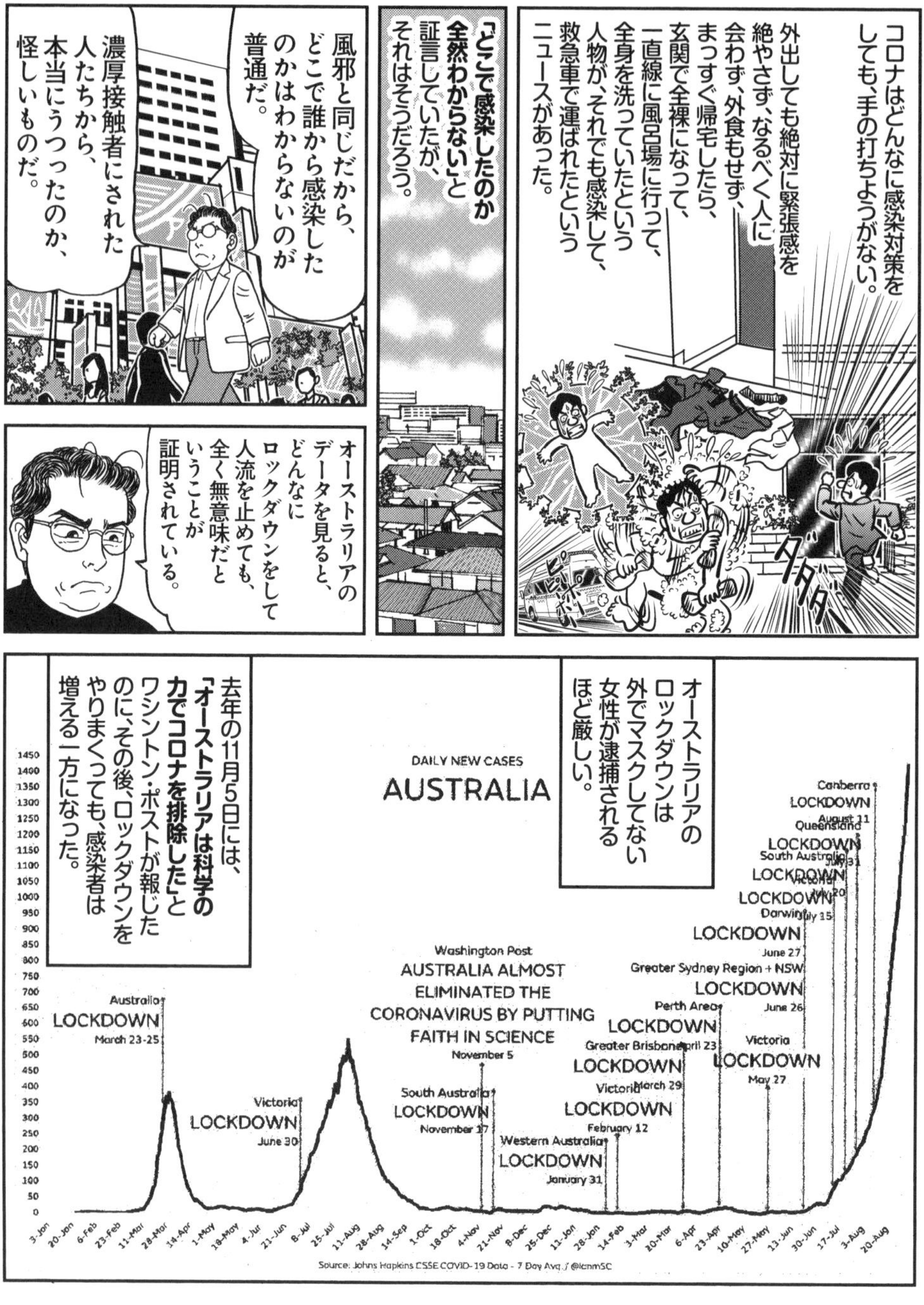

コロナはどんなに感染対策をしても、手の打ちようがない。

外出しても絶対に緊張感を絶やさず、なるべく人に会わず、外食もせず、まっすぐ帰宅したら、玄関で全裸になって、一直線に風呂場に行って、全身を洗っていたという人物が、それでも感染して、救急車で運ばれたというニュースがあった。

ダダダ

ピーポー

「どこで感染したのか全然わからない」と証言していたが、それはそうだろう。

風邪と同じだから、どこで誰から感染したのかはわからないのが普通だ。

濃厚接触者にされた人たちから、本当にうつったのか、怪しいものだ。

オーストラリアのデータを見ると、どんなにロックダウンをして人流を止めても、全く無意味だということが証明されている。

オーストラリアのロックダウンは外でマスクしてない女性が逮捕されるほど厳しい。

去年の11月5日には、**「オーストラリアは科学の力でコロナを排除した」**とワシントン・ポストが報じたのに、その後、ロックダウンをやりまくっても、感染者は増える一方になった。

DAILY NEW CASES
AUSTRALIA

Australia LOCKDOWN March 23-25
Victoria LOCKDOWN June 30
Washington Post AUSTRALIA ALMOST ELIMINATED THE CORONAVIRUS BY PUTTING FAITH IN SCIENCE November 5
South Australia LOCKDOWN November 17
Western Australia LOCKDOWN January 31
Victoria LOCKDOWN February 12
Greater Brisbane LOCKDOWN March 29
Perth Area LOCKDOWN April 23
Victoria LOCKDOWN May 27
Greater Sydney Region + NSW LOCKDOWN June 26
Darwin LOCKDOWN June 27
Victoria LOCKDOWN July 15
South Australia LOCKDOWN July 20
Queensland LOCKDOWN July 31
Canberra LOCKDOWN August 11

0 50 100 150 200 250 300 350 400 450 500 550 600 650 700 750 800 850 900 950 1000 1050 1100 1150 1200 1250 1300 1350 1400 1450

3-Jan 20-Jan 6-Feb 23-Feb 11-Mar 28-Mar 14-Apr 1-May 18-May 4-Jun 21-Jun 8-Jul 25-Jul 11-Aug 28-Aug 14-Sep 1-Oct 18-Oct 4-Nov 21-Nov 8-Dec 25-Dec 11-Jan 28-Jan 14-Feb 3-Mar 20-Mar 6-Apr 23-Apr 10-May 27-May 13-Jun 30-Jun 17-Jul 3-Aug 20-Aug

Source: Johns Hopkins CSSE COVID-19 Data - 7 Day Avg. / @lcnmSC

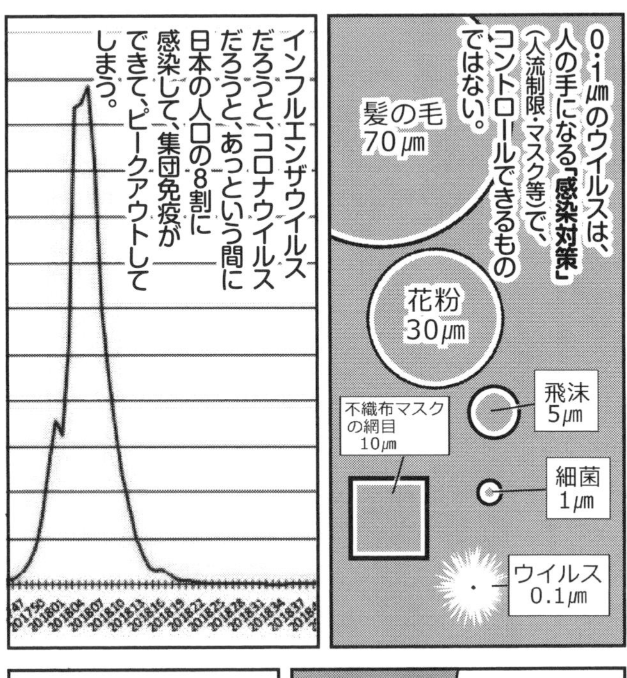
0・1㎛のウイルスは、人の手になる「感染対策」(人流制限・マスク等)で、コントロールできるものではない。
髪の毛
70㎛
花粉
30㎛
飛沫
5㎛
不織布マスクの網目
10㎛
細菌
1㎛
ウイルス
0.1㎛
インフルエンザウイルスだろうと、コロナウイルスだろうと、あっという間に日本の人口の8割に感染して、集団免疫ができて、ピークアウトしてしまう。

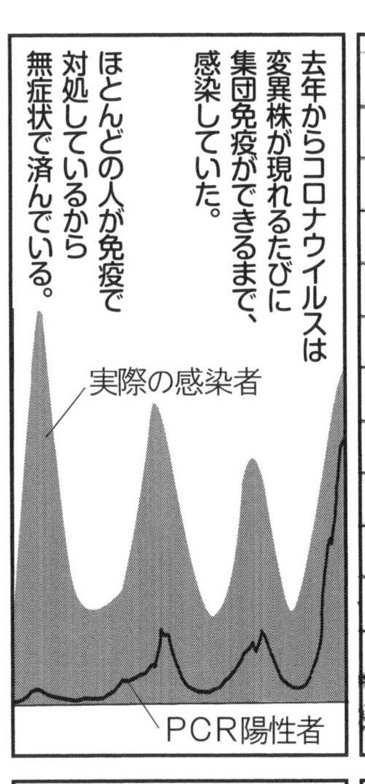
去年からコロナウイルスは変異株が現れるたびに集団免疫ができるまで、感染していた。
ほとんどの人が免疫で対処しているから無症状で済んでいる。
実際の感染者
PCR陽性者

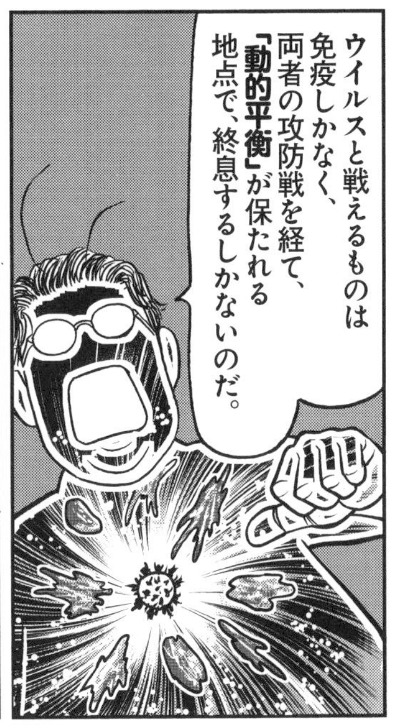
ウイルスと戦えるものは免疫しかなく、両者の攻防戦を経て、「動的平衡」が保たれる地点で、終息するしかないのだ。

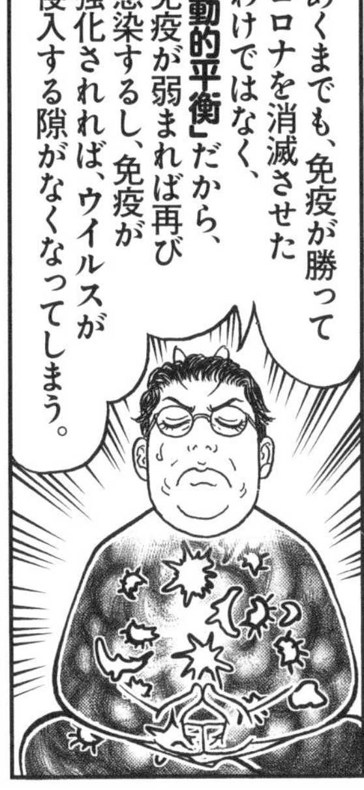
あくまでも、免疫が勝ってコロナを消滅させたわけではなく、「動的平衡」だから、免疫が弱まれば再び感染するし、免疫が強化されれば、ウイルスが侵入する隙がなくなってしまう。

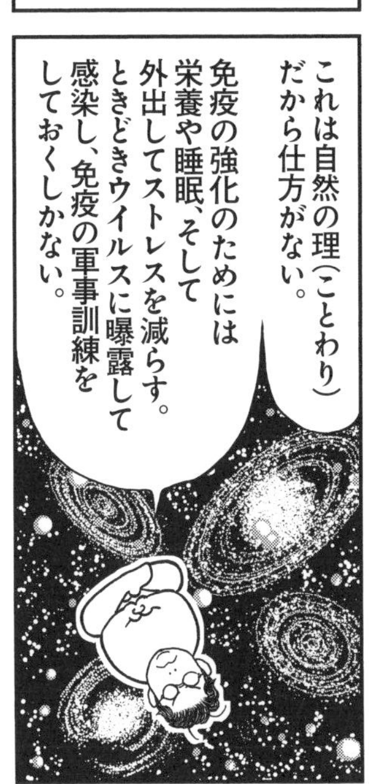
これは自然の理(ことわり)だから仕方がない。
免疫の強化のためには栄養や睡眠、そして外出してストレスを減らす。ときどきウイルスに曝露して感染し、免疫の軍事訓練をしておくしかない。

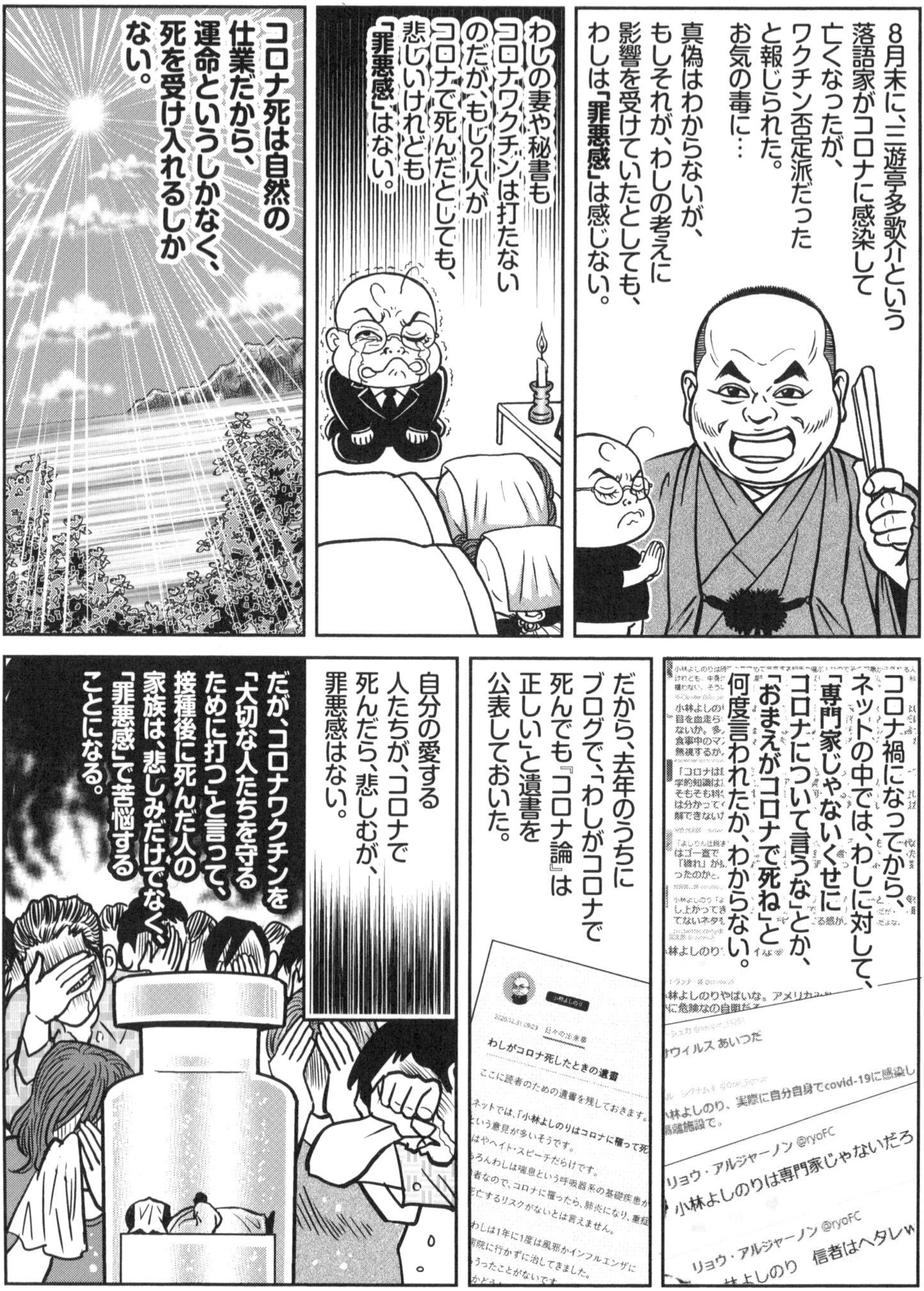

8月末に、三遊亭多歌介という落語家がコロナに感染して亡くなったが、ワクチン否定派だったと報じられた。お気の毒に…

真偽はわからないが、もしそれが、わしの考えに影響を受けていたとしても、わしは「罪悪感」は感じない。

わしの妻や秘書もコロナワクチンは打たないのだが、もし2人がコロナで死んだとしても、悲しいけれども「罪悪感」はない。

コロナ死は自然の仕業だから、運命というしかなく、死を受け入れるしかない。

コロナ禍になってから、ネットの中では、わしに対して、「専門家じゃないくせにコロナについて言うな」とか、「おまえがコロナで死ね」と何度言われたか、わからない。

ウイルス あいつだ

小林よしのり、実際に自分自身でcovid-19に感染し

隔離施設で。

リョウ・アルジャーノン @ryoFC

小林よしのりは専門家じゃないだろ

リョウ・アルジャーノン @ryoFC

信者はヘタレ

だから、去年のうちにブログで、「わしがコロナで死んでも『コロナ論』は正しい」と遺書を公表しておいた。

わしがコロナ死したときの遺書

ここに読者のための遺書を残しておきます。

自分の愛する人たちが、コロナで死んだら、悲しむが、罪悪感はない。

だが、「コロナワクチンを「大切な人たちを守るために打つ」と言って、接種後に死んだ人の家族は、悲しみだけでなく、「罪悪感」で苦悩することになる。

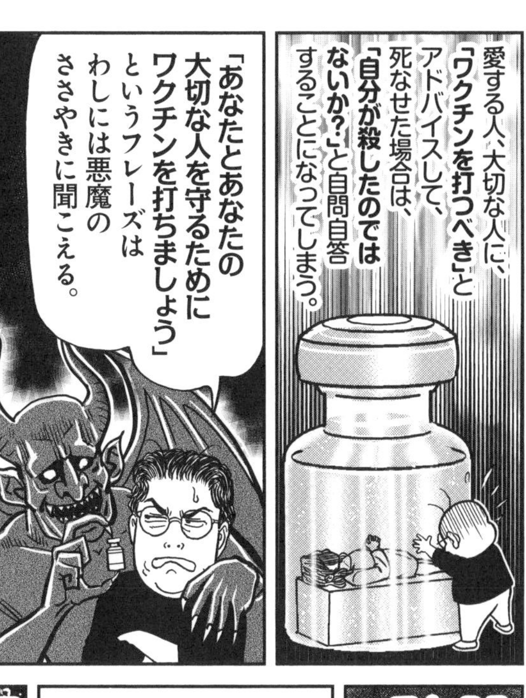
愛する人、大切な人に、「ワクチンを打つべき」とアドバイスして、死なせた場合は、「自分が殺したのではないか?」と自問自答することになってしまう。
「あなたとあなたの大切な人を守るためにワクチンを打ちましょう」
というフレーズはわしには悪魔のささやきに聞こえる。

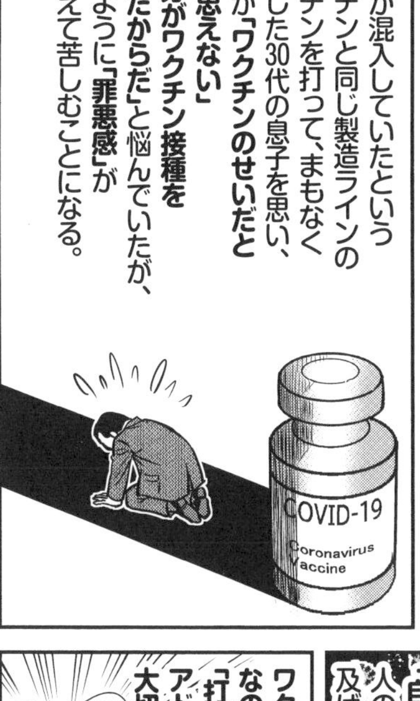
異物が混入していたというワクチンと同じ製造ラインのワクチンを打って、まもなく急死した30代の息子を思い、父親が「ワクチンのせいだとしか思えない」「自分がワクチン接種を勧めたからだ」と悩んでいたが、このように「罪悪感」が芽ばえて苦しむことになる。
COVID-19
Coronavirus Vaccine

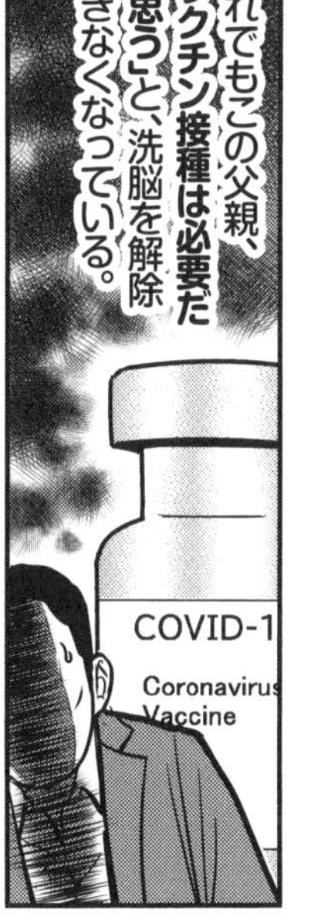
それでもこの父親、「ワクチン接種は必要だと思う」と、洗脳を解除できなくなっている。
COVID-1
Coronavirus Vaccine

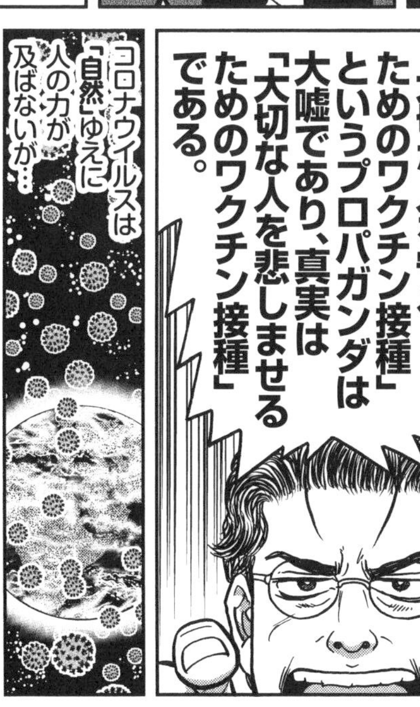
「大切な人を守るためのワクチン接種」というプロパガンダは大嘘であり、真実は「大切な人を悲しませるためのワクチン接種」である。
コロナウイルスは「自然」ゆえに人の力が及ばないが…

ワクチンは「人工物」なのだから、「打たない方がいい」とアドバイスしさえすれば、大切な人の死を防げる。

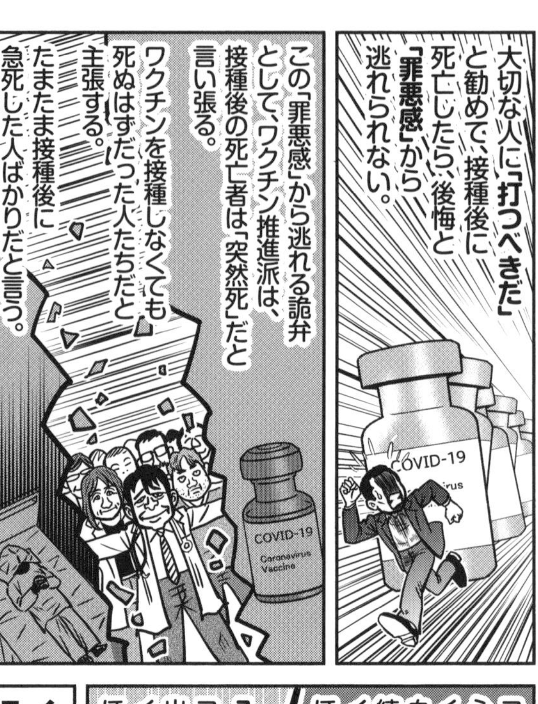
大切な人に「打つべきだ」と勧めて、接種後に死亡したら、後悔と「罪悪感」から逃れられない。
COVID-19
この「罪悪感」から逃れる詭弁として、ワクチン推進派は、接種後の死亡者は「突然死」だと言い張る。
ワクチンを接種しなくても死ぬはずだった人たちだと主張する。
たまたま接種後に急死した人ばかりだと言う。
COVID-19
Coronavirus Vaccine

ところが、インフルエンザのワクチンは、年5000万人に接種しているのに、副反応疑いの死者は4〜5人しかいない。
インフル・ワクチンはなぜ「突然死」がいない？
コロナ・ワクチン接種後には、なぜ8月25日の時点で1093人も死んでいる？

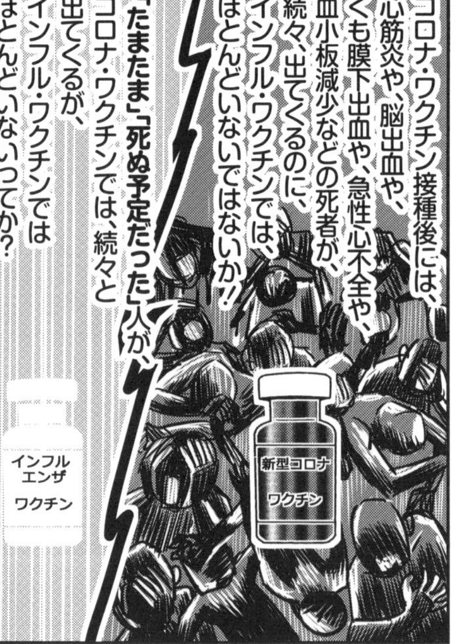
コロナ・ワクチン接種後には、心筋炎や、脳出血や、くも膜下出血や、急性心不全や、血小板減少などの死者が、続々、出てくるのに、インフル・ワクチンでは、ほとんどいないではないか！
「たまたま」「死ぬ予定だった」人が、コロナ・ワクチンでは、続々と出てくるが、インフル・ワクチンではほとんどいないってか？
インフルエンザ ワクチン
新型コロナ ワクチン

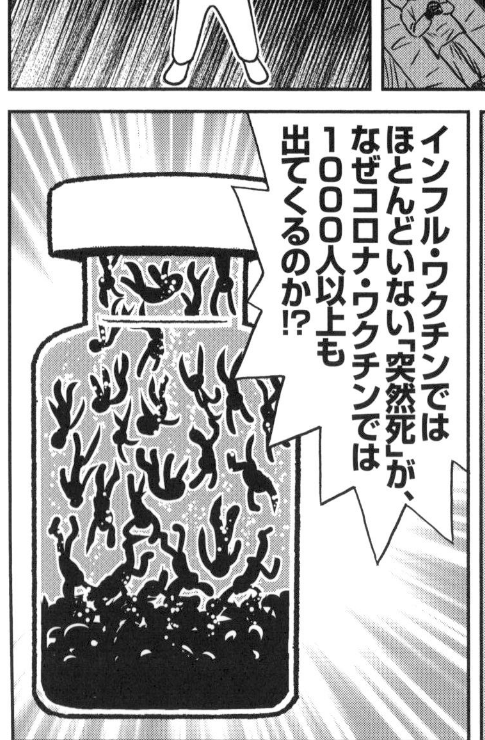
インフル・ワクチンではほとんどいない「突然死」が、なぜコロナ・ワクチンでは1000人以上も出てくるのか!?

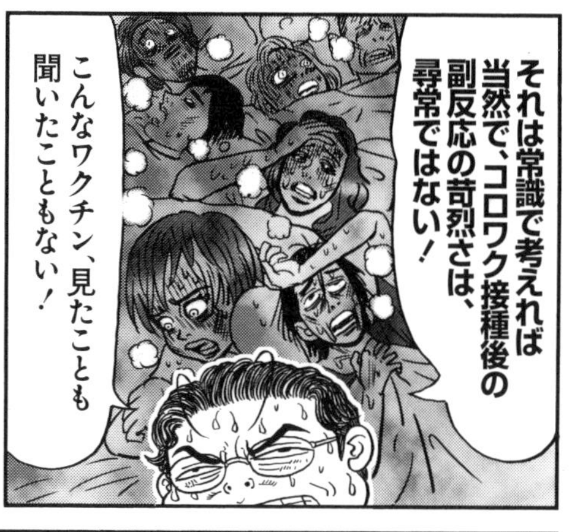

それは常識で考えれば当然で、コロワク接種後の副反応の苛烈さは、尋常ではない！
こんなワクチン、見たことも聞いたこともない！

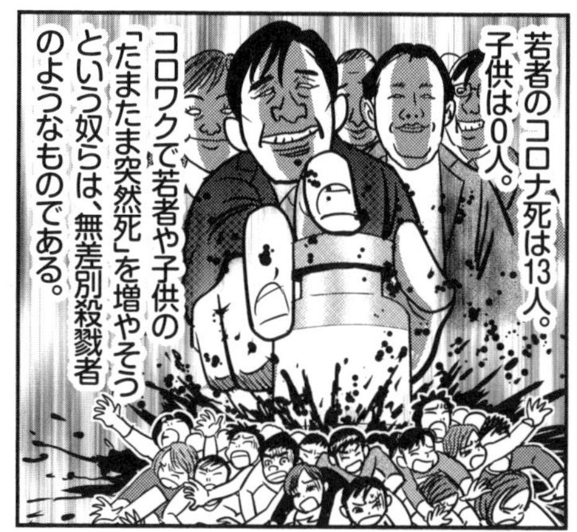

若者のコロナ死は13人。子供は0人。
コロワクで若者や子供の「たまたま突然死」を増やそうという奴らは、無差別殺戮者のようなものである。

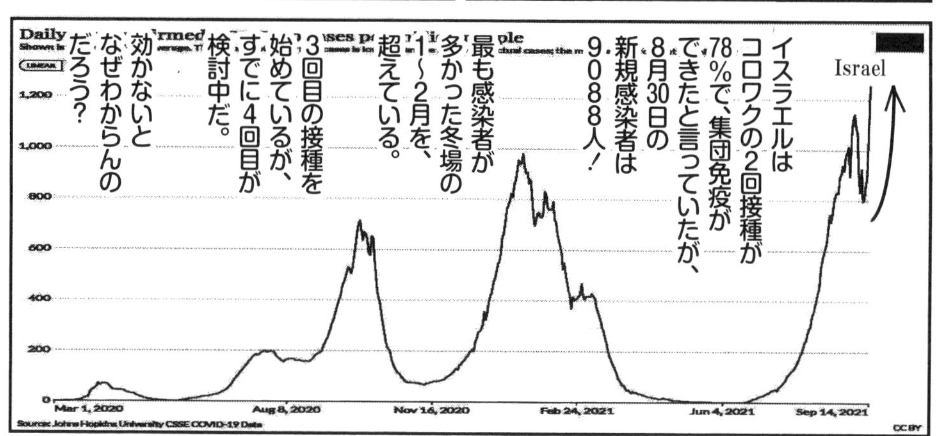

イスラエルはコロワクの2回接種が78%で、集団免疫ができたと言っていたが、8月30日の新規感染者は9088人！
最も感染者が多かった冬場の1〜2月を、超えている。
3回目の接種を始めているが、すでに4回目が検討中だ。
効かないとなぜわからんのだろう？
Israel
1,200
1,000
800
600
400
200
0
Mar 1, 2020
Aug 8, 2020
Nov 16, 2020
Feb 24, 2021
Jun 4, 2021
Sep 14, 2021
Source: Johns Hopkins University CSSE COVID-19 Data
CC BY

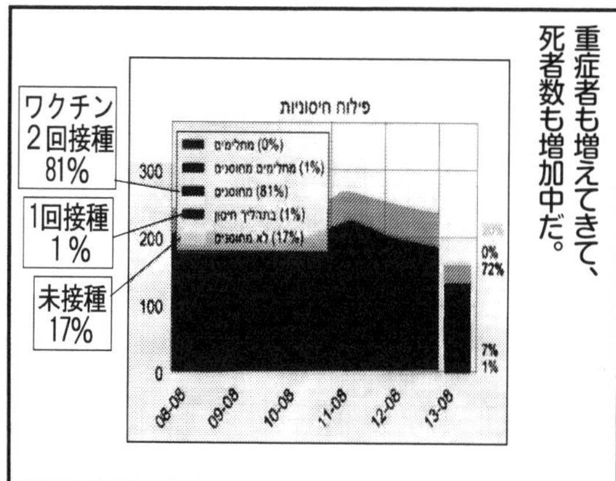

重症者も増えてきて、死者数も増加中だ。
ワクチン2回接種81%
1回接種1%
未接種17%
300
200
100
0
08-08
09-08
10-08
11-08
12-08
13-08
0%
72%
7%
1%

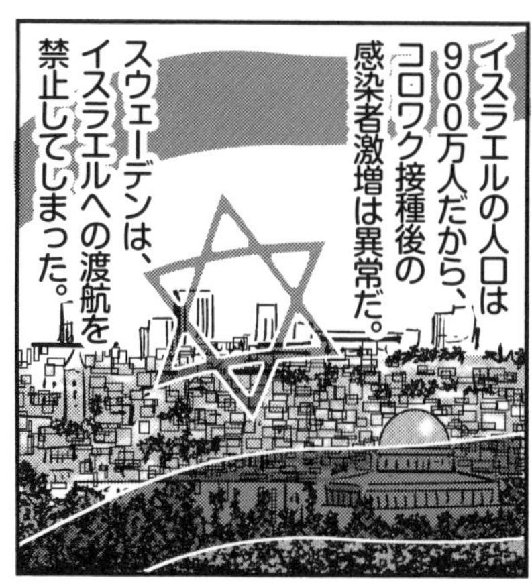

イスラエルの人口は900万人だから、コロワク接種後の感染者激増は異常だ。
スウェーデンは、イスラエルへの渡航を禁止してしまった。

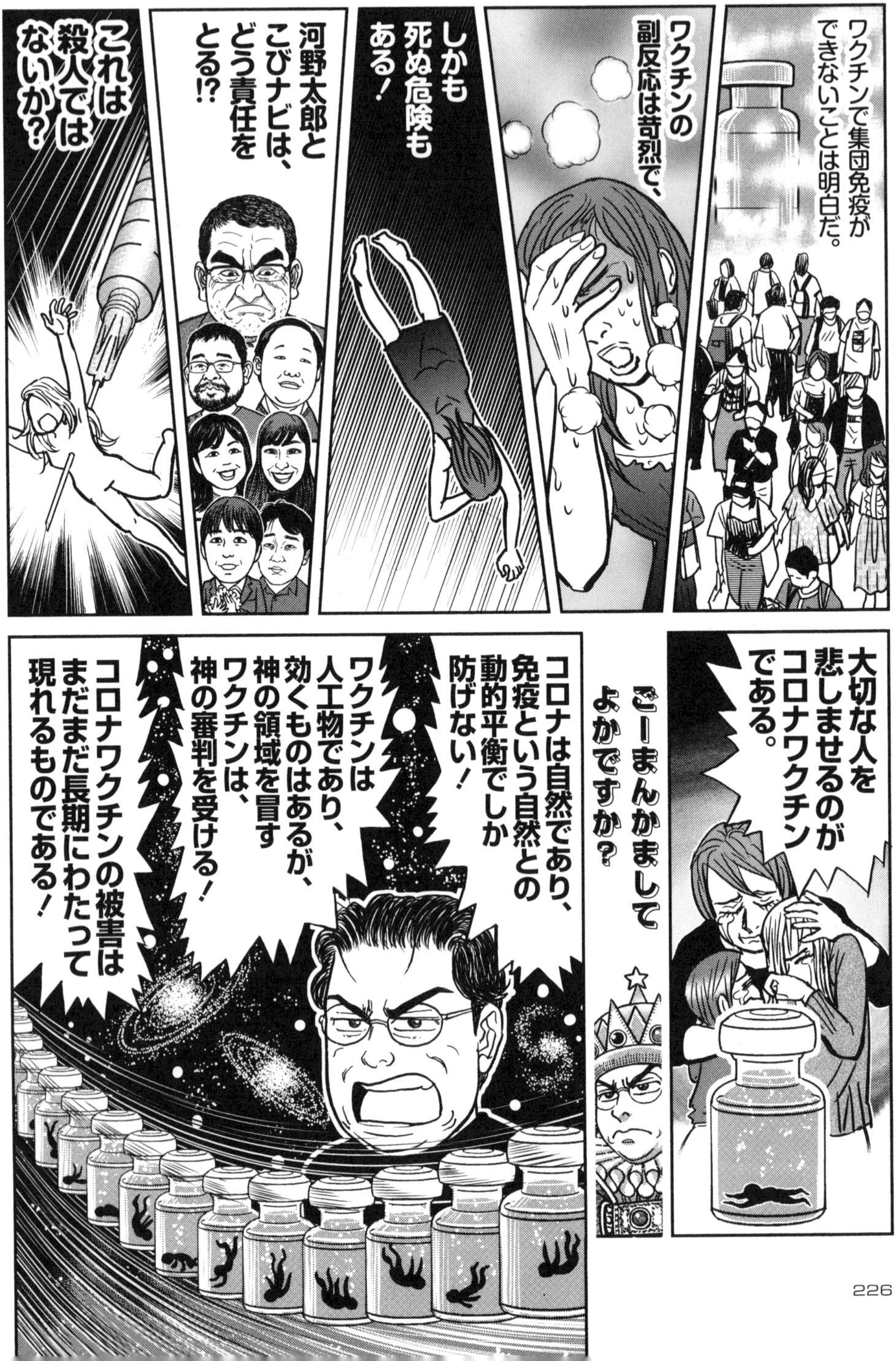

ワクチンで集団免疫ができないことは明白だ。

ワクチンの副反応は苛烈で、

しかも死ぬ危険もある！

河野太郎とこびナビは、どう責任をとる!?

これは殺人ではないか？

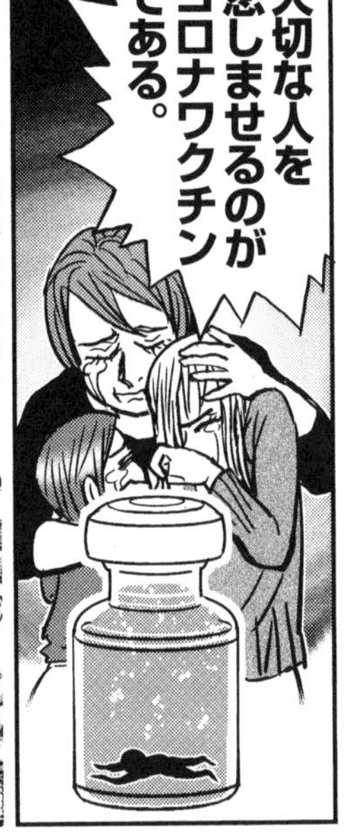

大切な人を悲しませるのがコロナワクチンである。
ごーまんかましてよかですか？

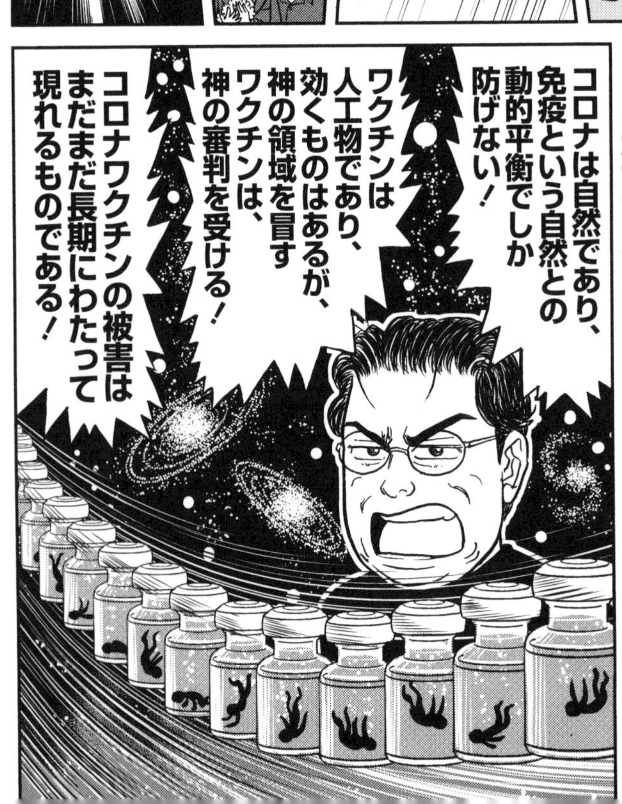

コロナは自然であり、免疫という自然との動的平衡でしか防げない！
ワクチンは人工物であり、効くものはあるが、神の領域を冒すワクチンは、神の審判を受ける！
コロナワクチンの被害はまだまだ長期にわたって現れるものである！

コロナウイルスを封じ込めることは不可能 動的平衡を目指し共生するしかない！

2021年8月28日、異物が混入した米モデルナ社製ワクチンを、使用が中止される前に接種した30代男性2人が死亡したと厚生労働省が発表した。

「まさか息子が、こんなかたちで……。若いといえど、ワクチンを受けないといかんぞと勧めたのは私なんです」

朝日新聞デジタルは、25日に死亡した30歳男性の父親が、涙ながらにこう後悔の念を語ったと報じている。

男性は22日にワクチンを接種し、翌日発熱したため仕事を休んだ。その後、回復し24日には会社に出勤。帰宅後も普段通りに夕食を摂って就寝したが、25日朝、出勤時間になっても起きてこなかったため母親が部屋へ行くと、布団の上でうつぶせの状態で亡くなっていたという。

「死因はワクチン以外考えられない。なぜ異物なんかが混じっていたのか。国は対処が遅すぎる」

記事のなかで父親は、国の対応をこう批判している。死亡した男性に基礎疾患やアレルギーはなかったからだ。だが、厚労省は「現時点で接種と死亡の因果関係は不明」とする見解を出すのみで、今後は有識者検討会で評価する流れとなる。

コロナ封じ込めに成功した豪州で新規感染が再拡大

自然由来のウイルスを、人の手によってつくられたワクチンで制御しようとしたことで、むしろこのような多くの犠牲を生み出しているのではないか……？

そんな疑問が今も拭えないが、コロナ禍の狂騒が続いていた2020年6月17日付の『朝日新聞』朝刊に、「コロナ禍で見えた本質 人もウイルスも、制御できる自然」と題した生物学者・福岡伸一さんの連載記事が掲載され話題となった。福岡さんといえば『生物と無生物のあいだ』（講談社現代新書）や『動的平衡 生命はなぜそこに宿るのか』（木楽舎）など、これまで生命をテーマにした多くのベストセラーを世に出しており、知っている人も多いだろう。この記事のなかで福岡さんは、「ウイルスが伝えようとしていることはシンプルである。医療は結局、自ら助かる者を助けているということ、今は助かった者でもいつか必ず死ぬということ、それでもなお、我々がその多様性を種の内部に包摂する限りにおいて、誰かがその生を次世代に届けうるということである」と綴ったうえで、「新型コロナウイルスのほうも、やがて新型ではなく

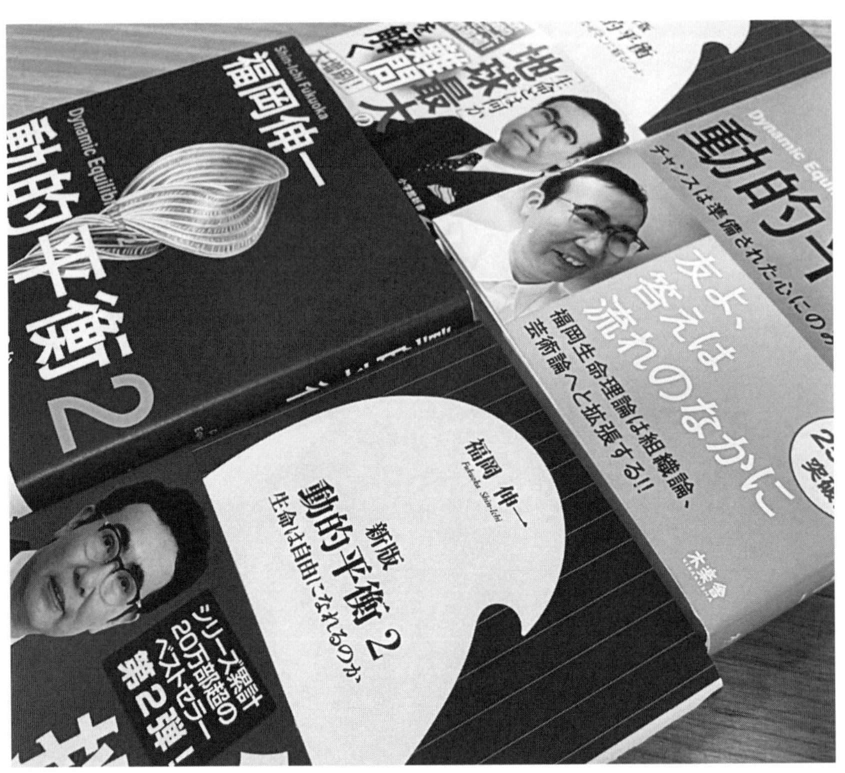
福岡伸一
Shin-Ichi Fukuoka
Dynamic Equilib
動的平衡2
地球最大の難問を解く
生命とは何か
大増刷!!
動的平
チャンスは準備された心にのみ
友よ、答えは流れのなかに
福岡生命理論は組織論、芸術論へと拡張する!!
木楽舎
福岡伸一
Fukuoka Shin-Ichi
新版
動的平衡2
生命は自由になれるのか
シリーズ累計20万部超のベストセラー
第2弾!
分子生物学が専攻で、現在は青山学院大で教鞭を執る福岡伸一さん。多くの著書のなかで、生命について「動的平衡にある流れである」と定義づけしている

なり、常在的な風邪ウイルスと化してしまうだろう。宿主の側が免疫を獲得するにつれ、ほどほどに宿主と均衡をとるウイルスだけが選択されて残るからだ。明日にでも、ワクチンや特効薬が開発され、ウイルスに打ち克ち、祝祭的な解放感に包まれるような未来がこないことは明らかである。長い時間軸を持って、リスクを受容しつつウイルスとの動的平衡を目指すしかない。ゆえに、私は、ウイルスを、AIやデータサイエンスで、つまりもっとも端的にロゴス（編集部註＝自然と対極にあり、人間の脳がつくり出した言葉や論理のこと）によって、アンダー・コントロールに置こうとするすべての試みに反対する」と述べている。

人類の歴史は感染症との闘いの歴史に他ならない。撲滅に成功した感染症は、WHO（世界保健機関）が1980年に根絶宣言を出した天然痘だけだ。

自然由来のウイルスを人間が制御しようとする試み自体が傲慢であり、自然の摂理に反しているということだろう。

「コロナ脳」との闘い

～小林よしのりブログ『あのな、教えたろか。』が辿った軌跡

小林よしのりは、自身が発表する作品以外にも闘いの場を広げている。身を修め、現場で戦う覚悟をつくる公論の場として「ゴー宣道場」を主催するほか、ブロマガ「小林よしのりライジング」を発行。動画配信サイトなども通じて積極的に発信しているが、毎日、複数回にわたって更新している公式ブログ『あのな、教えたろか。』も彼の主戦場の一つと言っていいだろう。コロナの狂騒が続くなか、小林は何を見ていたのか？　今回、2021年4月以降のエントリーを読み返してみる。

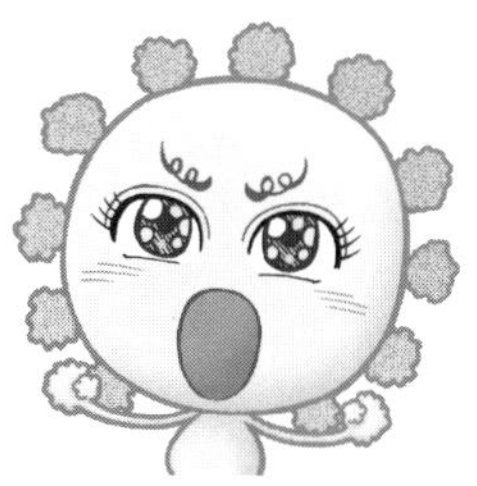

2021.04.04（日） 政治家は“コロナ脳”だらけである

政治家が「モーニングショー」に洗脳されて“コロナ脳”になっている。
今や玉川徹こそが教祖であり、政治家はコロナ真理教のカルト信者になっている。
都道府県の自治体の長も“コロナ脳”である。
“コロナ脳”から見れば、「コロナはインフルエンザ以下」、
「日本人にはコロナは弱毒」と主張するわしこそがカルト教祖に見えるのだろう。
だったら、わしを科学的に論破してみろと言うだけだ。
わしは彼らを論破している。
『コロナ論』シリーズを読めばいい。
『新型コロナ 専門家を問い質す』（泉美木蘭氏との共著・光文社）を読めばいい。
『コロナ脳』（宮沢孝幸氏との共著・小学館新書）を読めばいい。
記述として残っているのだから、“コロナ脳”の政治家や自称専門家は、
わしを論破すればいい。
「子供は一人も死んでない」「若者は3人しか死んでない」
「老人もインフルエンザよりは死んでない」「日本の超過死亡が減っている」という
驚くべきデータは、明白な結果だから、“コロナ脳”には覆すことはできない。
唯一、彼らの言い訳は「感染対策しているから」というものだが、
感染対策をしていない子供は重症化しないし、死者もいないのだから、
感染対策などたかがしれている。
マスクごときで超極小0.1㎛のウイルスを防げると信じていること自体が非科学的である。
マスコミ・政治家・自称専門家の“永久コロナ脳”運動を阻止するためには、
本で戦う作戦もあるが、今後はネット番組、「オドレら正気か?」を毎週土曜日にやるしかない。

2021.04.21（水） 変異株が恐いはずない

マスコミや自称専門家が、
変異株は60歳以下も重症化すると国民を脅している。
いつまでもいつまでもマスコミは
恐怖を国民の脳髄まで染みわたらせようと必死である。
カルトそのものだ。
コロナ患者と判明した後に、
基礎疾患があるかどうかを調べたわけではあるまい。
患者の自己申告でしかないはずだ。
60歳以下の患者のほとんどが肥満体だという医師の報告もある。
肥満体なら重症化してもいいというわけではないが、
あいにくコロナは肥満体には厳しい。
今の実効再生産数や陽性反応の増え方を見る限り、
やはりインフルエンザ以上のものではない。
医療が逼迫するのは相変わらず新コロを5類感染症に落とさないからだ。
インフルエンザのように、
どこの病院でも診られるようにすれば医療崩壊は起こらない。
インフルエンザでは冬場に毎日6万人の「患者」が出ていても、
医療崩壊は起こっていない。
病院のために国民が自由を失うなんて発想が狂っているのであって、
国民のために病院が命がけで働くというのが普通のことだ。
警察のために国民が自由を失うとか、
自衛隊のために国民が自粛するなんてことはあり得ない。
医者は民間の病院経営であっても、公的な職業であり、
国民の外出を禁じて、免疫機能を落とさせ、
健康に害を与えて、鬱の患者を量産し、
子供や女性の自殺者を増やしていては、本末転倒である。
プロフェッショナルとは言えない。
医者は国民を脅すのではなく、厚労省と政府を脅すのが筋である。
国民を脅す医者はヤブ医者である。
2020年、日本で新型コロナ感染症の死亡者は3414人。
すべての死亡者数は138万4544人。
コロナ感染を原因とする死亡者数の割合は、0.25%。
99.75%はコロナ以外の死因という事実は重要である。
いわゆる専門家は「ミクロ」しか見ない。
「マクロ」で見ることができない。
マスコミはミクロを最大限に拡大して、マクロの比較が全然できない。

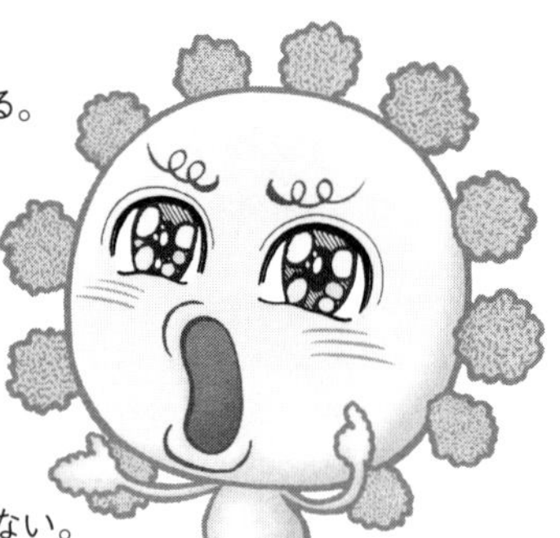

「ミクロの決死圏」じゃないんだから、どこまで小さな人間になっているんだ?
しょせんウイルスの前に人為的な抵抗策はすべて破綻する。
マンボウも緊急事態宣言も一緒だ。
人流も密も関係ない。
人口密度と感染者数が全然関係ないこともデータで出ている。
ジタバタしたってしょうがない。
ミシガン州は国民の40%以上がワクチンを接種したのに、
感染者が爆発的に増えている。
チリのワクチン接種率は世界3位なのに、感染者がさらに増えている。
イスラエルやイギリスの感染者が減っているのは、
果たしてワクチンのためなのか、
集団免疫に達したためなのか、わかりゃしない。
いくら変異株で日本の陽性者が増えようと、さざ波だ。
日本では大津波にならずにピークアウトする。
集団免疫をつくるためには抑圧しないのが一番いい。
マンボウも緊急事態宣言もまったく無駄だ。
コロナ禍を長びかせるだけ。
総合知が足りないバカどもが右往左往して、犠牲者を増やしている。
実にくだらない。

2021.04.26(月) なぜ“コロナ脳”になるのか?

玉川徹は健康オタクゆえに“強烈コロナ脳”になったのか?
視聴率を稼ぐ詐欺師根性でわざと“コロナ脳”を演じているのか?
あるいはサイコパスなのか?
諸君はどう思う?
山口真由はテレビの全体主義に完全加担しないように、巧妙なコメントをしているが、
財務省を辞めて、生きる手段としてはテレビでコメンテーターやるしかないから、
テレビの全体主義を壊す発言だけは控えておこうと思っているのか?
あれが受験秀才の限界なんだろう。
テレビは学級民主主義のおりこうさんしか出られない。
ビートたけしや松本人志みたいな天才でも、テレビの世界で生きていくには、
秀才にもなれず、大衆化・凡人化していくしかない。
末広亭が庶民として反逆し、よしもとが大衆として従順な畜群を選んだのは、
テレビを選ぶか否かの差なんだろう。
コロナ禍は人間の正体を炙り出すために、神が与えた現象なのかもしれない。
実に面白い。

▶2021.05.09(日) 玉川徹、岡田晴恵、わしから逃げるな!

わしはかつて玉川徹からの取材依頼を2回受けた。
玉川はわしの仕事場にやってきて、
わしの言葉を収録し、モーニングショーで流した。
この度『SPA!』から玉川徹に対し、「小林よしのりとの対談」を依頼した。
だが、玉川は「多忙」を理由にこれを拒否した。
自分の意見が正しいと思うなら、
小林よしのりとの対談で「コロナ大したことない説」を打ち破ればいい。
わしは『SPA!』の対談だけでも本音は不足だ。
対談の一部しか記事にされず、対談当事者があとで筆を入れることが可能だから、
本当は対談を収録して、あとで配信するのがいいと思う。
もっといいのは、生放送することだ。
テレビの地上波ではわしの意見が流せないのなら、ネットでの生放送がある。
玉川徹は1対1の対決を受けるべきではないか?
さらに岡田晴恵にも、小林よしのりとの対談を申し込んでいる。
これも、正々堂々、日本のために、1対1の対決を受けるべきである。

▶2021.05.11(火) 社会的影響力のない漫画家(玉川・弁)

玉川徹に続き、岡田晴恵も、わしとの対談を断った。
2人とも小林よしのりから逃げたと拡散してくれ。
今朝の「羽鳥慎一モーニングショー」では、
玉川徹が「一部の漫画家や元政治家が言うのは、
社会的影響力がないからいい」と発言した。
その社会的影響力のない漫画家・小林よしのりに2度もインタビューしにきて、
番組でも放送していたのに、コロナに関してだけはインタビューにこない、
対談からも逃げるのだから呆れる。
臆病者は卑怯者に転ずる!
社会的影響力がないかどうかはこれからだ。
確実に支持者は広がっている。
『コロナ論3』が来週19日に出る。
わしは「コロナ煽り派」との戦争だと思っている。
こうなったら『コロナ論』を描き続けるしかないだろう。
玉川徹は巨大な組織の社員として、高給で守られながら、
テレビ放送という「公器」をまったく「私的」に武器として使いながら、
全体主義を形成している。

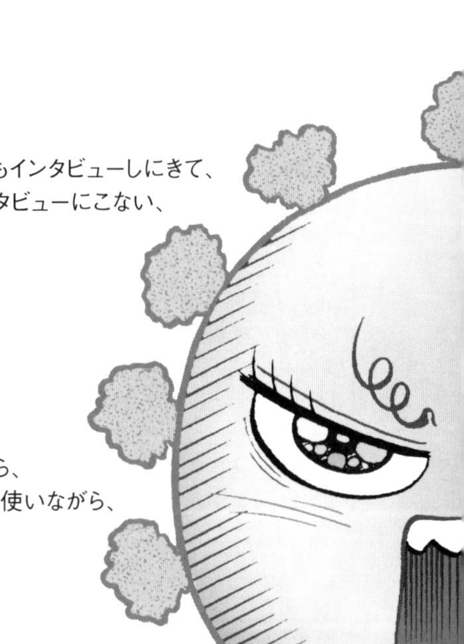

わしはあくまでも個人の才能で戦い、
多くの支持者とともに、テレビ全体主義と戦う!
「さざ波」という木村盛世氏が考案して、わしも何度も使っている言葉を、
「使ってはならぬ」とポリコレ言葉狩りの対象にしだしたが、
よっぽど真実を悟られることが恐いらしい。
「さざ波」じゃないなら、その理由を言えばいい。
(笑笑)だって笑えるほどなんだから真実じゃないか!

2021.05.16(日) 台湾が「ゼロコロナ」は不可能と証明した

台湾で感染が急に拡大し始めたらしく、
日用品の買い占めが起こっているという。
ITを駆使して私権を強烈に制限する台湾だから、
抑え込みに成功したと見られていたのに、
やっぱり「ゼロコロナ」は無理だと証明してくれた。
日本は「武漢株」も「欧米株」も「英国株」も受け入れて、
「さざ波」だから大したものだ。
そこまでの生ワクチンで「インド株」を迎え撃つのだから、
今後も「やや増え」はあるだろうが、「さざ波」は変わるまい。
人工的ワクチンの人体実験は要らないはずなのに、
自分に自信が持てない日本人は、
欧米人のマネをして、ワクチン接種を急いでいる。
蜘蛛の糸に群がる亡者どもの浅ましさを見て、
仏様がぷつんと糸を切ってしまえば、面白いだろうが。

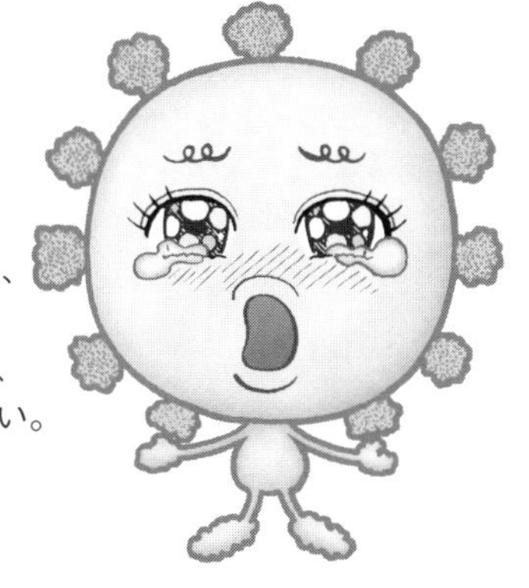

2021.05.28(金) 玉川徹の出口戦略がなくなる

コロナワクチン接種の副反応が強すぎて、
玉川徹やモーニングショーのスタッフがビビっている。
あいつら、ワクチン打たないんじゃないか?
玉川徹が打つのを楽しみにしている。
青木理は嫌がっていたが、
玉川に説得されて「打つ」と言ってしまったから、打たねばならぬ。
玉川が、羽鳥が、晴恵が、青木が、ワクチン打つのが楽しみじゃないか!
奴らはこの「煽り祭り」の終息を、ワクチン接種による集団免疫に賭けていたから、
つい先日までワクチン接種をガンガン勧めていたのに、急に控えめになった。

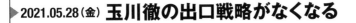

85人死亡の情報を知って、ヤバいと思ったのだろう。
急にワクチンは個人の自由などと言って、保険を掛け始めた。
そりゃそうだろう。
ホロコーストに誘うナチスドイツみたいな役割を果たすことになりかねない。
外国でも実はコロナワクチンの犠牲者は相当出ているのだが、
マスコミは隠蔽している。
外国では、感染者・死亡者が多すぎて、
終息の方法が他にないから、少数者の死はスルーするしかないのだ。
だが日本ではインフルエンザの死亡者数に比べて、
コロナ死者数があまりに少ないから、ワクチン死の割合が高くなりすぎて、
スルーするのが難しくなるだろう。
早くも「週刊現代」がワクチン死の実態をガンガン報じ始めた。
「週刊新潮」もやるんじゃないか?
ワクチンでの集団免疫が困難となれば、
玉川徹らは「出口戦略」がなくなる!
そうなると「煽り罪」の責任を追及される恐れが出てくる。
これから奴らの顔色を見ておくのは結構楽しいぞ。

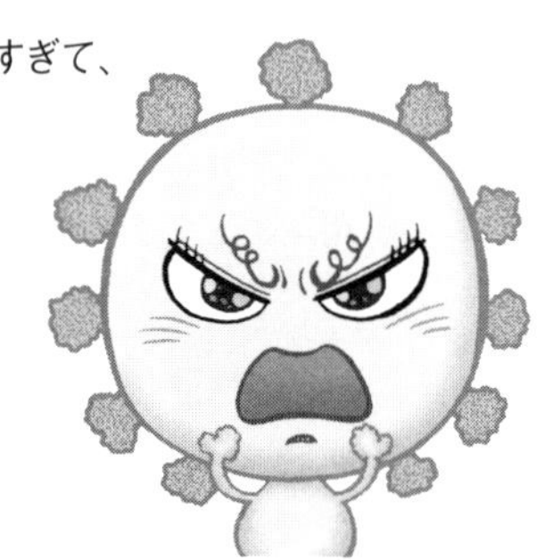

2021.06.05(土) 菅総理、尾身茂をクビにするべきです

最近は東京オリパラを潰して、
政権に打撃を与えてやろうという「政治運動」に
“左翼コロナ脳”が血まなこになっている。
朝日新聞、立憲民主党、共産党ら左翼どもの象徴が尾身茂になっている。
尾身茂を権威化したのは政府だが、まったくの失敗だった。
尾身茂を菅総理が横に置いて記者会見をしたのが、大失敗だった!
尾身茂は完全に思い上がってしまった。
菅総理より自分の方が上と思っているのだ!
「専門家」というもの自体が極めて曖昧で、
政府に権威化されていない本物の「専門家」は他にいる。
そろそろ政府周辺の「専門家」を見直した方がいいのではないか?
菅総理に提言するが、「分科会」を解散してもいいし、
少なくとも尾身茂はクビにしなければダメだ!
尾身茂は「専門バカ」であり、「総合知」がゼロである!
「総合知」がないから、「人流を止める」という対策が、「移動の自由」や
「営業の自由」を保障した日本国憲法に違反していることに、まったく頓着していない。
日本国憲法の「公共の福祉」という概念が、

国連からも危険だと指摘されていることを、政治家までが知らないから、
こんな「基本的人権」無視の社会になってしまうのだが、
そもそも現在のコロナ対策こそが「公共の福祉」を著しく破壊している!
感染症のプロを自任するのなら、スウェーデンのテグネル博士を見習え!
憲法上、できないことをコロナ対策とはしなかった。
その結果がマスクもしないで、自由な社会を持続させながら、
コロナ禍を乗り切ってしまう快挙に繋がった。
世界で成功したのはスウェーデンしかない。
尾身茂はプロ失格である!クビにするべきだ!
『コロナ論3』がベストセラーになっているが、
これがもっと売れれば、本物のプロたちが声を上げやすくなるだろう。
ガラスの天井は間もなく破れる!

2021.06.07(月)

東京五輪の中止を全力で煽ったモーニングショー

朝日新聞やモーニングショー、その他のワイドショーも、
東京五輪を中止しろと反吐が出るくらい煽ってきたが、
読売新聞の世論調査では「開催する」がなんと50%!
「中止する」は48%で、「中止」を求める声は前回の59%から11ポイント減った!
JNNの世論調査では、「開催すべき」が44%、
「中止すべき」は31%だ。こんなものだ。世論調査ってものは。
あっという間に変化してしまう。
開催直前になればどんどん盛り上がって、開催されたら、
国民はストレス溜まってるから、
選手たちの活躍に号泣して感動するだろう。
海外の選手にも奇跡的な超人が出て、
コロナ禍のオリンピックに世界の目が釘づけだ!
その間、気の毒なのは玉川徹とモーニングショーだ。
国民と一緒に盛り上がることができない!
あれだけ東京五輪を中止させようと必死だったのだから、
五輪から感染者が出るのをじっと我慢して待っているしかないのだ!
ほんの少しでも感染者が出たら狂喜乱舞!
踊り狂って「クラスター2人出る!」とトップニュースに持ってくるだろう。
羽鳥「出ましたねぇ、玉川さん、クラスターです」
玉川「だから言ってたんです。2人も出たということは、もっと出ますよ!」
羽鳥「PCR検査はしてたらしいですよ」

玉川「1日1回じゃダメですよ！　1時間に1回しなきゃ！」
羽鳥「ワクチンも打ってたらしいですよ」
玉川「ファイザーだけじゃダメですよ！　モデルナもアストラゼネカも打たなきゃ！」
まさか中止を煽った連中が、東京五輪を楽しむなんて、
そんな厚かましいことはしないだろ？

2021.06.07（月）玉川徹は左翼どころか極左である！

玉川徹は自分を「左翼」と思ってないらしい。
バカだから自分を俯瞰して見れないのかもしれない。
「経済より命」という観念、「生命至上主義」という原理主義は、
間違いなく国家全体のバランスを考える「保守」ではないし、国家秩序を崩壊させ、
コロナ死亡者数とはまったく釣り合わない空前の損害を国家に対して与えている！
マルクス主義者だけが「左翼」ではない！
国家に大損害を与えるのは、左翼というより「極左」の願望だろうが、
どんな極左テロリストでも、これほどの大損害を国家に与えることはできなかった！
戦後最大の極左テロリストは玉川徹であり、モーニングショーのスタッフは、
オウム真理教をはるかに上回るテロ集団であると断言できる。
「テロリズム」の梃子は「恐怖」である。
恐怖によって人々を萎縮させ、国家に打撃を与える手法を「テロリズム」というのである！
本来ならこの「インフォデミック」は犯罪なのだ！
玉川徹は「無自覚な極左」であり、影響力が多大すぎるテレビで、
意図的にインフォデミックを起こした「確信犯的なテロリスト」である。
戦後最大の被害を出した玉川徹を許してはならない！

2021.06.15（火）臆病国家の臆病民が気色悪い

くたびれる。よくこんな臆病国家を見ててくたびれないな？
わしは毎日、バカバカしくて、うんざりして、不愉快でたまらんぞ。
一歩でも外に出たら、全員、病人か強盗みたいにマスクつけて、
たった一人で周囲に誰もいない奴までマスクつけて歩いていて、
てめえが圧倒的に非常識なくせに、
道徳を守ってる善良な民みたいに平然としやがって。
マスクには「臆病」と書かれた奴しか販売できないように法律をつくれ！
その恰好は道徳でもないし、ルール順守でもない。
単なる「臆病」だ。

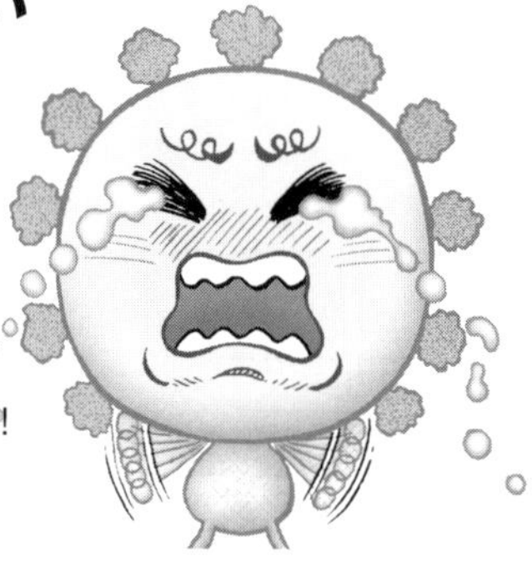

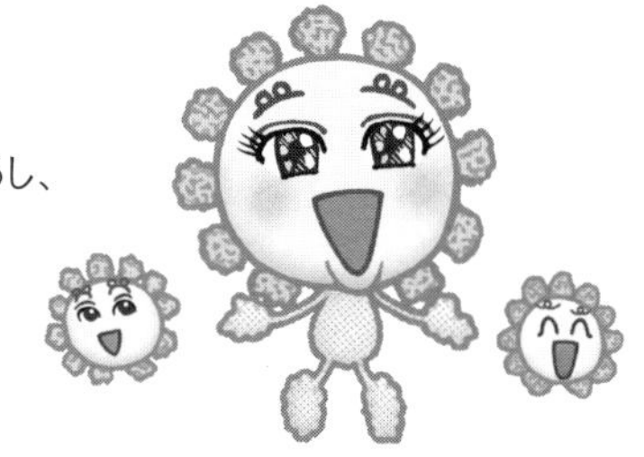

テレビは朝から深夜まで「臆病のススメ」をやっているし、
「臆病が美徳」「臆病が正義」と啓蒙している。
気色悪くてたまらんわい!

2021.06.16(水)
“コロナ脳”の畜群は、臆病国家で息だけしてろ!

コロナの後遺症があると言って脅しても、わしには何も響かない。
そんなものを恐れて生きていけるわけがない!
生きることも、仕事をすることも、表現をすることも、必死なんだ。
感染症や後遺症に怯えて、身をすくめて生きていることほどバカバカしいことはない。
1年も2年もマスクして、女と美食や美酒に酔いしれることもできないなんて、
人生の大損だ。
罹って、後遺症が残った人は、その人なりに頑張ってリハビリすればいい。
わしには全然関係ない。
罹ったときに考えればいいことだ。
他人の人生の楽しみを奪う権利が、一体誰にあるというのだ?
臆病畜群どもは、どこかの離れ島に移住させて、
独立国家でもつくってやって、永遠のロックダウンでも味あわせてやれ!
なんでわしが畜群の巻き添えを食らわねばならぬのだ。

2021.06.28(月) ひょっとしてわしは若者なのか?

ワクチンワクチンワクチン……なんで日本人は老いも若きも老いぼれてるんだ?
わしは自分を老人と認識したいのに、日本人全体が
「ワクチンくんなまし。ワクチンありがたいぞえ。
ワクチンのためなら徹夜で並んで待っているぞなもし。
ワクチン神が降りてこなすった。ありがてえ、ありがてえ。
これでおらの命も助かるぞなもし～～～～～～～～」
って言ってるから、自分が老人とは全然思えない。
わしだけメチャクチャ若いんじゃないかと錯覚してしまう。
コロナが恐くないのだから、ワクチンなんか全然必要ない、
わしの自然免疫にダメージ与えたくないと心の底から思ってしまうから、
ワクチン接種券が何枚きたって全部破くしかないわけだよ。
わからん。誰も彼もが老いぼれてるのはなぜなんだ?
わしって若者なのか?

2021.07.04(日) 屋外でのマスク着用に意味がない

「屋外でのマスク着用に意味がない」という結論が欧州で拡がっている。
マスクの屋外での着用はまったく効果がないという科学者の結論が次々に得られ、
スイスも屋外でのマスク着用義務は廃止された。
集団感染は換気の悪い密室で起きており、
「屋外では空気と混ざるのでウイルス濃度が低すぎる」という、
わしがずっと言ってきたまったく当たり前の結論に達し、
「マスクを外せないのは心理的な問題や政治的な問題だ」と科学者たちが言い始めた。
欧州がマスクを外せば、米国が追随し、そして最後に、日本人がマネするのだろう。
そのとき、いわゆる「専門家」たちが全員間違っていて、
小林よしのりが徹頭徹尾、正しかったという結論になる。
「専門家とは一体何なのか?」、"左翼コロナ脳"の大バカ連中も、
間もなくコロナインフォデミックの戦犯として、叩かれる日がくるだろう。
そのとき、玉川徹や自称専門家たちを吊るそう!

2021.07.20(火) 日本では最後のオリンピックになる

オリンピックに対するいじめが凄い。
出場する選手たちの気持ちなど一顧だにせず、
ボランティアを含む開催を担う人々の大変さなど想像だにしない。
モーニングショーをはじめとする老人メディアが、
オリンピック自体ををぎゅうぎゅうに締めつけている。
他のプロスポーツでは観客を入れて開催しているのに、
オリンピックになるとイジメてイジメてイジメぬく。
その様子は苛烈ないじめにそっくりで、日本人のムラ社会的な、
陰湿で執拗ないびり圧力がものすごくて吐き気がする。
食事も酒も出さないささやかなバッハ会長の歓迎会すら非難する。
バッハ会長に対するバッシングは非礼で暴力的だ。
五輪いじめは結局「排外主義」が根底にある。
外国人が変異株を持ち込むという非科学的な妄想で、
「外国人を叩き出せ——」という極右排外主義と、極左排外主義が、
リベラルを自称していた言論人と歩調を合わせて、
偏狭な「排外主義」の空気を盛りあげている。
小林よしのりは排外主義だと偏見を持たれてきたが、
それはグローバリズム批判の文脈であえて取った態度であり、
実はナショナリズムを基盤とする「インター・ナショナリズム」を、わしはずっと唱えてきた。

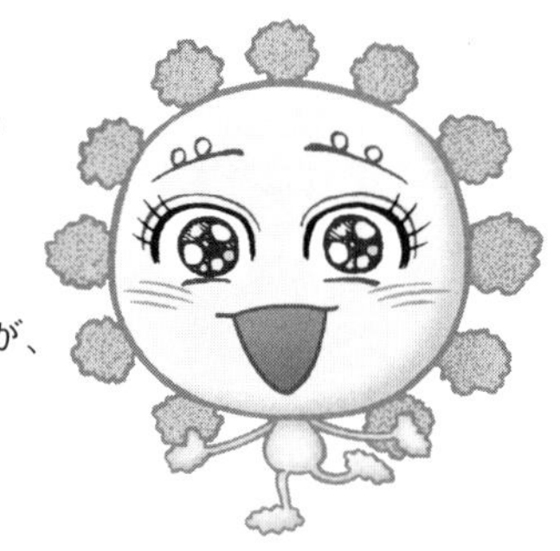

観光による経済成長に傾きすぎて、
日本の文化や景観が失われることに危機を覚えていたわけで、
繊細さのないバカリベラルが
人類みな兄弟の偽善を振りかざすことに対抗するためのわしの態度だったのだ。
人の本心は極限状況にこそ顕わになるもので、自称リベラルの連中こそが、
コロナ禍では五輪いじめで、排外主義を最大限に発揮している。
「おもてなし」など一個もない、排外主義の態度をここまでむき出しにしたのだから、
今後100年はもう日本でのオリンピックはない。
今回が日本で開催される最後のオリンピックだ。
よおく楽しんでおこう。

2021.07.23（金） 東京五輪の開幕式を見るぞ

玉川徹を代表とする、臆病で卑怯な日本人から、
さんざんイジメられ、痛めつけられ、嬲られた東京オリンピックが今日開幕する。
呪われたオリンピックとまで言われ、トラブルに次ぐトラブルで、
危うい綱渡りをしてきた東京五輪が、
一体、どんな開幕式になるのか、非常に興味津々だ。
むしろものすごく楽しみになった。
玉川徹ら極左日本人によって、
集団リンチにさらされた東京五輪が、どう巻き返してくるか？
わしは応援している。

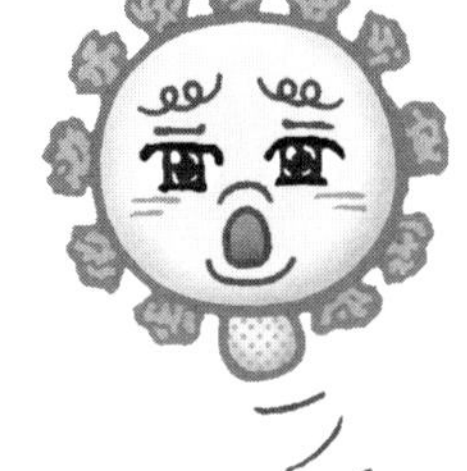

選手たちはこの世で最大の苦痛を味わっただろう。
外国では30サイクルだから陰性だったPCR検査も、
日本では40サイクルだからウイルスのカケラまで検出して陽性になる。
これも一つの差別的待遇だろう。
そして外出が15分しか許されないなどの、
牢獄のような空間に閉じ込められて、
史上初の人権無視の待遇を受けた選手たちは
まるで修行僧のような暮らしによく耐えた。
「おもてなし」ゼロの待遇に耐えて、
ようやく全世界の選手たちが日ごろの訓練の成果を爆発させる。
申し訳なくてたまらないが、選手たちの活躍を称えさせてもらう。
開催中も玉川徹&モーニングショーの苛烈ないじめは続くだろう。
良心などないテレビ朝日は、選手たちへのいじめを放置する。
その一方で東京五輪の報道はガンガンやると言うのだから、二枚舌も甚だしい。
破棄衝動だけをむき出しにして、くだらない揚げ足取りを嬉々として楽しむ

あの陰湿で卑怯な番組などに惑わされず、
東京オリンピックの視聴率がうなぎ上りになって、感動的に閉幕されることが、
選手たちへの最大の敬意になる。

2021.07.24(土) オリンピック開幕式、とてもよかった

オリンピックの開幕式を初めて割とちゃんと見た。
コロナ禍でオリンピックは盛り上がるからダメだとエセ専門家に言われ、
何としても潰してやれという風圧が強烈だった中、適度に華やかで、
適度に日本文化を紹介し、素晴らしい開幕式だったと思う。
漫画のフキダシやら、ゲーム音楽やら、
サブカルこそが世界に通じる日本文化だと演出されたこともよかった。
MISIAの「君が代」が抜群にうまかったし、ドローンの演出には驚嘆したし、
大坂なおみの最終ランナーにも好感を持った。
何と言ってもこのコロナ禍に、
これだけの国々が日本に集まってくれたことに感謝してしまうし、
民族衣装的なユニフォームが楽しかったし、
日本選手団がリラックスしたムードで、心の底から喜んでいる様子を見ていると、
本当にオリンピックが開催されてよかったなと安堵した。
しかし、スウェーデンが出たら、泉美さんが「マスクさせられてる」とメールで怒ってくるし、
セーシェルが出たら「ワクチン接種し始めてから感染者が出てます」と言ってくるし、
「タジキスタン、ノーマスクだ」と称賛してくるし、
完全にコロリンピックとして見ているから大したものだと感心した。
さあ、今日から瀬戸大也も登場するし、池江璃花子も出場するぞ。
五輪潰しに全力を挙げたテレビ朝日が総力を挙げて、五輪を報道してくれる。
“左翼コロナ脳”も五輪潰しに全力を挙げたが、
今日からテレビにかじりついて金メダルを取った選手に感動するだろう。
そういうもんだ。
感情と空気だけで、コロッコロ、コロッコロ、変わるのが“左翼コロナ脳”だからな。

2021.08.09(月) オリンピックが終わった

東京オリンピックの閉幕式は確かに退屈だったが、
3年後の開催国・フランスの様子が映ったとき、
マスクもせずに大密集していた人々の姿に感動した。
今、ワクチンが効かずに新規感染者が急増し、

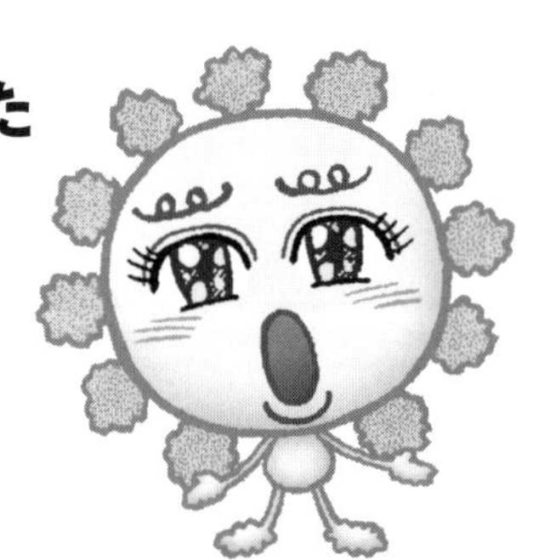

ロックダウンをしようというフランスが、あの大密集！
羨ましくてしょうがなかった。
そして最後に映ったパラリンピックの選手たちの様子に驚愕した。
腕がなくてバタフライしてたり、口でラケットをくわえて卓球してたり、
口と足でアーチェリーやってたり、とんでもない選手たちがいる！
これは子供に見せてやるべきだろう。
オリンピックが終わったから、今日からまた「手のひら返し」で、
コロナ煽りが再開するのだろうか？
「ダンゴムシになれ、縮こまってしまえ」という
絶叫を聞く日々がまた始まるのだと思うと、憂うつになる。

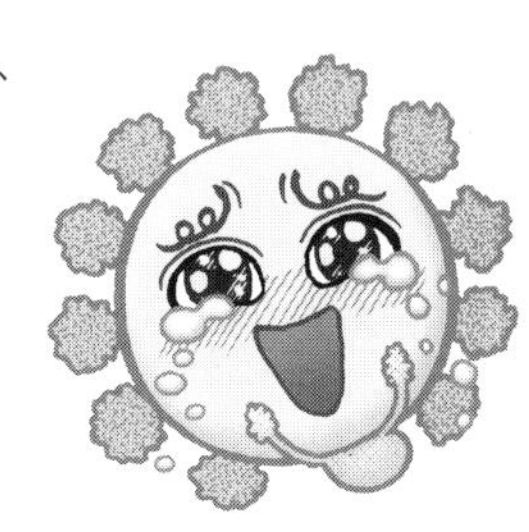

2021.08.09（月）

あのパリの群衆はワクチンパスポートだった

わしは完全に勘違いしていた。
閉会式に映った、パリに集まっていた観衆は、
なんと「ワクチンパスポート」を持つ人に限られていたのだ。
フランスは事実上、ワクチンが義務化された国になるらしい。
恐ろしいことだ。
強烈に反対する人もいるのだが、
その人たちの「自由」は奪われる国になる。

2021.08.12（木）

「玉川徹とモーニングデマ」がデマの温床

玉川徹のモーニングショーが、
自分たちの「煽り祭り」が効かなくなってきて、
多分、視聴率が下がってるのだろう。
ネットでデマを流すから、テレビの「煽り」が不発になってるんだと、イライラしている。
そんなこと言ったって、
テレ朝の社員が「朝まで酒盛りカラオケパーティー」をやって、
2階から女性社員が転落して、緊急搬送されて、
病院の手を煩わせ、ベッドを使ってるんだから、その「緩み」が国民の代表でしょう。
それは「緩み」ではないと、わしはテレ朝社員を擁護してあげます。
人間はそういうものです。時には乱痴気騒ぎもやるもんです。
2階から転落する女性というのは、
普通の乱痴気騒ぎじゃいないですけどね。

テレ朝の乱痴気騒ぎは相当に凄いんでしょうね。
いやあ、参加してみたいよ。
そういうわけで、玉川徹とモーニングショーなんて、
誰も信用しなくなるのが健全です。
だって、デマばっかり流してるんだから!
「玉川徹とモーニングデマ」というタイトルに変更してください。
現在、新規陽性者数はどんどん減っていますし、重症者数も減っていますし、
死亡者数は全国でも14人!　これはワクチンの成果ではありません。
デルタ株の成果です。
実効再生産数は1.22!
東京都も新規陽性者数は減少してるし、重症者数は176人!
たった176人で医療逼迫だとギャーコラ騒いでるんだから、アタマがおかしい。
5類に下げりゃ瞬間的に医療問題は解消します。
コロナ患者を診たくない、補助金が欲しいという病院を擁護している
玉川徹とモーニングデマが、悪の砦です。
昨日の東京の死亡者数は3人です。それはコロナじゃないでしょう。肺炎でしょう。
肺炎は毎年、10万人死んでますから。
東京都の実効再生産数は1.13!　減る一方ですな。
実態とまったく違うことを報じているのだから、テレビこそデマの温床です!
テレビはデマ!　玉川徹とモーニングデマ!
デマよ、死ね!

2021.08.14(土)

風邪もコロナも罹るときは罹る。そういうもんじゃ。

デルタ株が流行ってるから、医療崩壊、
もう人々は自分で罹らないように自粛してくれるしかないと、医者が国民に言っている。
なんという甘えた奴らだ。
風邪・インフル・コロナ、いずれも自分が注意してりゃ罹らないようなものではない!
どんなに神経質に家に閉じこもっていても、0.1㎛のウイルスに対処する方法などない!
人流抑制は意味がない!　罹るときは罹る!
医療の危機と言うなら、5類感染症にすれば、あっという間に解決する。
医師会の尾崎の病院は夏休みとってるそうじゃないか。
そこいらの病院に駆け込むことができない医療体制が重症化させるのだ。
これは「人災」であって、インフルエンザの流行時のように、
医療者全員で、コロナに対処しないから、患者を危機にさらしてるのだ!
嘘ばっかりつくんじゃないぞ!

2021.08.15（日）
マスコミは戦時中の「全体主義」を反省しない

関口宏の番組で、半藤一利が「全体主義」を警戒していた。
だがこの番組もそうだが、テレビ番組はすべて、コロナ禍で「全体主義」となった。
「マスク全体主義」で始まり、終息に向かっては「ワクチン全体主義」である。
「異論を許さない」、これが全体主義の第一条件である。
コロナ禍で、徹頭徹尾、異論を唱えているのは、小林よしのりだが、
すっかり排除されて、「両論併記」すら許してもらえない。
テレビは「公器」である。公共の電波である。
放送法でも「両論併記」は規定されている。
おそらく「漫画家」だから権威がないので、信用ゼロなのかもしれない。
だが、権威主義で、主張の内容を一切検討しないのならば、
それは戦時中の「検閲」と変わらない。
「大東亜戦争は負けている」と気づいた者が「漫画家」だったら、
取り上げないという態度と同じだ。
権威主義であり、権力への追従である。
それが「言論の自由」がなかった戦時中の課題なのだが、
残念ながら、コロナ禍でも一緒である。
何も変わっていないのだ。
特にマスコミの態度は、戦時中も、戦後も、何ひとつ変わっていない！

2021.08.20（金）千葉真一は凄い人間だった

千葉真一は自分の意志でワクチンを拒否したらしい。
さすがだ！　千葉真一は美学を貫いた。
人間は人生の終幕まで、自分自身を表現して、その価値を示すことができる。
千葉真一は凄い俳優だった、凄い人間だったと、わしの記憶に刻まれ、
そしてわしも最後の最後まで、やせ我慢しなければならないと、
大きな教訓を得ることができた。
ヒステリック臆病の“コロナ脳”の連中には、絶対、理解できない価値観なのだろうが。

2021.08.23（月）集団バカ免疫はできない

バカの集団免疫ってなかなかできない。
国内の人口の8割がバカに感染したら、それ以上増えなくなって、

その時点で集団バカ免疫が完成し、ピークアウトして、
あとは急速にバカが減っていくということにはならない。
バカはずっと高止まりするかと思っていたが、わしが甘かった。
最近の「デルタ変異」の流行で、バカがまた増えてしまったようで、
バカは天井知らずなのだ。
イスラエルのデータを見ると、ワクチン2回接種者の方が、
未接種者より陽性者数が多くなっているから、
これはもう「ブレークスルー感染」とは言えないだろう。
「ADE感染」の疑いの方が強い。
なのにまだワクチン真理教がいるのだから、どうしようもない。
「愛する人たちのために打とう」とか、テレビでCMしてるのだから、
もはや殺人バカになってしまっている。
愛する人が副反応死すれば、愛する人を悲しませるために打ったも同然になる!
ということに、全然気づいていないのだから、
バカにこそワクチンを打たなければならないのかもしれない。
しかし、製薬会社のPRを真に受けるバカというのも、本当に凄い。
ワクチン賛成派にぜひ聞いて欲しい。
「あなたは何故ワクチンが効くと信じたのですか?」と。
「製薬会社が効くと言ってるから」
「菅総理や河野大臣が勧めてるから」
「専門家が言ってるから」
そのような言葉しか返ってこないはずだ。
つまり、ワクチンが効くと納得するに足る
科学的な理由を説明できる者などいないのだ。
単なる「権威主義」である。

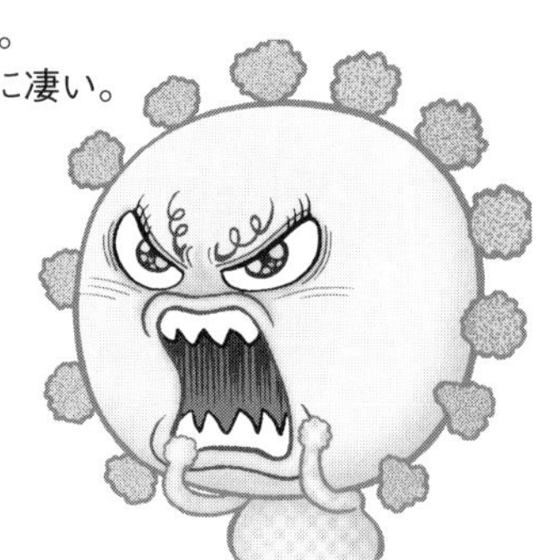

mRNAで造ったスパイクタンパク質が獲得免疫を誘起するなんて説明は、
わしには通じない。
その獲得免疫はわしの体内で自然につくられたものであって、
ワクチンなしでも常に戦闘準備しているからだ。
ワクチン賛成派には、何故ワクチンが効くのかの科学的説明を求めよう。
バカは答えられないはずだ。

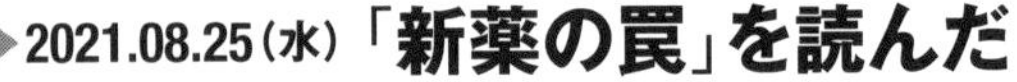

2021.08.25（水）「新薬の罠」を読んだ

鳥集徹の『新薬の罠』という本を読んだが、
子宮頸がんワクチンもコロナワクチンも似たようなものだな。
製薬会社の商売のために、ありとあらゆる手を打つ。

大学病院や医師や識者やマスコミに巨額のカネが流れていて、
公平であるべきワクチンの評価をする委員会のメンバーも製薬会社から利権を得ている。
現在、コロナワクチンの副反応を審査する者たちも、
製薬会社から何らかの利益を得ている者が多数らしい。
もちろん政治家もこの露骨な商売に利用されているという構図はまったく同じだ。
ようするに資本主義のダークサイドが露骨に出ているのがワクチン商売である。
最終的に毒薬を国民に使わせるためには、
補助金などで国民の税金が使われるのだから、民主主義の限界も見えている。
何度も何度も同じ失敗を繰り返すのが人間なのか?
誰かが覚醒しなければならない。
覚醒した者の連帯が必要である。

2021.08.30（月）

コロナと肺炎の死者数をちゃんと比較しろよ

玉川徹が野戦病院を造る理由は
「今が災害級の被害が出てるから」と言うから、
一応、データで確認したら、もうデルタ変異種もピークアウトしてるじゃないか!
陽性者も、重症者も減少に転じてるし、死亡者が少し増えて全国で45人だけど、
この数字って驚くべき少数なんだよ。
日本は毎年、肺炎で10万人死んでるから、
1日の肺炎死亡者は270人くらいになる。
毎日、肺炎で200人以上死んでたときには、平然としてたくせに、
コロナで45人死んだら血相を変えて、
災害級だ、野戦病院だ、ワクチンしかないと大騒動になる。
どいつもこいつも100万%、狂ってるな。
東京都の実効再生産数なんか、もう0.88で、1を切ってるじゃないか。
言っとくけど、これをワクチンのおかげにしちゃダメだ。
非科学的だ。
単にデルタの集団免疫がそろそろできて、ピークアウトしてるだけだ。
こうやってコロナウイルスが変異を起こすたびに、
PCR検査で「見える化」された陽性者より、
はるかに多い人数が曝露・感染してるんだけど、
そのほとんどが「無症状・軽症」だから、
免疫学の権威ですら気がつかない。
みんな「直感」が鈍ってるよな～～～～～。
科学というなら、他の病気とちゃんと比較してみろよ!

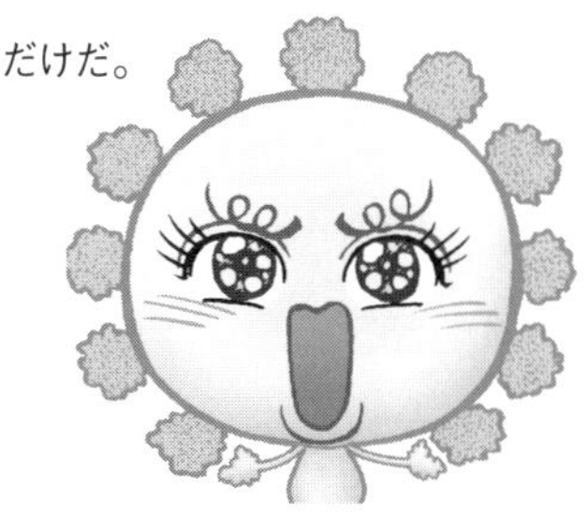

専門家がバカだから、マスコミも大バカで、大衆はイカレ狂ってしまうだろうが!
コロナなんか全然恐くない!
わしがコロナで死んでもわしの免疫力が落ちていただけ!
それは自粛でカラオケができないからにすぎない。
こんなものは全然恐い病気じゃない!
何がワクチンだ、アホが!

2021.09.01(水) 小林よしのりYouTubeアカウント停止

小林よしのりYouTubeチャンネルがアカウント停止されました。
わしが「真実」を言っている、しかも「影響力が強い」ことが原因でしょう。
ファシズム体制にとって、
小林よしのりが一番ヤバい存在だということが証明されて光栄です。
みなさん、歴史の証人になってください。
一方、井上正康氏との小学館新書『コロナとワクチンの全貌』は、
『コロナ脳』より多い初版部数でスタートします。
全国の書店から注文が殺到しているようです。
やっぱりマスコミやネットには「言論の自由」は守れない、
「書籍」が「言論の自由」の最後の砦なのでしょう。

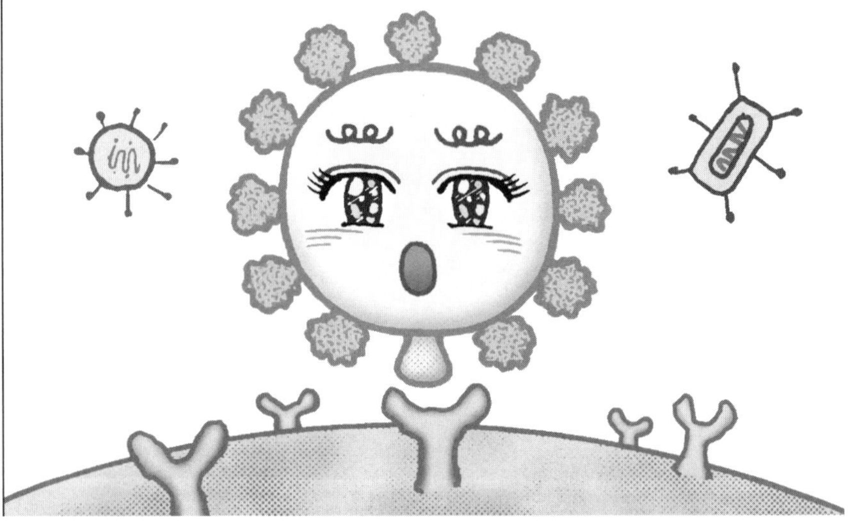

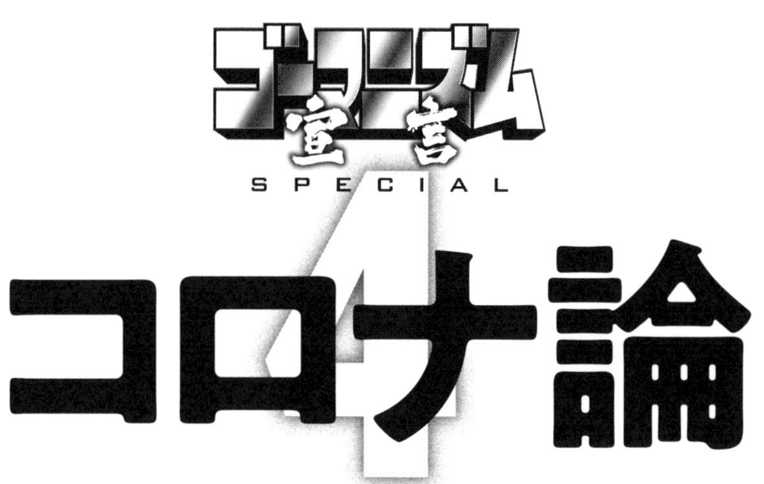
ゴーマニズム宣言
SPECIAL
コロナ論4

最終章 ワクチンの星

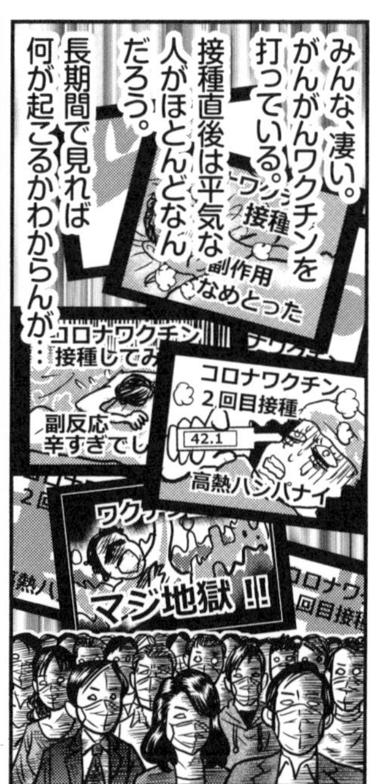
みんな、凄い。がんがんワクチンを打っている。
接種直後は平気な人がほとんどなんだろう。
長期間で見れば何が起こるかわからんが…
接種
副作用
なめとった
コロナワクチン2回目接種
42.1
高熱ハンパナイ
副反応
マジ地獄!!

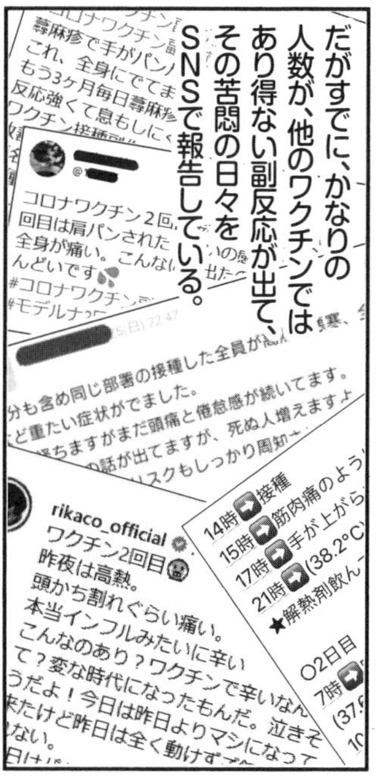
だがすでに、かなりの人数が、他のワクチンではあり得ない副反応が出て、その苦悶の日々をSNSで報告している。
rikaco_official
ワクチン2回目
昨夜は高熱。
頭かち割れぐらい痛い。
本当インフルみたいに辛い
14時 接種
15時 筋肉痛のよう
(38.2°C)
2日目

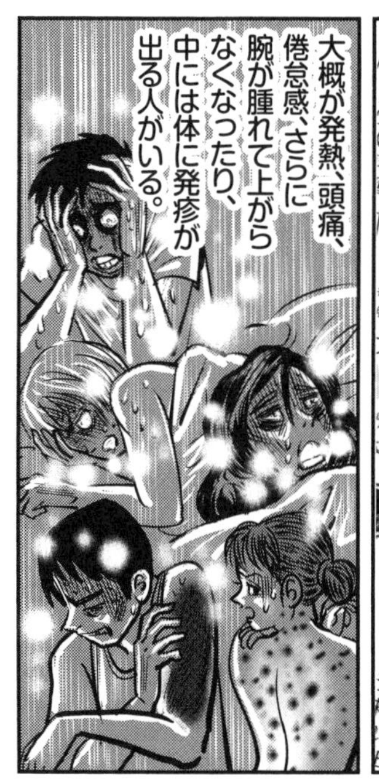
大概が発熱、頭痛、倦怠感、さらに腕が腫れて上がらなくなったり、
中には体に発疹が出る人がいる。

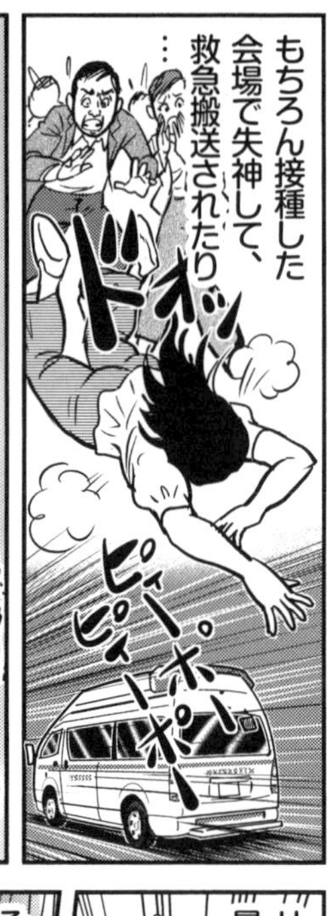

もちろん接種した会場で失神して、
救急搬送されたり……
ドッ
ピィーポー
ピィーポー

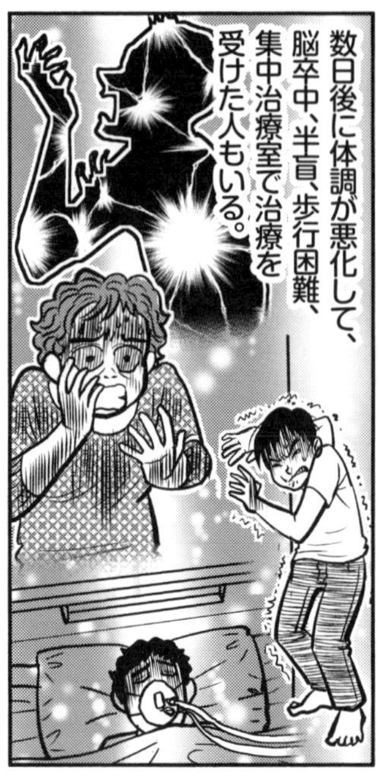

数日後に体調が悪化して、脳卒中、半盲、歩行困難、集中治療室で治療を受けた人もいる。

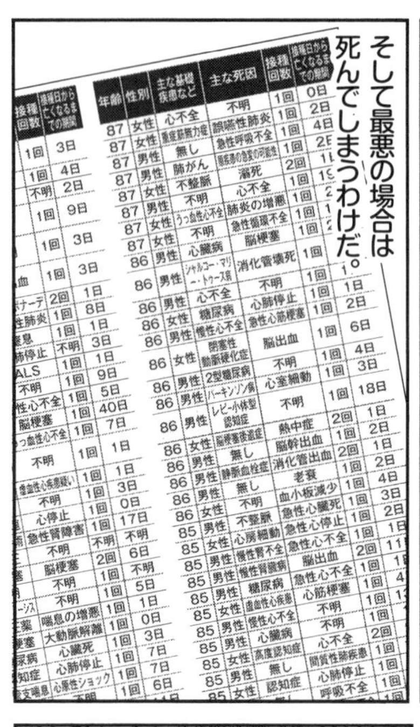

そして最悪の場合は死んでしまうわけだ。

年齢	性別	主な基礎疾患など	主な死因	接種回数	接種日から亡くなるまでの期間
87	女性	心不全	不明	1回	0日
87	女性	重症筋無力症	誤嚥性肺炎	1回	2日
87	男性	無し	急性呼吸不全	1回	4日
87	男性	肺がん	原疾患の急変の可能性	1回	2
87	女性	不整脈	溺死	2回	1
87	男性	不明	心不全	1回	19
87	女性	うっ血性心不全	肺炎の増悪	1回	2
87	女性	不明	急性循環不全	1回	1
86	男性	心臓病	脳梗塞	1回	2
86	男性	シャルコー・マリー・トゥース病	消化管壊死	1回	1
86	男性	心不全	不明	1回	1日
86	女性	糖尿病	心肺停止	1回	2日
86	男性	慢性心不全	急性心筋梗塞	1回	6日
86	女性	閉塞性動脈硬化症	脳出血	1回	4日
86	男性	2型糖尿病	不明	1回	3日
86	男性	パーキンソン病	心室細動	1回	18日
86	男性	レビー小体型認知症	不明	2回	1日
86	女性	脳梗塞後遺症	熱中症	1回	2日
86	男性	無し	脳幹出血	2回	1日
86	男性	静脈血栓症	消化管出血	1回	2日
86	男性	無し	老衰	1回	4日
86	女性	不明	血小板減少	1回	3日
85	男性	不整脈	急性心臓死	1回	2日
85	女性	心房細動	急性心停止	1回	1
85	男性	慢性腎不全	急性心不全	2回	11
85	男性	慢性腎臓病	脳出血	1回	1
85	男性	糖尿病	急性心不全	1回	4
85	女性	虚血性心疾患	心筋梗塞	1回	1
85	男性	慢性心不全	不明	1回	
85	男性	心臓病	不明	1回	
85	女性	高度認知症	心不全	2回	
85	男性	無し	間質性肺疾患	1回	
85	女性	認知症	心肺停止	1回	
85			呼吸不全	1回	

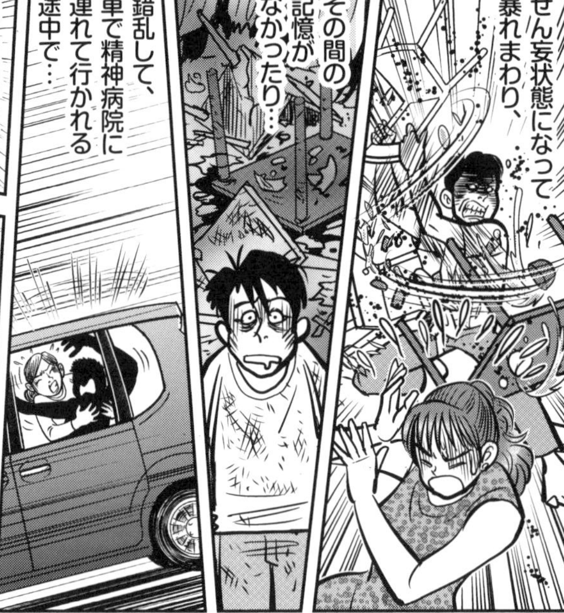

せん妄状態になって暴れまわり、
その間の記憶がなかったり……
錯乱して、車で精神病院に連れて行かれる途中で……

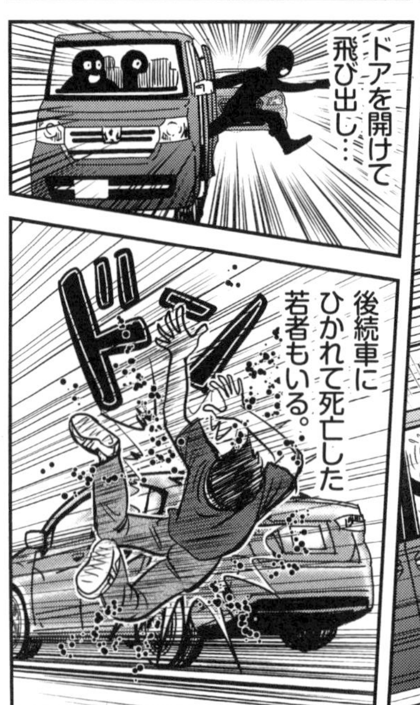

ドアを開けて飛び出し……
ドッ
後続車にひかれて死亡した若者もいる。

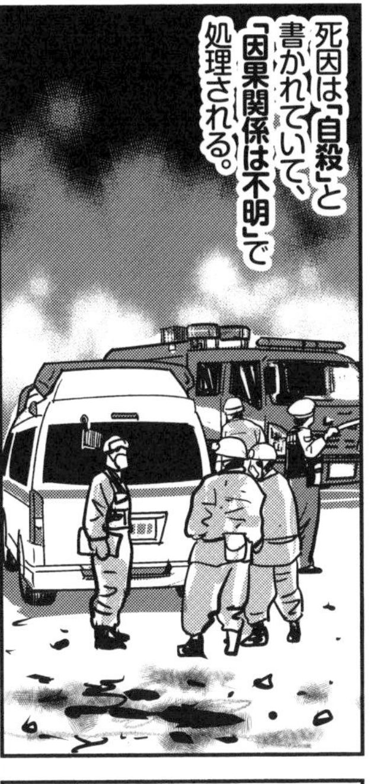
死因は「自殺」と
書かれていて、
「因果関係は不明」で
処理される。

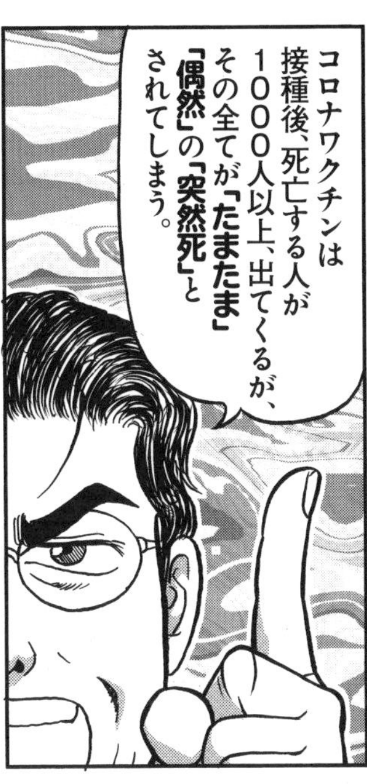
コロナワクチンは
接種後、死亡する人が
1000人以上、出てくるが、
その全てが「たまたま」
「偶然」の「突然死」と
されてしまう。

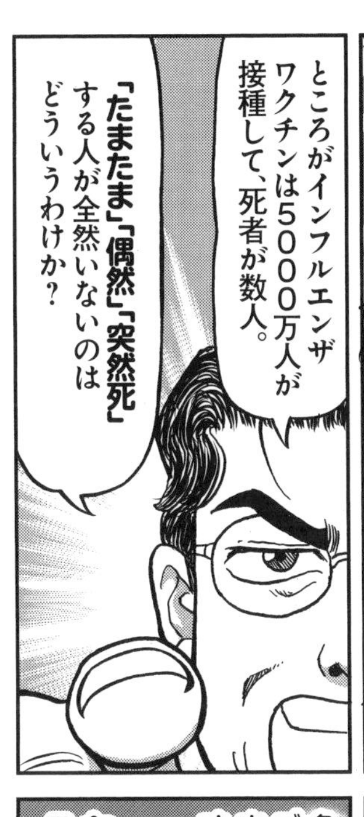
ところがインフルエンザ
ワクチンは5000万人が
接種して、死者が数人。
「たまたま」「偶然」「突然死」
する人が全然いないのは
どういうわけか？

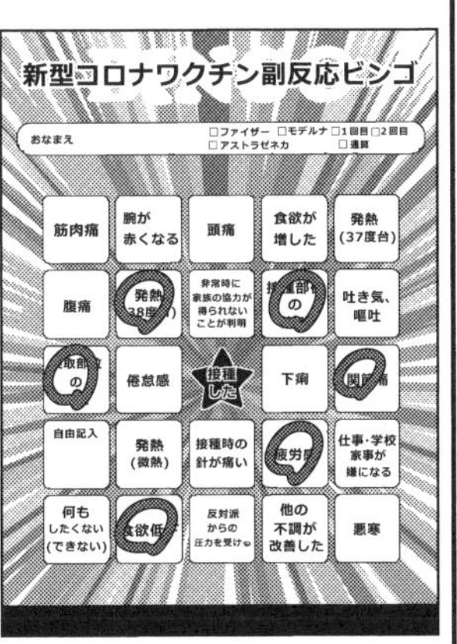
ワクチン推進派
があまりに
副反応を軽く
説明するから、
なんと自分の
副反応の症状を
ゲーム化している
若者まで
出てきている。
新型コロナワクチン副反応ビンゴ
おなまえ
□ファイザー □モデルナ □1回目 □2回目
□アストラゼネカ □通算
筋肉痛
腕が赤くなる
頭痛
食欲が増した
発熱(37度台)
腹痛
非常時に家族の協力が得られないことが判明
吐き気、嘔吐
倦怠感
接種した
下痢
自由記入
発熱(微熱)
接種時の針が痛い
仕事・学校家事が嫌になる
何もしたくない(できない)
反対派からの圧力を受ける
他の不調が改善した
悪寒

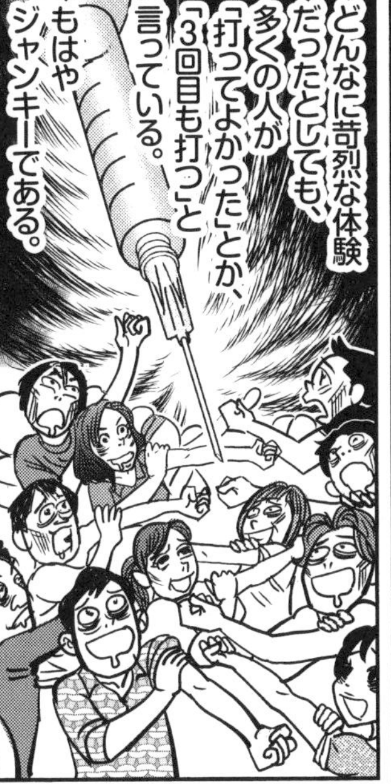
どんなに奇烈な体験
だったとしても、
多くの人が
「打ってよかった」とか、
「3回目も打つ」と
言っている。
もはや
ジャンキーである。

多分、3回目の
ブースター接種も、
また挑戦しようと
するのだろう。
もはや昭和の
「根性論」の世界だ。

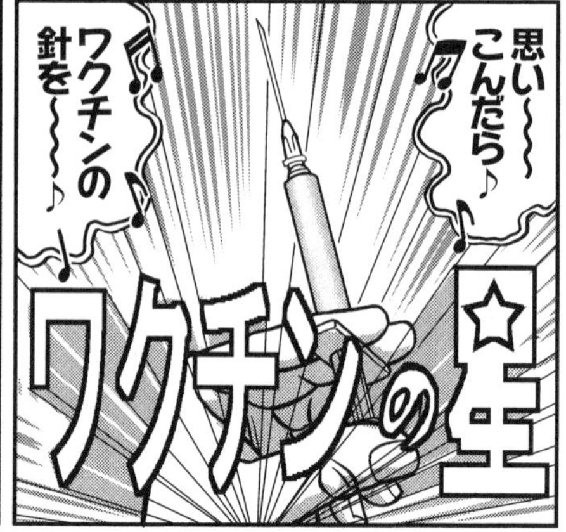
思い〜〜こんだら♪
ワクチンの針を〜〜♪
ワクチンの星

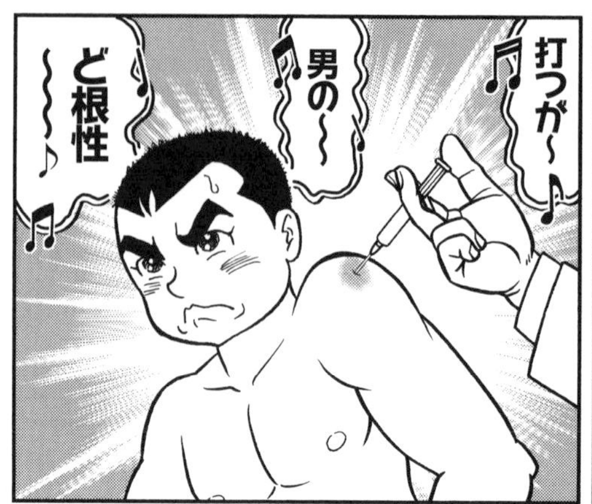
打つが〜
男の〜〜
ど根性〜〜〜♪

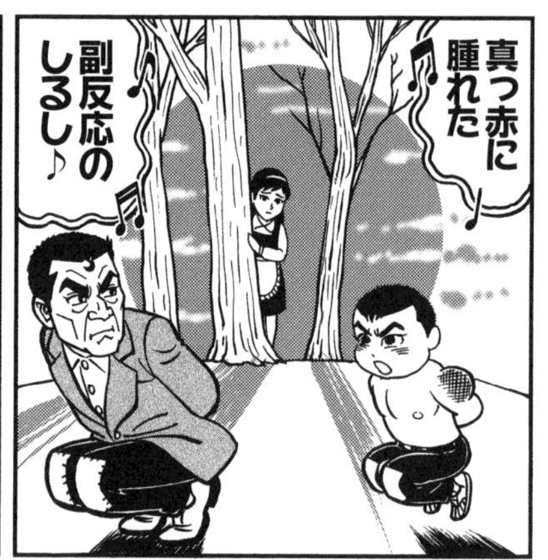
真っ赤に腫れた
副反応のしるし♪

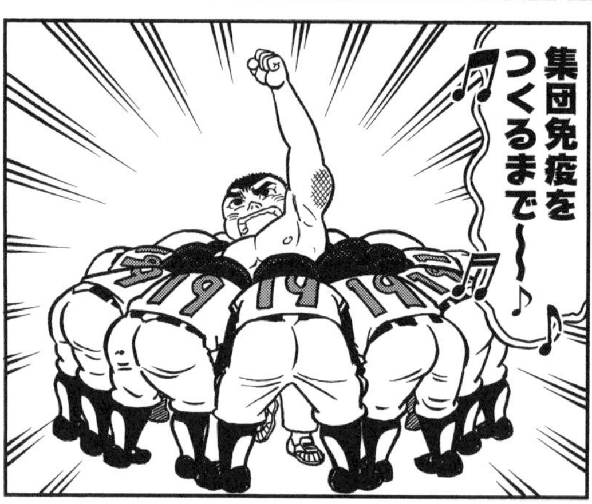
集団免疫をつくるまで〜〜♪

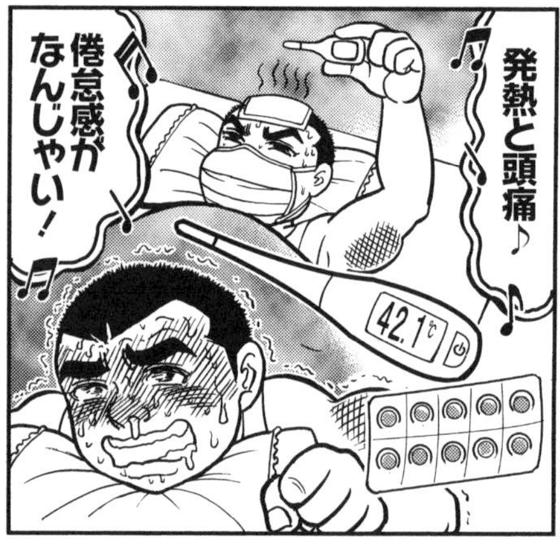
発熱と頭痛♪
倦怠感がなんじゃい！
42.1℃

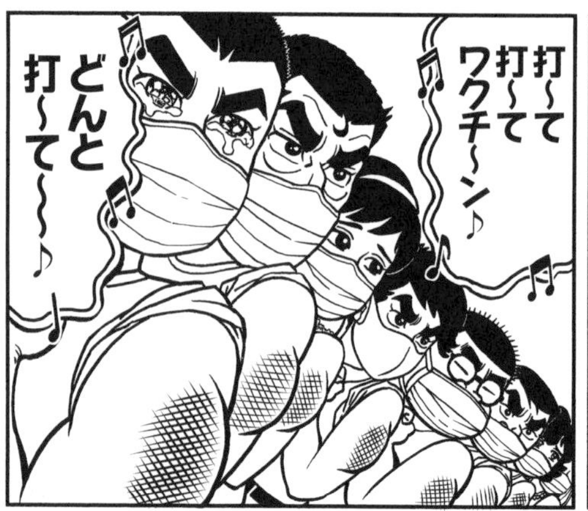
打〜て打〜てワクチ〜ン♪
どんと打〜て〜〜♪

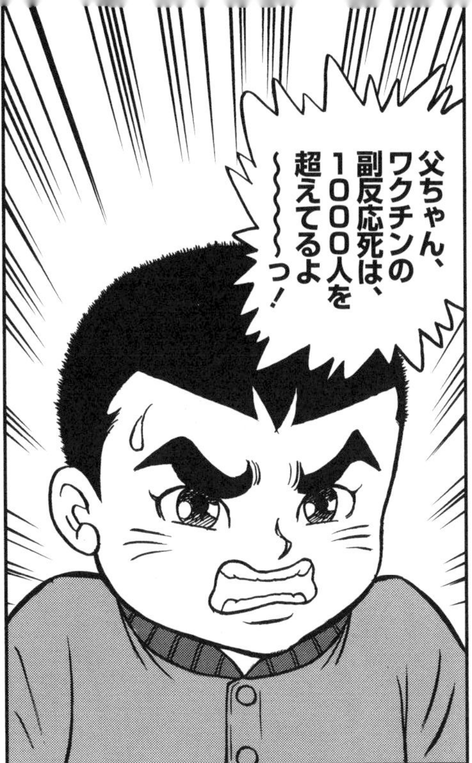
父ちゃん、ワクチンの副反応死は、1000人を超えてるよ〜〜〜っ！

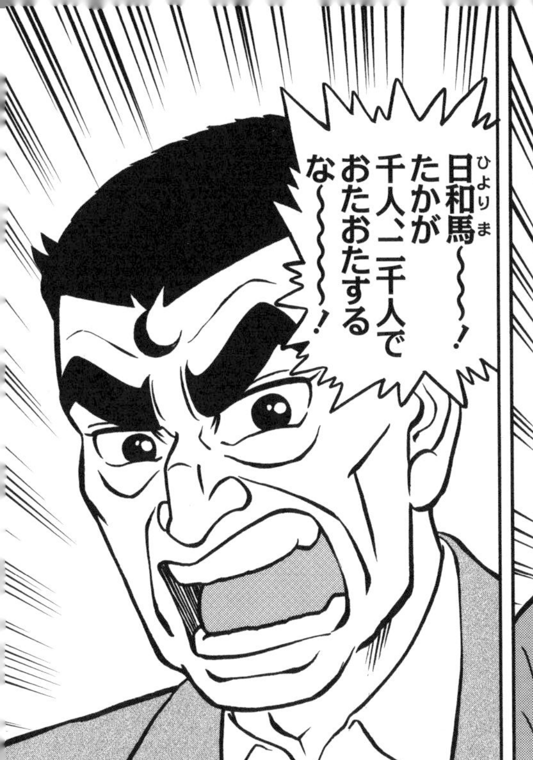
日和馬（ひよりま）〜〜〜！
たかが千人、二千人でおたおたするな〜〜〜〜！

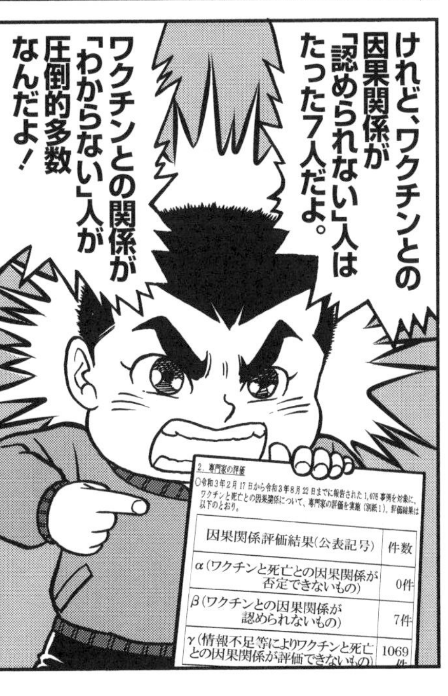
けれど、ワクチンとの因果関係が「認められない」人はたった7人だよ。
ワクチンとの関係が「わからない」人が圧倒的多数なんだよ！
2．専門家の評価
○令和3年2月17日から令和3年8月22日までに報告された1,076事例を対象に、ワクチンと死亡との因果関係について、専門家の評価を実施（別紙1）。評価結果は以下のとおり。
因果関係評価結果（公表記号） 件数
α（ワクチンと死亡との因果関係が否定できないもの） 0件
β（ワクチンとの因果関係が認められないもの） 7件
γ（情報不足等によりワクチンと死亡との因果関係が評価できないもの） 1069

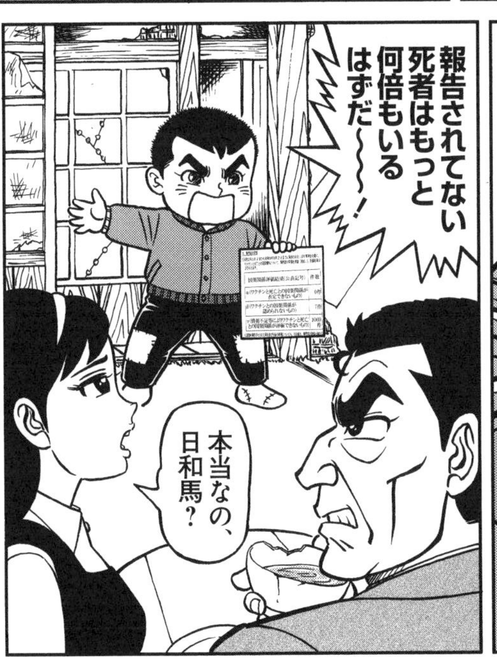
報告されてない死者はもっと何倍もいるはずだ〜〜〜！
本当なの、日和馬？

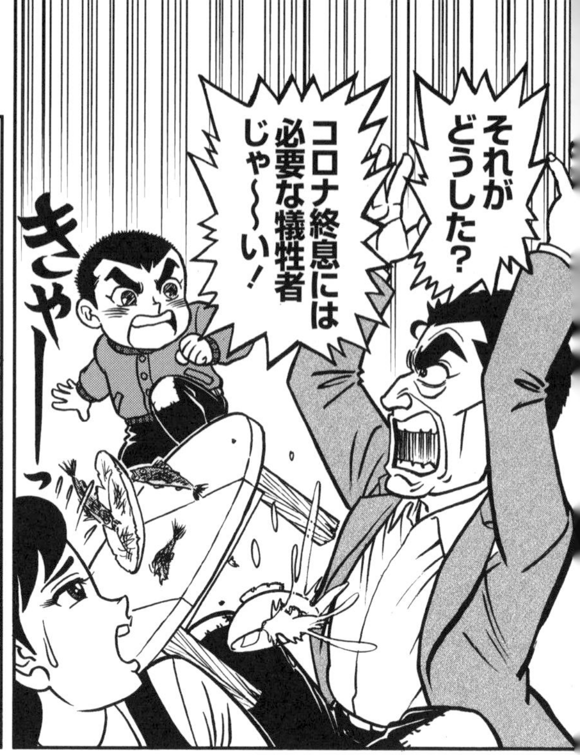

それがどうした？
コロナ終息には必要な犠牲者じゃ〜〜い！
きゃーーっ

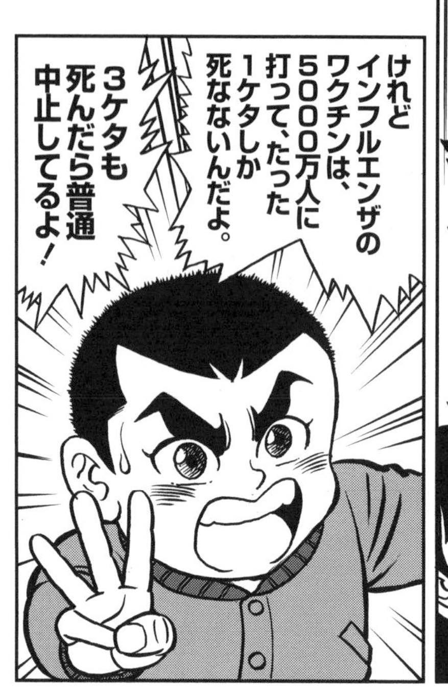

けれどインフルエンザのワクチンは、5000万人に打って、たった1ケタしか死なないんだよ。
3ケタも死んだら普通中止してるよ！

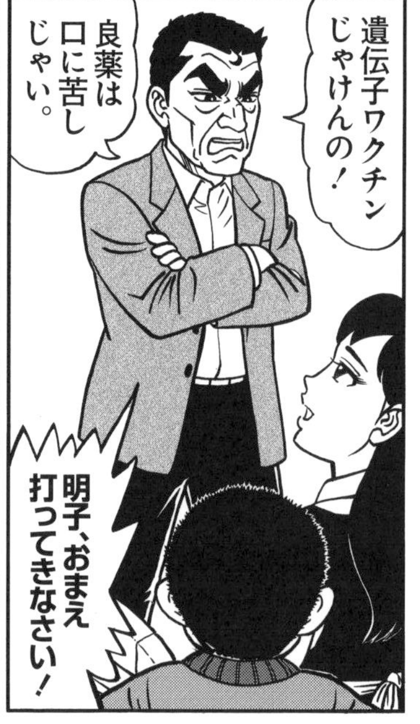

遺伝子ワクチンじゃけんの！
良薬は口に苦しじゃい。
明子、おまえ打ってきなさい！

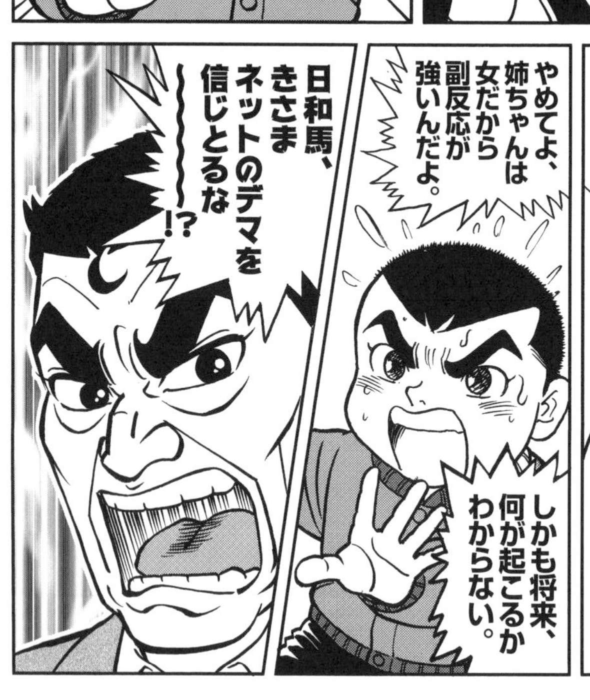

やめてよ、姉ちゃんは女だから副反応が強いんだよ。
しかも将来、何が起こるかわからない。
日和馬、きさまネットのデマを信じとるな〜〜〜〜!?

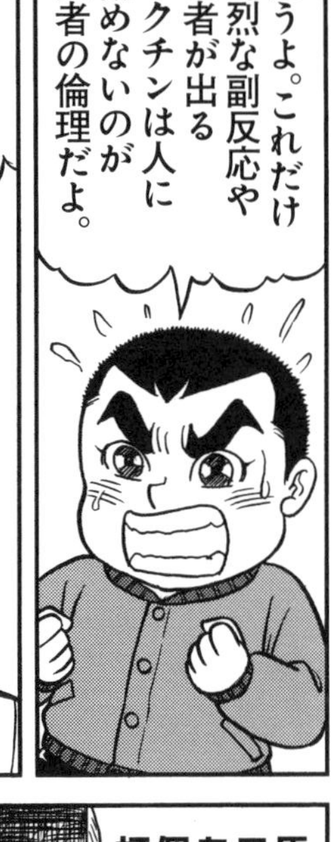
違うよ。これだけ
苛烈な副反応や
死者が出る
ワクチンは人に
勧めないのが
医者の倫理だよ。

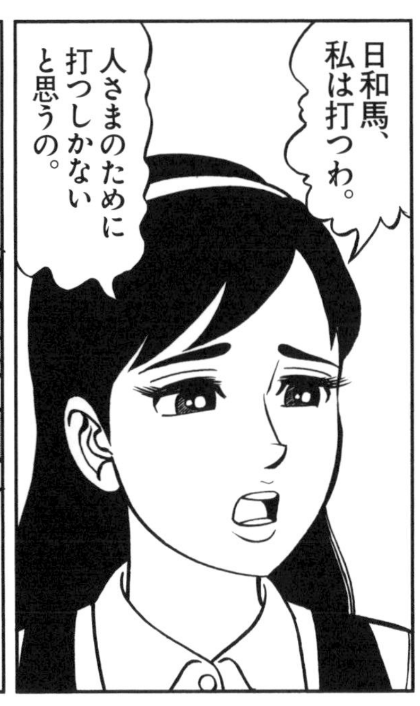
日和馬、
私は打つわ。
人さまのために
打つしかない
と思うの。

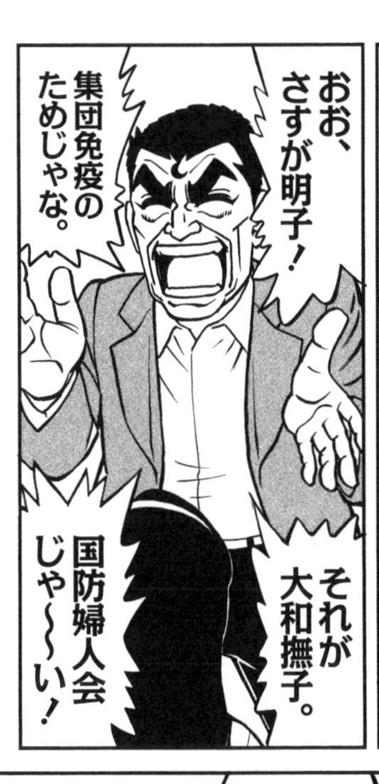
おお、
さすが明子！
集団免疫の
ためじゃな。
それが
大和撫子。
国防婦人会
じゃ〜〜い！

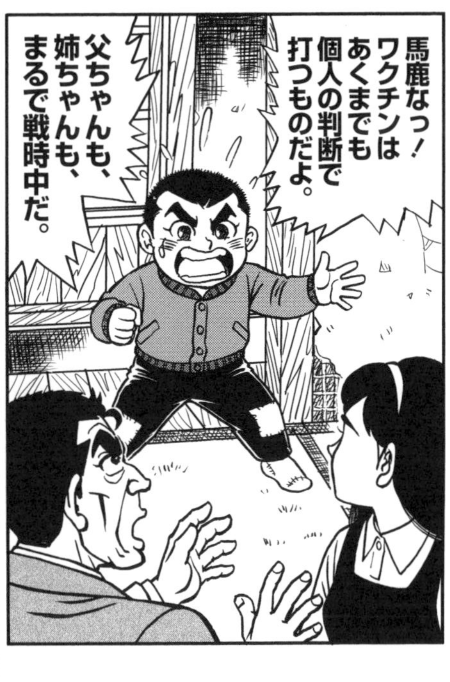
馬鹿なっ！
ワクチンは
あくまでも
個人の判断で
打つものだよ。
父ちゃんも、
姉ちゃんも、
まるで戦時中だ。

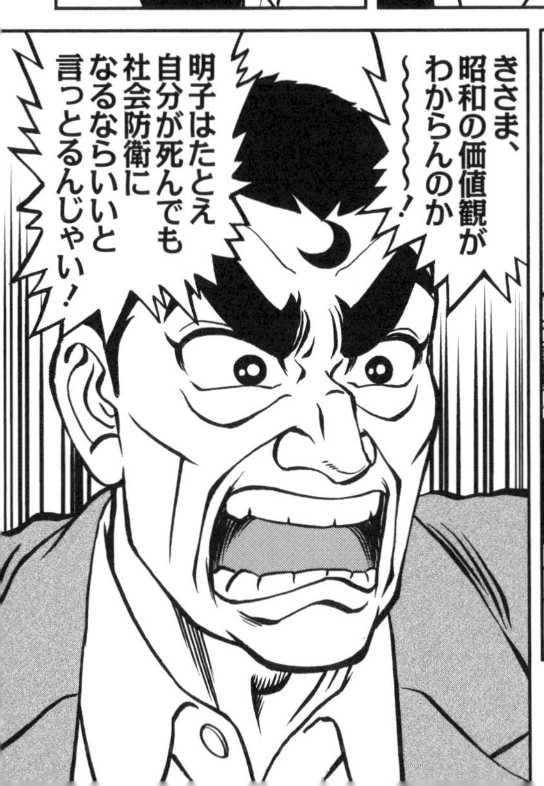
きさま、
昭和の価値観が
わからんのか
〜〜〜〜〜！
明子はたとえ
自分が死んでも
社会防衛に
なるならいいと
言っとるんじゃい！

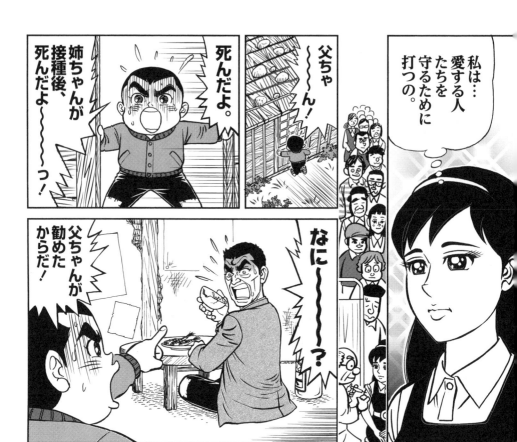

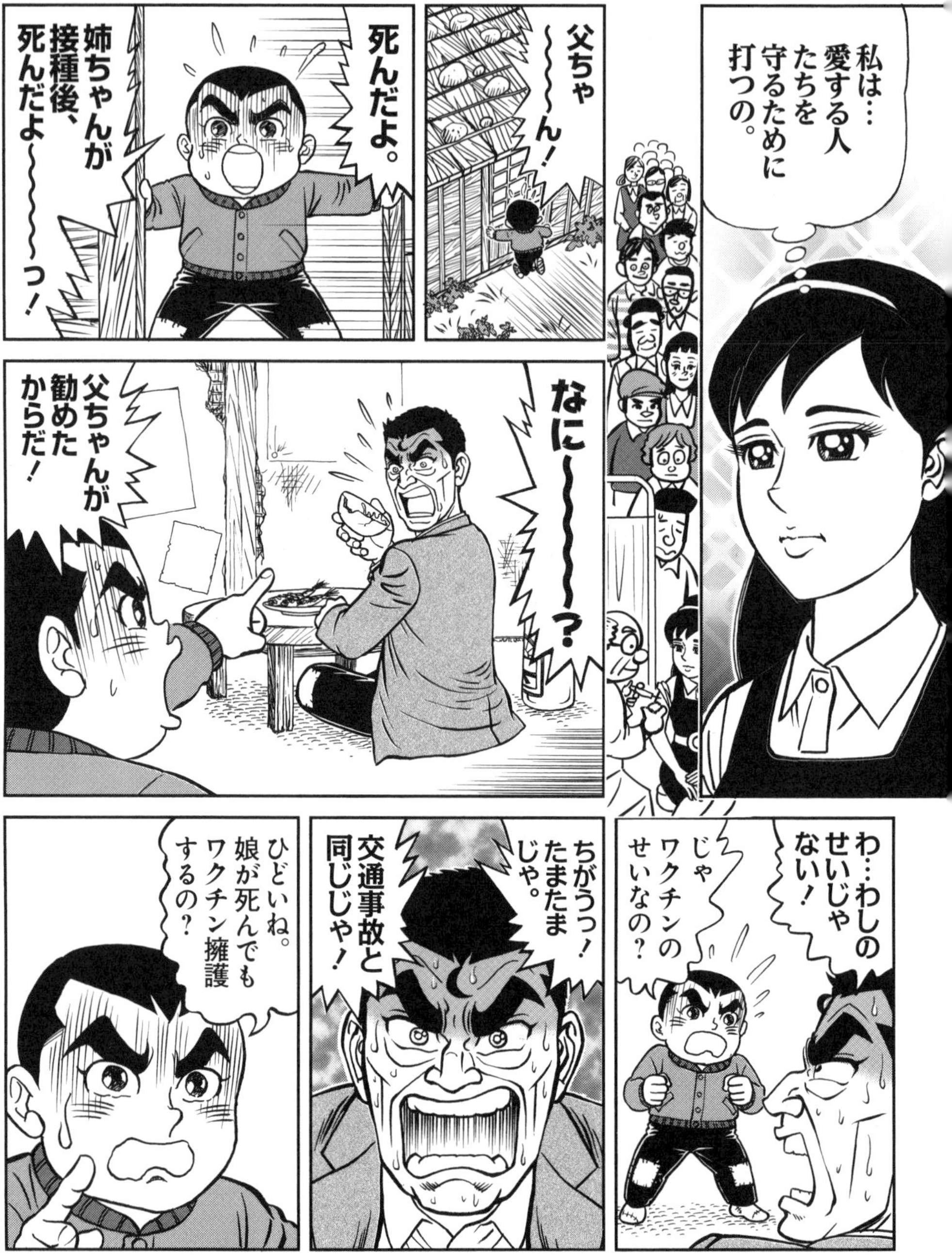

私は…愛する人たちを守るために打つの。

父ちゃ〜〜〜ん！

死んだよ。

姉ちゃんが接種後、死んだよ〜〜〜〜っ！

なに〜〜〜〜？

父ちゃんが勧めたからだ！

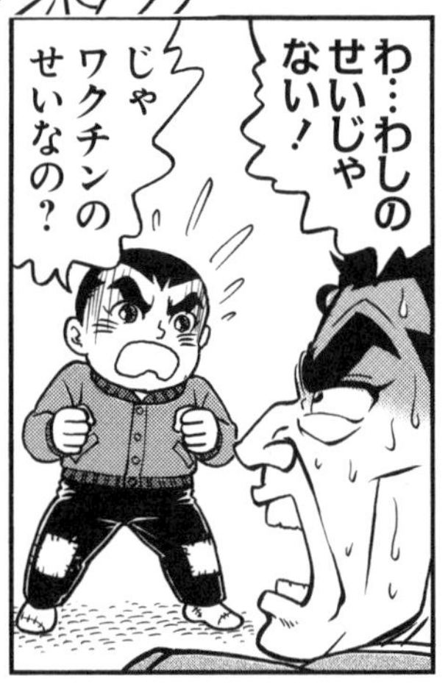

わ…わしのせいじゃない！
じゃワクチンのせいなの？

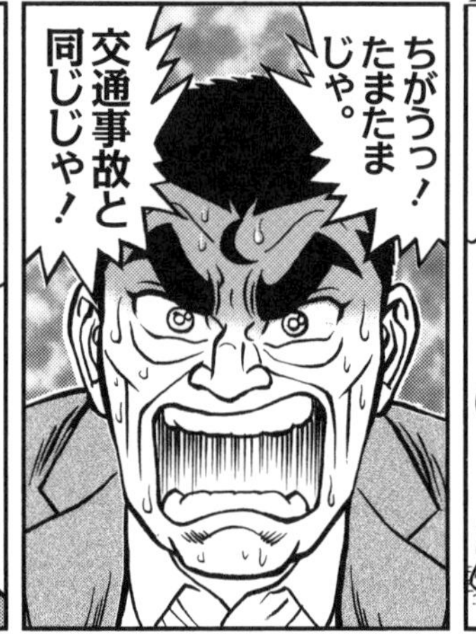

ちがうっ！たまたまじゃ。
交通事故と同じじゃ！

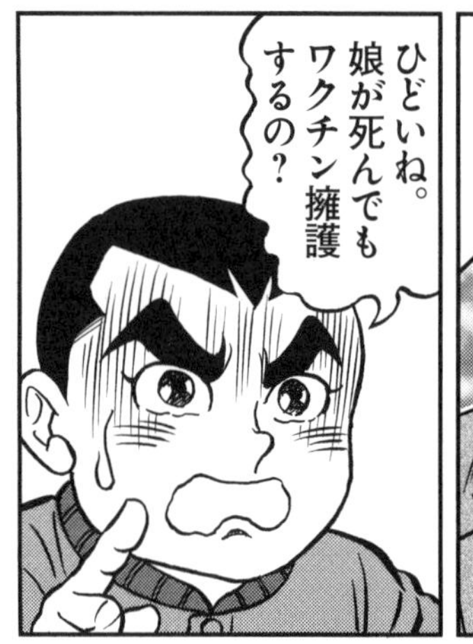

ひどいね。娘が死んでもワクチン擁護するの？

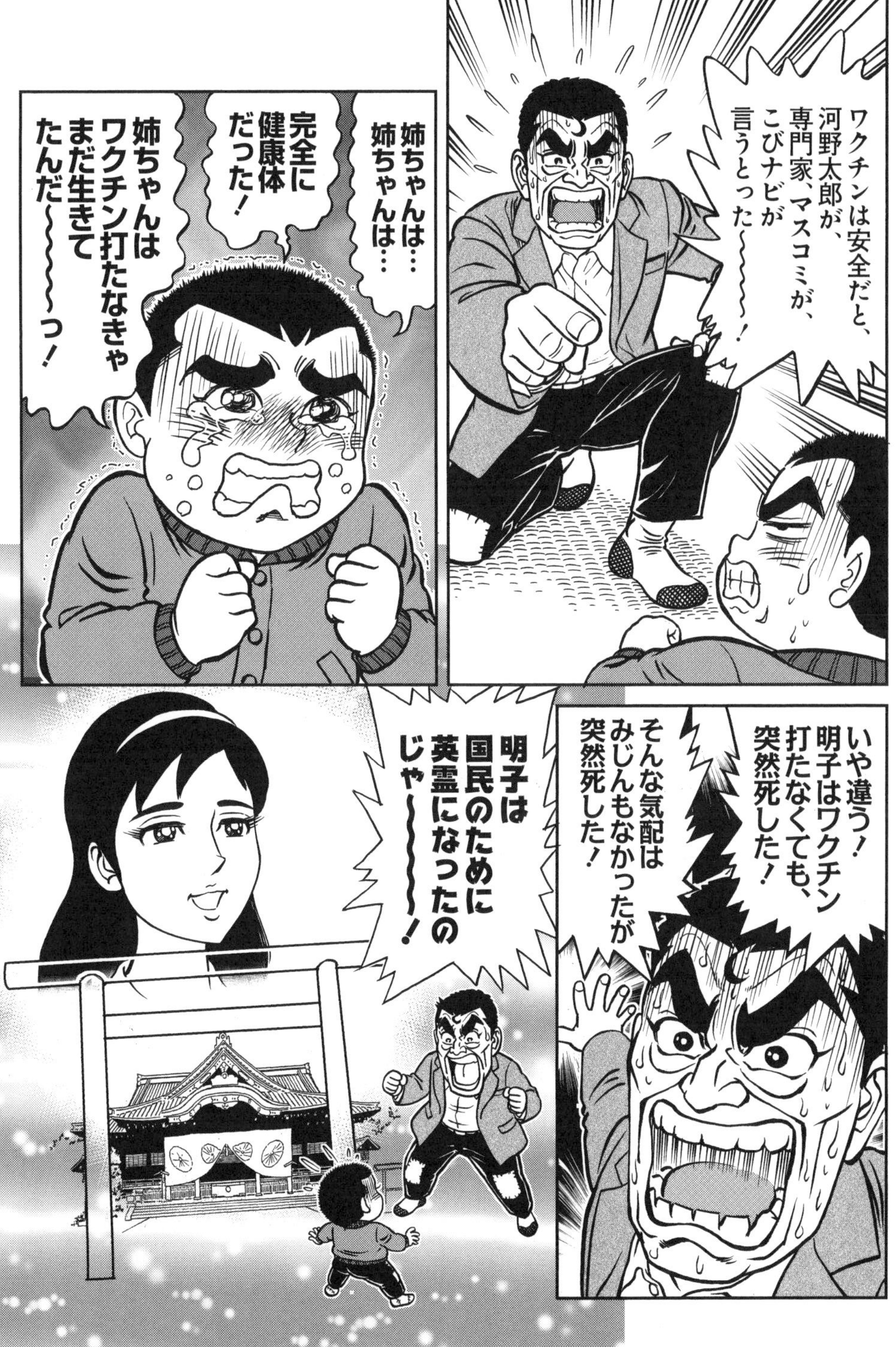
ワクチンは安全だと、
河野太郎が、
専門家、マスコミが、
こびナビが
言うとった〜〜〜！
姉ちゃんは…
姉ちゃんは…
完全に
健康体
だった！
姉ちゃんは
ワクチン打たなきゃ
まだ生きて
たんだ〜〜〜〜っ！
いや違う！
明子はワクチン
打たなくても、
突然死した！
そんな気配は
みじんもなかったが
突然死した！
明子は
国民のために
英霊になったの
じゃ〜〜〜！

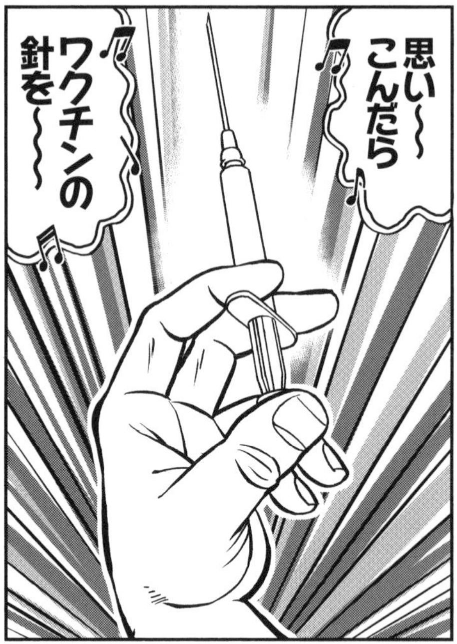
思い〜
こんだら
ワクチンの
針を〜〜

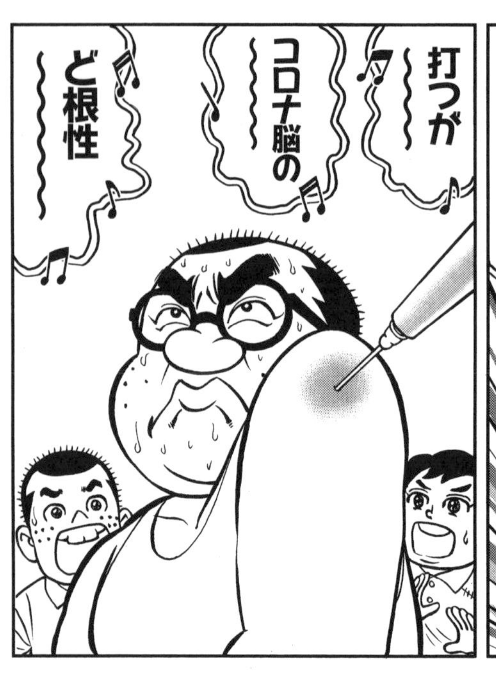
打つが
〜〜
コロナ脳の
〜〜〜
ど根性
〜〜〜〜

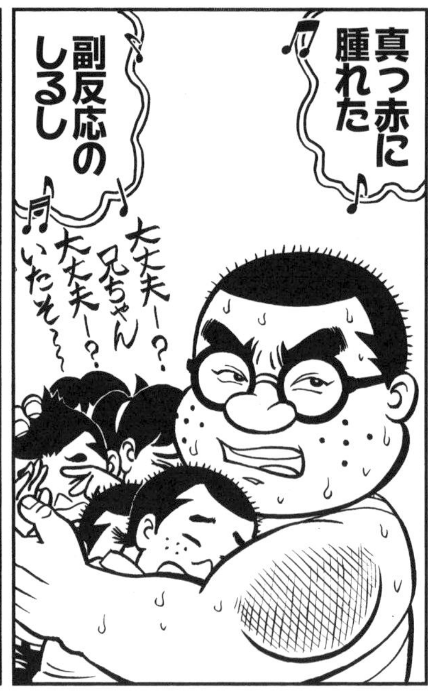
真っ赤に
腫れた
副反応の
しるし
大丈夫ー？
兄ちゃん
大丈夫ー？
いたそ〜〜

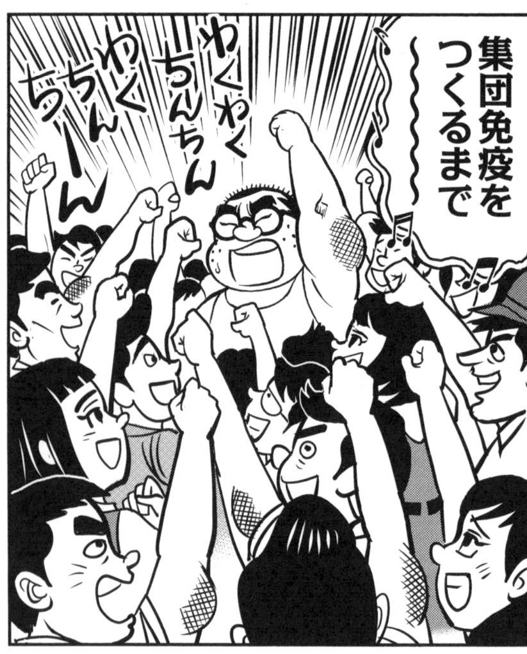
集団免疫を
つくるまで
〜〜〜
わくわく
ちんちん
わく
ちん
ちーん

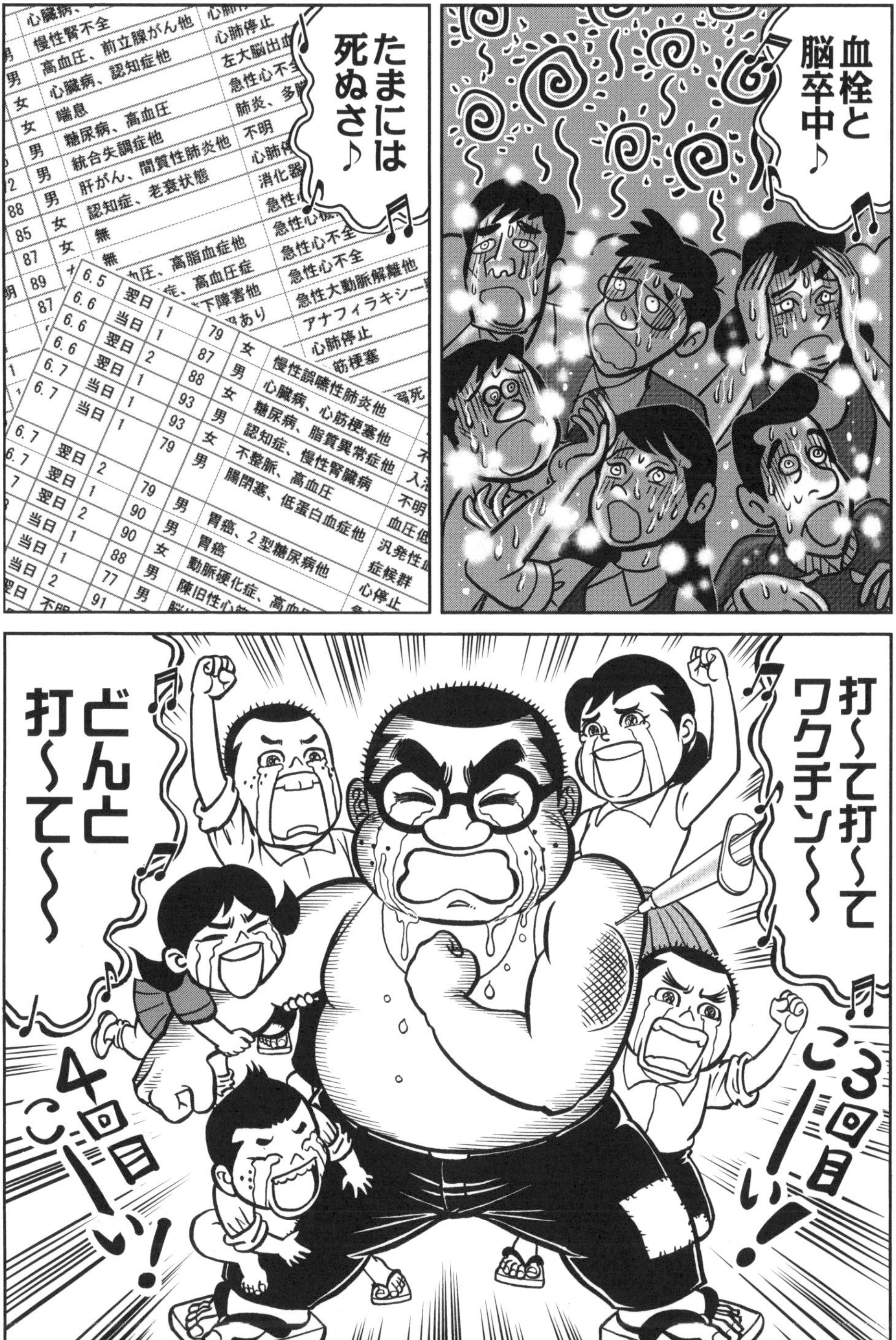

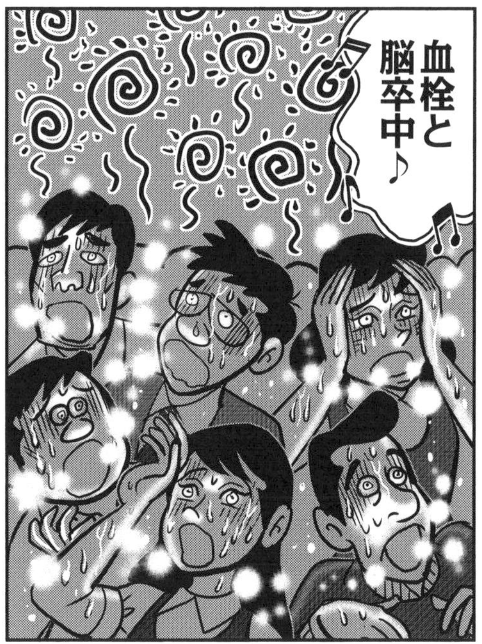
血栓と
脳卒中♪

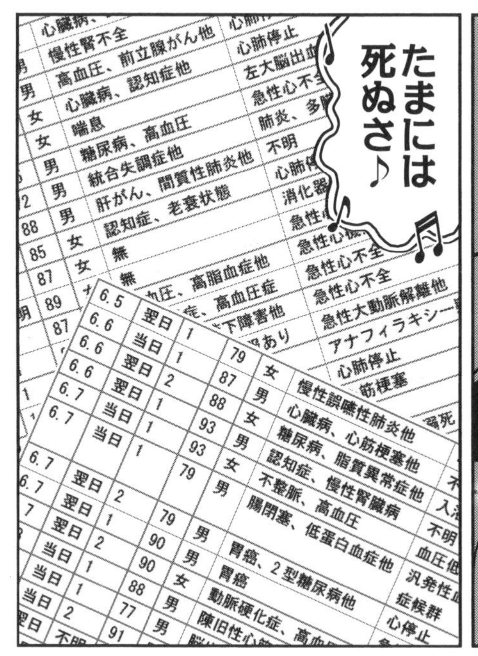
たまには
死ぬさ♪

打～て打～て
ワクチン～～

どんと
打～て～～

3回目こ～い!

4回目こ～い!

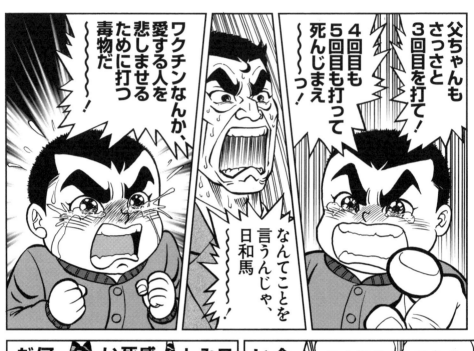

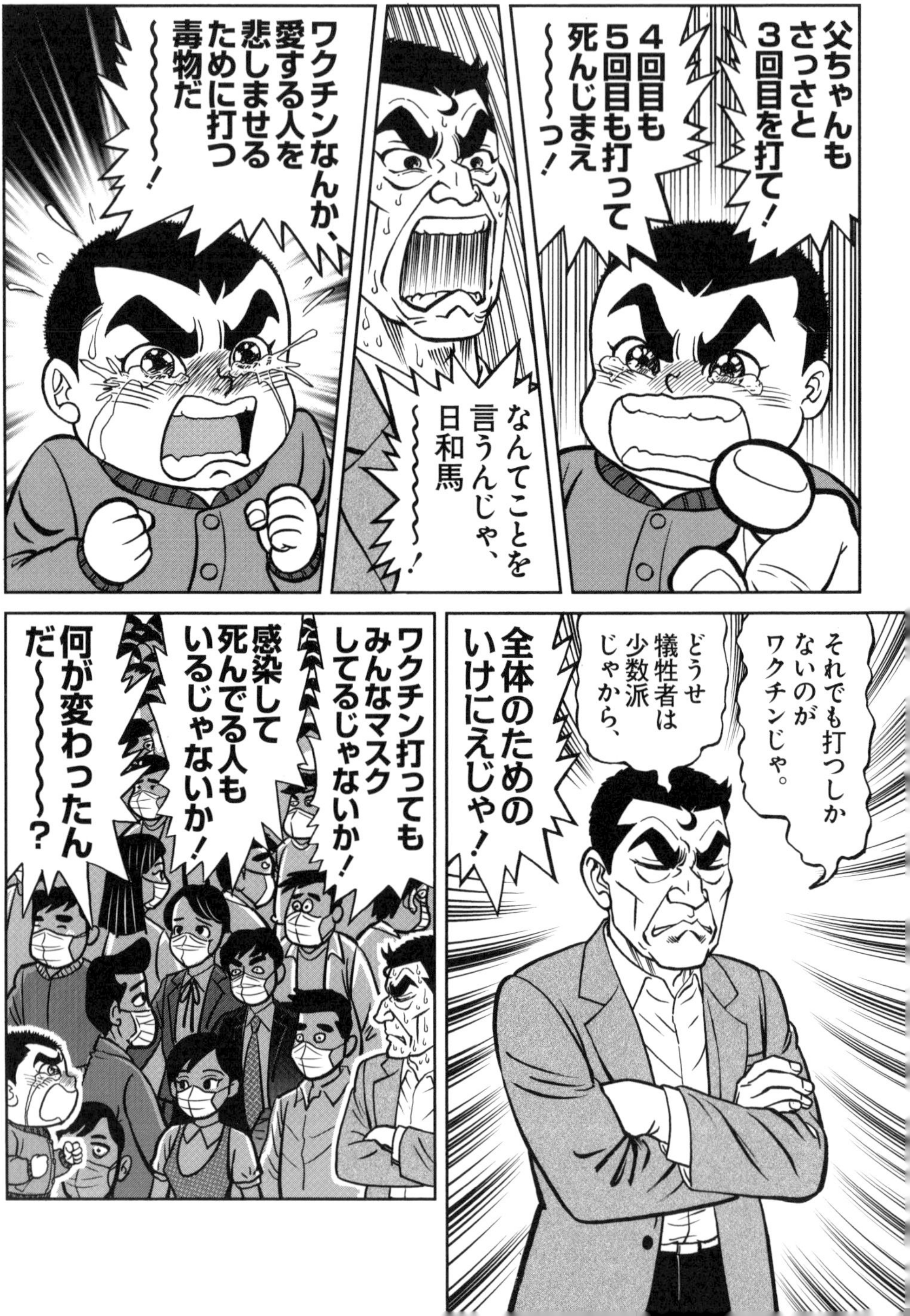

父ちゃんもさっさと3回目を打て！4回目も5回目も打って死んじまえ〜〜〜っ！
なんてことを言うんじゃ、日和馬〜〜〜〜！
ワクチンなんか、愛する人を悲しませるために打つ毒物だ〜〜〜〜！

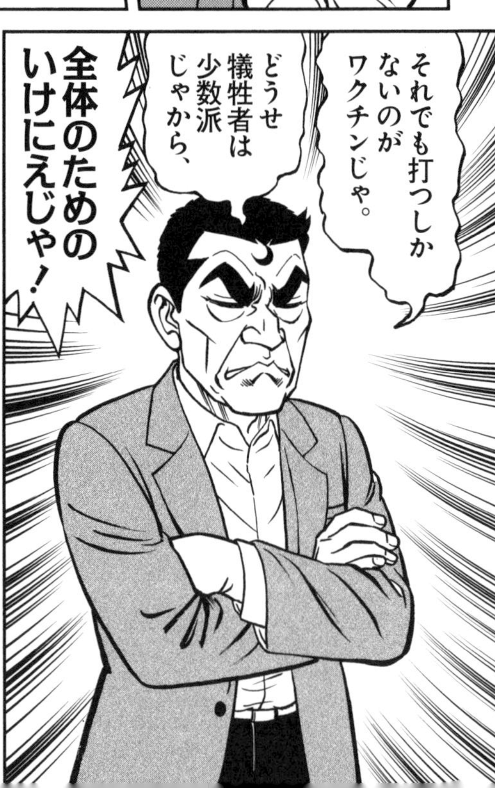
それでも打つしかないのがワクチンじゃ。
どうせ犠牲者は少数派じゃから、
全体のためのいけにえじゃ！

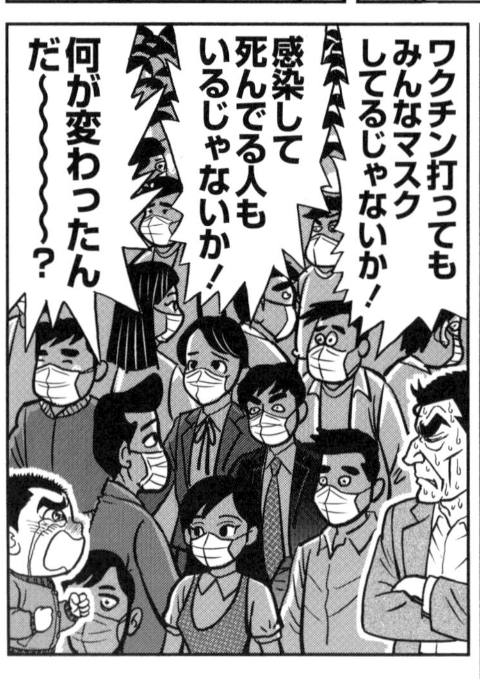
ワクチン打ってもみんなマスクしてるじゃないか！
感染して死んでる人もいるじゃないか！
何が変わったんだ〜〜〜〜？

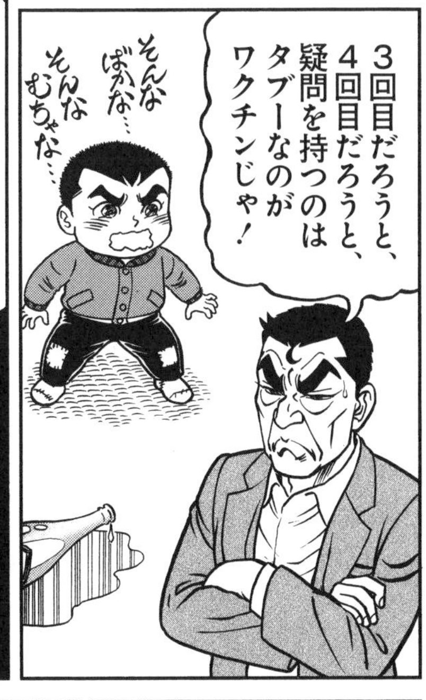
3回目だろうと、
4回目だろうと、
疑問を持つのは
タブーなのが
ワクチンじゃ！
そんな
ばかな…
そんな
むちゃな…

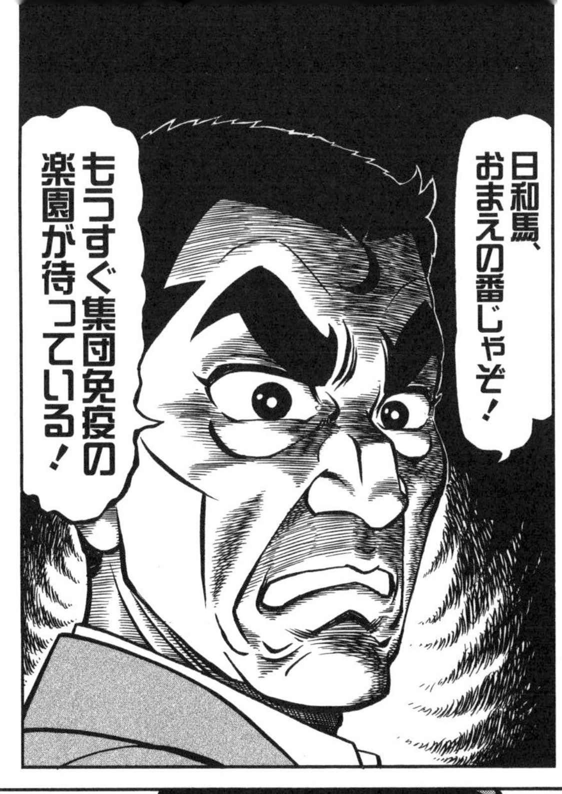
日和馬、
おまえの番じゃぞ！
もうすぐ集団免疫の
楽園が待っている！

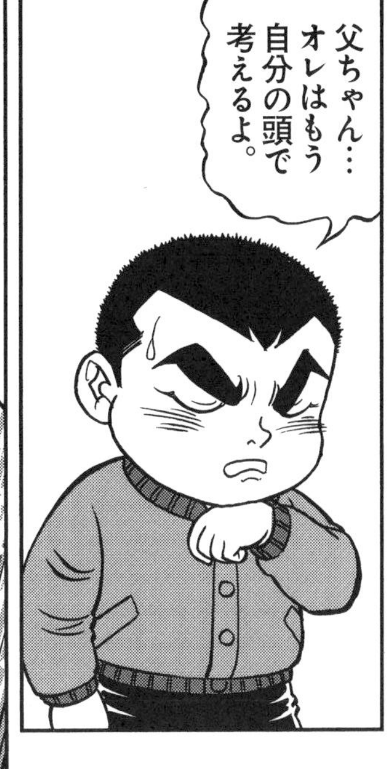
父ちゃん…
オレはもう
自分の頭で
考えるよ。

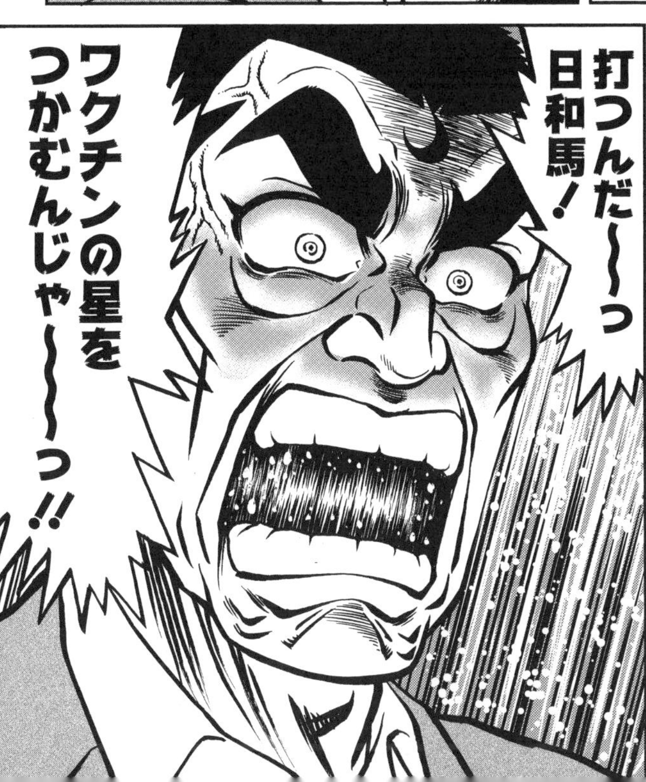
打つんだ～っ
日和馬！
ワクチンの星を
つかむんじゃ～～～っ!!

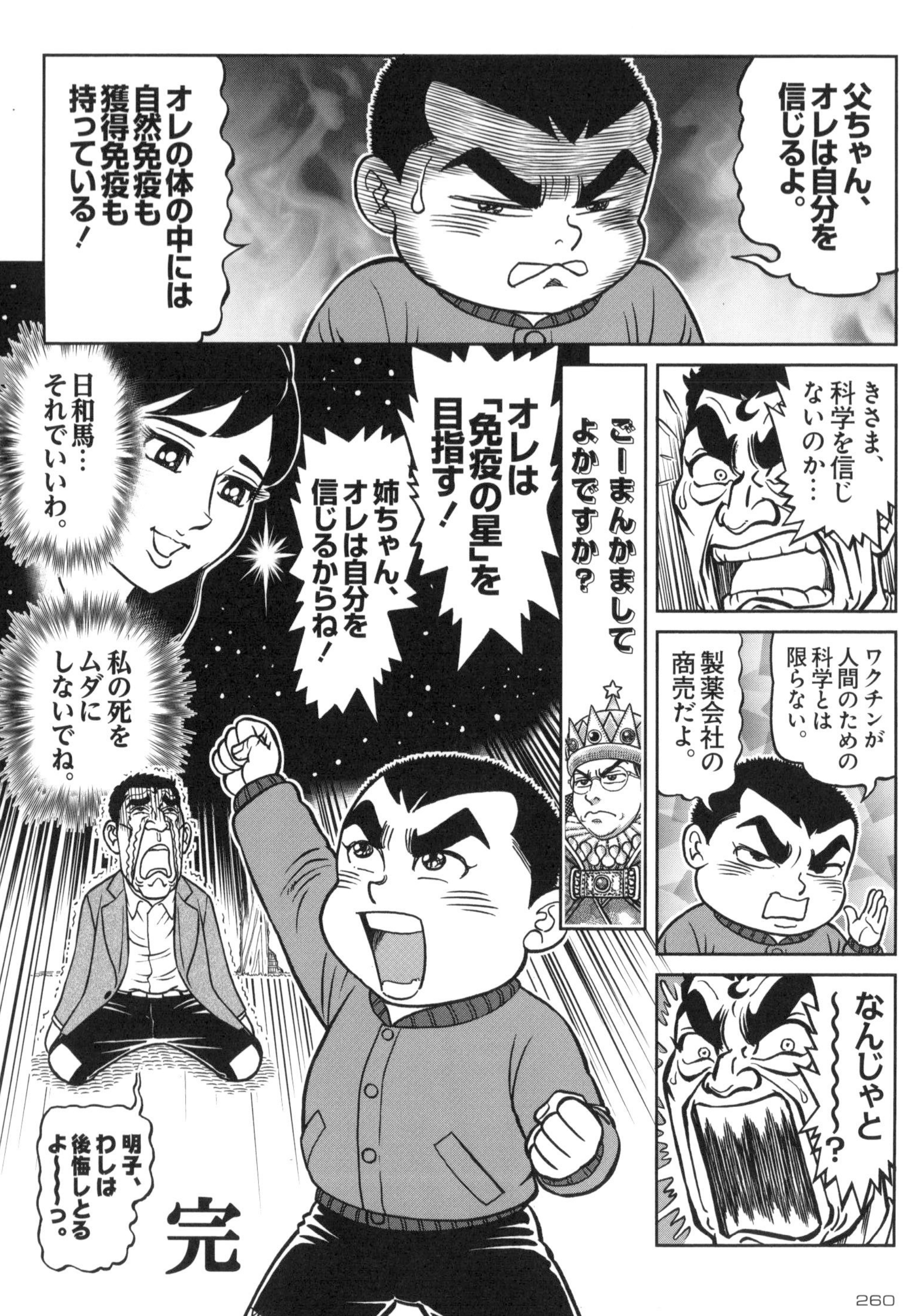

父ちゃん、
オレは自分を
信じるよ。
オレの体の中には
自然免疫も
獲得免疫も
持っている！
きさま、
科学を信じ
ないのか…
ワクチンが
人間のための
科学とは
限らない。
製薬会社の
商売だよ。
なんじゃと
〜〜〜？
ごーまんかまして
よかですか？
オレは
「免疫の星」を
目指す！
姉ちゃん、
オレは自分を
信じるからね！
日和馬…
それでいいわ。
私の死を
ムダに
しないでね。
明子、
わしは
後悔しとる
よ〜〜っ。
完

資料集

マスコミが 絶対に報じない データ

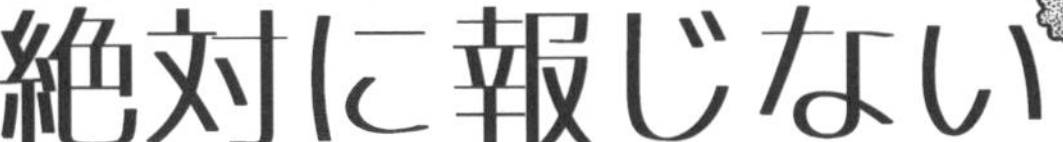

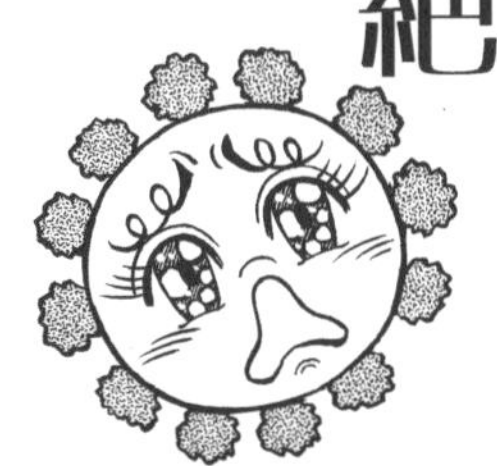

① インフルエンザとの比較

	インフルエンザワクチン（令和元年～２年）	新型コロナワクチン（令和３年８月２５日厚生労働省発表）
副反応	**333**件	**22056**件
うち重篤	**93**件	**3867**件
うち死亡	**6**件	**1093**件
接種人数	**5656**万人	**6926**万人

　心理カウンセラー・則武謙太郎氏が動画で公開している表が実にわかりやすいので、転載させていただく。

　新型コロナとインフルエンザのワクチンの安全性の差は一目瞭然。

　このようなデータを徹底的に隠し、「安全だ」との情報だけを洪水のように流しておいて「接種する、しないはあくまでも個人の判断です」などと言うのは、欺瞞以外の何物でもない。

② 年代別の比較

新型コロナ（2021.8.25時点）			ワクチン（2021.8.25厚生労働省発表）	
重症	死者		重篤	死者
88	8524	80歳～	1084	482
151	3144	70～79歳	633	185
115	1037	60～69歳	382	57
99	355	50～59歳	380	23
48	133	40～49歳	530	8
2	41	30～39歳	429	4
0	13	20～29歳	392	9
1	0	10～19歳	34	1
0	0	10代未満	—	—

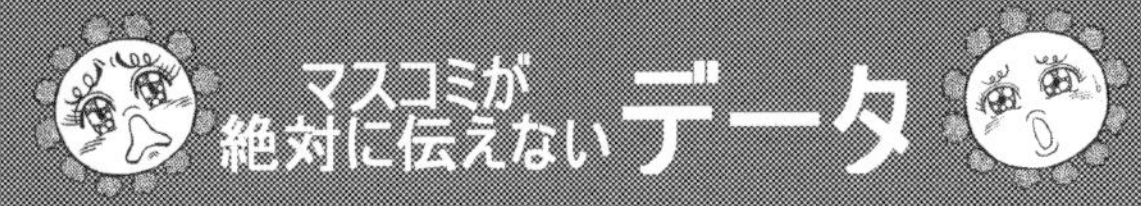
マスコミが
絶対に伝えない
データ

これも心理カウンセラー·則武謙太郎氏が動画で公開している表。

厚生労働省発表のデータで数字だけを見てもわかりにくいので、それを「見える化」したのがこの表である。

この表は新型コロナとワクチン接種後の重症·重篤者·死者数を単純に比較するためのものではない。

この表での新型コロナの重症者数は累計ではなく、8月25日時点の数字(出典·東洋経済オンライン)なのに対して、ワクチン重篤者の方は、厚労省に報告が上がった累計の数字である。

また、死者数も新型コロナは2020年から1年半余の全累計、ワクチンは2021年2月に接種が始まってから半年程度の全累計で、期間が異なる。

ではこの表で何がわかるかというと、
年代別の多い・少ないである。

それぞれ多い方から４グループを塗ると、他の3項目が全て高齢者から４グループなのに、
ワクチンの重篤者は30代・40代の方が多い。

さらに、10代·20代はこの時点ではまだ接種がそれほど進んでおらず、高齢者と比べて分母が全然少ないにもかかわらず、ワクチン接種後の重篤·死者がこれだけ上がっていることは、重大問題である。

この表から見える結論は、
「若者にワクチンを打つのは危ない」
である！

③ 20代以下のワクチン接種後死亡報告例

ID	年齢	性別	製薬会社	ロット番号	因果関係	接種日	発生まで	症状	転帰内容
982	26歳	女性	ファイザー	EP9605	評価不能	2021-03-19	4日	脳出血	死亡
5593	26歳	男性	ファイザー	不明	評価不能	2021-04-28	5日	突然死	死亡
6214	25歳	男性	ファイザー	ER7449	評価不能	2021-04-23	4日	自殺既遂	死亡
								精神障害	死亡
14784	28歳	男性	ファイザー	EX3617	評価不能	2021-06-04	4日	急性心不全	死亡
16868	22歳	男性	ファイザー	EY5422	評価不能	2021-06-16	3日	心肺停止	死亡
								発熱	死亡
18271	23歳	女性	ファイザー	FD0889	評価不能	2021-06-30	7日	心肺停止	死亡
18293	28歳	女性	ファイザー	EY4834	評価不能	2021-06-11	22日	死亡	死亡
20350	16歳	男性	ファイザー	EY0583	関連なし	2021-07-15	8日	自殺既遂	死亡
20505	25歳	女性	ファイザー	FC5947	評価不能	2021-07-13	14日	血小板減少症	死亡
								血栓症	死亡
21920	27歳	女性	モデルナ/武田	3004220	評価不能	2021-08-02	0日	心肺停止	死亡

　これは令和3年8月25日に厚生労働省が公表した資料から、コロナワクチン接種後に死亡した20代以下の報告例を抜粋したものである。
　20代･9人、10代･1人。
　同じく8月25日時点での新型コロナ感染時に死亡した20代の人は13人、10代はゼロだから、もう少しで「ワクチン死」の数が「コロナ死」に並びそうだ。

　というより、ワクチンは今年2月に接種が始まってからまだ半年程度なのに対し、コロナはもう1年半以上経っているから、**増加ペースでは、はるかにワクチンの方が上回っている**。

　さらにいえば、64歳以下を対象とした一般接種が始まったのは8月に入ってからで、このデータに出ているのは接種日から見てほぼ優先接種を受けた医療従事者とその家族であり、**現在大規模に推進されている20代以下の接種者の例は、ここには一切含まれていない！**

　この時点でワクチンを接種した20代以下はごく限られていたのに、それでも10名が死亡している。
　今後このデータは、どのように積み重なっていくのか？　そもそも今後、データは隠蔽されずにきちんと報告されるのだろうか？

　もっとも、報告されたとしても**因果関係は全て「評価不能」「関連なし」にされるのだが。**

④ ワクチン接種後の感染急増

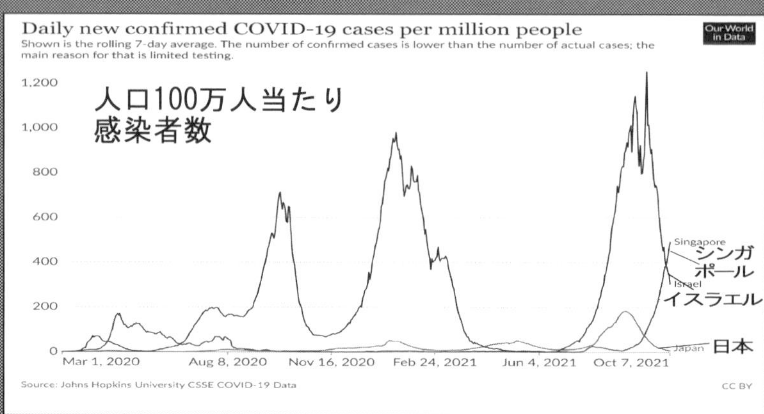
Daily new confirmed COVID-19 cases per million people
Shown is the rolling 7-day average. The number of confirmed cases is lower than the number of actual cases; the main reason for that is limited testing.
Our World in Data
人口100万人当たり
感染者数
1,200
1,000
800
600
400
200
0
Mar 1, 2020
Aug 8, 2020
Nov 16, 2020
Feb 24, 2021
Jun 4, 2021
Oct 7, 2021
Singapore
シンガポール
Israel
イスラエル
Japan
日本
Source: Johns Hopkins University CSSE COVID-19 Data
CC BY

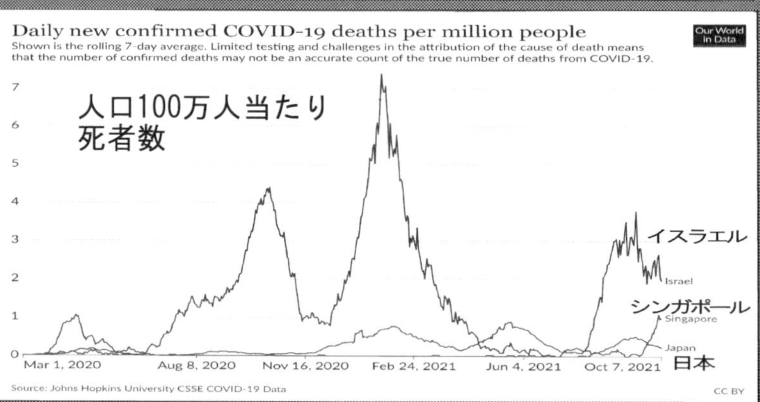
Daily new confirmed COVID-19 deaths per million people
Shown is the rolling 7-day average. Limited testing and challenges in the attribution of the cause of death means that the number of confirmed deaths may not be an accurate count of the true number of deaths from COVID-19.
Our World in Data
人口100万人当たり
死者数
7
6
5
4
3
2
1
0
Mar 1, 2020
Aug 8, 2020
Nov 16, 2020
Feb 24, 2021
Jun 4, 2021
Oct 7, 2021
イスラエル
Israel
シンガポール
Singapore
Japan
日本
Source: Johns Hopkins University CSSE COVID-19 Data
CC BY

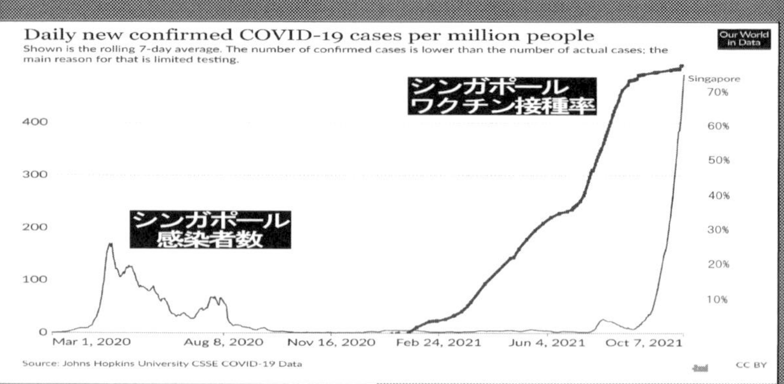
Daily new confirmed COVID-19 cases per million people
Shown is the rolling 7-day average. The number of confirmed cases is lower than the number of actual cases; the main reason for that is limited testing.
Our World in Data
シンガポール
ワクチン接種率
シンガポール
感染者数
400
300
200
100
0
Singapore
70%
60%
50%
40%
30%
20%
10%
Mar 1, 2020
Aug 8, 2020
Nov 16, 2020
Feb 24, 2021
Jun 4, 2021
Oct 7, 2021
Source: Johns Hopkins University CSSE COVID-19 Data
CC BY

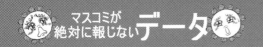

本書第16章でも描いたが、変異しやすいＲＮＡウイルスには、ワクチンによって生成された悪玉抗体のために細胞内でウイルスが爆発的に増殖する**「抗体依存性感染増強（ＡＤＥ）」**という現象が起こる可能性がある。

ＳＡＲＳの場合もＡＤＥの可能性があるためにワクチン開発が中止されているし、ＭＡＲＳ、エイズ、Ｃ型肝炎などのＲＮＡウイルスも、ＡＤＥのためにワクチンが開発されていない。

それなのに、別名を**「ＳＡＲＳ－ＣｏＶ－２」**というＳＡＲＳの弟分のＲＮＡウイルスである新型コロナにワクチンを打っても「ＡＤＥは起こらない！」「起こりようがない！」と断言しているのが今の「専門家」だ。

ではその「専門家」らは、このデータをどう説明するのか？

シンガポールは、今年(2021)に入ってからは、感染者も死者も日本より少ない状態だったのに、それがワクチン接種率の増加を追うように、<u>10月以降はまさに指数関数的に急上昇していき、感染者数ではついにイスラエルを上回ってしまった。</u>

それでも、ＡＤＥが起こる**「可能性がある」**と言うにとどめておくことにしよう。

一番信用できないのは、まだ確定もしていない事象について、根拠もなく「断言」をする人間である。

⑤ ワクチン接種と感染防止の関連性

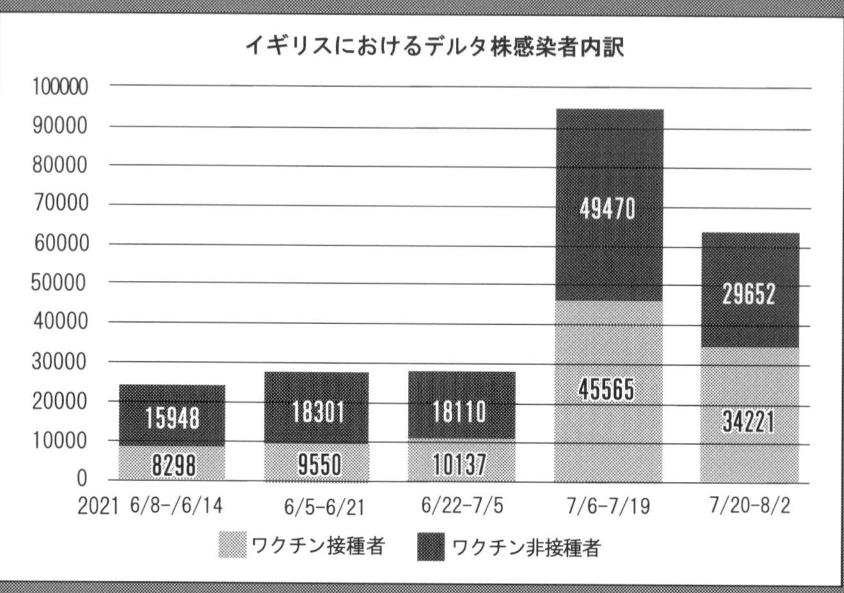
イギリスにおけるデルタ株感染者内訳
100000
90000
80000
70000
60000
50000
40000
30000
20000
10000
0
15948
8298
18301
9550
18110
10137
49470
45565
29652
34221
2021 6/8-/6/14
6/5-6/21
6/22-7/5
7/6-7/19
7/20-8/2
ワクチン接種者
ワクチン非接種者

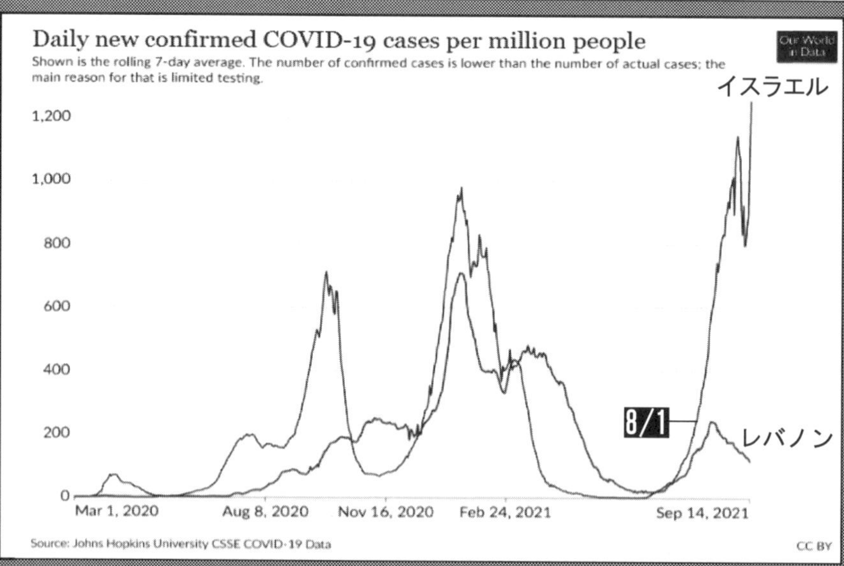
Daily new confirmed COVID-19 cases per million people
Shown is the rolling 7-day average. The number of confirmed cases is lower than the number of actual cases; the main reason for that is limited testing.
Our World in Data
イスラエル
1,200
1,000
800
600
400
200
0
8/1
レバノン
Mar 1, 2020
Aug 8, 2020
Nov 16, 2020
Feb 24, 2021
Sep 14, 2021
Source: Johns Hopkins University CSSE COVID-19 Data
CC BY

上のグラフは、イギリス政府データを基に衆議院議員・青山まさゆき事務所が作成したもの。

当初はかなりの効果があると思われていたワクチンの感染予防効果が、時間の経過と共に減退していき、ついには**ワクチン非接種者よりも接種者の感染者数の方が多くなってしまっている**。

下のグラフは、イスラエルとレバノンの人口100万人当たり新規感染者数のグラフである。

イスラエルは言わずと知れたワクチン先進国で、**2021年9月21日現在、ワクチンを1回以上接種した人が67.1%、2回接種完了が61.8%、**
3回目の接種にもいち早く着手している。

一方のレバノンは、同じく**9月21日現在ワクチン1回以上接種が22.2%、2回接種完了は18.0%**にとどまる。

その両国のグラフを重ねると、これはもう、**ワクチンには感染予防効果はない、むしろワクチンを打った方が、感染は増えるのではないかと見るのが当然**である。

特に、イスラエルのグラフが、3回目の接種が始まった8月1日前後から急上昇しているところは注目である。

これだけでも、ワクチンによって生成される悪玉抗体によって、かえって感染が増えてしまうＡＤＥ（抗体依存性感染増強）を疑って当然なのだが、厚労省や御用学者は「ＡＤＥの懸念はない」と断言している。

そしてイスラエルでは、4回目の接種の準備に入っている。

⑥ ロックダウンと感染抑止の関連性（オーストラリアの場合）

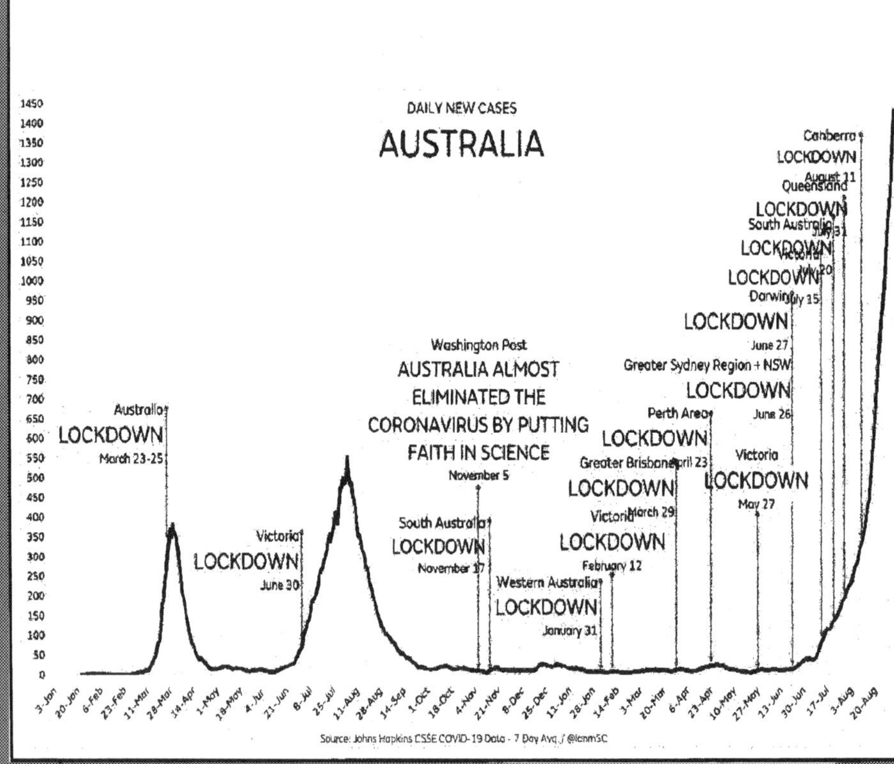
DAILY NEW CASES
AUSTRALIA
Australia
LOCKDOWN
March 23-25
Victoria
LOCKDOWN
June 30
Washington Post
AUSTRALIA ALMOST ELIMINATED THE CORONAVIRUS BY PUTTING FAITH IN SCIENCE
November 5
South Australia
LOCKDOWN
November 17
Western Australia
LOCKDOWN
January 31
Victoria
LOCKDOWN
February 12
Greater Brisbane
LOCKDOWN
March 29
Perth Area
LOCKDOWN
April 23
Victoria
LOCKDOWN
May 27
Greater Sydney Region + NSW
LOCKDOWN
June 26
Darwin
LOCKDOWN
June 27
Victoria
LOCKDOWN
July 15
South Australia
LOCKDOWN
July 20
Queensland
LOCKDOWN
July 31
Canberra
LOCKDOWN
August 11
Source: Johns Hopkins CSSE COVID-19 Data - 7 Day Avg. / @IanmSC

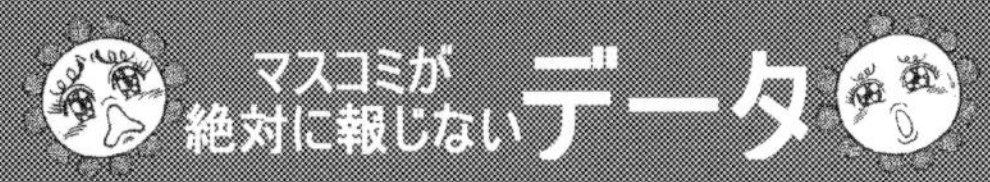
マスコミが
絶対に報じない
データ

本書第17章「自然と人工の倫理」でも掲載したグラフだが、もう少し説明を加えておく。

オーストラリアは連邦制で州政府の権限が強く、ロックダウンも各州政府の発令で行われており、具体的な対策も各州政府に委ねられている。
オーストラリアの多くの州では、1～数人の感染者が確認されただけで、ほぼその日のうちに州境を閉鎖し、「スナップ・ロックダウン」と呼ばれる3～7日間程度の短期ロックダウンを行い、これで感染拡大を抑えてきたとされている。

しかし、シドニーでは6月半ばにデルタ株感染が確認されてから感染者が増え続け、6月26日から大都市圏全域でのロックダウンとなったが、その後も感染者は増え続けた。
右のグラフでは、何度も何度もロックダウンを繰り返し行っているように見えるが、これは各州や地域ごとに行っているロックダウンを全て書き込んでいるためである。

そして、オーストラリアで特に感染が拡大したのはシドニーのあるニューサウスウェールズ州だけだったため、同州は他の州からロックダウン政策が甘いと批判され、州境を封鎖されている。

このグラフを見る限り、ロックダウンには意味がないとしか思えず、連邦政府のモリソン首相やニューサウスウェールズ州政府はロックダウン政策の再検討に入っているが、他州は未だにロックダウンに効果があると信じており、政策の見直しを拒否しているという。

⑦ ロックダウンした国と しなかったスウェーデンの比較

Daily new confirmed COVID-19 cases per million people

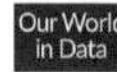
Our World in Data

Shown is the rolling 7-day average. The number of confirmed cases is lower than the number of actual cases; the main reason for that is limited testing.

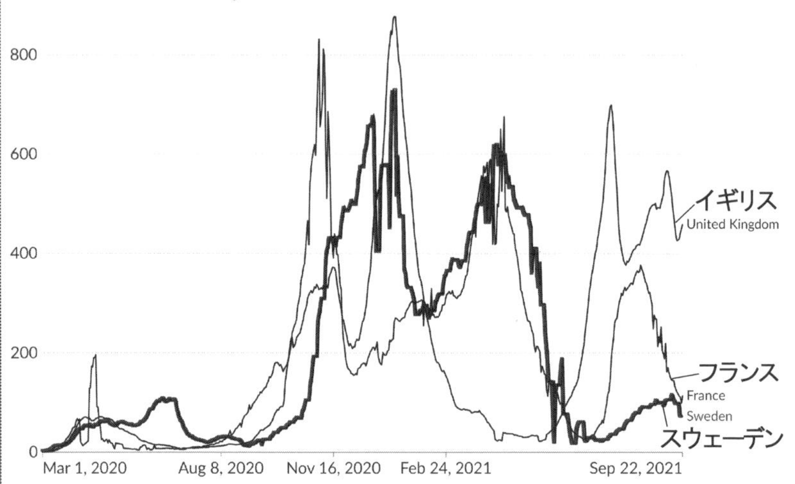
800
600
400
200
0
Mar 1, 2020
Aug 8, 2020
Nov 16, 2020
Feb 24, 2021
Sep 22, 2021
イギリス
United Kingdom
フランス
France
Sweden
スウェーデン

Source: Johns Hopkins University CSSE COVID-19 Data

Daily new confirmed COVID-19 deaths per million people

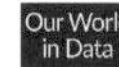
Our World in Data

Shown is the rolling 7-day average. Limited testing and challenges in the attribution of the cause of death means that the number of confirmed deaths may not be an accurate count of the true number of deaths from COVID-19.

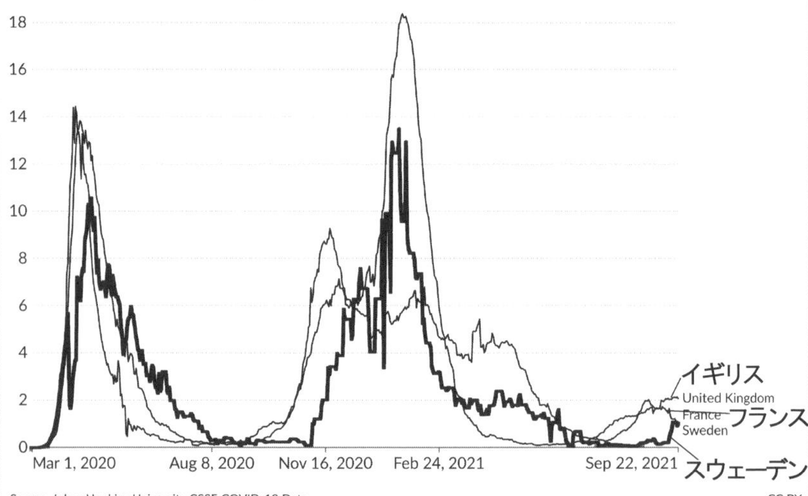
18
16
14
12
10
8
6
4
2
0
Mar 1, 2020
Aug 8, 2020
Nov 16, 2020
Feb 24, 2021
Sep 22, 2021
イギリス
United Kingdom
France
フランス
Sweden
スウェーデン

Source: Johns Hopkins University CSSE COVID-19 Data

上のグラフは、ロックダウン政策を採ったイギリス・フランスと、ロックダウンを行わなかったスウェーデンの人口100万人当たり感染者数、下は同じくイギリス・フランス・スウェーデンの人口100万人当たり死者数である。

ロックダウンに本当に効果があったのであれば、行わなかったスウェーデンのグラフだけがはるかに高い山を描いていなければいけないのだが、実際はこのとおり、多少のずれはあるものの、もうどの線がどの国だか見分けがつかないほど、**流行の時期も、その曲線のカーブの形もそっくり**である。

ということは、結論は一目瞭然。

「ロックダウンは、やってもやらなくても同じ」

感染抑止効果がほとんど見られず、ただ経済にダメージを与えるだけなのだから、ロックダウンはしない方がいい、むしろしちゃいけないということになる。

世界のマスメディアは、スウェーデンが「失敗」したことにしたいために、「ロックダウンをしなかったスウェーデンで感染拡大！」と報じたが、これは

「ロックダウンをしなかったスウェーデンで、**ロックダウンをした国と同程度の**感染拡大」というのが正しかったのである。

ところがこのミスリードに引っかかったまま、今ごろ日本にロックダウンを導入すべきだと唱えている政治家がいるのだから、その不勉強ぶりには呆れ果てるしかない。

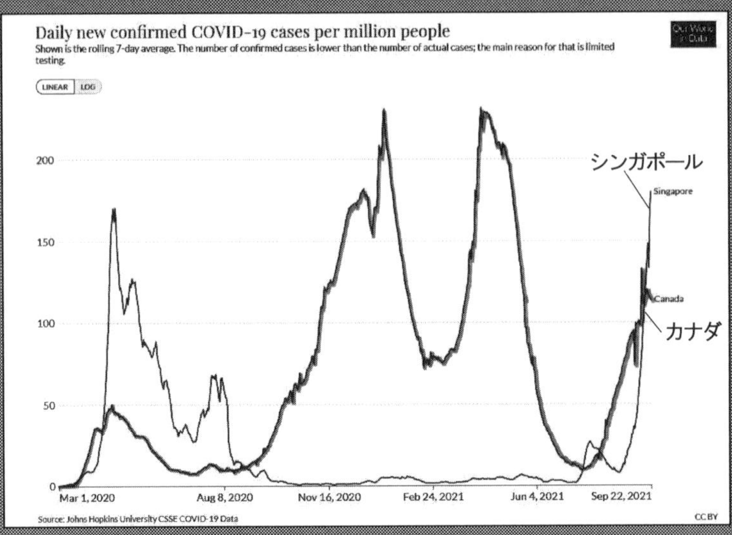
Daily new confirmed COVID-19 cases per million people
Shown is the rolling 7-day average. The number of confirmed cases is lower than the number of actual cases; the main reason for that is limited testing.
LINEAR
LOG
200
150
100
50
0
Mar 1, 2020
Aug 8, 2020
Nov 16, 2020
Feb 24, 2021
Jun 4, 2021
Sep 22, 2021
シンガポール
Singapore
Canada
カナダ
Source: Johns Hopkins University CSSE COVID-19 Data
CC BY

最後にオマケのグラフをもう一枚。

これは、人口密度世界2位のシンガポール（1㎢当たり8281.21人）と、185位のカナダ（同3.80人）の、人口100万人あたりの新規感染者数の比較グラフである。

これを見れば、「密」も全く関係ないということも一目瞭然だろう。

ここに使った国ごとの比較グラフは「Our world in Data」のサイトで簡単に作成できる。

他のデータも、ネットで簡単に手に入るものばかりだ。

マスコミは恣意的なデータしか出してこない。

データは自分で取りに行くつもりでいないと、真実は見えてこない！

あとがき

新型コロナウイルスを巡っては、日本の免疫学の権威・学者・TV専門家・医者のほとんどが、「武漢株」が入ってきたときの「ウイルス干渉」に気づいていない。これは驚くべき知性の放棄である。

2019年末から2020年初頭に、世界中でインフルエンザウイルスとコロナウイルスが置き換わって、インフルが消滅したかのように流行らなかった。

インフルエンザは毎年、冬季の大流行で1000万人が発症して、病院にかかるのだが、終息するときは2月までに集団免疫を形成して、一気にピークアウトしている。つまり毎年、国民の8割がインフルエンザに感染しているのだ。無症状がほとんどだから自覚もなかろうが。

2020年の冬には異例のことが起こっていて、コロナウイルスがウイルス干渉でインフルエンザを押しのけ、インフルを凌駕する勢いで8000万人以上に感染したからこそ集団免疫が達成され、武漢株はピークアウトしたのだ。

ところが、RNA遺伝子は不安定で2週間に1回くらいの頻度で変異を繰り返す。より感染力の強い変異ウイルスが現れるたびに、既存のウイルスと置き換わってしまう。

欧米株とか、英国株とか、デルタ株とかが現れるたび、一気に集団免疫を形成するまで感染拡大してまたピークアウトしてしまう。もちろん先に集団免疫をつくった株の中和抗体が、あとで流行る変異株を弱毒化してしまう現象が起こったはずだ。

従ってPCR検査では把握できないほど膨大な人数が感染しているのだから、たまたまその時点での陽性者を見つけたってまったく意味がない。

マスクも感染対策も人流制限も意味はない。スウェーデンはマスクも人流制限も大してせぬままに、一気に集団免疫に達して終息した。世界のいわゆるパンデミック下において、マスクせずにバカンスを楽しんだ国民がいるという歴史的事実を残した。

コロナウイルスも、インフルと同じでほとんどの感染者が無症状である。感染にもグレーゾーンがあって、まったく自覚のない人、少し鼻がぐずつく人、咳やくしゃみが数日出る人、熱が出て寝込む人、基礎疾患があるから入院したほうがいい人、肺炎を併発して死亡する人まで、いろいろいる。

インフルでも、なかには感染した子供が誰も気づかないうちに老人にうつして、死なせていただろう。それが日常だったのだが、それが恐いと言い出したら、家族には会えないことになる。そんな真実は言わぬが花であり、日常のタブーであり、明かしてはならぬ密教だったのだ。

実際は日本人のほとんどが新しい変異株が流行るたびに感染しているが、抗体検査しても反応はなく、すでに免疫記憶に残っている。日本人は運よく何度も変異ウイルスに感染しているから、もともと強かった自然免疫がさらに強力になっている。

人工的なワクチンの必要性などまったくないのだ。

それは、毎日のように他人の飛沫が充満した部屋で治療している歯医者さんや、日常的に大人の10倍から100倍の量のウイルスを鼻の奥や喉の奥に暴露し、1年に5〜6回も感染して鼻水を垂らしている幼児に近い状態に、日本人がなっているということなのだ。

歯医者や幼児は、曝露・感染しているが、自然免疫が鍛えられているから、コロナウイルスに感染したとしても、発症しないし、重症化しない。

だが、あまりに幼児の周囲の感染対策を徹底しすぎたため、今年は幼児の自然免疫が弱体化し、RSウイルスが大流行してしまって、一時は病院が混乱してしまったほどだった。

インドではデルタ株が10万人の死者を出すほど急増したが、集団免疫が一気に形成され、ついにピークアウトして、今やコロナは終息した感がある。

ところがそのインドでは、なんとインフルエンザが復活しているのである。

これは不気味な予兆だ。コロナが終息したら、インフルエンザが復活する。だとしたら感染対策をやりすぎた日本の幼児は、自然免疫がとんでもなく弱体化しており、インフルエンザに罹患して、かなりの人数の死者が出るかもしれない。

コロナは子供を殺さないが、インフルエンザはインフル脳症なども併発して、冬期に100人くらいの死者を出したこともあった。わしはこれが非常に心配である。

むしろイスラエルやシンガポールのように、ワクチンによるADE（抗体依存性感染増強）らしきものが起こって、コロナ感染が再び増え始めたほうが、子供にとってはいいかもしれない。問題は今のうちに子供の自然免疫を鍛えられるかどうかだ。

子供を外出させず、マスクまでさせて、無菌化・無ウイルス化したままでは、コロナ後が不安でならない。子供は国の宝だ。子供さえ助かれば、基本わしはいいのだが。

『コロナ論』シリーズはついに4巻になった。こんなにコロナ禍が続くとは思わなかったのだ。泉美木蘭氏はデータ収集における良き協力者であり、井上正康氏との出会いは、多角的に専門分野を研究してきた本物の医学者を味方につけることになり、非常に幸運だった。

だが、まだ振り返るときではないのだ。果たして来年にはこのバカ騒ぎが終わるのかどうか？ワクチンの犠牲者がどれほど出るのか？　子供を毒ワクチンから守ることができるのか？　不安でとても枕を高くして寝られる状態ではない。

来年の『コロナ論5』では、いよいよ掃討戦とインフォデミックの総括をしてしまいたいのだが。

令和3年9月16日　　小林よしのり

【初出一覧】

第1章　コロナ君、煽りは犯罪（『週刊SPA！』2021年5月18日号）
おしえて！ コロナ君2　マスコミが隠すこと（描き下ろし）
第2章　ワクチンは大丈夫なのか？（『週刊SPA！』2021年6月22日号）
第3章　ワクチン接種の疑惑（『週刊SPA！』2021年8月3日号）
第4章　同胞への大量殺戮ではないのか？（『週刊SPA！』2021年8月10・17日合併号）
第5章　アイヒマン河野太郎（『週刊SPA！』2021年8月24日号）
第6章　河野＆こびナビの真相（『週刊SPA！』2021年8月31・9月7日合併号）
泉美木蘭
ここがヘンだよ〝こびナビ〟〜「ワクチン95％効く」は本当？（2021年7月27日配信／「小林よしのりライジング」Vol．404）
第7章　オリンピックは子供のために（『週刊SPA！』2021年6月29日号）
［討論席］「ポリコレ棒」を振り回す集団ヒステリー（『週刊エコノミスト』2021年3月9日号）
第8章　子供の虐待を防げ！（『週刊SPA！』2021年7月6日号）
東京五輪の妨害と成功（2021年8月10日配信／「小林よしのりライジング」Vol．406）
第9章　ワクチンパスポート（『週刊SPA！』2021年6月5・18日合併号）
第10章　公共の福祉に疑念あり（『週刊SPA！』2021年7月20・27日合併号）
［特別対談］慶應義塾大学法務研究科（法科大学院）教授 横大道 聡 × 小林よしのり
コロナ禍で発令された緊急事態宣言と日本国憲法における「公共の福祉」（新規収録）
第11章　新コロは腸を目指す（『週刊SPA！』2021年7月13日号）
第12章　集団免疫はとっくにできている（『週刊SPA！』2021年9月14日号）
［討論席］〝コロナ脳〟が解かれるまでバカ騒ぎは続く（『週刊エコノミスト』2021年4月6日号）
第13章　若者はワクチン要らない（『週刊SPA！』2021年9月21・28日合併号）
第14章　井上正康氏の緊急提言（『週刊SPA！』2021年10月5日号）
第15章　選択の自由がないワクチン（『週刊SPA！』2021年10月12日号）
第16章　ワクチンで感染増えるという説（『週刊SPA！』2021年10月19・26日合併号）
第17章　自然と人工の倫理（『週刊SPA！』2021年11月2日号）
「コロナ脳」との闘い（小林よしのりBLOG「あのな、教えたろか。」が辿った軌跡）
最終章　ワクチンの星（描き下ろし）
［資料集］マスコミが絶対に報じないデータ

【PROFILE】

小林よしのり（こばやし・よしのり）

1953年、福岡県生まれ。漫画家。大学在学中に『週刊少年ジャンプ』（集英社）にて、ギャグ漫画『東大一直線』でデビュー。以降、『東大快進撃』（集英社）、『おぼっちゃまくん』（小学館）などの代表作を発表。1992年、『週刊SPA!』（扶桑社）誌上で世界初の思想漫画『ゴーマニズム宣言』を連載開始。『ゴーマニズム宣言』のスペシャル版として『差別論スペシャル』（解放出版社）、『戦争論』（幻冬舎）、『台湾論』『沖縄論』『天皇論』（いずれも小学館）などを発表し論争を巻き起こす。新しい試みとしてニコニコ動画にて、ブロマガ『小林よしのりライジング』を週1回配信。身を修め、現場で戦う覚悟をつくる公論の場として「ゴー宣道場」も主催する。現在、『週刊SPA!』にて『ゴーマニズム宣言2nd Season』を連載するほか、『FLASH』（光文社）で『よしりん辻説法』を連載中。コロナ禍となって2年弱の間に、『ゴーマニズム宣言SPECIAL コロナ論』シリーズをはじめ、作家・泉美木蘭氏との共著『新型コロナ−専門家を問い質す』（光文社）、京都大学ウイルス・再生医科学研究所准教授・宮沢孝幸氏との共著『コロナ脳: 日本人はデマに殺される』、大阪市立大学名誉教授・井上正康氏との共著『コロナとワクチンの全貌』（いずれも小学館新書）を立て続けに上梓している

ゴーマニズム宣言SPECIAL コロナ論4

発行日　2021年11月24日　初版第1刷発行
　　　　2022年1月20日　　第3刷発行

著　者　小林よしのり
発行者　久保田榮一
発行所　株式会社 扶桑社
〒105-8070
東京都港区芝浦1-1-1　浜松町ビルディング
電話　03-6368-8875［編集］
　　　03-6368-8891［郵便室］
http://www.fusosha.co.jp/
印刷・製本　大日本印刷株式会社

定価はカバーに表示してあります。
造本には十分注意しておりますが、落丁・乱丁（本のページの抜け落ちや順序の間違い）の場合は、小社郵便室宛にお送りください。送料は小社負担でお取り替えいたします（古書店で購入したものについては、お取り替えできません）。

Printed in Japan
ISBN978-4-594-08995-5